普通高等教育案例版系列教材

供护理学类专业使用

案例版

急危重症护理学

主　编　李文涛　崔巧玲
副主编　王秀清　胡　静　王明弘　温韬雪　袁　娟
编　委　（按姓氏笔画排序）
王秀清（齐齐哈尔医学院）
王明弘（吉林医药学院）
刘延峰（延安大学）
孙　俐（天津医科大学）
李文涛（大连大学）
杨立威（成都医学院）
吴冬梅（济宁医学院）
宋锦辉（大连大学）
迟秀文（广东医科大学）
陈志林（海南医学院）
胡　静（沈阳医学院）
修英菊（吉林大学）
袁　娟（安徽中医药大学）
袁荣华（九江学院）
崔巧玲（甘肃医学院）
董丽霞（内蒙古民族大学）
韩　炜（大连医科大学）
温韬雪（哈尔滨医科大学）
谭诗亮（成都中医药大学）
秘　书　宋锦辉

科学出版社
北　京

郑 重 声 明

图书在版编目（CIP）数据

急危重症护理学/李文涛，崔巧玲主编. —北京：科学出版社，2018.1
普通高等教育案例版系列教材
ISBN 978-7-03-055661-5

Ⅰ. ①急… Ⅱ. ①李… ②崔… Ⅲ. ①急性病–护理学–医学院校–教材 ②险症–护理学–医学院校–教材 Ⅳ. ①R472.2

中国版本图书馆 CIP 数据核字（2017）第 292814 号

责任编辑：赵炜炜 / 责任校对：郭瑞芝
责任印制：赵 博 / 封面设计：陈 敬

科学出版社出版
北京东黄城根北街 16 号
邮政编码：100717
http://www.sciencep.com

三河市春园印刷有限公司印刷
科学出版社发行 各地新华书店经销
*
2018 年 1 月第 一 版 开本：787×1092 1/16
2025 年 1 月第七次印刷 印张：18 1/2
字数：536 000

定价：75.00 元
（如有印装质量问题，我社负责调换）

前　言

急危重症护理学是护理学的重要组成部分，是一门综合性的护理学科。对急危重症患者能够进行快速而准确的护理评估与及时有效的抢救，直接关系到患者的生命安全与预后，需要护士能够熟练掌握急危重症护理的知识与技能。根据急危重症护理学的特点，《急危重症护理学（案例版）》教材参考国内外最新的理论与技术进展，结合各位编者丰富的临床实践与教学经验，以急救医疗服务体系为主线，通过临床案例导入、分析，力求展示最实用、先进、科学的急危重症护理内容。本教材共 18 章，包括急危重症护理学概述、急救医疗服务体系、急诊分诊与护理评估、心搏骤停与心肺脑复苏、严重创伤、常见急症、环境及理化因素损伤、急性中毒、危重症患者的系统功能监测、多器官功能障碍综合征（MODS）、危重症患者感染、危重症患者的营养与护理、危重症患者的镇痛与镇静、常用急救技术、体外膜肺氧合技术、人工呼吸机的临床应用、连续性血液净化治疗内容。本教材主要供全国高等医药院校护理专业本科学生使用，也为在职的急危重症护理工作者提供参考。

在本教材的编写过程中，全体编者本着求真、求新、求精的原则，精诚合作，以保证教材的质量，但限于水平有限，疏漏与不妥之处难免，敬请广大读者批评指正。

李文涛　崔巧玲

2017 年 4 月

目　　录

第一章　急危重症护理学概述

急危重症护理学（emergency and critical care nursing）是护理学的重要组成部分，是研究急危重症患者抢救、护理和科学管理的一门综合性应用学科，其目的是促进急危重症患者维持生命健康、减少伤残和快速康复，以提高抢救的成功率与生命质量。对急危重症患者实施快速而准确的护理评估与及时有效的抢救，关系到患者的生命安全与预后。随着社会的发展、医疗科技水平的不断提升，急危重症护理工作也在不断进步与发展。

第一节　急危重症护理学的发展

急危重症护理学是与急诊医学及危重症医学同步建立和成长起来的，在我国它经历了急诊护理学、急救护理学、急危重症护理学等名称上的不断演变，含义也得到了极大拓展。

一、急危重症护理学实践的发展

现代急危重症护理学实践最早可追溯到 19 世纪弗罗伦斯·南丁格尔年代，1854～1856 年的克里米亚战争期间，南丁格尔率领 38 名护士前往战场参加救护，通过开展一系列的措施，包括将重伤员集中在靠近护士工作站安置、加强环境消毒处理、营养支持等，使前线的英国伤员病死率由 42%以上降至 2%，充分发挥了护士在抢救急危重症伤病员中的重要作用。南丁格尔由此阐述了在医院手术室旁设立术后恢复病房的意义，为重症监护的发展奠定了基础。

18～19 世纪，频繁爆发战争，战场上法国、苏联、美国等使用救护车转运伤病员，形成了最早的战地急救模式与院前急救雏形。1923 年，美国约翰霍普金斯医院建立了神经外科术后加强病房，集中治疗与护理神经外科术后患者。1924 年，在意大利的佛罗伦萨建立起国际上第一个急救医疗服务组织，并开展跨区域伤员的院前救护与转运。1927 年，在芝加哥建立起第一个早产婴儿监护中心。第二次世界大战期间，针对大量失血性休克伤员的抢救，欧洲各地纷纷建立了创伤救治中心与休克病房，对创伤伤员进行加强治疗与护理。第二次世界大战后，由于护士短缺，医院为节省护士人力，将术后患者集中在术后恢复病房救治，取得了满意效果并积累了一定的经验，术后恢复病房由此在各地得到迅速发展。20 世纪 50 年代初期，北欧暴发流行性脊髓灰质炎，许多患者发生呼吸肌麻痹，需气管切开机械通气治疗，世界上最早供呼吸衰竭患者使用的监护病室建立起来。1956 年美国 Baltimore 医院建立了规范的综合性监护病房。1962 年美国 Bethany 医院建立了冠心病监护病房（coronary care unit，CCU），针对急性心肌梗死患者进行连续心电监测，此后重症监护病房（intensive care unit，ICU）不断发展。随着院前急救与 ICU 的发展，医院急诊救护也不断完善，形成了集院前急救、医院急诊救治与 ICU 救护为一体的急救医疗服务体系（emergency medical service system，EMSS），并逐步形成了密集分布的急救网络。20 世纪 70 年代中期，西方发达国家学者提出了急救事业国际化、国际互助和标准化的方针。1985 年，亚洲紧急医疗救援中心（medical care and emergency medical assistance in Southeast Asia，AEA）正式建立，并陆续在世界各地设立分支机构，通过一系列的内部调整和并购，1998 年，AEA 正式更名为国际 SOS 救援中心（international SOS assistance），迅速成为覆盖 70 多个国家的世界领先的医疗救援服务机构，并统一国际医疗急救标志（图 1-1）。伴随着急危重症医学实践的进步，急危重症护理实践得到了有效发展，在院

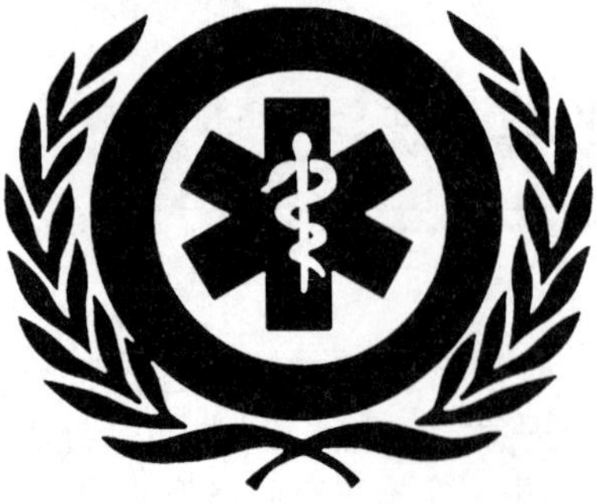

图 1-1　国际医疗急救标志

前急救与院内救治过程中护理人员参与的工作越来越得到重视，护理装备、护理人员的技能、管理水平不断提高，并逐步将高级护理实践（advanced nursing practice）应用于急危重症护理领域。

我国急危重症医学发展相对落后于西方发达国家，早期由于院前急救的发展滞后，只有医院内的急诊急救与护理，急救人员在医院内坐等患者，救护车仅作为转运的工具。1980 年，国家卫生部正式颁布了中华人民共和国成立后第一个关于急救的文件《关于加强我国城市急救工作的意见》，提出建立、健全急救组织，加强急救工作，逐步实现现代化的一系列意见，将发展急救事业作为医院建设的重要任务。随后，全国各城市医院开始规范建设急诊室，按标准配备急救仪器设备与用品。1983 年，意大利政府与中国政府合作共同投资兴建了北京急救中心，集院前急救与院内急救为一体，于 1988 年正式运转，同时开通了“120”急救电话。此后，上海等地相继成立了急诊室、急诊科和急救中心，救护车从早期只有担架和简易出诊箱，逐步发展至配备抢救仪器设备的监护型救护车，从坐等患者来诊发展至现场急救，全国统一开始使用急救电话号码“120”，极大地促进了急诊医学与急诊护理学的发展。同时，医院内的危重患者由集中在靠近护士站的病房或抢救室，发展成为集中于术后苏醒室或监护室统一管理。起初监护室主要用于全麻手术后苏醒或术中、术后病情不稳定的患者，后来各大综合性医院相继组建专科或综合 ICU。1989 年，国家卫生部将医院建立急诊科和 ICU 作为医院等级评定的条件之一，明确了急诊和危重症医学在医院建设中的重要地位，以及 ICU 的规模、监护治疗仪器配备的数量与质量、医护人员的专业技术水平与实践能力要求等，将危重患者抢救成功率作为医院急救医疗水平的主要衡量指标。1995 年，国际 SOS 救援中心与北京市红十字会（图 1-2）合作建立了具有国际标准的北京国际 SOS 救援中心。

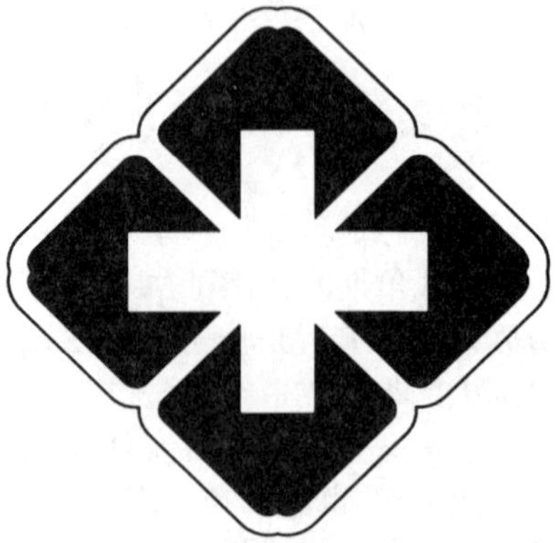

图 1-2　中国红十字会的医疗急救标志

2003 年，传染性非典型肺炎（SARS）流行后，国家投入巨资建立和健全突发公共卫生事件紧急医疗救治体系，急诊医学与急危重症护理学在应对大型突发公共卫生事件中的地位得到进一步提升。2008 年汶川大地震后，在灾难医疗救援护理方面积累了丰富的经验，急危重症护理实践又有了进一步改进。急危重症护理已经不单纯是局限于满足人的生理要求，而是着眼于人的生理、心理、社会、精神等整体要求，将现代急危重症护理观、急危重症护理技术由医院内延伸扩展到社会。

二、急危重症护理学理论的发展

南丁格尔是现代护理理论的创始人，她的理论（环境学说）最早源于克里米亚战场急救，也是最早应用于急危重症护理的理论。护理工作是通过改进环境来促进人的健康发展。护理理论来源于实践，在急危重症护理实践过程中会不断萌生新的理论，同时，既有护理理论又可指导急危重症护理实践，在实践的过程中不断检验理论、完善与发展理论。

（一）急危重症护理指南

在急危重症护理实践过程中不断进行总结、凝练、应用、评价，形成对护理实践具有指导意义的规范性护理程序、护理常规或护理文件等，涉及院前急救护理、灾难医疗救援护理、急诊急救护理与ICU重症护理等各方面，可以指导从事急危重症护理工作的人员更好地开展实践工作。

（二）急危重症护理学知识体系

所谓急危重症护理学知识体系，是将急危重症护理学相关的概念、理论及急危重症护理方面相关联的知识聚集形成相互联系、相互制约的一个整体。经过长期以来急危重症护理实践的发展，逐步建立并完善其知识体系，从最初模糊的、零散的知识汇集形成系统的、全面的、科学的知识结构。急危重症护理学本身是一个交叉学科，其知识体系既包含自然科学的知识内容，也包含人文社会科学的知识内容；既包含急诊与危重症医学的知识内容，也包含护理学的知识内容；从急救医疗服务体系的构成来讲，其知识体系的内容涵盖院前急救、医院急诊科救治与重症监护。随着急危重症护理学科的发展，学科知识体系不断增添新的内容，知识体系内部各构成要素间的关系更加清晰，对护理专业教育与人才培养及急危重症护理实践都将更具有指导意义。

三、急危重症护理学学科的发展

急危重症护理起源可追溯至19世纪中期，但作为一门独立的学科，急危重症护理学是近30年来随着急诊医学和危重症医学的建立才真正发展起来的。20世纪60年代末，美国急诊医师学院成立，标志着急诊医学真正开始发展成为临床学科。1970年，美国组建了危重症医学会；1972年，美国医学会正式承认急诊医学为一门独立的学科；1979年，国际上正式承认急诊医学为医学科学中的第23个专业学科。1983年，危重症医学被列为美国医学界一门最新的学科。20世纪90年代，急救医疗服务体系得到了迅速发展，研究拓展至院前急救、院内急诊、危重病救治、灾害医学等多领域。随着急诊医学、危重症医学的发展及急救与监护电子仪器设备的应用，急危重症护理学的理论与技术不断进步，护理科学研究取得突破性进展，急危重症护理学的学科实力不断提升。急危重症护理学的研究领域拓展至院前急救、医院急诊与ICU救护、抢险救灾、战地救护、急危重症人才培养与科学研究等。美国急诊护士、危重症护士学会相继成立，并出版美国危重症护理杂志，在培训急诊护士（emergency nurse）和危重症护士（critical care nurse）及促进学科发展方面起到了积极的推进作用。目前，国际上已有多种有关急危重症护理的专业学术期刊，其中被SCI收录的期刊不少于10种，包括*American Journal of Critical Care*、*Critical Care Nurse*、*Critical Care and Resuscitation*、*Prehospital Emergency Care*、*Nursing in Critical Care*、*Disaster Medicine and Public Health Preparedness*、*Journal of Burn Care & Research*、*Anaesthesia and Intensive Care*、*Australian Critical Care*、*Pediatric Emergency Care*、*Journal of Emergency Nursing*等，这些期刊收录了国际急危重症护理领域最新的研究成果。此外，国际性的学术交流也不断增加，其中世界灾难护理学会每2年举行一次国际性的灾难护理学术会议。

与发达国家相比，我国急危重症医学及护理学成为独立学科较晚。1983年，急诊医学被卫生部和教育部正式承认为独立学科。1985年，国家学位评定委员会正式批准设置急诊医学研究生点。此后中华医学会急诊医学、重症医学及灾难医学分会相继成立，中华护理学会也分别成立了急诊护理与重症护理专业委员会，定期举办全国性的学术交流活动。教育部将《急救护理学》确定为护理学科的必修课程，中华护理学会及护理教育中心设立了多个培训基地，并多次举办了急危重症护理学习班，培训了大批急危重症专科护理骨干。2010年教育部正式批准开展护理硕士专业学位（master of nursing specialist，MNS）研究生培养，很多院校都开设了急救护理或急危重症护理方向，在急危重症高级护理人才培养方面迈出了新的一步。近年来，急危重症护理领域的科研立项与学术成果不断上升，在国家社科基金与自然基金立项及科研奖励方面均取得了突破性进展。

第二节　急危重症护理学人才培养与培训

急危重症护理学人才培养主要有非学历教育与学历教育两种形式。从事急危重症护理的人员往往需通过资质认证后方可成为急危重症护理领域的专科护士。

一、非学历教育

无论是发达国家还是我国的急危重症护理人才培养，最初都是非学历教育，是由于急危重症护理工作需要护士掌握相应的知识与技能，以满足护理服务的需求。战争年代，作为护士需培训战伤急救知识与技术，包括止血、包扎、固定与搬运，以及休克的防治与多发伤的处理等；而和平年代，急危重症护理人员通过继续教育不断更新理念、知识，提高专业技能水平，以便更好地适应岗位要求。

（一）国外急危重症护士培训

发达国家非常重视对急危重症护理领域人员的培训，从事急危重症护理的人员除了需要接受学历教育外，还要经过临床护理实践训练及接受继续教育。美国急危重症专科护士培训始于20世纪30～40年代，由美国急诊护士和危重症护士学会负责继续教育项目，每年都根据学科发展需要开设大量课程供在职护士选择。加拿大、英国等20世纪60年代也开始培养急危重症专科护士，其中专科证书课程是主要的继续教育形式。日本急救医学会护理分会1981年制定了急救护理专家的教育课程和实践技能标准，由日本护理学会的研修学校负责实施急救护理专家的教育项目。各国对急危重症护士的培训内容不尽相同，美国急诊专科护士证书课程一般包括急诊突发事件的评估与确定优先事项、对医疗和心理紧急情况的快速反应与救生干预、创伤护理核心课程、高级心脏生命支持术、儿科急诊护理课程、急诊护理程序等。日本急救护理专家教育项目主要针对抢救技术、准确的病情分类、调整治疗的顺序、把握患者与家属需求及给予援助等能力的培养，教育课程包括理论和专业技术两部分，其中专业技术课程包括抢救、分诊和应急沟通技能训练。

（二）我国急危重症护士培训

我国急危重症护士培训工作起步较晚，但近年来逐步受到重视，发展迅速，各类继续教育项目不断丰富。随着我国护理学科的飞速发展，急危重症专科护士培训逐步成为一种高层次的培训形式，被卫生行政管理部门和各级医院所认可。2007年卫生部发布文件，在急诊急救、重症监护等重点临床领域开展专科护士的培训工作，制定了急诊、重症监护（ICU）领域的《专科护理领域护士培训大纲》，用于指导各地规范开展培训工作。急诊护士培训要求2个月，其中理论培训至少160学时，临床实践至少160学时；重症监护病房（ICU）护士培训要求3个月，其中理论培训至少160学时，临床实践至少320学时。中华护理学会及各省市护理学会的急诊与重症护理专业（分）委员会也定期组织开展专题培训项目，经过培训的急危重症护理领域护士数量不断增加。

二、学 历 教 育

目前学历教育是护士执业的最基本条件之一，学历教育分为中等职业护理教育、高等职业护理教育、护理本科教育与研究生教育。西方发达国家目前最基本的学历教育是本科教育或专科文凭教育，随着研究生教育项目的实施，许多大学还专门开设了急危重症专科护士研究生项目。而我国是以高职与本科教育为基础，保留一定规模的中等职业教育，拓展一定的研究生教育。无论国内外，学历教育一般均为护理学教育，很少有专门的急危重症护理学教育。我国一些中等与高等职业护理院校根据社会对人才的需求，在开办的护理专业下设立了有关急危重症护理的方向。但教育部明令护理本科教育招生时原则上不应下设具体方向。2010年我国护理硕士专业学位研究生培养项目全面启动后，正式批准一批护理院校开展护理硕士专业学位研究生培养，一些院校开设了急救护理或急危重症护理方向，在急危重症高级护理人才培养方面取得了突破性进展，急危重症护理领域的高级实践护士（advanced practice nurse，APN）培养逐步走入正轨。

三、急危重症护士资质认证

很多发达国家对急诊和危重症护士实行资质认证（certification）制度，要求注册护士经过专门培训获得证书后方可成为专科护士。美国急诊护士的条件：①具有护理学士学位；②取得注册护士资格；③有急诊护理工作经历；④参加急诊护士学会举办的急救护理核心课程学习，并通过急诊护士资格认证考试。日本、英国、瑞典、奥地利、丹麦等国家对急救和危重症护士资质认证也有各自的具体要求。每个国家还对资质证书有效期做了具体规定。采用非终身制的资格审查机制来促进护理人员不断更新知识与专业技能水平，推动临床急危重症护理工作向更高方向发展。例如，美国急诊和危重症护士执照有效期通常为 5 年，其间需通过不断获得继续教育学分来保持执照的有效性，否则执照会被取消或被要求重新参加资格考试。日本护理学会规定每 5 年必须重新对临床护理专家、专科护士进行 1 次资格审查，审查内容包括实践（工作）时间、科研成绩、专科新知识学习情况。

我国的急危重症专科护士资质认证尚处在初级阶段，还没有统一的资质认定标准。2006 年上海市护理学会尝试开展急诊与危重症护士培训、考核与认证工作，对急诊科或 ICU 工作 2 年以上的注册护士进行分期分批培训，培训后经考核合格者发放证书，以此作为其业务水平的最基本证明。随着急危重症护理学科的发展，对专科护士的要求将进一步明确，急危重症专科护士资质认证体系也将不断建立与完善。

（李文涛）

第二章　急救医疗服务体系

急救医疗服务体系（EMSS）是集院前急救、院内急诊救护、重症监护病房救治和各专科救护相互合作的以"生命绿色通道"为一体的急救网络，其目的是用最短的时间把最有效的医疗服务提供给急危重症患者。急救医疗服务体系应包括：①完善的通讯指挥系统；②现场救护；③有监测和急救装置的运输工具；④高水平的医院急诊服务和强化治疗。

案例 2-1

王某，男，47 岁，身高 174cm，体重 80kg，建筑工人。

主诉：左侧胸痛 3 小时，加重半小时。

现病史：患者 3 小时前不慎从 3m 高处跌落，左胸受伤，左胸剧烈疼痛，发病以来神志清楚。

既往史：既往体健，否认肝炎及结核等传染病史，否认高血压、糖尿病病史，否认食物与药物过敏史及手术史。

查体：T 38.5℃，P 110 次/分，R 26 次/分，BP 90/60mmHg。神志清楚，查体合作，左胸壁可触及多处骨折断端，可见胸壁反常呼吸运动，左肺呼吸音减弱。

辅助检查：胸部 X 线片可见左侧胸廓畸形及左侧胸腔积液。

问题：

1. 该患者的初步诊断是什么？
2. 胸部损伤的处理原则是什么？
3. 肋骨骨折的治疗原则是什么？

第一节　急救医疗服务体系的建立与发展

一、国外急救医疗服务体系的发展

（一）美国 EMSS

1973 年，美国国会成立《急救医疗服务体系 EMSS 方案》，1976 年完成立法程序。急救系统重在院内处理，提倡"把患者送到医院"，在现场对伤病员进行处理后立即送往附近医院。美国急救中心与消防局、警察局联系紧密，共同承担急救任务。急救中心按照接收患者创伤严重程度的不同可划分为Ⅰ级、Ⅱ级、Ⅲ级创伤中心，其中Ⅱ级、Ⅲ级创伤中心或周围医院的患者，如需要急诊搭桥或急诊血管成形术的可向Ⅰ级创伤中心转运。

（二）英国 EMSS

英国是欧美发达国家中唯一实行国家卫生服务（national health service，NHS）制度，并向所有国民提供免费医疗卫生服务的国家。英国家庭医生和全科医生发挥重要作用，他们均处于急救服务的第一线。对急救呼叫的患者进行疾病情况的临床评价，进而针对非紧急的情况派出社区医助人员到患者家中进行处理，需要去医院紧急处理的患者则由救护车送往医院急诊科。

（三）法国 EMSS

法国 EMSS 主张“就地稳定”，即在第一现场先把伤员的病情稳定下来，在患者到达医院前就提供高水平的医疗救护。急救理念是把最好的急救医生送到现场，即重在院前深入救治，“把医院送到患者旁”。法国 EMSS 具有全球性，法国公民在世界任何地方发生意外，均可向该机构呼救。法国 EMSS 实行院前急救的急诊专业医师负责制，具备部队化的组织形式和快捷反应能力。

（四）德国 EMSS

德国急救体系组织严明并有法律保障，法律规定消防队为具体责任方，负责救护工作的协调与落实，并与其他急救组织承担方签署有关急救协议；由市级医院、大学附属医院组成的承担方则负责具体的救治工作。拥有世界上最先进的急救装置和通信设备，急救设备相当于流动的 ICU，医护人员在“标准化”的救护车内就能为患者做急救服务。急救调度中心调度管辖下的急救站、空中部队、海上救护艇等急救力量实行立体救护。直升机救护全国覆盖率达 95%，成为世界上空中急救最发达的国家。

（五）日本 EMSS

日本 EMSS 体系由患者运送系统、患者治疗系统和急救情报联络系统三部分组成。将患者送往医院平均所花时间为 10 分钟。1963 年《消防法》修订后明确规定急诊患者运送工作由消防机构负责。消防机构的急诊服务是唯一的全日制服务单位，而日本急诊医疗机构的职责则是收治由消防机构等运送来的患者。

综上所述，国外发达国家急救医疗体系大致具有以下的特点：

1. 急救医疗体系实行国家主管部门统一管理。

2. 国家立法，有效地为院前急救提供法律保障。

3. 明确具体的负责机构。

4. EMSS 实行三级医疗系统。

5. 实现急诊医疗服务网络化。

6. 重视急救医学教育。

7. 实行急救医师资格认证。

8. 全日制服务。

9. 院前急救责任明确。

10. 全国统一的急救号码。

11. 现代化程度高，反应速度快。

12. 医疗条件好，志愿者较多。

知识链接

急救反应时间与急救半径

急救反应时间：是急救中心（站）调度室接到呼救电话至急救车到达现场所需的时间。平均反应时间是指区域内每次反应时间的平均值，是评价急救中心（站）院前急救服务质量的重要指标之一。市区要求 15 分钟以内，郊区要求 30 分钟以内。

急救半径：是指急救单元所执行院前急救服务区域的半径，代表院前急救服务范围的最长直线辐射距离。缩小急救半径是急救单元能快速到达现场的重要条件之一。救护车城区急救半径为 3～5km，农村为 10～15km。

二、我国急救医疗服务体系的发展

1980～1983 年，我国先后颁布“加强城市急救工作”、“城市医院急诊室建立”的文件，北京、上海等地相继成立急诊室、急诊科和急救中心，促进了急诊医学与急诊护理学的发展，开始了我国急危重症护理学发展的初级阶段。20 世纪 80 年代，各地相继成立监护病房。1989 年，卫生部将医院建立急诊科和 ICU 作为医院等级评定的条件之一，明确急诊和危重症医学在医院建设中的重要地位。各级医院普遍设立急诊科，坚持“以患者为中心”，开通“绿色生命通道”，加强急救中心及急救站为主体的网络建立，力争用较短的反应时间提供优质的院前急救服务。全国设立“120”急救专线电话，部分地区开始试行医疗急救电话“120”、公安报警电话“110”、火警电话“119”及交通事故报警电话“122”等系统的联动机制，积极探索海、陆、空立体救援新模式，全国急救医疗网络逐渐完善。危重患者救护水平得到较大发展，ICU 规模、监护治疗仪器质量、医护人员专业救护水平及临床实践能力成为一个国家、一所医院急救医疗水平的主要标准。国家投入巨资建立和健全突发公共卫生事件紧急医疗救治体系，急诊医学与急危重症护理学在应对灾害的作用得到明显提升。

第二节 院 前 急 救

一、院前急救的内涵

（一）定义

院前急救（prehospital emergency care）是指在医院之外的环境中对各种危及生命的急症、创伤、中毒、灾害事故等伤病者进行现场救护、转运及途中监护的统称。其组织结构可以是独立的医疗单位，也可以依附在综合性医院之中。

院前急救组织必须具备以下标准：

1. 用最短的反应时间快速到达患者身边，根据具体病情转送到合适医院。

2. 给患者最大可能的院前医疗救护。

3. 平时能满足该地区院前急救需求，灾害事件发生时应急能力强。

4. 合理配备和有效使用急救资源，获取最佳的社会、经济效益。

（二）院前急救的任务

1. 平时对呼救患者的院前急救 呼救患者一般分为两种类型：一类是短时间内有生命危险的患者，称为危重患者或急救患者，占呼救患者总数的 10%～15%，如心肌梗死、窒息、休克等。另一类为病情紧急、短时间内尚无生命危险者，占呼救患者的 85%～90%，如骨折、急腹症、重症哮喘等，称为急诊患者。

2. 突发公共卫生事件或灾害性事故发生时的紧急救援 对遇难者除应做到平时急救的要求外，还应注意在现场与其他救灾专业队伍的密切配合及自身的安全防护。

3. 执行特殊任务时的救护值班 特殊任务指当地的大型集会、重要会议、国际比赛、外国元首来访等救护值班。执行此项任务要加强责任心，严禁擅离职守。

4. 通信网络中的枢纽任务 通信网络的组成：一是市民与急救中心的联络；二是急救中心与救护车、急救医院即 EMSS 内部的联络；三是急救中心与上级领导、卫生行政部门和其他救灾系统的联络。在通信网络中，急救中心承担着承上启下、沟通信息的枢纽任务。

5. 普及急救知识 急救知识的普及教育可提高急救服务的成功率。通过广播、电视、报刊等对公众普及急救知识，开展有关现场救护及心肺复苏的全民教育；针对特殊人群，如红十字会成员、司机、警察、导游等进行专项培训。有条件的急救中心承担科研教学任务。

二、院前急救特点

（一）突发性

急救对象是在人们预料之外突然发生危及生命的急症、创伤、中毒、灾难事故等伤病员，事件发生随机性强。平时要普及公众救护知识和技能，相关部门要有预案，一旦出现突发事件，就能及时地进行自救互救和专业救援。

（二）紧迫性

紧迫性不仅体现在病情急、时间急，而且体现在心理上的急，在事发现场必须进行紧急处理。要求救护人员常备不懈，保持车辆完好状态，做到随叫随出。抢救后根据病情立即运送或就地监护治疗，要充分体现“时间就是生命”的紧迫性。

（三）艰难性

气象、气候的复杂，交通通道的艰险，救援人员进入险区救援的种种不利，以及可能在光线暗淡、车辆震动等不利情况下进行救护。护理人员只有熟练掌握急救理论和急救技术，才能适应在较差的条件下进行艰难的救护。

（四）复杂性

院前急救的患者是多种多样的，要求救护人员在较短时间内针对复杂的病情进行评估、判断，检伤分类，对病情进行及时、合理的处理。救护人员必须要具备全面的急救知识和技能，才能在现场救护中自如地应对伤病员。

（五）灵活性

院前急救常是在缺医少药的情况下进行的，常无齐备的抢救器材、药品等。要机动灵活地在伤病员周围寻找代用品，就地取材为患者获得抢救时机。

知识链接

院外院内急救链

院外院内急救链是指急救中心收到急危重症患者发出的呼救时，将医疗急救措施及时送到患者身边，立即进行迅速有效的处理，然后送到合适的急救中心或急诊科进一步诊治，是由不同部门或单位组成的 EMSS 协同完成。

三、院前急救模式与管理

我国院前急救模式分为独立型、指挥型、院前型、依托型及附属消防型等，其组织形式见表 2-1。

表 2-1　我国院前急救主要模式

类型	组织形式	城市和地区	代表城市
独立型	具备病房、门急诊及院前急救部，送至急救中心继续治疗	中心大城市	沈阳、北京（2004 年前）
指挥型	不具备车辆和人员，只负责指挥调度	以广东省为主的南方城市	广州、深圳、珠海、汕头、成都
院前型	不设病房，专门从事院前急救	中心大城市和部分经济较好的中等城市	上海、杭州、北京（2004 年后）
依托型	具备病房、门急诊及院前急救	大部分中小城市和绝大多数市县级城市	重庆、海南
附属消防型	由消防署负责院前急救	香港特别行政区	香港

（一）北京急救模式

北京急救模式属于独立型，即院外院内结合型模式。以 2004 年以前的北京急救中心为代表，实行院外急救、急诊科急救、ICU 的急诊医疗体系，拥有现代化的调度通信设备和市政府、卫生和计划生育委员会、各大医院通信联络，患者经院前急救后转送中心监护室或大医院继续进行治疗。急救半径为 3～5km，反应时间为 5～10 分钟。

（二）上海急救模式

上海急救模式属于院前型，也称单纯型模式，即院前急救指挥的总调度，中心为独立的医疗卫生机构，既有院外指挥调度权，又有资源调配权，形成院外由急救中心负责，院内由医院负责的急救网络。急救半径为 3～5km，反应时间为 10 分钟。

（三）重庆急救模式

重庆急救模式属于依托型模式。院前急救指挥相对独立，附属在综合性医院，该模式具有强大的急救中心，形成了 EMSS 完整的急救医疗功能。

（四）广州急救模式

广州急救模式属于指挥型模式。建立急救通信指挥中心，负责急救的总调度，以医院急诊科为相对独立的急救单位，按医院专科性质和区、片划分，分片出诊。

（五）香港急救模式

香港急救模式属于附属消防型模式。香港特区的医疗急救采用与消防、司警统一的通信网络，报警电话为“999”，消防署从就近的救护站派出救护人员赶赴现场，把患者送入医管局所管辖的医院或患者指定医院。

四、院前急救原则

（一）先排险后施救

在实施现场救护前应先进行环境评估，排险后再实施救护。如因触电导致的意外事故现场，应先切断电源排险后再进行救护，以保证救护者与伤病员的安全。

（二）先重伤后轻伤

优先抢救危重者，后抢救较轻者。当大批伤员出现，在有限的时间、人力、物力情况下，应在遵循“先重后轻”原则的同时，重点抢救有可能存活的伤病员。

（三）先救治后运送

对垂危重伤病员，先进行现场初步的紧急处理后，在医疗严密监护下转运至医院。

（四）急救呼救并重

有多人在现场的情况下，救护与呼救同时进行，以尽快得到外援；只有一人的情况下应先施救，后在短时间内进行电话呼救。

（五）转送监护结合

在转运途中要密切观察、监护伤病员的病情，必要时进行相应的急救处理，如除颤、气管插管、心肺复苏等，使伤病员安全到达目的地。

（六）衔接前后一致

确保现场急救措施完善，并正规填写规定的医疗文本，使前后医疗急救有文字依据，并妥善保管，做好交接工作。

案例 2-1 分析

1. 该患者的初步诊断　外伤性血气胸。

2. 胸部损伤的处理原则

（1）严重胸部损伤时以抢救生命为首要原则。

（2）非手术治疗：保持呼吸道通畅；维持有效血容量；镇痛和预防感染。

（3）手术治疗：主要为剖胸探查术。

3. 肋骨骨折的治疗原则

（1）止痛、固定浮游胸壁。

（2）保持呼吸道通畅。

（3）纠正循环、呼吸功能障碍。

（4）肺部并发症的防治。

五、院前急救护理

（一）现场评估与呼救

1. 现场评估　评估要迅速，不可因为评估而延误抢救及后送时机。

（1）到达现场后应立即通过实地感受、眼看、耳听、鼻嗅来判断现场异常情况，自身和伤者及旁观人群是否身处险境等。

（2）及时评估事件或病因、受伤人数及严重程度，现场有哪些可利用资源，需要何种支援及可采取的行动等。

（3）保障环境安全，注意危险电源，急救者自身体力、水性及能力等。

（4）可能的情况下，应使用呼吸面罩、呼吸膜、医用手套、眼罩等个人防护用品。

2. 判断危重病情

（1）意识状态：呼唤轻拍推动，观察患者神志是否清醒，如无反应则表明意识丧失。

（2）气道：判断是否通畅，气道梗阻者不能说话及咳嗽。

（3）呼吸：正常成人 12～18 次/分，危重者呼吸变快变浅、不规则，叹息样呼吸或停止。

（4）循环体征：看皮肤、黏膜颜色是否苍白或青紫，数脉搏以判断有无心脏危险信号。

（5）瞳孔大小及反应：判断有无颅脑损伤，脑疝、脑水肿或药物中毒。

（6）检查头、颈、胸、腹、骨盆、脊柱和四肢，有无开放性损伤、骨折畸形、触痛、肿胀和活动性出血；有无表情淡漠、冷汗、口渴等。

知识链接

第一反应者

第一反应者是指在现场为突发伤害或危重症患者提供紧急救护的人，包括现场急危重症患者身边的人（如亲属、救援人员、警察、公共场所从业人员等）、参加过救护培训并获得相关证书的救护员，其利用所学的救护知识与技能救助患者，是第一个在现场施展救援的人员。

3. 紧急呼救（urgent call for help）　我国医疗急救中心呼救电话号码为“120”，其他国家均有自己规定的紧急呼叫号码（表 2-2）。

表 2-2　部分国家的急救呼叫号码一览表

急救号码	国家、地区名称
999	波兰，英国*，肯尼亚，马来西亚，中国香港，爱尔兰（或 112）

续表

急救号码	国家、地区名称
911	美国，加拿大，多米尼亚
112	德国，冰岛，荷兰，瑞典，芬兰（0112），摩纳哥，坦桑尼亚
000	澳大利亚

*世界上第一部急救电话，英国电信公司的紧急求救号码“999”诞生于 1937 年 6 月 30 日。

（1）日常呼救：呼救者打通“120”后，要讲明患者的身份（姓名、性别等）；精练、清晰、准确地叙述现场最危急的伤情或病情，受伤部位、发生时间、过程、症状、既往病史和服药史等；详细叙述现场地址或方位；留下有效的电话号码并保持联系。

（2）灾害呼救：除上述呼救要求外，需要讲明灾害事件的性质和总体伤（亡）患者的数量及事件的发展趋势。动态地向急救调度中心汇报现场条件及所需要的医护人员、物资、医疗器械和药品，为急救人员的成功抢救提供前提和保障。

（二）现场患者的分类和急救标志

根据患者伤情轻重，将不同颜色识别卡别在患者的胸部或其他明显部位。

1. 重伤　即危重症患者，标签红色识别卡，在短时间内伤情可能危及生命，需立即采取急救措施，并在医护人员严密的监护下送往医院救治，应优先处置、转运。

2. 中度伤　即重症患者，标签黄色识别卡，伤情重但暂不危及生命，可在现场处理后由专人观察下送往医院救治，次优先处置、转运。

3. 轻伤　即轻症患者，标签绿色识别卡，伤情较轻，能行走，经门诊或手术处理后可回家休养，可延期处置、转运。

4. 死亡　即死亡者，标签黑色识别卡，一般由辅助部门处理，暂不做处置。

（三）现场救护

1. 现场救护生命的原则

（1）保持镇定、沉着大胆、细心负责、理智科学地进行判断。

（2）评估现场，应确保伤者和自身的安全。充分利用可支配的人力、物力，协助救护。

（3）分清轻重缓急，遵循先救命、后治伤，先危后重、先急后缓的原则进行果断施救。

（4）尽可能采取减轻患者痛苦的措施。

2. 现场救护的基本措施

（1）判断意识和病情，立即呼救。

（2）摆好救护体位，注意保暖。根据病情的轻重与不同类型采取相适应的体位。心搏骤停者采用去枕平卧位；呕吐者应采用平卧位头偏向一侧或屈膝侧俯卧位；休克患者取头和躯干抬高 20°～30°、下肢抬高 15°～20° 的中凹卧位；面部朝下者应头、肩、躯干整体轴线转动。

（3）维持呼吸系统功能：包括吸氧、清除痰液及分泌物、进行口对口人工呼吸或配合医生进行气管插管及呼吸兴奋剂的应用等，以保持呼吸道通畅。

（4）维持循环系统功能：对于高血压急症、心力衰竭、休克患者进行心电监护，监测生命体征，配合医生进行药物治疗等，对心脏、呼吸骤停者，应立即行胸外心脏按压、电除颤复苏术。

（5）维持中枢神经系统功能：强调在现场实施基础生命支持时注意脑复苏，及早进行头部降温，以提高脑细胞对缺氧的耐受性，保护血脑屏障、减少脑细胞的损害等。

（6）及时建立静脉通路：尽量选用静脉留置套管针，选择较大静脉穿刺，固定牢靠，使患者在烦躁或搬运时针头不易脱出血管外或刺破血管，保证液体快速而通畅地输入体内。

（7）对症处理：协助医生进行止血、包扎、固定及搬运，应用药物或其他方法进行降温、引流、解毒、解痉、止痛、止吐、止喘、止血等对症处理。

（8）心理护理：患者遭受突然病情复杂、症状严重的意外伤害，视医护人员为“救星”。医护人员要有良好的应急能力、敏锐的观察力、忙而不乱、急而有序的态度，以及熟练精湛的技术，运用非语言交流手段给予患者及家属安全感和信任感。

（9）脱去患者衣服的技巧：①脱上衣法，解开衣扣，将衣服尽量向肩部方向推，背部衣服向上平拉。如为一侧上肢受伤，可遵循先健侧后患侧的原则，提起一侧手臂，屈曲健侧手臂，将肘关节和前臂及手从腋窝拉出，并脱下其衣袖，将扣子等硬物包在里面，打成圈状，从颈后或腰部平推至患侧，拉起衣袖，脱下患侧衣袖即可。如患者生命垂危，情况紧急或肢体开放性损伤，或者患者穿着套头式衣服较难脱出时，征得患者或家属同意后使用剪刀剪开衣服。②脱长裤法，患者呈平卧位，解开腰带和裤扣，将裤子由腰部退至髋以下，平拉脱出，注意保持双下肢平直，切勿随意抬高或屈曲。如确认无下肢骨折者，可以屈腿抬高将裤子脱下。病情危急者选择剪刀剪开法。③脱鞋袜法，托起并固定踝部，以减少震动和旋转，解开鞋带，先向下再向前顺脚趾方向脱下鞋袜。④摘头盔法，头部受伤患者因其所戴头盔妨碍呼吸或出现呕吐时，应及时去除头盔。去除头盔的方法是用力将头盔的边向外侧扳开，解除夹头的压力，再将头盔向后上方托起，缓慢脱出。整个动作要稳妥，尤其考虑有颈椎创伤者。

（10）保存离断的肢体：及时妥善处理好离断肢体，如手指或肢体被截断时，用无菌纱布包好放入塑料袋内，将碎冰放在塑料袋外面，带到医院以供再植。注意不可将断离肢体直接放入碎冰中，以防断离的黏膜组织无法修复再植。

（四）转运及途中监护

1. 急诊患者的转运

（1）转运目的：①使受伤患者脱离危险区，实施现场救护。②尽快使患者获得专业治疗。③防止损伤加重。④最大限度地挽救生命，减轻伤残。

（2）转运的基本原则：①迅速观察受伤现场和判断伤情。②转运途中有生命危险的患者应暂缓转运。③做好患者现场的救护，先救命后治伤。④先止血、包扎、固定，后搬运。⑤患者体位要适宜。⑥不要盲目地移动患者。⑦保持脊柱及肢体在一条轴线上，防止损伤加重。⑧动作要轻巧、迅速。⑨注意伤情变化及时急救处理。

2. 转运前准备

（1）患者准备：危重患者经过紧急处置后病情稳定，可考虑转运，须由有经验的专业急救人员护送，转运前认真检查患者，并了解受伤经过及现场治疗情况，记录患者生命体征，确定气道通畅情况、静脉通路的可靠性、骨折临时固定的牢固程度、患者标志物是否清楚准确等。有家属随行时，应讲明病情及途中可能发生的危险情况，请家属签字，表明家属已经了解情况，同意运送并承担相应责任，配合转运工作。

（2）运输准备：救护车车况正常，车内配备担架，有必需的医疗器械和出诊箱等；监护仪器设备和急救物品齐备、性能良好，如多参数监护设备、除颤仪、吸氧装置、吸引器、气管插管或气管切开置管物品、绷带敷料、骨折临时固定器材和抢救用药、液体；保障救护飞机、飞艇、火车和船舶等运输工具安全可靠。

（3）通信准备：通信和联络必须通畅可靠，包括车载电话和专用无线电台。指挥中心除了随时向急救车护送人员发布命令定向疏散患者，还要及时通知灾情变化、道路交通拥堵情况，并指点迷路司机；护送人员也需要及时向指挥中心汇报患者伤情变化和任务完成情况，并需提前联络接收医院。急救车安装卫星定位系统，有利于指挥者随时掌握车辆转运情况，并就近调度派车。

3. 正确搬运

（1）先做初步处理，如伤口止血、骨折固定、呼吸道阻塞清除后再搬运。

（2）在人员、器材准备妥当时再搬运。

（3）对脊柱骨折者，在搬运过程中应始终保持其脊柱平直。

（4）在火灾浓烟中搬运患者，应在离地面约 30cm 高度匍匐前行。

4. 转送及途中监护的注意事项

（1）根据不同的运输工具和伤病情安置患者体位，一般患者平卧位；昏迷者头转向一侧；恶心、呕吐者应侧卧位；颅脑损伤、呼吸困难者取半卧位。

（2）保持担架平稳，伤者头部在后、下肢在前，以利于观察病情。

（3）脊柱骨折伤员运送途中应将身体固定在硬板担架上，有颈椎骨折者要用颈托固定。

（4）严密监测体温、脉搏、呼吸、血压、意识、瞳孔、出血等情况。

（5）加强生命支持性措施，如吸痰、吸氧、输液、气管切开、电除颤等。

（6）准确填写出诊、抢救、观察、监护记录，与医院做好患者的交接工作。

第三节　医院急诊科救治

一、急诊科任务、布局与设置

（一）急诊科的主要任务

1. 急救医疗护理工作　是对来院的急诊患者迅速的预检分诊、及时的诊治和处理。制订各种急诊抢救实施预案，负责接诊、抢救急、危、重患者，承担意外灾害性事故的抢救工作。

2. 急诊救护人员培训　加强培训急诊救护人员，应建立健全各级各类急诊医护人员的岗位职责、规章制度、技术操作规范。

3. 急诊医疗护理科研工作　加强急救护理学科的研究水平及信息交流工作，使急救护理学的教学、科研、实践紧密结合，促进人才培养，提高急救工作的科研水平。

（二）急诊科的一般布局与设置要求

1. 一般布局

（1）急诊科应设在医院内便于患者迅速到达的区域，如医院的一侧或前部，独立或相对独立，并邻近各类辅助检查部门。

（2）急诊科应有单独出入口，运送患者的车辆可直接到达急诊科或抢救室门口，入口应通畅，设无障碍通道，设救护车通道和专用停靠处，有条件的可分设急诊患者和救护车出入通道。急诊科的门应足够大，走廊及门内的大厅应足够宽畅，预检分诊台设在大厅醒目位置。

（3）急诊科应当有醒目的路标和标志，与手术室、ICU 等相连接的绿色通道标志应当清楚明显。在医院挂号、化验、药房、收费等窗口应当有抢救患者优先的措施。白天应有指路标志，夜间应有指路灯标明急诊科位置。

（4）急诊科的面积应与全院总病床数及主要服务区域内急诊就诊总人次成合理的比例。急诊各科室及通道宽敞、采光明亮、空气流通，配有冷暖空调，电源分配合理，墙式氧气、吸引管道、物流系统配备齐全，有足够的车、床、轮椅供急诊患者使用。

（5）急诊科应设有专门传呼（电话、传呼、对讲机）装置。有条件的医院可建立急诊临床信息系统，为医疗、护理、感染控制、医技、保障等部门及时提供信息。

2. 主要科室设置和基本设施

（1）预检分诊处：设于急诊科大厅入口醒目处，有足够的使用面积。预检人员一般由经验丰富的护士担任，具体负责分诊和挂号工作。对于分诊的正确率要进行统计，定有相应的要求和标准。①急救呼叫系统：在预检处应设有专用电话或呼叫系统，由预检护士管理和运作。当预检护士接到急救中心危重患者预报，立即通知医务科、抢救室医生和护士，做好抢救准备工作，同时呼叫相关临床科室医生到位。②信息网络化：急诊预检处与急诊挂号处、收费处和药房通过电脑联网，就诊记录实行计算机信息化管理，有助于急诊工作快速、高效、准确的运作。③物品齐全：常用的检查物品，如体温计、血压计、手电筒、压舌板等。各种护理文件和记录本，如患者就诊登记本、接救护车登记本、死亡患者登记本、传染患者登记本及常用化验单等。④提供相应的便民服务设施：包括患者所需的平推车、轮椅、拐杖、一次性茶杯、一次性便盆和尿壶、纸尿裤、公用电话及零钱、针线包、老花镜等。

（2）急诊诊疗室：设内科、外科、妇产科、儿科、眼科、耳鼻喉科、口腔科、皮肤科等分科急诊诊疗室，各科急诊医生由急诊科专职医生和临床各科轮流委派的值班医生担任。

（3）急诊抢救室：应邻近急诊入口，一般设抢救床 3～6 张，每床占地面积以 14～16m^2 为宜。由专职急救人员负责抢救工作，施救任务繁重时，有权急呼有关科室会诊、共同抢救。有条件时应设内科系统抢救室、中毒抢救室、外科系统抢救室及急诊手术室。抢救室的设置和设施要求：①有足够的空间和充足的光线，安静、整洁，墙上配有抢救常用的流程图、抢救室工作制度、抢救人员文明服务规范和消毒隔离制度等。②推车式抢救床 3～6 张，床旁设有心电监护仪、壁式氧气和负压吸引装置，硬板一块做胸外心脏按压时使用，房顶安装轨道式输液架及遮隔布幔。③抢救仪器和用品，包括床边心电监护仪、心电图机、除颤仪、洗胃机、呼吸机、临时起搏器等仪器；有开胸包、腰穿包、胸穿包、全套气管插管和气管切开包、静脉切开包、导尿包、穿刺包、压舌板、开口器、拉舌钳和牙垫等抢救器械。④备有常用抢救药品：心脏复苏药物、呼吸兴奋药、血管活性药、利尿及脱水药、抗心律失常药、镇静药、镇痛药、解热药、止血药、常见中毒的解毒药、平喘药、纠正水电解质酸碱失衡类药、各种静脉补液液体、局部麻醉药、激素类药物等。⑤其他抢救必备物品：气管插管箱、加压输液及输血器、胃管、三腔二囊管、吸痰管、气囊导尿管、集尿袋、胸腔引流管、负压引流器、吸氧管、冰袋、冰帽等。所有抢救物品必须做到：定时核对、定人保管、定点放置、定量供应、定期消毒，并保持良好的备用状态。急救物品完好率达 100%。

（4）急诊注射室：主要完成患者的静脉注射、肌内注射等工作。

（5）急诊输液室：分为患者输液室和治疗室两部分。一般输液室设输液躺椅或床，满足多层次患者的不同需要。输液室还需配有墙式中心供氧和负压吸引管道装置，备有常用急救药物及物品，房顶安置轨道式输液架，有条件者设立专门的无菌输液配置室。

（6）急诊观察室：观察床的数量以医院总床位数的 2%～3%为宜。留院观察的对象为短时间不能确诊、病情存在危险不便离院或抢救后需要等待病床进一步住院治疗者，患者留观时间原则上不超过 48 小时。

（7）急诊清创室：清创室的位置与抢救室毗邻，分为无菌手术室和常规处置室两部分。

（8）急诊重症监护室（emergency intensive care unit，EICU）：应选在急诊科的中心位置或相对独立的单元，邻近急诊抢救室或急诊手术室，可设监护床 2～8 张，主要收治急危重症患者，需要进一步的观察、监护和治疗，24 小时不间断的专职医护人员，从中央监护台能观察到所有患者，如心、肺、肝、肾、脑各脏器功能监护，发现异常及时处理。

（9）其他：在外科诊疗室附近除清创室外，单独设置骨科诊疗室和石膏室。

有条件的医院在急诊区域还设置 X 线、B 超、CT、心电图及常规化验等检查室、急诊药房、收费处等，做到基本的辅助检查与处置不出急诊区便可完成，以方便对患者的救治。针对有传染病倾向的急诊患者，专门设立区域相对独立的发热（门）急诊室、肠道（门）急诊室，与一般急诊及病房保持一定的界限，设立专门的传染病隔离室。

案例 2-1 分析

1. 胸部损伤的主要表现　胸痛、呼吸困难、咯血、休克等。

2. 活动性血胸的临床表现及处理　若每小时引流量超过 200 ml，并持续 3 小时以上，引流出的血液很快凝固，胸部 X 线显示胸腔大片阴影，说明有活动性出血的可能。积极做好开胸手术的术前准备，立即建立静脉通路，及时补充血容量，防治低血压性休克。

（三）急诊护理处理

1. 危重症患者的处理 严格按抢救程序、操作规程实施抢救措施。医生未到抢救现场之前，护士应根据病情做出初步判断，给予急诊处理，如吸氧、建立静脉通路、胸外心脏按压等。医生到达后，立即报告处理情况及病情，遵医嘱执行吸氧、吸痰、洗胃等操作，配合医生做好气管插管、电除颤、伤口包扎、清创等处理。

2. 一般急诊患者的处理 分诊后引导其到有关科室就诊，按患者所需给予适当的处理和帮助。病情复杂难以确定科室者，按首诊负责制处理。

3. 大批伤病员处理 遇大批伤病员就诊时，护士除积极参与抢救，还应进行协调工作，尽快分流患者。

4. 患者转运处理 对病重者需要辅助检查、急诊入院、急诊手术或转科、转院时，途中需由医护人员陪送，并将患者病情及处理经过向有关人员进行交接。

5. 传染病患者处理 疑似传染病患者应对其进行隔离，确诊后及时转入相应的传染病区或传染病医院，同时做好传染病报告工作与消毒隔离措施。

二、急诊科管理

急诊科是急诊、急救、重大灾害事件救护的重要场所，必须实行 24 小时连续接诊及首诊负责制，建立"急救绿色通道"，相关科室值班人员接到急诊会诊请求后应于 10 分钟内到达会诊地点，急危重症患者应在 5 分钟内得到处置。科学配置人力资源、建立完善的规章制度和应急预案、优化工作流程、加强质量管理、持续质量改进、保障急诊患者安全等是急诊科管理的主要内容。

（一）急救绿色通道

急救绿色通道是指医院为急危重症患者提供快捷高效的服务系统，包括在分诊、接诊、检查、治疗、手术及住院等环节上，实施快速、有序、安全、有效的急救服务。

1. 急救绿色通道的范围

（1）各种急危重症患者：如休克、昏迷、循环呼吸骤停、严重心律失常、急性严重器官功能衰竭的生命垂危者。

（2）无家属陪同且需急诊处理的患者。

（3）批量患者，如外伤、中毒等。

2. 急救绿色通道的管理

（1）醒目标志、抢救优先：绿色通道各部门都应有醒目的标志，收费处、化验室、药房等设绿色通道患者专用窗口，其他绿色通道部门门旁张贴绿色通道患者优先的告示。

（2）合理配置、规范培训：合理配置急诊人力资源，开展急救技术操作规程的全员培训，实行合格上岗制度。配置急救设备和药品，符合《急诊科建设与管理指南》的基本要求。

（3）正确分诊、有效分流：加强急诊检诊、分诊，及时救治急危重症患者，有效分流非急危重症患者。

（4）首诊负责、无缝衔接：与挂钩合作的基层医疗机构建立急诊、急救转接服务制度。首诊负责制包括医院、科室、医生三级。首诊负责制是指第一位接诊医生（首诊医生）对其接诊患者特别是急危重患者的检查、诊断、治疗、会诊、转科等工作负责到底的制度。

（5）分区救治、优化流程：实施急诊分区救治、建立住院和手术的"急救绿色通道"，建立创伤、急性心肌梗死、脑卒中、急性呼吸衰竭等重点病种的急诊服务流程与规范，需紧急抢救的危重患者可先抢救后付费，保障患者获得连贯医疗服务。

（6）定期评价、持续改进：定期评价急诊体系对紧急事件处理的反应性，急诊高危患者在"绿色通道"平均停留时间，针对评价、监管结果有持续改进的措施。

（7）规范运行、有效救治：急救绿色通道的运作程序：①接诊医生根据患者的病情或符合急救绿色通道范围的患者规定，决定是否启动急救绿色通道服务；②可在检查申请单、治疗单、手术通知单、入院通知单等医学文件的右上角标明“急救绿色通道”，先进行医学处理再进行财务收费；③急诊服务流程体系中每一个责任部门，确保患者能够获得连贯、及时有效的救治。

（二）急诊护理应急预案

急诊科的医疗服务具有急危重症患者集中、随机性强、患者发病急、病情严重变化快、死亡率高、易发生医疗纠纷等特点。急诊护理应急预案是为迅速、有序地对急危重症患者、批量伤病员开展及时有效的救治而预先制订的实施方案。

1. 编制目的 建立健全应急机制，提高快速反应急救处理能力，切实保障急危重症患者及突发事件所致的批量伤病员的急救绿色通道畅通，提升救治效果。

2. 基本原则

（1）简明扼要、明确具体：急诊护理应急预案包含有常见急症的应急预案、突发事件的应急预案、批量伤病员的应急预案等，要求内容简明扼要、明确具体，标准化、程序化。

（2）责任明确、分级负责：急诊护理应急预案在启动、响应、增援过程中各级人员职责明确，分级负责，要求时效性强。

（3）培训演练、快速反应：建立定期培训制度，使应急人员熟练掌握急救措施、急救程序、急救配合及各自的职责，保证急诊应急工作协调、有效、迅速开展。

3. 常见类型

（1）常见急症的应急预案：包括常见急症的病情评估、急救处理措施及处理流程，如心搏骤停、过敏性休克、急性中毒、严重外伤的应急预案等。

（2）突发事件的应急预案：包括请示报告、患者安全处理措施、评价与反馈等，如停水、停电、患者跌倒等。

（3）灾难批量伤病员的应急预案：包括急救组织体系、人员物资增援方案、检伤分流、急救绿色通道实施、各级各类人员的职责，以及应急预案的启动、运行、总结、反馈等。

4. 应急准备

（1）人员准备：根据应急预案的不同类型，合理调配人力资源。根据伤病员人数及病情成立数个抢救小组，每组均由医生、护士、工人组成，保证应急措施的时效性。

（2）物资准备：除急诊科正常使用的抢救物品、药品、器材外，备有隔离衣、手术衣、无菌手套、消毒剂等，由护士长负责检查保管，定期检查使其处于良好的备用状态。大量使用抢救药品、器材时，由医院突发性卫生事件指挥小组调配。

（3）区域准备：区域的有效保障及合理划分是应急预案顺利实施的保证。个体区域的准备有利于重症患者监测及急救措施及时应用；整体区域的准备可将伤病员进行轻重缓急分区安置，让相对有限的医疗资源达到最有效的应用，使应急工作有序、有效进行。

（三）急诊护理质量管理

急诊护理工作质量管理是急诊科管理的核心，是不断完善和持续改进的过程。建立和完善急诊护理核心制度、监督评价和持续质量改进机制、规范护理行为是提高护理服务水平、保证急诊护理质量，加强基础质量、环节质量和终末质量管理及为患者提供优质、安全的护理服务的保证。

1. 组织实施 急诊护理工作对急诊患者采取的是分科就诊、集中抢救、集中观察的护理方式，急诊管理人员的组织能力与业务水平直接影响急诊患者的救治成功率。急诊科实行医疗（护理）副院长、护理部主任、急诊科护士长、护士长、护士多级管理。

2. 基本原则

（1）建立健全规章制度：制度建立和执行是质量管理的核心，特别是保证护理质量、护理安全的核心制度，如分诊制度、首诊负责制度、患者身份识别制度、危重患者抢救制度、口头医嘱执行制度、危急值班报告制度、危重患者交接班制度、查对制度、危重患者特检、入院转送制度和护患沟通制度等，并根据质量管理要求完善其他相关制度，有效防范、控制医疗护理风险，及时发现安全隐患。

（2）优化急诊工作流程：①救治流程，分诊台设在醒目位置，当患者进入急诊区域时，分诊护士要快速对患者进行评估，依病情决定就诊的优先顺序及接诊方式。②抢救流程，抢救室护士接到分诊护士的抢救通知后立即进入抢救状态，分工合作，实施抢救措施。③转归流程，给予患者急救处理病情缓解后，可转入专科病房、急诊监护室或观察室。

（3）实行分级分区就诊：将患者分为“四级”：一级是濒危患者；二级是危重患者；三级是急症患者；四级是非急症患者。从功能结构上将急诊科分为三大区域：红区即抢救监护区，适用于一级和二级患者处置；黄区即密切观察诊疗区，适用于三级患者，原则上按照时间顺序处置患者，当出现病情变化或分诊护士认为有必要时可考虑提前应诊，病情恶化的患者应被立即送入红区；绿区即四级患者诊疗区。实行“三区四级”，实施轻重缓急优先就诊顺序，保障急诊患者医疗安全。

（4）定期评价与反馈：①制订急诊护理质量管理与控制标准、考核方法和持续改进方案。②急诊护理质量有检查、分析评价，对存在问题有结论、有处理意见及改进措施。

（四）急诊护理工作目标及措施

1. 稳定急诊护理专业队伍 人员相对固定，并经过专业训练，熟练掌握心肺复苏等抢救技术，能够胜任急诊工作。

2. 提高分诊准确率 建立预检分诊核心制度，有清晰明确的分诊指引，有开放急诊绿色通道的工作指引，有大批患者的分流方案，合理安排就诊次序，对各类患者的安置措施得当。能预见性发现问题，能发现危及生命的指征，落实危重患者优先处理措施。

3. 提高患者身份识别的准确性 建立和完善急诊患者身份识别制度，各种处置和治疗前同时使用两种患者身份识别方法。实施者应让患者或家属讲述患者姓名，作为确认的手段。在紧急抢救的特殊情况下，应由医生护士共同核对患者身份，实施双重检查。特殊患者建立使用“腕带”作为身份识别的标示制度。

4. 完善急救备用物资管理机制 急救仪器必须定人管理、定位放置、定期检查、维修、保养；每周检查仪器设备功能并记录，有清晰明确的操作流程标示牌。

5. 提高危重患者抢救成功率 加强急诊护理工作质量全程监控与管理，落实核心制度，尤其是首诊负责制，使急诊服务及时、安全、便捷、有效，保障患者能够获得连续医疗服务。

6. 提高急诊患者的住院率 加强急诊留观患者的管理，提高需要住院治疗的急诊患者住院率，急诊留观时间不超过48小时。

7. 规范护理文书 急诊抢救护理文书书写规范、及时、完整。因抢救急危患者未能及时记录的，有关医务人员应当在抢救结束后6小时内据实补记，并加以注明。

8. 保证护患沟通畅通 可采用文字、口头等不同方式，病情告知内容保持医护一致性。

案例 2-1 分析

1. 胸腔壁式引流的目的　引流胸腔内的渗液、血液及气体；重建胸膜腔内负压，维持纵隔的正常位置；促进肺的膨胀。

2. 胸腔闭式引流管拔管的指征　置管引流48～72小时后，临床观察引流瓶中无气体溢出且颜色变浅，24小时引流液量少于50ml，脓液少于10ml，胸部X线摄片显示肺膨胀良好、无漏气，患者无呼吸困难，可终止引流实施拔管。

（五）急诊护理人员的素质要求

1. 具有良好的职业道德 急诊护士要自觉运用护理伦理学来规范自己的言行，树立“时间就是生命"的观念，争分夺秒全力以赴地抢救患者的生命，保证抢救工作质量。

2. 熟练掌握急救技能 熟练掌握急救程序及心肺脑复苏、心电监护等技术，规范呼吸机、除颤仪的使用和气管内插管等操作。

3. 具有较强的应急能力 急诊护理工作随机性大、应激性强，会面临各种意想不到的问题，这就要求护士有较强的应急能力，思维敏捷、随机应变，根据具体情况做出处理。

4. 健康的心理素质 急诊护士应自信开朗、自尊自强，对患者热情有礼，工作作风严谨、干净利落、处事沉着冷静、思维清晰敏捷，善于分析思考问题，做出快速准确的判断。

5. 良好的身体素质 急诊护士因长期处于高度紧张状态，极易导致心理负荷加重和身体疲劳，应劳逸结合，保证充足的休息，多参加文体活动，保持良好的身体素质。

6. 有团队协作精神 抢救工作是合作的过程，与医生及医院各部门都有密切的联系，急诊护士应相互理解、相互尊重、相互配合、相互协作，不相互推卸责任，同时要服从统一的调度指挥，只有通过群体合作才能产生巨大的力量，取得良好的效果。

知识链接

三级医院急诊科质量管理评价指标参考值

1. 急救物品完好率100%。
2. 急诊分诊正确率>95%。
3. 病历合格率≥90%。
4. 急诊危重患者在就诊5分钟内应得到处置。急诊会诊医生应在10分钟到位。
5. 急诊患者留观时间≤48小时。
6. 急危重症抢救成功率≥80%。
7. 危重患者护理合格率≥90%。
8. 抢救记录于抢救结束后6小时内补记。
9. 挂号、划价、收费、取药等服务窗口等候时间≤10分钟。

第四节 重 症 监 护

一、ICU 任务、布局与设置

（一）ICU 的任务

重症监护病房（intensive care unit，ICU）是集中经过专业训练的医护人员和先进的现代化医疗监测、治疗仪器和设备，对急危重症患者进行全面、深入而又系统的监护、动态观察病情，采取及时有效规范的措施进行加强救治和护理的场所。医护人员利用先进的医疗设备为危及生命的急重症患者提供高级监测治疗技术和高质量的医疗服务，对急危重症患者进行生理功能的监测、生命支持、防治并发症，最早时间捕捉到有重要意义的短暂动态变化，并及时予以反馈，以促进和加快患者的康复。

（二）ICU 的布局

1. 总体布局 ICU 应位于方便患者转运、检查和治疗的区域，接近主要服务对象的病区、手术室、影像学科、化验室和血库等。设立医疗、医疗辅助、污物处理和医务人员生活辅助等区域，并相对独立。医疗辅助区域与医疗区域面积之比应达到 1.5∶1 以上。各区域在建筑装饰时应遵循不产尘、不积尘、耐腐蚀、防潮防霉、防静电、容易清洁和符合防火要求的原则。

2. 区域布局

（1）医疗区域：主要为病室，可为开放式、半封闭或全封闭式，尽量多设单间或分隔式病室。至少配置1～2个单间病室，用于隔离患者，设正、负压病室各1个。

（2）医疗辅助区域：包括中央工作站、通道、治疗室、配药室、仪器室、医护人员办公室、值班室、示教室、家属接待室、实验室、营养准备室和库房等。①中央工作站：设置在医疗区域的中央地区，病室以中央工作站为中心呈圆形、扇形或T形等排列。人员流动通道和物流通道分开，以减少各种干扰和交叉感染。工作人员通道和患者通道分开，提供工作人员尽快接触患者的通道和家属探视通道。②治疗室：至少设置2个，一个用于需要无菌技术操作的治疗和护理，进入前需戴好口罩和帽子，另一个用于只需要达到清洁要求的治疗和护理。③仪器室：由于ICU使用仪器设备较多，有条件的ICU最好设置仪器室，供仪器设备放置和维护使用。

（3）污物处理区域：包括清洁室、污废物处理室和盥洗室等，设置在医疗区域的一端，避免污染医疗区域。医务人员生活区域与医疗区域相对隔开，避免交叉感染。

（三）ICU的设置

1. 人员编制 ICU必须配备足够数量、受过专门训练、掌握重症医学的基本理念、基础知识和基本操作技术，具备独立工作能力的医护人员。医生人数与床位数之比应为0.8∶1以上，护士人数与床位数之比应为（2.5～3）∶1以上。可以根据需要配备适当数量的医疗辅助人员，有条件的医院还可配备相关的设备技术与维修人员。

（1）ICU医生基本要求：①理论知识，掌握重要脏器和系统的相关生理、病理及病理生理学知识，ICU相关的临床药理学知识和伦理学概念，掌握重要器官、系统功能监测和支持的理论，考核合格。②专业技术，独立完成心肺复苏、颅内压监测技术、人工气道建立与管理、深静脉及动脉置管技术、血流动力学监测技术、持续血液净化、纤维支气管镜等技术。③其他，要求职业素质好；具有敏锐的观察力和快速的应变能力；身体健康，胜任ICU高强度的医疗工作。

（2）ICU护士基本要求：①理论知识，熟悉重要脏器和系统的相关生理、病理及病理生理学知识，ICU相关的临床药理学知识和伦理学概念，熟悉重要器官、系统功能监测和支持知识，掌握重要脏器和系统疾病的护理理论，考核合格。②专业技术，掌握重症监护的专业技术，包括输液泵的临床应用和护理，外科各类导管的护理，给氧治疗，气道管理和人工呼吸机监护技术，循环系统血流动力学监测，心电监测及除颤技术，血液净化技术，水、电解质及酸碱平衡监测技术，胸部物理治疗技术，重症患者营养支持技术及抢救配合技术等。③其他，要求职业素质好，具有敏锐的观察力和快速反应能力；身体健康，胜任ICU高强度的护理工作。

2. 病室设置

（1）床位：国内三级综合医院ICU床位数一般为医院病床总数的2%～8%。ICU床位使用率以75%为宜，全年床位使用率平均超过85%时应适度扩大规模。每个床单元使用面积建议15～$18m^2$，床间距大于1m。单间病室使用面积不少于$18m^2$，建议18～$25m^2$。

（2）手卫生设施：安装洗手设施，单间每床1套，开放式病床至少每2床1套，每套设施至少包括非手接触式洗手池、洗手液和擦手纸。每个床旁放置快速手部消毒装置1套。

（3）通风与采光设施：具备良好的通风、采光条件，病室空气调节系统能独立控制，室温控制在（24±2）℃左右，湿度控制在55%～65%。装配气流方向从上到下的空气净化系统。

（4）噪声控制设施：应尽可能将患者的呼叫信号、监护仪的报警、电话铃声、打印机等仪器发出的声音减少到最小的水平。ICU白天的噪声最好不要超过45分贝，傍晚不要超过40分贝，夜晚不要超过20分贝。地面覆盖物、墙壁和天花板应该尽量采用高吸音的建筑材料。

3. 仪器设备设置

（1）设备带：每床配备完善的功能设备带或功能架，提供电、氧气、压缩空气和负压吸引等功能支持。每床装配电源插座12个以上，氧气接口2个以上，压缩空气接口2个，负压吸引接口2

个以上。ICU 应有备用的不间断电力系统（UPS）和漏电保护装置。

（2）病床：配备适合的病床，最好是电动床，每床配备防压疮床垫。

（3）监护系统：每床配备床旁监护系统，进行心电、血压、脉搏、血氧饱和度、有创压力监测等基本生命体征监护。为便于安全转运患者，每个 ICU 至少配备 1 台便携式监护仪。

（4）呼吸机：三级综合医院的 ICU 原则上每床配备 1 台呼吸机，二级综合医院的 ICU 可根据实际需要配备适当数量的呼吸机。每床配备简易呼吸器，为便于安全转运患者，每个 ICU 至少应有 1 台便携式呼吸机。

（5）输注泵：每床均应配备输液泵和微量注射泵，其中微量注射泵原则上每床 4 台以上。另配备一定数量的肠内营养输注泵。

（6）其他必配设备：包括心电图机、血气分析仪、除颤仪、心肺复苏抢救装备车（车上备有喉镜、气管导管、各种管道接头、急救药品及其他抢救用具等）、纤维支气管镜、升降温设备等。三级医院必须配置血液净化装置、血流动力学与氧代谢监测设备。

（7）信息管理系统：ICU 应配备完善的通信系统、网络与临床信息管理系统。

（8）辅助检查设备：医院或 ICU 必须有足够的设备，随时为 ICU 提供床旁超声、X 线、脑电双频指数监护仪、输液加温设备、胃黏膜二氧化碳张力与 pHi 测定仪、呼气末二氧化碳与代谢等监测设备、体外膜肺、床边脑电图、颅内压监测设备、主动脉内球囊反搏和左心辅助循环装置、防止下肢深静脉血栓发生的反搏处理仪器、胸部震荡排痰装置等。

知识链接

血液净化

血液净化是把患者的血液引出身体外，并通过一种净化装置除去其中某些致病物质，净化血液，达到治疗疾病的目的。血液净化包括血液透析、血液滤过、血液灌流、血浆置换、免疫吸附等。

二、ICU 管理

（一）组织领导

ICU 实行院长领导下的科主任负责制，科主任负责科内全面工作。护士长负责 ICU 的护理管理工作，包括安排护理人员工作、检查护理质量、监督医嘱执行情况及护理文书书写等情况。护士是 ICU 的主体，承担着监测、治疗、护理和抢救等任务，能进行 24 小时观察和最直接得到患者第一手临床资料的只有护士，ICU 护士应训练有素，熟练掌握各种抢救技术。

（二）管理制度

制度化管理是 ICU 医疗护理质量得以保证的关键，除执行各级政府和各级卫生管理部门的各种法律法规、医疗核心制度外，还需建立健全以下各项规章制度，包括医疗、护理质量控制制度；各种危重疾病监护常规；临床诊疗及医疗、护理操作常规；患者转入、转出 ICU 制度；抗生素使用制度；血液与血液制品使用制度；抢救设备操作、管理制度；基数药品、毒麻药品和贵重、特殊药品等管理制度；院内感染预防和控制制度；医疗、护理不良事件防范与报告制度；医患沟通制度；突发事件的应急预案和人员紧急召集制度；医护人员教学、培训和考核制度；探视制度；临床医疗、护理科研开展与管理制度等。

（三）院内感染管理

1. 工作人员管理　尽量减少进出 ICU 的人员。工作人员进入 ICU 要更换鞋、戴口罩、洗手，因事外出必须更衣或穿外出衣。接触特殊患者、处置患者可能有血液、体液、分泌物、排泄物喷溅时，穿隔离衣或防护围裙，接触疑似为高传染性的感染患者应戴 N95 口罩，严格执行手卫生规范和正确使用手套。

2. 患者管理 感染患者与非感染患者应分开安置，同类感染患者相对集中，对于空气传播的感染，如开放性肺结核，应隔离于负压病房。接受器官移植等免疫功能明显受损患者应安置于正压病房。医务人员不可同时照顾正、负压隔离室内的患者。

3. 探视管理 尽量减少不必要的访客探视。探视者有疑似或证实呼吸道感染症状及婴幼儿禁止进入 ICU 探视。探视者进入 ICU 前穿隔离衣、戴口罩和穿鞋套。进入病室前后应洗手或用快速手消毒液消毒双手。探视时间不超过 1 小时。对于疑似有高传染性的感染者应避免探视。

4. 医疗操作流程管理 各项医疗、护理操作严格执行无菌技术原则。各种引流应保持密闭性、引流管通畅。每日评估深静脉置管、尿管、气管导管等，尽早拔管。做好口腔护理、声门下分泌物吸引和呼吸机管道护理，预防呼吸机相关性肺炎的发生。

5. 物品管理 规范使用一次性物品；用后物品按照使用规范和院内感染管理要求进行清洁、消毒或灭菌处理；定期对仪器、设备进行清洁消毒；病床、台面、桌面等定期擦拭消毒。

6. 环境管理 定期对病室进行彻底清洁和消毒，定时开窗通风或机械通风，保持 ICU 室内空气流通，空气新鲜无异味。保持墙面和门窗清洁无尘。地面湿式清扫，拖把分开使用（有标记），严格按规定进行处理，悬挂晾干。每天用清水或清洁剂湿式拖擦地面，多重耐药菌流行或有院内感染暴发的 ICU，采用消毒剂消毒地面，每日至少一次。治疗室、处置室清洁整齐，每日进行空气消毒，每月有空气培养记录。禁止在室内摆放干花、鲜花或盆栽植物。

7. 抗菌药物管理 根据细菌培养与药敏试验结果，合理应用抗生素。

8. 废物与排泄物管理 处理废物与排泄物时做好自我防护，防止体液接触暴露和锐器伤。医疗废物分类放置，规范处理。

9. 监测与监督 常规监测院内感染发病率、感染类型、常见病原体和耐药状况等。进行抗菌药物应用监测，发现异常情况，及时采取干预措施。院内感染管理人员应经常巡视 ICU，监督各项感染控制措施的落实。

（崔巧玲）

第三章　灾难护理

20 世纪以来，人类社会进入了灾难性事件的高发时期。灾难的发生常不以人的意愿为转移，可使人类健康和生命受到严重威胁。我国是自然灾害多发的国家，每年有成千上万的人口受到各种类型灾难的危害。因此，要充分认识到灾难的危害性，积极做好灾难的预防、应对、修复及医疗救援等工作，力争把灾难带给我们的损失降到最低。

第一节　概　述

一、灾难的定义

灾难（disaster）是自然的或人为的严重损害，英文释义是指突发意外事件或自然灾害导致大范围破坏和生命丧失。中文解释是自然或人为的严重损害、灾祸造成的苦难。2002 年世界卫生组织（WHO）对其定义是：对一个社区或社会功能的严重损坏，包括人员、物质、经济或环境的损失和影响，这些影响超过了受灾社区或社会应用本身资源应对的能力。

案例 3-1

2008 年 5 月 12 日 14 时 28 分我国四川省汶川县发生 8.0 级强烈地震，截止到 2008 年 9 月 25 日 12 时，已确认 69 277 人遇难，374 643 人受伤，失踪 17 923 人。地震涉及阿坝、绵阳、德阳、成都、广元、雅安 6 个地区，引发了破坏性极大的崩塌、滚石和滑坡等，受灾面积达 10 万平方公里，重灾区面积达 6.5 万平方公里，造成惨重的人员伤亡和财产损失。地震后形成许多大小不等的堰塞湖，库内水位迅速上升，由于水的压强随深度增大而增加，储存了巨大的能量，堤坝决口随时可发生重大洪灾，严重威胁着下游居民。地震后大量居民急需安置，居住环境与饮食安排及传染病的防控均面临严峻考验。除对人类的影响外，野生大熊猫面临栖息地损毁、食源和水源受到影响及“生殖孤岛”三方面威胁。距离震中约 30 公里的四川卧龙中国保护大熊猫研究中心遭到毁灭性打击，大部分熊猫圈舍成为废墟。

问题：

1. 此次灾难属于何种类型？
2. 灾难发生后应如何组织有效的救援？

二、灾难的原因与分类

（一）按灾难发生的原因分类

1. 自然灾难　主要包括气象灾难、水文灾难、地质灾难、生物灾难。其中气象灾难包括台风、龙卷风、暴风雪等；水文灾难包括洪涝灾、旱灾、沙尘暴等；地质灾难包括崩塌、滑坡、地震、火山爆发、泥石流等；生物灾难包括病虫害、鼠疫等。

2. 人为灾难　主要包括火灾、交通事故、化学事故、各类工伤事故和其他事故（如恐怖活动、战争、核泄漏等）。

（二）按灾难发生的先后顺序分类

1. 原生灾难 灾难反应链中最早发生作用的灾难称为原生灾难。

2. 次生灾难 指原生灾难后引发的不同性质的灾难，如地震后引发的堰塞湖与海啸、洪水过后的饥饿与疫病流行及火山爆发造成的火灾、缺氧窒息等。

3. 衍生灾难 指原生、次生灾难较间接的灾难，如灾后环境污染、生态平衡破坏、核事故后对遗传与发生肿瘤的影响等。

案例 3-1 分析

分析灾难的类型：首先，地震属于地质灾难，是自然灾难的一种。同时，地震是原生灾难，地震后引发的堰塞湖、洪水及灾民饥饿与传染病流行是地震后的次生灾难。地震引发的生态环境改变，包括对熊猫健康繁衍的影响等属于衍生灾难。

第二节 灾难紧急医疗救援组织与管理

一、灾难医疗救援队伍建设

（一）专业医疗救援队伍（一线队伍）建设

建立国家、区域、省市、地县各级的专业灾难医疗救援队伍，并建立有效的管理机制，保证灾难发生后随时可以组织展开医疗救援工作。任何医疗卫生机构不得干预救援人员执行救援任务。专业的灾难医疗救援队伍应具备一定的规模，人员相对稳定并滚动式发展。应以从事院前急救工作的医护人员为主，以经过专门训练的医院急诊科的医护人员为辅，采用临床实践与专业救援培训相结合的方针，按照灾难现场救援“搜寻、抢救一体化”的需求，进行分层次、有针对性的训练。首先是通用技能训练，即每位队员都必须进行体能、心理、自救、互救及特殊环境下生存等方面的训练；其次是专业技能训练，队员不仅要掌握创伤急救技术、心肺复苏、检伤分类技术，还要掌握基本的搜救技术；再次是专科技能训练，包括实施控制性抢救、卫生防疫、心理疏导等。通过不断的强化训练，提高队伍的综合素质、救援能力、应变能力及艰苦条件下的生存能力等，使其能适应各种突发性灾难的医疗救援要求。

（二）后备医疗救援队伍（二线队伍）建设

除加强灾难医疗救援的一线队伍建设外，还应以医院 ICU、CCU 和各临床专科的技术骨干为核心组建而成的一支专业医疗救援后备队伍，作为专业医疗救援队的支援和补充力量，以便特殊时期或特殊需要时能够维持或增加一线队伍的人员数量。后备队伍成员平时也要定期参加专业灾难医疗救援队的培训及演练活动。一般后备队伍人数应以专业医疗救援队人数的 1～2 倍为宜。

（三）特殊岗位救援队伍建设

以警务人员、消防人员为代表的特殊岗位人员在灾难紧急医疗救援工作中能够发挥其特殊的作用。近年来，在我国的一些大、中城市相继建立起集“120”、公安、消防、交通为一体的联合型院前急救模式，作为可以先期抵达灾难现场的警务人员与消防人员等特殊岗位人员，熟练掌握灾难现场急救技能，不失时机地进行有效的现场救护，其意义不言而喻。相关管理部门应制定制度，采取有效措施，加强对特殊岗位人员灾难医疗救援培训，逐步提高其灾难急救反应能力。

（四）志愿者救援队伍建设

志愿者救援队伍建设是一项开创性工作，应以城乡社区和社会服务机构为平台，建立健全灾难医疗救援志愿者招募、培训、考核与管理制度。志愿者队伍的任务之一是自身应掌握灾难医疗救援的基本技术，主要包括创伤的止血、包扎、骨折的固定与伤员搬运技术，以及开放气道、人工呼吸与胸外按压等抢救技术；任务之二是向民众做好灾难的宣传教育工作，增强民众的防灾意识和在紧急情况下自救、互救的能力。

知识链接

1. 国家地震灾害紧急救援队　对外称中国国际救援队（China International Search & Rescue Team，CISAR），于2001年4月27日成立，CISAR的主要任务是对因地震灾害或其他突发性事件造成建（构）筑物倒塌而被压埋的人员实施紧急搜索与营救，是一支达到了联合国重型救援队标准的专业地震灾害紧急救援队。

2. 国家卫生应急救援队　是国家设立在各地的应急医疗救援组织，参与本地应急，接受当地卫生厅的调度，参与周边地区大型突发事件的救治，在重大灾难面前，代表国家队前往全国各地甚至参加国际救援。

二、灾难医疗救援物资储备与管理

（一）灾难医疗救援物资储备

建立灾难医疗救援应急物资储备机制，保证在发生重大灾难时应急救援物资的有效供应。物资储备应遵循的原则有以下几个。

1. 高效性原则　灾难救援物资储备必须能够满足一定人群范围内、一定规模强度的灾难发生后的紧急医疗救援需要，以保证紧急医疗救援工作高效而有序运行，避免由于物资储备严重不足而使专业医疗救援人员无法开展现场抢救工作。

2. 安全性原则　储备的医疗救援物资应定期进行检查、更新与维护，防止功能失常或超出使用期限，以保证其在医疗救援工作中的安全使用。对于不易长期保存或数量不足的救援物资，应与相关厂商签订紧急供应协议，以便能够及时调运。

3. 科学性原则　目前国家对救灾的医疗物资储备尚无统一标准，各地应根据当地地理位置、气候条件、灾害特点，在保障救灾医疗物资种类齐全、数量充足的基础上，按照灾难医疗救援预案要求进行科学的应急物资储备，避免盲目性。对储备的救援物资应实行科学的信息化管理，物资名称、种类、规格、数量及性能状态等均应纳入信息库，以备核定需求与库存数量。

（二）灾难医疗救援物资调运

医疗物资的储备是满足紧急医疗救援工作顺利开展的基础，但随着救援工作的进行，储备的救援物资常难以满足灾区伤员的救治需要，因此，及时的救援物资调运是灾难医疗救援工作持续进行的重要保证。

1. 灾难医疗救援物资调运特点

（1）灾难医疗救援过程中，时间的紧迫性决定了医疗救援物资调运应以快速到达和节省时间为首要目标。

（2）重大灾难时由于波及范围广泛，对医疗救援物资的需求地区多，物资种类多，物资需求量大。

（3）医疗物资调运将受环境及通信条件等限制，或常由于信息的不确定性，使物资的供需出现不平衡，物资调运具有动态性。

（4）对于灾难现场救援物资的到达常有滞后性。

2. 灾难医疗救援物资调运的原则

（1）以物资需求信息为基础，优先考虑急需救援的区域及急需的医疗资源，使救援物资发挥最大功效。

（2）及时掌握医疗救援物资的调运信息，提前对在途中的物资进行调度，做到物资的“未到先分配”及“即到即分配”，缩短调运行程及消耗的时间。

（3）应根据医疗救援进程动态调整物资调运计划，允许二次调运，但应尽可能做到短时间、短距离和低损耗。

3. 救援物资的回收 由于灾区的医疗救援物资来源范围广泛、物资需求信息的动态性变化及物资到达存在一定的滞后性，可能一些地区的医疗资源已达到饱和状态，甚至远远超过需求量，这不仅占用库存，同时耗费人力、物力。从节约成本，节约资源的原则出发，需要对这些剩余资源进行分类回收，做到物资妥善处理，避免浪费。

三、灾难医疗救援应急预案

（一）灾难医疗救援应急预案的定义

灾难医疗救援应急预案是针对可能发生的重大灾难事故的医疗救援工作，为保证迅速、有序、有效地开展救援行动、降低灾难造成的人员健康损失而预先制订的有关计划与方案。

（二）灾难医疗救援应急预案管理

应急预案管理是指通过对信息的分析，预测事物的发展趋势，识别可能带来的威胁，并对这些情况制订相应的预备性处置方案，一旦预测的情况发生，就按照预定的方案行动，同时根据具体的事态发展及时调整行动方案，将可能发生的损失降至最低，维护整体利益和长远利益。灾难医疗救援应急预案管理是对可能发生的灾难性事件进行预测分析，并制订有关医疗救援计划方案的过程，其主要内容包括医疗救援预案的编制、演练、方案的选择、预案的评估、调整及修订等。灾难医疗救援应急预案管理是发挥人的预见和分析能力，预测灾难发生后的医疗救援需求，模拟救援过程中可能发生的各种情况，制订消除其不利影响的救援行动方案。通过预案管理在灾前做好医疗救援人力、财力、物力等方面的充分准备，医疗救援计划管理先于灾难发生之前，使得医疗救援行动有的放矢。中央政府应对突发性自然灾害预案体系分为三个层次，即国家总体应急预案、国家专项应急预案和部门应急预案。政府各部门根据自然灾害专项应急预案和部门职责，制订更具操作性的预案实施办法和应急工作规程。应急预案在防灾、减灾中发挥重要的作用，但这不等于能将应急预案当成备灾的全部内容，因为备灾的内容广泛，制订预案只是其中的一项内容。

（三）灾难医疗救援应急预案制订原则

1. 统一领导与分级负责 灾难医疗救援应急预案中对处理灾难的医疗救援组织机构做出具体明确的规定，建立医疗救援指挥中心，以统一管理医疗救援的全过程。同时，在灾难的医疗救援过程中应严格执行分级救护，即现场急救、早期救护与专科救护三级，医疗救援工作环环相扣，不可超范围救治。

2. 依法规范与科学决策 灾难是影响国家长远发展和社会公众根本利益的严重事件，直接影响政府施政目标的实现，因此，必须从战略高度看待灾难医疗救援应急预案的制订，应将其列入政府及卫生行政管理部门的重要议程，以保证战略目标的实现。在灾难医疗救援的战术管理上，要坚持科学的思维与决策。灾难医疗救援涉及多方面利益，其应对决策也是一种复杂的多目标决策，通常会有多种利益或多目标间的矛盾与冲突。决策时不可避免地需要在多个目标、多种利益中进行选择，这就更需要充分发挥专家的作用，实行科学民主决策。

3. 属地管理与明确职责 在国家宏观减灾战略指引下，各级地方政府应结合本地实际情况合理制订医疗救援应急预案。领导和指挥应以地方各级人民政府为主，实行行政首长负责制，并依法明确各部门在医疗救援工作中的权利与责任，责权到位，避免出现问题时相互推诿或逃避责任。

4. 整合资源与信息共享 预先对各种可能发生的灾难特征、危害程度进行评估，客观分析医疗资源、技术条件与应急能力，在此基础上，对医疗资源进行优化配置。同时应充分利用各种信息技术手段，加强信息共享，使人力、物力资源合理分配及实现统一指挥管理，为医疗救援工作创造有利的条件。

5. 以人为本与急救优先 在灾难救援过程中应把保障人民群众生命安全和身体健康、最大程度地预防和减少灾难造成的人员伤亡作为首要任务，因此，医疗救援在减灾中占有重要地位，并且强调在抢救伤员的同时，还要切实加强救援医护人员的安全防护，以发挥最大的抢救效能。

（三）灾难医疗救援应急预案内容

灾难医疗救援应急预案主要包括应急事件分级、应急体系建立、应急组织职责、应急信息管理、灾难风险分析、应急实施流程、应急预案启动、应急法律制定、应急物资储备、应急机制建立及应急人员培训等方面。

四、灾难紧急医疗救援指挥调度

灾难医疗救援指挥调度是对医疗救援全过程及对医疗救援物资、人员、信息等的组织、指挥与管理的过程。

（一）灾难医疗救援调度的原则

1. 有求必应原则 一旦求救者发出呼救信息，调度中心都要及时接受与处理呼救信息。随着灾难医学发展，灾难医疗救援体系更加完善，公众对灾难救援有更多的认识。灾难发生后，在通信畅通的情况下，拨打急救电话主动寻求帮助将成为全社会参与减灾自救与互救的一种常见应对方式。因此，作为指挥调度系统对任何求助都要“应答”。

2. 因地、因条件制宜的原则 灾难发生后因环境条件发生改变可能为医疗救援工作展开带来一系列困难，因此，在指挥调度管理时应尽可能综合考虑客观条件的制约与影响，选择最佳的救援方案，并尽快落实到位，如交通工具的选择、合理利用急救资源等。

（二）灾难医疗救援指挥调度工作

灾难发生时必须建立一种指挥调度运行模式，成立指挥调度中心，并依据岗位分工不同组建若干个工作组，在统一的指挥领导下有秩序地开展医疗救援工作。

1. 灾难医疗救援指挥系统的功能

（1）灾前负责组织相关人员制订与修订应急预案、管理储备的医疗救援物资、安排救援人员培训与演练等。

（2）灾时负责启动应急预案，统一调度指挥医疗资源，包括人力、物力资源等，监督医疗救援的全过程，掌控医疗救援信息等。

2. 灾难医疗救援各工作组职责

（1）伤员搜寻组：负责在灾难的影响范围内寻找伤员。

（2）排险组：从一些倒塌的建筑或障碍物内将伤员救出，并避免发生再次损伤。

（3）检伤分类组：按照伤员的伤情及医疗资源现状将伤员进行分类，并用不同的方式进行标记。

（4）现场救护组：主要负责开展以抢救生命为原则的现场急救。

（5）搬运后送组：主要负责伤员的安置与转运，包括转运途中的监护与抢救。

（6）交通运输组：配合后送组快速运送伤员，并负责疏导交通。

（7）后勤保障组：提供排险、搜救工具及提供饮食与饮水等生活必需条件。

（8）供应组：管理储备及调配的医疗资源，并为救护组提供医疗器械、急救药品等。

（9）通信联络组：负责信息的上传下达及对外联系。

（10）心理干预组：负责伤员及救援人员的心理疏导。

（11）卫生防疫组：负责灾后卫生防疫及救援场所与居住场所的消毒等。

案例 3-1 分析

5 月 12～13 日凌晨汶川地震救援指挥调度情况：

（1）统一指挥：灾难发生后总参谋部立即命令有关部队迅速展开抗震救灾工作，指示有关抗震救灾部队紧急灾情和有关情况直接向设置在北京的指挥部报告，以减少指挥环节。

（2）成功调度：成都军区当日迅速派出多架直升机与 6100 名救援人员紧急赶赴汶川地震现场救援。空军两架伊尔 76 军用运输机从北京南苑机场起飞，运送国家地震救援队 175 人飞往灾区。武警四川总队阿坝支队向汶川灾区出发。13 日凌晨第三军医大学紧急抽调联合应急医疗队到达四川德阳灾区开展救灾工作。公安部消防局调派重庆等 10 个消防总队 1060 名官兵和 30 条搜救犬赶赴四川地震灾区，同时，紧急抽调 300 名医务人员组成医疗救援队，连夜飞赴四川地震灾区救治伤员。

第三节　灾难伤员的医疗救护

案例 3-2

2017 年 8 月 10 日 23 时 34 分左右，京昆高速西汉段发生一起重大交通事故，一辆自成都驶往洛阳的河南牌照大巴车行驶至秦岭一号隧道时撞向隧道口，车辆严重变形，车上乘客近 50 人。救援人员赶到时有大量人员伤亡。

问题：

1. 现场如何寻找幸存者？
2. 如何进行伤员现场的检伤分类？

一、灾难伤员的搜寻

灾难发生后开展医疗救援的首要任务是寻找伤员，往往有大量的伤员被困在倒塌的建筑物下或被埋在废墟里，或被气流、水流等冲至较远的区域，为寻找伤员带来了很多困难。医疗救援的时间紧迫，这就要求医护人员应在第一时间寻找和发现伤员，以便尽早开展有效的救护工作。

（一）影响伤员搜救的因素

1. 灾难的种类　地震、火灾、泥石流等自然灾难及一些人为的灾难性事故，伤员常分布于灾难的发生地，但往往会被一些掩饰物所遮盖，不易被发现，即使能够发现伤员，营救也会有一定的困难；而风灾、水灾等自然灾难，伤员有时被移至较远的区域，使搜救的范围扩大，但此种灾难一般伤员多分布于地表面或建筑物表面，尽管区域范围大，但相对而言目标容易被发现。

2. 灾难的破坏强度　灾难的破坏强度越大，伤员的搜救往往越困难；相反，破坏程度轻，搜救相对就容易。

3. 救援者的搜救经验　经历过灾难或有灾难搜救经验的人，较没经历过灾难及没有救援经验的人更易及时寻找与发现伤员。

4. 搜救装备　使用搜救装备，如挖掘工具、望远镜及现代化的生命探测仪等，较仅凭肉眼寻找伤员效率要高。

5. 其他　包括光线、交通状况、气候条件、通信与联络等都会对搜救效率产生影响。

（二）伤员搜救组织与人员

许多国家都成立了应对灾难的专业搜寻和营救伤员的组织，并将搜救作为国家应对灾难救援计划的重要组成部分。组织的成员均接受过专门的培训，并在灾难救援过程中不断历练，具有较强的搜救本领，如在美国俄克拉荷马大爆炸和“9·11”事件的处理中，搜寻和营救组织发挥了重要的作用。一般搜救组织成员包括：

1. 医护人员 是专业搜救组织的重要力量，尤其对于被困在复杂环境中的重伤员，如何能够安全地被救出，并有利于维持生命、减少再损伤和促进康复，医护人员必须给予正确的指导。

2. 技术专家 一般是指对建筑材料、工程结构等有较深的研究及能够通过技术性搜寻来展开搜救的工作人员。

3. 搜救犬及训练员 经过训练的搜救犬能够承担搜寻伤员的艰巨任务，而且工作范围比较广泛，如在地震废墟、倒塌的建筑物、雪崩地带、山上及水面等各种现场搜索伤员及失踪者。

4. 军人、消防人员与警察 很多国家的军人、消防人员与警察都参与灾难搜救工作，由于他们装备齐全，在搜寻与营救伤员方面能够发挥重要的作用。

（三）伤员搜救的原则

1. 由近及远搜寻 一般以灾难的发生地及其直接影响区域作为搜寻伤员的首要目标，再以此为核心向外周拓展，直到灾难的破坏程度显著降低、不足以构成人员伤害的区域为止。

2. 由浅入深搜寻 灾难现场搜寻伤员时应优先寻找地表的幸存者，近而再深入至其他区域搜寻幸存者，如被困在建筑物底层或矿井深层的伤员。

3. 搜寻与营救兼顾 在搜寻伤员的同时应做好对伤员的救护工作，即边搜寻边营救，应避免将两者截然分开。

4. 协同安全搜救 搜救过程中各类救援人员应紧密合作、各司其职，以保障搜救工作安全、有序。

案例 3-2 分析

伤员的搜救：救援人员到达现场后，应由事故现场中心向外周进行地毯式搜寻，向清醒者了解车内详细人员数量，直至搜到全部人员。必要时可借助搜救犬或搜救工具。搜救过程中专业救援人员间应密切配合，边搜寻边营救。

二、灾难伤员的检伤分类

检伤（triage）是一个以伤员的伤情、救治需要或从紧急医疗中获得最大利益的可能性为依据，对伤员进行评估与分类的过程。灾难紧急医疗救援中检伤是医护人员最重要的责任之一，其目的是尽最大可能为每一个伤员提供救援服务，尽快把重伤员从一批伤亡人群中筛查出来，争取在第一时间获得救护，从而避免因得不到及时救治而死于现场的情况。

（一）检伤的意义

当灾难涉及的范围广泛或伤员的数量较多时，为保证救援资源利用的合理性，检伤具有重要的意义。

1. 大型灾难 常常伤员数量多，伤情复杂，而医护人员数量、救护仪器设备、运送工具等救援资源有限，医疗需求与可利用的医疗资源间存在巨大的不平衡性。正确地进行检伤分类，能够使医疗救援的物资得到最合理分配，尽最大努力抢救最多数量的伤员，实现最优化的救援效果，并可以对灾难现场伤亡人数、伤情轻重和发展变化趋势等做出全面、正确的评估，以便及时、准确地向有关部门汇报，为管理部门指挥救援提供依据。

2. 小型灾难 灾难较小时伤员数量有限，医疗资源相对充足，检伤的重点是保证伤员分类的准确性，在灾难现场对于每一位伤员进行检伤分类，确定其伤情等级，决定是否给予优先救治和转送，及时提供最合适的医疗服务。同时检伤分类有助于推测每个伤员的预后和治愈时间。

（二）灾难现场伤员分类的依据

1. 伤员伤势的严重性和救治的紧迫性 伤员伤情的严重程度及对抢救需求的时间要求是决定伤员分类的最主要依据，常据此将伤员分为轻度、中度、重度、危重等不同级别。一般伤情越严重，越需要快速展开抢救。

2. 现有医疗资源的数量与伤员生存率的大小 以伤员在现有医疗资源配置的情况下可维持生存状况的可能性作为伤员分类的依据，在重大灾难发生后，紧急救援物资严重匮乏，需用有限的物资救护更多的生命时常采用此种伤员分类方法，据此将伤员分为生存率极低、生存率较低、生存率较高三种类别。

（三）伤员分类与标记

伤员检伤分类一般可分为三个阶段，即现场分类、医学分类和伤员疏散三类。

1. 现场分类（第一层次） 当灾难发生时，第一批到达灾难现场的往往不是专业的医护人员，而是当地的居民，由于缺乏病情评估的技能，对伤员伤情的判断能力不足。因此，在对伤员分类时不宜对伤员进行伤情程度的细致划分，仅需将伤员分急性与非急性两类即可。如果条件允许，可用简单的颜色进行标记，通常用红色标记急性伤员，绿色标记非急性伤员。

2. 医学分类（第二层次）

（1）分类原则：①合理选择检伤分类地点。检伤时应尽可能选择在靠近灾难现场的地点，并且应远离不安全的环境。②由专人进行检伤分类。通常由资深的医护人员对伤员进行分类，并确定需要实施何种级别的救护。检伤分类要迅速、准确，这就要求检伤员能掌握临床医学知识、具有丰富的急救经验，能熟练掌握伤情评估方法，并有一定的沟通协调能力。③边检伤分类边抢救。除气道梗阻和大出血的伤员需要立即进行抢救外，一般伤员均应先进行检伤和分类，但这并不等于因检伤和分类而停止抢救，而是应一边进行检伤分类，一边给予必要的急救措施，如静脉输液、吸氧等。④动态进行检伤分类。医疗分类是一个动态的过程，伤员必须由专门的检伤分类人员每隔一定时间监测一次，并根据伤员病情变化及提供的医疗资源状况不断地进行调整。当伤员病情加重时可由延续性治疗转为紧急性治疗；增援医务人员与增援物资的到来也可使伤员的分类发生调整和改变。

（2）伤员的类别与标记：对伤员检伤后，需进行伤员分类，并应用不同的颜色进行标记。标志物一般用防水而不易破损的材料制作，可挂于伤员的胸前或上臂、手腕等醒目位置。具体分类标记：①紧急救护伤员（immediate wounded），是第一优先处理的伤员，用红色标记，表示伤情危重，对伤员需要立即实施生命支持性干预措施，如开放气道、人工呼吸、胸外心脏按压等。②延缓救护的伤员（delayed wounded），是第二优先处理的伤员，用黄色标记，此类伤员中一种是虽有较重的损伤，但不需要立即实施生命支持性抢救，允许在一定时间内稍延缓处理和后送的伤员；另一种是因伤势严重、无救治的医疗资源而生存渺茫的伤员。③轻伤员（minimal wounded），是第三优先处理的伤员，用绿色标记，表示伤情较轻，不需要或很少需要救治的伤员。④黑色标记伤员（black wounded），是第四优先处理的伤员，此类伤员用黑色标记，其中一种是已经死亡的伤员；另一种是病情过于危重，即便给予积极救治也生存希望渺茫的伤员。

3. 伤员疏散（第三层次）

（1）检伤分类的目的：主要目的是按照伤员伤势的严重程度及现有的救护条件，合理运送伤员到有一定医疗条件的救治地点。

（2）检伤分类地点选择：①尽量靠近灾难现场，以方便提供快速的检伤分类，便于及时抢救。②选择远离危险源和污染源的上风向的安全场所。③检伤分类场所应有醒目的标记，便于救援人员识别。④应选择免受气候条件影响的场所。⑤场所周围应有便于陆地或空中疏散的通道。

（四）伤情分类的判断依据

1. 伤员的一般情况　包括伤员的年龄、性别、心理状态及致伤的原因等。

2. 重要生命体征　包括伤员的意识状态、体温、脉搏、呼吸、血压、毛细血管充盈度、皮肤色泽与温度、尿量及神经反射等，是判断伤情严重程度的客观评价指标，对检伤分类具有重要的指导价值。

3. 受伤部位体征　通常根据解剖生理关系将人体粗略地划分为九个区域，分别用不同的英文字母来代表，记录时可节省时间。具体表示：胸部 C、头部 H、腹部 A、颈部 N、脊柱脊髓 S、骨盆 P、上下肢体 E、颌面 M、体表皮肤 S，其中在伤情判断中以 C、H、A、N、S 部位体征最为重要。根据受伤后受伤部位皮肤是否完整、体腔是否被穿透及伤道形态，可划分为开放伤与闭合伤、穿透伤与钝挫伤、贯通伤与盲管伤等，以开放伤和穿透伤最为严重。

（五）检伤分类方法

检伤分类分为定性分类法与定量评分法两大类。其中定性分类法操作简单方便，无须记忆分值和计算评分，可在短时间内完成现场检伤分类，但与定量评分法比较，相对缺乏科学性与可比性，一般适用于对灾难事故的快速检伤分类。而定量评分法通过量化评分，用数字直接进行评价，相对更加科学，具有一定的标准性和可操作性，但要求检伤分类的人员必须牢记分值，且比较复杂和费时。理想的灾难现场检伤分类方法应具有简单、无须借助特殊器械或仪器、快速和容易掌握的特点。常用的检伤分类方法有：

1. 模糊定位 ABCD 法　是通过对重要生命体征，即神志、脉搏、呼吸、血压来判断伤员伤情的一种定性分类方法。一旦确定伤员的神志昏迷、脉搏超过 50～120 次/分、呼吸超过 10～30 次/分或血压低于正常值（收缩压＜90mmHg），只要其中一项有明显异常，即可判断为重伤。

2. START 与 Jump START 法　START 是英文 simple triage and rapid treatment triage 的缩写，此方法主要应用于在一定范围内发生较大灾难时医疗救援的快速检伤分类，通过评估伤员的行走能力、呼吸、循环和意识来进行伤员分类，其分类流程（图 3-1）简捷、快速和容易掌握。Jump START 是用于儿童（1～8 岁）的检伤分类，与 START 相似，是基于儿童的生理特点进行的修正与调整（图 3-2）。

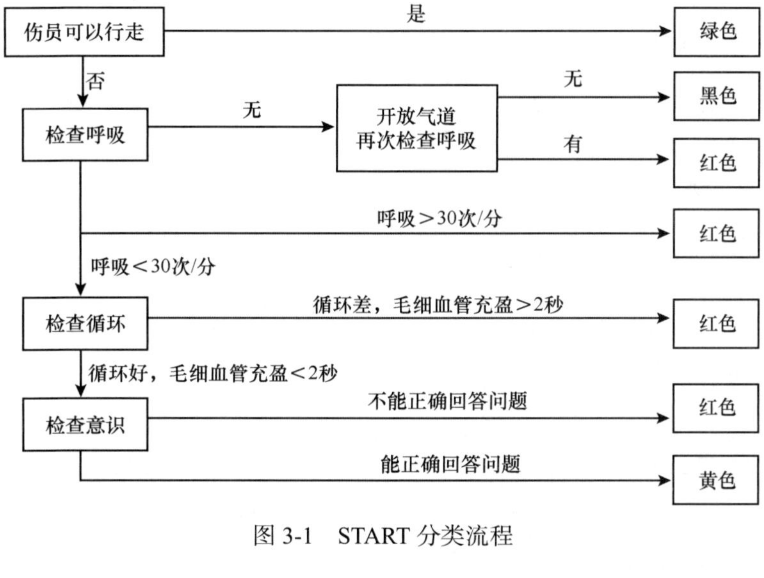

图 3-1　START 分类流程

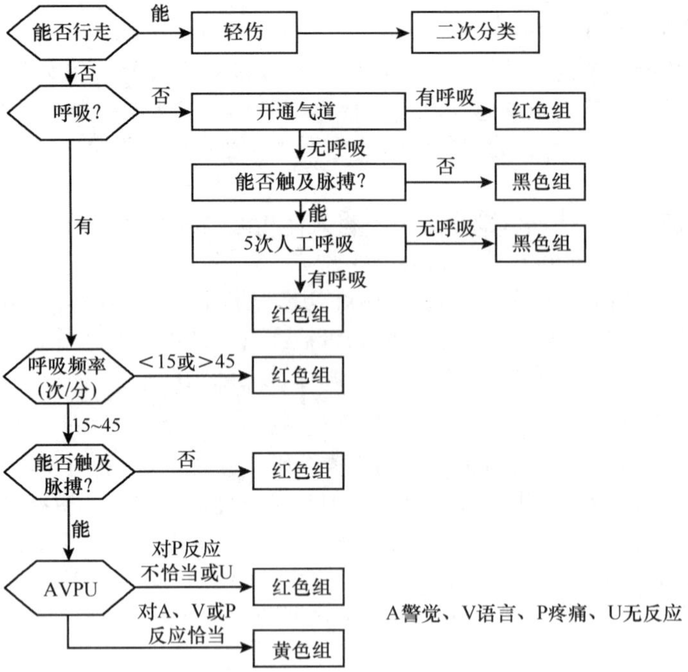

图 3-2　Jump START 分类流程

案例 3-2 分析

根据 START 分类方法，通过评估伤员的行走能力、呼吸、循环和意识对全部伤员进行分类。

（1）轻伤员：意识清醒，可以行走，用绿色标记。

（2）中度伤员：意识清醒但不能行走，用黄色标记。

（3）重度伤员：①经开放气道后才恢复呼吸。②呼吸<30 次/分，毛细血管充盈时间<2 秒，但不能正确回答问题。③呼吸不正常（>30 次/分或<15 次/分），或循环差，毛细血管充盈时间>2 秒，用红色标记。

（4）死亡伤员：无呼吸，无脉搏，用黑色标记。

3. SAVE 法　是英文 secondary assessment of victim endpoint 的缩写，此方法主要用于伤员数量多或分布范围广泛、医疗资源严重不足及灾难持续时间很长的情况。该方法将伤员分为三种类型。

（1）伤员无论如何救治存活的可能性均较小。

（2）伤员即使不接受救治也会存活。

（3）伤员如果接受救治就可以存活，不接受救治就会死亡。

4. CRAMS 法　评分的内容包括循环（circulation）、呼吸（respiration）、腹部（abdomen）、运动（motor）、语言（speech），每项各 2 分，满分为 10 分（表 3-1）。

表 3-1　CRAMS 评分标准

参数	分值		
	2 分	1 分	0 分
循环	毛细血管充盈正常	毛细血管充盈迟缓	毛细血管无充盈
呼吸	正常	>35 次/分	无自主呼吸
胸腹	均无压痛	胸或腹压痛	连枷胸、板状腹或深部穿刺伤

续表

参数	分值		
	2分	1分	0分
运动	遵嘱动作	只有疼痛反应	无反应
语言	回答切题	错乱、语无伦次	发音听不清或不能发音

注：总得分≤8分则为重度创伤，得分≥9分为轻度创伤。

5. PHI法 是英文pre-hospital index的缩写，即“院前指数法”，是在CRAMS评分法的基础上改进、简化而产生，该法灵敏度与特异度高，是目前灾难现场检伤分类方法中较好的一种定量分类法（表3-2）。

表3-2 PHI评分标准

参数	病情	分值（分）
1. 收缩压	＞13.33 kPa（100mmHg）	0
	11.46～13.20 kPa（＜100mmHg）	1
	10.0～11.33 kPa（＜85mmHg）	3
	＜9.86 kPa（75mmHg）	5
2. 脉搏	51～119次/分	0
	＞120次/分	3
	＜50次/分	5
3. 呼吸	正常（14～28次/分）	0
	费力或表浅＞30次/分	3
	缓慢＜10次/分	5
4. 神志	正常	0
	模糊或烦躁	3
	不可理解的言语	5
5. 胸（腹）部伤	胸（腹）部穿透伤　无	0
	有	4

注：运用PHI法进行伤员伤情判断时需将表中上述5项指标的得分相加，总分0～3分为轻伤；4～5分为中度伤；6分以上为重伤。

三、灾难伤员的安置与急救

（一）伤员的安置

1. 伤员分类安置 在灾难现场划定出不同区域以安置不同类型的伤员，每个区域应有特殊的醒目标志。一般情况可以按照伤员的伤情，如将红色标记伤员、黄色标记伤员、绿色标记伤员与黑色标记伤员分别安置在不同的区域。如伤员的伤情均不严重，无生命危险时，也可按照伤员的不同受伤类型进行分类安置，如将肢体损伤伤员、颅脑损伤伤员与胸（腹）部损伤伤员等分别安置于不同的区域，这样以利于有针对性地进行现场抢救。还可以根据伤员是否存在感染分别进行安置。

2. 伤员的体位安放 对轻度或中度伤员在不影响急救处理的情况下，应协助取舒适卧位，对于危重伤员应予以平卧位，头偏向一侧（怀疑颈椎损伤者除外）。

（二）伤员的现场救护

1. 畅通呼吸道与维护呼吸功能 伤员的气道梗阻可使其在数分钟内发生窒息、缺氧而死亡，抢救时必须分秒必争地查明原因，及时解除梗阻。应检查口腔或咽喉部有无异物及舌后坠，以最简单而有效的方法使其气道畅通。

（1）手指取出异物法：适用于口腔内有异物梗阻者的抢救。急救者手指缠绕纱布或软布后伸入伤员口腔内将泥土、血块或分泌物等取出。

（2）腹部推压法（海姆立克法）：此法是解除伤员上呼吸道异物梗阻的首选方法。一般清醒伤员可采取站位或坐位，昏迷伤员须采取平卧位。抢救者两手放于伤员的上腹部剑突正下方，向伤员的头部与脊柱方向快速推压 4～6 次，再经口腔取出异物。

（3）口咽通气导管通气：此法是缓解舌后坠的理想方法。口咽通气导管是一个“J”或“S”形弯曲导管，插入至合适位置，可使导管开口于后咽部，并使后坠的舌头被压向下方而避免堵塞气道。

（4）环甲膜穿刺：紧急情况下急救者用粗针头直接穿刺环甲膜进行通气。一般在急救现场应尽量避免进行环甲膜切开，以免引发后续感染。

（5）气管插管：由急救人员通过喉镜明视下经口腔插入气管导管，或经口腔盲探插入食管-气管联合导管（esophageal-tracheal combitube，ETC）进行通气。

（6）人工呼吸：在开放气道的基础上，对于呼吸停止或通气不足的伤员及时进行人工呼吸。

2. 建立有效循环 迅速开放静脉输液通路，采取扩充血容量、纠正酸中毒等对症治疗措施，防止发生休克及病情恶化。伤员静脉穿刺困难时，可通过胫骨或胸骨穿刺行骨髓腔输液。对于严重创伤伤员，应维持其血压于 80/60mmHg，血压不宜维持在过高水平，以免由于血压过高而导致出血量增加。通过观察伤员脉搏、血压、皮肤色泽等来判断是否发生心搏骤停，对于心搏骤停者应立即给予基础生命支持。

3. 控制严重的外出血 现场控制外出血通常采用指压止血、加压包扎止血及填塞等方法进行止血，但一般不使用止血带止血法，主要是由于灾难现场伤员较多，而医护人员数量相对不足，止血带如不能及时松解，会因血液循环障碍而产生严重后果。一旦使用止血带应做好明显标记。

4. 伤口包扎 伤口创面应尽早包扎，以免再污染。包扎时可根据受伤部位选择绷带或三角巾等，也可就地取材使用毛巾、衣物或布料等，与伤口接触的部位尽可能使用消毒敷料或清洁敷料。

5. 骨折外固定 所有的四肢骨折均应进行固定，脊柱骨折、骨盆骨折及四肢广泛软组织伤在现场急救时也应相对进行固定。最理想的固定器材是夹板，也可就地取材使用木板或木棍等，紧急情况下还可借助伤员的健侧肢体或躯干进行临时固定。对于骨盆骨折及下肢开放性骨折伴有失血性休克的伤员可使用抗休克裤进行固定及控制出血。

6. 维持体温 导致严重创伤伤员死亡的原因包括低体温、酸血症及血凝异常，常被称为“死亡三绝”。其中低体温是加重酸血症和血凝异常的主要因素，因此，对于严重创伤伤员更要做好保暖，减少热量散失，以维持相对正常体温。条件允许时静脉输入的液体应适当加温。

7. 实施创伤控制性手术 在灾难现场应以稳定伤员内环境为主，开展对症救治，实施创伤控制性手术，严禁实施决定性手术，主要是由于现场条件有限，实施决定性手术对伤员的暴露时间过长，易发生术后感染等并发症而危及其生命。例如，肝破裂的伤员应以填塞压迫为主；心脏压塞、血气胸及颅内血肿等伤员均应以引流为主；开放性软组织伤及截肢术伤员等均不宜进行缝合。

8. 特殊伤员的去污处理 对严重污染或被特殊物质污染的伤员应立即进行去污处理，以保护环境及避免其他伤员、救援人员等被污染。一般脱去外层衣物可以减少 85%以上的污染，进而清洗身体和对污染部位进行去污处理。

四、灾难伤员的转运

（一）转运前准备

转运前应对伤员转运的每一个环节进行周密计划和详细安排，应充分利用当时、当地的医疗条件和资源，对伤员进行详细的检查和前期处理，使所有可能危及生命的并发症得到有效控制，为安全进行转运创造条件。

1. 确定所有待转运的伤员是否具备转运指征。对合并有颅脑损伤、骨折或其他复合伤、化学中毒及病情不稳定者，须经现场初步处理，待病情稳定后方可转送。伤员转运前应进行清创、包扎处理，避免转运途中增加感染机会。若经判断转送途中可能发生上呼吸道梗阻者，转运前应施行气管切开术，以免途中发生意外。

2. 对伤员统一编号并填写信息卡，根据伤情与身体条件确定合适的转送医院和转运方式，并预先与接收医院取得联系。

3. 根据转运路程、时间及伤员的伤情备齐基础治疗和急救物资，确定转运途中医护人员配备数量。

4. 检查伤员静脉输液通道并进行妥善固定，以确保静脉输液顺畅。

（二）转运工具的选择及其要求

1. 担架转运

（1）特点：担架转运时伤员一般感觉较舒适，能够保持伤员转运平稳，不受道路、地形等限制，简单而便利。在灾难现场担架不足时，可使用木板、树枝或竹竿等制作临时代用担架，尤其适合于短途转运或其他转运工具不能及时到达灾难现场时的伤员转运。但由于担架转运运送量小，消耗人力较大，且转运速度较慢，同时还受气候条件及转运途中抢救条件等影响，对于重症伤员、需要长途转运的伤员及大批伤员进行转运时此种转运方式均不适合。

（2）转运要求：①伤员在担架上一般应取平卧位，昏迷者应使其头转向一侧，防止舌后坠及误吸而引起窒息；颈椎骨折的伤员应取仰卧位，使用颈托，并进行头部固定，防止在转运过程中头部左右摆动；胸腰椎骨折的伤员转运时应使用硬板担架；胸部创伤伴呼吸困难者可取半卧位。②转运过程中应使伤员头在后、脚在前，以便观察伤员的病情变化。上下坡时应避免担架过于倾斜。③天气寒冷时应注意为伤员保暖，阴雨天应注意防止伤员被淋湿，炎热气候条件时应注意防止伤员中暑。④行走时担架员应步调一致，做好安全转运，防止伤员跌落，对躁动的伤员应适当给予约束。

2. 汽车转运

（1）特点：汽车转运具有速度快、受气候条件影响小、可随时进行伤员转运的特点，是目前最常使用的转运工具，包括救护车和普通汽车两类。但灾难发生后如损及道路交通，此种转运方式将受到影响。另外，转运过程中遇路面不平坦时伤员的颠簸较严重，部分伤员易发生晕车。

（2）转运要求：①合理安排转运车辆，原则上危重伤员应使用救护车或备有急救设备的客车运送。②根据伤员的伤情选择适宜的体位。③在行进过程中应尽量避免急刹车，如遇道路崎岖应使车辆放慢速度，以减少过度的颠簸与震荡。

3. 火车转运

（1）特点：由于火车容量大，则运输量大，适合同时转运大批伤员及远距离的转运伤员。但由于火车受轨道交通的限制，伤员需经过汽车等工具运至火车站台，而且目前我国正规的卫生列车数量不足，普通客运列车，由于车门小、车厢空间不足，还不能为转运伤员提供便捷的条件。

（2）转运要求：①由于同时转运的伤员数量较多，应对列车车厢与伤员进行对应编号，车厢内应对重伤员区进行明显标记。②按照先轻伤员、后重伤员的顺序组织安排伤员上车，并按照先重伤员、后轻伤员的顺序安排伤员下车，以减少重伤员在车厢内的停留时间。③普通列车转运时应将出血、骨折、截瘫及昏迷等重伤员安排在列车的下铺。

4. 固定翼飞机转运

（1）特点：固定翼飞机转运速度快、平稳，且不受道路等交通状况影响，转运效率高。但无论始发地还是目的地，均需用汽车于机场间转送，且随着飞行高度的增加，空气中的氧含量下降，气压会发生改变，对于肺功能不全、气胸及颅脑损伤等伤员不利。

（2）转运要求：①对于大型运输机，伤员可横放两排，中间留一条过道，以供医护人员巡视及救治伤员。②伤员的担架摆放方向应尽可能与飞机的飞行方向垂直，如不能垂直摆放时，应使伤员头朝向机尾，以免飞行中引起脑缺血。③气管切开的伤员，由于高空中温度、湿度较低，应加强气道湿化。④有脑脊液漏者，因转运途中气压降低会使漏出液量增加，应用多层无菌纱布保护，防止发生逆行性感染。

5. 直升机转运

（1）特点：直升机是一种较好的转运工具，可以避免运输工具的中间调换，飞行高度相对于有固定翼的飞机低，气压变化相对小。但噪声较大，舱内空间小，运送伤员数量少，并且急救设备摆放常因舱内空间不足而受影响。

（2）转运要求：伤员常用担架分层安放，一般轻伤员安排在上层担架，重伤员安排在中、下层担架。其他基本同固定翼飞机的转运要求。

（三）转运途中联络

转运途中随时可能发生一些不可预知的情况，因此，应通过各种渠道保证转运途中与各相关部门的联络畅通，并随时与伤员接收单位保持联系，以便随时通报伤员伤情，联系所需药品、器材，通报出发及到达的具体时间、地点，布置接收伤员的准备工作等。

（四）转运途中的伤情监测及处理

转运途中应对伤员进行不间断的伤情监测和有针对性的医疗处置。应密切观察伤员意识状态、呼吸、脉搏、血压、瞳孔、面色等，并记录病情变化。一般来说，经过现场初步的救治处置后，伤情处于平稳状态，转运途中不需再对伤员做特殊的处理，而应尽快转送至后方医院接受进一步全面系统的救治。但由于有些伤员比较危重，现场搬运及转运过程会不同程度地影响伤情，有时甚至可导致病情严重变化。所以，当出现危及生命情况时，应立即进行抢救处理。若伤员的伤情出现了明显恶化，也需要进行紧急处理。

（五）转送交接

转运人员在到达目的地后应将伤员的相关资料和伤情向接收医院的医生、护士做好交班，包括基本病情、导管、用药及途中情况等，并在相应转运文件上签名，同时应及时向转运管理部门报告成功转运的信息。

第四节　灾难心理干预

灾难发生后突如其来的天灾人祸给人类带来物质上的损失、躯体上的创伤，同时给人的精神和心理也带来重大影响，形成心理应激性障碍。应激相关障碍（stress-related disorder）是指由心理、社会（环境）因素引起异常心理反应而导致的精神障碍，也称反应性精神障碍。灾后最常见的类型为急性应激障碍（acute stress disorder，ASD）和创伤后应激障碍（post traumatic stress disorder，PTSD）PTSD）。重大灾难后精神障碍的发生率为10%～20%，一般性心理应激损伤更为普遍。

案例 3-3

张某，女，32岁。汶川地震中与自己的丈夫及刚出生24天的女儿被埋在坍塌的房子中，被救出后其丈夫与女儿因伤势过重，救治无效而离世，张某右小腿因挤压综合征而被迫截肢。在住院接受治疗的1个月间，整天以泪洗面，自言自语，对外界事物反应差，常常睡梦中惊醒，不愿与亲人或病友交流。出院后一直与其父母居住，无泪，反应淡漠，时有惊慌，偶尔还躲藏起来，害怕见陌生人，其丈夫与女儿去世半年时曾两次企图自杀，均被其父亲及时阻止。

问题：

1. 张某的心理应激性损伤类型是什么？判断依据是什么？
2. 怎样对其进行心理干预？

一、灾难后心理应激性损伤

灾后常见的心理应激性损伤主要包括急性应激障碍、创伤后应激障碍、适应障碍、酒精及药物滥用、自伤及自杀等。其中前三者最为多见。

（一）急性应激障碍

急性应激障碍（ASD）又称急性心因性反应或急性应激反应，是因受到急剧、严重的精神打击，机体在受到刺激后立即（1 小时内）发病。ASD 以急剧、严重的精神打击作为直接原因，常有强烈恐惧体验的精神运动性兴奋，行为有一定盲目性，并可出现情感迟钝的精神运动性抑制（如反应性木僵），可有轻度意识模糊。严重时表现为社会功能严重受损。应激源消除后，症状往往历时短暂，可在一周内恢复，预后良好。灾难后 ASD 发病率较高，如处理不当 20%～50%的人可转为创伤后应激障碍。

（二）创伤后应激障碍

创伤后应激障碍（PTSD）又称延迟性心因性反应，是异乎寻常的威胁或灾难性应激事件所致延迟出现（遭受创伤后数日至数月出现）或长期出现（病程可达数年，甚至持续多年不愈）的心理障碍。通常在灾后 3 个月出现，但也可能在灾后数月至数年间延迟发作，PTSD 多为直接或间接接触灾难事件的幸存者（受害者）、目击者与救援者。症状持续视患者状况的不同而各异。临床主要表现：①反复出现创伤性体验，无法控制地回想受打击的经历，反复出现有创伤内容的噩梦或有触景生情的精神痛苦。②持续的警觉性增高，入睡困难或睡眠不深，易激惹，过分担惊受怕。③对于刺激相似或有关情景的回避，选择性遗忘。④不愿与人交往，对亲人变得冷淡，社会功能受损。

（三）适应障碍

适应障碍是指由于个体素养或个性的缺陷导致对日常生活中的紧张性刺激不能适当地调试，从而产生较明显的情绪困扰、适应不良行为或生理功能障碍，并造成正常工作及人际关系、社会功能受损。适应障碍一般持续 1 个月以上，但不超过半年，其主要特点是：①以明显的灾难事件为诱因。②在灾难发生前当事人的一般适应功能水平正常，但存在一定的个性缺陷或不足。③以情绪障碍为突出表现，并伴有行为适应不良或生理功能障碍。④正常社会功能受到影响。

二、灾难伤员的心理干预

（一）人群心理干预分级

将人群心理干预分为四级，从第一级人群开始逐步扩展至所有伤员。

1. 第一级人群 亲历灾难的幸存者，如死难者家属、伤员。

2. 第二级人群 灾难现场的目击者，包括目击灾难发生的灾民、现场指挥人员、救护人员等。

3. 第三级人群 与第一级、第二级人群有关的人，如幸存者和目击者的亲人。

4. 第四级人群 后方救援人员、灾难发生后在灾区开展服务的人员或志愿者，以及通过媒体等接受灾难信息的人员。

（二）伤员的心理评估

1. 心理评估目的

（1）筛查：从受灾人群中筛选需要进行心理干预的高危人群。

（2）判定：针对重点人群中的个体，通过详细心理评估，确定其心理问题及严重程度，以便制订有针对性的干预措施。

（3）追踪：干预过程中进行阶段性评估，以了解前期干预的效果，并为下一阶段制订或调整干预计划提供依据。

2. 心理评估的原则

（1）尊重：即尊重评估对象，应征得评估对象的志愿和知情同意，对评估对象应关注和爱护。

（2）保密：恪守职业道德，向评估对象承诺保密，不向无关人员透露伤员的信息。

（3）针对性：要有明确目的地进行评估。

（4）综合性：综合运用访谈、观察和心理测验等方法搜集信息进行分析，从而做出可靠的诊断。

（5）与干预相结合：保证在能持续进行心理干预的前提下进行心理评估。

3. 心理评估的实施 根据灾难救援进程和幸存者应激反应特点，心理评估可分急性期和恢复期两个阶段。

（1）急性期评估：在灾难发生后 1 个月内评估。灾后幸存者虽然获得生命救助，生活安全得到基本保证，但心理处于伤感、抑郁、绝望等混乱状态。评估的主要内容：①幸存者当前的需要和担忧问题。②识别风险因素，筛查心理危机的高危人群。

（2）恢复期评估：在灾难发生后 3 个月、6 个月、1 年、2 年分别进行评估，目的是了解受灾人群的整体心理健康状况，并对 PTSD、适应障碍、抑郁、焦虑、恐惧等心理障碍进行判断。通过阶段性随访评估，检验心理干预的效果，调整心理干预计划。

（三）心理干预

1. 一般干预 包括：①通过首次接触建立咨询关系。②确保干预场所的安全性。③安抚和引导情绪崩溃的幸存者，保证情绪稳定。④收集伤员信息，识别求助对象的需求与担忧，制订有针对性的干预措施。⑤从最紧迫需求着手提供有效的帮助，满足伤员对物质和身心的需求。⑥帮助求助对象尽可能地利用社会支持资源。⑦提供信息支持。

2. ASD 的干预 ①认知干预：改变干预对象对灾难事件境遇的错误思维，尤其改变其认知中的非理性和自我否定。②社会支持：给予干预对象物质和心理支持，这种干预来自家庭、社区、干预者的自助群体等，其中家庭支持效果最为明显。③药物治疗：对急性期有明显紧张、焦虑、恐惧、抑郁反应、心悸、出汗等躯体症状的患者，适当使用药物可缓解症状，有助于心理干预的开展和起效，但应注意药物使用剂量要小、疗程要短。

3. PTSD 的干预 干预原则是以帮助伤员提高应对技巧和能力，发现和认识其应对资源，尽快摆脱应激状态，恢复其心理和生理健康，避免不恰当的干预造成更大损害。干预焦点是帮助危机的个体认识和矫正因灾难事件引发的暂时认知、情绪和行为扭曲。干预重点是预防疾病和缓解症状，以心理干预为主，药物治疗为辅。心理干预技术包括认知技术、创伤稳定技术、认知暴露技术、应激接种训练、自我对话训练等，通常由专业心理咨询师实施。

案例 3-3 分析

1. 张某的心理应激性损伤类型

（1）早期表现为 ASD，以亲历灾难及目睹挚亲离世作为最严重的精神刺激，体现在以泪洗面，自言自语，行为有一定盲目性，对外界事物反应差，有强烈恐惧体验，常常睡梦中惊醒，不愿与亲人或病友交流，社会功能受损。

（2）后期转为PTSD，表现出持续警觉性增高，过分担惊受怕，甚至有自杀倾向。不愿与人交往，对亲人变得冷淡，社会功能受损。

2. 心理干预措施

（1）ASD的干预：早期进行心理干预，及时纠正对灾难事件境遇的错误思维，尤其改变其认知中的非理性和自我否定；给予来自家庭、社区、干预者的心理支持；树立生活的勇气与决心，必要时可适当使用药物以缓解症状。

（2）PTSD的干预：以专业心理咨询师实施心理干预为主，药物治疗为辅。心理干预技术包括认知技术、创伤稳定技术、认知暴露技术、应激接种训练、自我对话训练等。

三、救援人员的心理干预

由于救援人员在灾难救援工作中长期的精神紧张等因素可导致救援人员出现不良的心理应激反应。研究显示，在地震救灾中9%的救援人员会出现与其受助者同样严重的症状。救援人员本身的心理应激给救援行动及其效率带来一定的影响，因此，对救援人员的心理疏导显得尤为重要。

救援人员在面对压力时有积极和消极两种应对方式。前者如采取与人交谈、倾诉内心情绪、尽量看到事物好的一面等来缓解压力；后者如采用吸烟、喝酒、吃东西等来缓解压力。由于应对方式不同产生的效果也不同。因此，在帮助救援人员应对心理危机时，应帮助其建立积极的应对方式，有效地应对压力，从而度过心理危机，预防应激相关障碍的发生。

1. 认知干预 帮助救援人员树立一个良好的认知理念，不隐藏自己的感觉，不回避痛苦的经历，不勉强去忘掉。建立一个正向的暗示，使其坚信所从事的是一个告慰死者、慰藉生者的工作，以降低其在救援工作中的恐惧和紧张情绪。可采用小组晤谈的方法，选在天气较好的时间，互相畅谈，交流在救援中对自己影响较大的刺激性事件，每个人都尽量充分表述出自己内心的感受。在晤谈结束前，由一位专业心理学工作者进行正确的认知植入，帮助参与者形成正确的认知。

2. 情感干预 常用的技术为创伤稳定技术，即帮助救援人员建立内在的稳定性和安全性，以减少对灾难还会再次发生的担心，减少救援者的不安和焦虑。

3. 行为干预 采取认知-暴露技术（cognitive-exposure technique）和应激接种训练（stress inoculation training，SIT）对救援人员实施行为开导与训练。

4. 社会支持 帮助救援人员增强社会支持系统，与朋友、家人、同事多沟通，保持人际关系和谐，对缓解应激反应起到积极作用。必要时可寻求专业的心理援助。

5. 药物干预 对急性期有明显紧张、焦虑、恐惧、失眠、心悸、出汗等症状的救援人员可适当使用药物来缓解症状。但药物应用要谨慎，不能长时间使用。

（李文涛 董丽霞）

第四章　急诊分诊与护理评估

第一节　急 诊 分 诊

随着急诊急救技术水平的不断提高，急危重症患者的急救成功率也逐步提高，能否对急诊患者病情严重程度进行正确评估和分诊，是患者得到及时救治的关键。急诊分诊（triage）是指急诊护士对每位来诊患者进行简单迅速的评估，了解其医疗需求，判断就诊紧急程度，使其在恰当的时机、恰当的治疗区域获得恰当的医疗护理的过程。急诊护士预检分诊是急诊患者进入急诊室得到正确救治的第一个关键环节。通过对患者主观与客观资料的收集，评估患者病情的危急程度，迅速确认那些紧急的、具有生命危险的患者，使危重患者立即得到急救措施，以减少患者的病死率及致残率，提高患者的生存质量；同时，通过安排患者就诊的先后顺序，充分利用急诊科的资源，增加急诊的工作效率，减少患者的等待时间；另外，对于急诊科难于容纳的非急诊患者可分流到门诊，减少急诊科的拥挤，使急诊工作有计划、有秩序的进行，做到忙而不乱、快而准，合理科学地分配急诊科医疗资源和医疗空间。

一、急诊分诊的作用

（一）安排就诊顺序

对患者的症状、体征给予快速的评估，根据危急程度安排优先诊治顺序，充分利用急诊资源，减少确实需要急救措施患者的等候时间，使危重症患者得到及时救治。对就诊的患者进行监管，发现病情变化及时重新评估，调整分类级别。

（二）治疗作用

分诊护士对患者评估后采取必要的急救措施，如心肺复苏、吸氧、输液，外伤的止血、包扎等。根据所在医疗机构的规定或分诊预案安排患者进行简单的化验检查，如血、尿、便常规，心电图检查、血糖测定，以缩短患者的候诊时间。

（三）协调关系

分诊护士给予患者及家属医疗咨询，提供恰当的健康教育，改善医疗服务质量，提高患者的满意度。在遇有枪伤、殴打、车祸等患者时应向有关机构报警。遇到成批伤病员，及时通知上级、协调调配抢救人员。

（四）数据统计

通过急诊分诊管理软件，大容量、大数据地记录患者信息，便于查询和统计，为急诊科管理、科研、教学提供基础数据和决策依据。

二、分诊处的设置要求

（一）分诊区的位置和环境

分诊区应设在急诊科最明显的位置，一般在急诊科入口，有明显标志。患者进入急诊科能立刻看到分诊区，分诊护士也能够在第一时间清楚看到每位前来就诊的急诊患者，即刻就能够按需提供主动的服务，如为需要的患者提供轮椅或是平车。分诊区应与挂号处相邻或共用，面向候诊区，连接治疗区，患者经过分诊后可以就近进入相应的治疗区域，分诊护士也随时能观察到候诊区患者的情况，患者病情突变时，分诊护士能在第一时间发现并采取有效的措施进行急救。分诊区空间应宽敞、明亮，设有屏风，在护理体检时要保护患者隐私、舒适，适于交谈。

（二）分诊处的物品设置

1. 基本评估用物 如体温计、血压计、听诊器、体重计、手电筒、压舌板等。

2. 简单急救用物 如无菌敷料、止血带、口咽通气导管等。

3. 患者转运工具 如轮椅、平车。

4. 宣传资料 如就诊流程图、科室设置介绍、相关疾病健康教育信息等。

5. 办公用物 如计算机、电话、常用检查表格、记录表格和笔等。

6. 其他 有条件医院可设置电子显示屏，显示正在就诊和准备就诊患者的情况、分配的诊室及一些收费信息，方便患者了解就诊情况。还可配备一次性手套、口罩、洗手液及纸杯、手纸、呕吐袋等便民物品。

（三）人员设置

分诊区是急诊患者的第一个窗口，分诊质量直接涉及患者生命的安危、疾病救治的急缓及患者对医院服务水准的评价。因此，要合理地配备分诊区人员，至少应设置分诊护士 1 名，负责搜集医疗护理相关信息；设置挂号员负责收集患者的自然信息、保险情况或挂号收费等，并负责将相关信息录入到计算机内，提供急诊就诊病例；应配备护理辅助人员若干名，负责护送患者进入治疗区、陪同患者检查、入院等；还应配备保安人员若干名，协助维持急诊科的正常工作秩序。分诊区工作人员数量应以急诊科日平均患者流量为参考而设置，急诊患者流量大的医院，可以适当增加分诊工作人员的数量。

三、分诊护士的基本要求

分诊是急诊科工作的第一个环节，分诊护士需要根据不同患者的具体情况，在 3～5 分钟内准确完成每一位来诊者的病情严重程度评估及分类，合理利用急诊科资源。因此，分诊护士需要具备较高的素质。

（一）入职条件

应为主管护师，具有 2 年以上的急诊科工作经验，接受过急诊分诊系统的培训。

（二）专业素质要求

拥有丰富的各专科疾病知识和病情综合判断能力，具有较强的急救能力；掌握急诊急救相关的法律知识，决策果断，应变能力强；有创新精神，能不断完善自身专业知识。

（三）沟通能力

分诊护士要善于运用语言和非语言沟通技巧与患者或家属进行必要的沟通，建立和谐的护患关系，赢得患者的信任与尊重，及时、有效地获得病情相关信息。

（四）心理素质

分诊护士应具有良好的心理素质，能够承受不同的外界压力和突发事件。

（五）团队精神

分诊护士应具有团队合作精神，包括良好的组织管理、分派任务能力，能够指导或接受其他工作人员的建议，不断提高分诊业务水平。

四、分诊程序

急诊分诊的具体程序是护理评估、分析与诊断、计划与实施及评价，亦称为“SOAPIE”方法。其中 S（subjective）为主观信息的评估，收集患者或陪诊人员叙述的病因、诱因、主诉等有关资料；O（objective data）为患者客观信息的评估；A（analysis）是对收集的主观、客观信息进行整理分析，判断患者病情的严重程度，决定患者就诊的优先等级；P（planning）和 I（implementation）是计划与实施必要的检查与护理措施；E（evaluation）为分诊准确性的评价。

案例 4-1

一位车祸伤患者和一位主诉胃痛的患者先后由“120”救护人员送入急诊室。针对这两位不同的患者：

问题：

1. 分诊护士如何进行急诊护理评估？
2. 如何判断患者的病情分级？
3. 其分诊程序分别是什么？

（一）收集资料

1. 收集主、客观资料 分诊护士可运用口、眼、耳、鼻、手等感官配合快速、全面评估患者的病情，区分病情轻重缓急及隶属专科，对患者进行分诊时间不应超过 5 分钟。

（1）问：可用适当的问题来判断患者的反应（要排除患者有语言障碍或听力障碍），如“你叫什么名字？”或“你现在在哪里？”等问题来提问，除了认真倾听患者及其家属的主诉外，分诊护士应针对患者及其家属主诉时遗漏的问题，系统地询问病史，了解患者发病当时的情况及经过。

（2）看：在问诊的同时，用眼睛观察气道通畅和呼吸情况、有无外出血、意识状态、疼痛表现、皮肤颜色状况、营养状态、活动状况，以及行为举止与衣着是否清洁、得体等。

（3）听：用耳听患者的呼吸、咳嗽声音，有无异常的杂音，判断是否有气道痉挛、痰液堵塞或气管内异物等情况存在。

（4）闻：某些疾病可有特殊的气味，分诊护士可通过嗅觉闻到患者呼出的特殊气味，结合病情综合分析。

（5）触：用手触摸患者脉搏以了解其频率、节律及充盈度，同时了解体温等情况。

2. 测量生命体征 分诊护士应在问诊的同时测量并记录生命体征，作为就诊的基本资料，包括血压、脉搏、呼吸、皮肤温度及瞳孔大小，同时观察皮肤颜色和感觉、皮肤状态等。生命体征不稳定的患者，应立即送往抢救室抢救；生命体征可为分诊护士确定分诊级别提供额外的数据支持。

3. 检查 对于原因不明的昏迷患者，尤其是有糖尿病病史者，可测定指尖血糖来排除昏迷是否由糖尿病引起。有条件医院可在分诊处配备脉搏、血氧饱和度监测仪和心电图机，以帮助分诊护士及时做出准确判断，以免延误患者的救治时机。

（二）分析、判断病情严重程度与病情分级

1. 五级（Ⅴ级）分类 大部分发达国家和地区采取五级分诊方法，如美国紧急严重指数（emergency severity index，ESI）、澳大利亚的分诊级别（Australian triage scale，CTAS）、加拿大分诊敏锐级别（Canadian triage and acuity scale，CTAS）、英国曼彻斯特分诊系统（Manchester triage system，MTS）和我国香港医院管理局所采用的五级分流制度等。不同严重程度分诊方法名称虽有不同，但其原则性和分诊类别基本相同。

（1）Ⅰ级：危殆（critical），生命体征极不稳定，如得不到紧急救治，有生命危险，须立即将

患者送到抢救室进行抢救与治疗，如心搏骤停、严重呼吸困难、上呼吸道阻塞、严重创伤伴大出血或低血容量休克、过敏性休克等。应用颜色标记为红色。

（2）Ⅱ级：危急（emergent），随时可能出现生命危险，生命体征临界正常值，但如果延迟治疗，病情会迅速恶化。需要立即将患者送到抢救区域，在 15 分钟内给予紧急处理与严密观察，如胸痛怀疑急性心肌梗死、外科危重急腹症、严重创伤或骨折、中度呼吸困难、无慢性阻塞性肺疾病患者 SpO_2＜90%、慢性阻塞性肺疾病患者 SpO_2 介于 85%～90%、心律失常（P＞140 次/分或＜50 次/分）、收缩压＞90 mmHg、伴有代偿症状（心率＞120 次/分，皮肤湿冷）等。应用颜色标记为橙色。

（3）Ⅲ级：紧急（urgent），病情有潜在加重的危险，但生命体征稳定，必要时需要给予及时诊治，可暂时等候就诊，等待时间不超过 30 分钟，如闭合性骨折、轻度气促、无慢性阻塞性肺疾病患者 SpO_2 介于 90%～95%、高血压（血压＞220/120 mmHg、伴头晕、头痛）、发热伴寒战、急性尿潴留等。应用颜色标记为黄色。

（4）Ⅳ级：次紧急（semi-urgent），急性发病，但病情、生命体征稳定，预计没有严重并发症，可等待就诊，必要时给予治疗，患者等待时间以不超过 2 小时为宜，如不严重的骨折/脱位（如手指）、严重扭伤，轻度呼吸困难（SpO_2 正常，呼吸频率＜20 次/分）、无症状的高血压、呕吐/腹泻（无脱水）、持续发热（＞5 天）等。应用颜色标记为绿色。

（5）Ⅴ级：非紧急（eon-urgent），轻症，病情、生命体征稳定，预计病情不会加重，可安排患者在急诊候诊区等待，但等待时间以不超过 4 小时为宜，必要时给予治疗。病情允许亦可介绍患者到普通门诊就诊，如失眠、便秘、皮疹、尿路感染等。如应用颜色标记为蓝色。

2. 四级（Ⅳ级）分类 参照我国 2011 年卫生部制定的《急诊患者病情分级试点指导原则》，将急诊患者分为四级，从空间布局上将急诊诊治区域分为三大区域：红区、黄区和绿区，简称“三区四级”分类。

（1）Ⅰ级：濒危（endangered），无呼吸/无脉搏患者、急性意识障碍患者，以及其他需要采取挽救生命干预措施的患者，需立即入急诊抢救室抢救。应将患者置于红色区域，即抢救监护区。

（2）Ⅱ级：危重（critical），病情有可能在短时间内进展至Ⅰ级，或可能导致严重致残者，应尽快安排接诊，并给予患者相应处置及治疗。患者来诊时呼吸循环状况尚稳定，但其症状的严重性需要很早就引起重视，病情有可能发展为Ⅰ级，如急性意识模糊/定向力障碍、复合伤、心绞痛等。急诊科需要立即给这类患者提供平车和必要的监护设备。严重影响患者自身舒适感的主诉，如严重疼痛（疼痛评分≥7/10），也属于该级别。应将患者置于红色区域，即抢救监护区。

（3）Ⅲ级：急症（emergent），目前明确在短时间内没有危及生命或严重致残的征象，应在一定的时间段内安排患者就诊。患者病情进展为严重疾病和出现严重并发症的可能性很低，也无严重影响患者舒适性的问题，但需要急诊处理来缓解患者症状。在留观和候诊过程中出现生命体征异常者，病情分级应考虑上调一级。应将患者置于黄色区域，即密切观察诊疗区。原则上按照时间顺序处置患者，当出现病情变化或分诊护士认为有必要时可考虑提前就诊，病情恶化的患者应被立即送入红色区域。

（4）Ⅳ级：非急症（non-urgent），没有急性发病症状，无或很少不适主诉，无须急诊者。应将患者置于绿色区域，即诊疗区。

（三）分诊处理

1. 一般患者急诊处理

（1）由分诊护士安排在观察区等候到相关专科就诊，病情复杂难以确定科别的需按首诊制处理。

（2）需要临时化验、治疗的患者到急诊治疗室进行处置。

（3）由“120”转入的患者，分诊护士应立即接诊、迅速安置，因交通事故或自杀等涉及法律问题者，应立即通知有关部门。

2. 危重患者急诊处理

（1）由分诊护士送入抢救室进行紧急处理，然后再办理就诊手续，在医生到达前，抢救护士可酌情予以急救处理，如吸氧、建立静脉通路、心肺复苏、心电监护等。

（2）凡是抢救患者都应有详细的病历和抢救记录，病情平稳允许转运者可转入病房，不稳定者可入监护室继续抢救。

（3）需要手术者，应通知手术室做好手术准备。不能搬动又急需手术者可入急诊手术室进行急诊手术，术后转入监护室继续抢救治疗。

（4）患者转运要由抢救医护人员负责，并将患者病情及处理经过同相关医护人员做好交班。

3. 患者的血、尿、便、痰检查均统一由专人送检。需要做 X 线、B 超、CT 等检查者应有专人护送。

4. 病情需要时可请专家会诊，复合伤患者涉及两个专科，应由病情最严重的科室首先负责处理，其他科室密切配合。

（四）评价与记录

不同的医疗单位可能有不同的记录要求和格式，但分诊记录的基本要求是清晰而简单。基本的记录内容：包括患者到达急诊的日期与时间、分诊时间，患者的年龄与性别、生命体征、病情严重程度分级、过敏史、对救治措施的任何反应或病情变化情况及分诊护士签名等。根据分诊记录的内容对分诊的准确性进行评价和再评估。

（五）分诊注意事项

1. 不是每一名患者都必须经过分诊处才可进入抢救室。如严重创伤或生命危在旦夕，事前已由相关救援单位（如院前急救“120”）通知急诊科，可不经过分诊处，直接送入抢救室抢救，实行先抢救后补办手续的原则。

2. 对患者的分诊主要是区分病情的轻重缓急及隶属专科，而不是做出明确的医疗诊断，因此，对患者的分诊时间不应超过 5 分钟。

3. 在等待分诊的患者越来越多时，应及时增加分诊人员，以加快分诊的速度，避免危重患者在等待分诊过程中病情加重而分诊护士又不能及时发现的情况。

4. 保证分诊准确，定期评价急诊分诊系统，合理利用急诊科资源。分诊级别过高，特别是分诊为Ⅱ、Ⅲ级时，会增加医生与护士在单位时间内的急诊工作量，而使真正需要快速救治的患者等待过久。分诊级别过低，也将使Ⅱ、Ⅲ级的急诊患者等候时间过长甚至延误救治。分诊护士对疑难的病例分诊后应及时跟踪结果，不断地积累分诊经验，提高对病情危重程度的判断力。

5. 遇有成批伤员时，应立即报告上级及有关部门，同时按照所在医疗单位规定进行快速检伤、分类、分流处理。

6. 遇有身份不明的患者，应先予以分诊处理，同时按照所在医疗单位规定进行登记、报告，并做好保护工作。可按阿拉伯数字编号，同时在患者身上做出明显标记。神志不清者，应由两名以上工作人员清点其随身所带的钱物，签名后上交负责部门保存，并待患者清醒或家属到来后归还。

五、分诊的方法与技巧

分诊护士在进行分诊时，可应用以下模式进行问诊。

1. SAMPLE　是六个英文单词首字母组成的单词，主要用于询问病史。

S（sign and symptom）：症状与体征，如“你怎么了？”。

A（allergy）：过敏史，如“你对药物、食物或是环境过敏吗?”或“是否有证明过敏的医学诊断？”。

M（medication）：用药情况，如“你最近服用过什么药（包括处方药和非处方药）？”或“你是否服用过避孕药？”。

P（pertinent past history）：相关病史，如“你有什么疾病吗？”、“你最近感觉什么不好的吗？”、“最近做过什么手术或是受过什么伤吗？”或“最近有没有看过什么病？”。

L（last meal or last menstrual period）：最后进食情况，如“最后进食时间是什么时候？”、“最后进食的是什么？”。如果患者需要做手术，必须明确最后一次的进食时间和具体的进食情况，否则麻醉期间的胃内容物呕吐、反流会导致严重的并发症；对于育龄女性还需询问最近一次月经时间，以排除异位妊娠。

E（event surrounding this incident）：围绕患病前后情况，如询问“患者针对症状采取了何种措施？”。

2. PQRST　是五个英文单词首字母组成的缩写，主要用于疼痛评估。

P（provoke）：诱因，即疼痛发生的诱因及加重与缓解的因素。

Q（quality）性质，即疼痛的性质，如绞痛、钝痛、针刺样痛、刀割样痛、烧灼样痛等。

R（radiation）：放射，疼痛有无放射及放射部位。

S（severity）：程度，疼痛的程度如何，可应用疼痛评估工具（如 0～10 数字评分法）进行评估。

T（time）：时间，疼痛开始、持续、终止的时间。

3. OLDCART　为七个英文单词首字母组成的单词，用于评估各种不适症状。

O（onset）：发病时间，即“何时感到不适？”。

L（location）：部位，即“哪儿感到不适？”。

D（duration）：持续时间，即“这种不适多长时间了？”。

C（characteristic）：不适特点，即“怎样不适？”。

A（aggravating factor）：加重因素，即“是什么引起不适？”。

R（relieving factor）：缓解因素，即“有什么可减缓不适？”。

T（treatment prior）：来诊前治疗，即“有没有服过药/接受过治疗？”。

第二节　急诊护理评估

急诊护理评估是搜集患者主观与客观信息的过程，其目的是帮助护士对下列事宜做出迅速的判断：病情急危重程度；患者就诊的顺序；恰当的治疗区；即刻需要实施的护理措施；根据分诊标准规定需要开始的诊断性检查项目；合适的治疗者；患者可选择的其他医疗服务部门。护理评估包括初级评估（primary survey）与次级评估（secondary survey）两个步骤。

一、初级评估

初级评估的主要目的是快速识别有生命危险需要立即抢救的患者，评估内容包括：气道及颈椎、呼吸功能、循环功能、神志状况、暴露患者及环境控制，可简单记忆为 ABCDE。如果发现其中任何一项不稳定，均应立即送往抢救室进行抢救。

（一）气道及颈椎（A：airway patency with simultaneous cervical spine protection for trauma patient）

检查患者能否说话，判断气道是否通畅。对于创伤患者应用颈托予以制动。观察有无可能造成气道梗阻的原因，如舌后坠、脱落牙齿、口腔内异物、呕吐物/分泌物、血块、口唇或咽喉部肿胀等，舌后坠是意识不清患者气道阻塞最常见的原因。患者气道部分或完全阻塞时应立即送入抢救室，采取措施开放气道。解除舌根后坠可采用仰头-举颏法和托下颌法；有条件时可置入口咽通气导管或鼻咽通气导管；通过负压吸引抽吸分泌物或异物。病情严重者应做好气管插管的准备。

（二）呼吸功能（B：breathing effectiveness）

检查患者是否有自主呼吸，评估呼吸的频率、节律和深度。监测患者的脉搏、血氧饱和度。查看患者是否有呼吸困难而应用辅助呼吸肌呼吸、是否有气管移位或颈静脉怒张。对于外伤的患者是否有开放性气胸。所有创伤患者均需要高流量吸氧。如果患者没有呼吸或呼吸无效应立即送入抢救室，应用球囊-面罩通气或气管插管。

（三）循环功能（C：circulation effectiveness）

检查有无脉搏，评估脉搏的频率、节律和强度，检查皮肤的颜色（红润/苍白/青紫/黄）、温度（暖/热/凉/冷）和湿度（干/湿/湿冷），测量血压和毛细血管充盈时间以判断循环功能状况。注意观察意识状态，循环功能不良时，脑血流量灌注降低可导致意识改变，但意识清醒的患者仍有潜在出血的可能。当患者循环功能不良时应立即送入抢救室，给予心电、血压监护，所有严重创伤的患者因需输注大量的液体和血液，应立即开通两条静脉通路。如果患者没有脉搏，应立即进行心肺复苏。

（四）神志状况（D：disability）

评估患者的意识状况，可用 AVPU 法简单快速评估患者的清醒程度。

A（alert）：清醒，患者保持清醒、警觉，存在应答反应，并能识别人物、时间和地点。

V（verbal）：语言，患者对语言刺激有反应。

P（painful）：疼痛，患者对疼痛刺激有反应。

U（unresponsive）：无反应，患者对任何刺激均无反应。

如果患者有意识改变，应查看瞳孔大小和对光反射，或应用格拉斯哥昏迷评分（Glasgow coma scale，GCS），并需要进一步评估患者的神志情况。

（五）暴露患者/环境控制（E：exposure/environment control）

为患者进行全面的评估，必要时需暴露患者。值得注意的是，如果患者有枪伤或刀伤穿透衣服时，不要剪去这些部位的衣服，法律要求需保留证据。环境控制强调的是给予患者保暖，移除患者衣物时需为患者盖上毛毯。静脉大量输注液体时，应使用液体加温器，低温会给患者的治疗带来很多问题。

初级评估的目的是快速评估威胁生命的急症，在进一步评估前采取必要的治疗措施。创伤患者的初级评估可参考表 4-1。

表 4-1　创伤患者初级评估表

内容	评估	措施
气道	评估气道的通畅性	在 X 线除外患者是否有颈椎损伤之前固定颈椎
		为患者摆放合适的体位
		用托下颌的手法开放气道
呼吸	呼吸频率、深度和是否有呼吸困难	用球囊面罩给予 100%氧气
	呼吸音	使用辅助用物开放气道（口咽通气道、鼻咽通气道、气管插管，必要时应用环甲膜穿刺）
	胸廓的运动和胸部损伤	
	气管的位置（是否有移位）	根据需要进行吸引
		清除气道异物
		立即处理威胁生命的状况，如张力性气胸
循环	出血	启动心肺复苏、药物治疗、除颤和同步电复律
	脉搏和血压	通过直接加压或应用气动压力装置控制出血
	毛细血管充盈时间	建立静脉通路进行液体治疗
	皮肤和黏膜的颜色	治疗威胁生命的疾病，如心脏压塞

续表

内容	评估	措施
功能障碍	评估患者的神经功能（包括意识水平、瞳孔大小、感觉和运动功能）	在X线除外患者是否有颈椎损伤之前固定颈椎
暴露或环境	评估环境（特别冷或热）及受伤程度	检查患者受伤的程度 对于由于环境暴露所带来的问题进行相应的治疗（低温进行升温治疗，高温患者进行降温治疗）

案例 4-1 分析

1. 针对第一个创伤患者的初级评估　分诊护士接到“120”的电话后，在急诊门口等候接诊。看到一年龄大概 25 岁的年轻男子双眼紧闭、不能活动。立即将患者送入抢救室，按照 ABCDE 内容进行初级评估。

（1）意识：患者对呼叫没有反应，拧肩部的肌肉也没有反应，判断患者意识丧失。

（2）气道及颈椎：患者呼吸时有鼾音，表明患者有舌后坠，立即嘱其他医护人员固定患者的头、颈部，并用托下颌的方法解除舌后坠。听到患者气道有痰鸣音、看到气道有分泌物时，立即进行吸引。

（3）呼吸：患者的呼吸频率和深度正常，考虑患者无意识，在进行循环评估后插入口咽通气导管，使用无复吸面罩进行高浓度吸氧。

（4）循环：患者的脉搏比较快而且弱，皮肤是苍白的、湿冷的。

（5）暴露患者/环境控制：因考虑要对患者进行全身的创伤评估，应做好保暖和保护患者的隐私。

2. 针对案例中第二个非创伤患者的初级评估　分诊护士迎向前去，见到一老年男性患者，面露疼痛的表情。询问“请问您哪里不舒服？”，患者主诉“胃痛”。根据 ABCDE 进行评估：

（1）意识：因患者能正常回答问题，考虑意识是清醒的。

（2）气道：患者能正常地讲话，表明气道也是通畅的。

（3）呼吸：查看患者的呼吸，呼吸频率和深度正常。

（4）循环：触摸患者的桡动脉，患者脉搏的节律、频率和强度正常。皮肤颜色是粉色的、温暖干燥的。

（5）暴露患者/环境控制：因患者的主诉是腹痛，因此，不需要暴露全身查体。注意保护患者的隐私。

二、次级评估

初级评估后，如果没有即刻危及生命的情况存在，需要进行进一步评估。进一步评估包括从头到足收集患者的主观与客观信息。不同的病变可能具有相同的症状，分诊护士需要结合患者主诉和生命体征与检查所见，必要时应用其他检查结果进行综合分析和判断。分诊的目的是判断疾病的严重程度，而不是诊断，明确这一点非常重要。病情变化或有疑问时应重新评估和分诊。创伤患者和非创伤患者的次级评估侧重点略有不同。

（一）创伤患者的评估顺序

1. 了解患者的受伤机制　对于创伤患者应详细了解患者的受伤经过、受伤部位等。

2. 进行创伤的快速评估

（1）头面部评估

1）头皮及头部：观察头面部有无出血、血肿、撕裂伤和挫伤。面部的骨骼是比较脆的，在受到外力后容易骨折。轻触颅骨、颧骨、前额和下颌，检查有无骨折。

2）眼睛：观察瞳孔大小和对光反射是否受影响、前房有无出血；眼部有无红、肿、痛、流泪；眼部活动是否受阻、影响视力，有无视物模糊、复视；感觉是否有漂浮的混浊物或异物等。

3）耳：评估有无外伤和耳漏。如果耳朵流液或流血，表明有颅骨骨折。轻轻将耳郭推向前，查看耳后是否有青肿（即耳后瘀血斑），这也是颅骨骨折很重要的体征之一。

4）鼻：观察有无鼻塞、鼻漏、喷嚏、异物等。

5）喉：评估有无咽喉痛、异物感觉、声音嘶哑、说话困难、吞咽困难等。

6）口：评估有无张口困难、牙痛、齿龈红肿或出血等；查看是否有缺失或断裂的牙齿，任何异物如断裂的牙齿都是造成气道梗阻的潜在因素，必须立即清除；评估舌头是否有肿胀和撕裂；有无异常的气味。

（2）颈部：观察颈部有无伤口，有无颈静脉怒张及捻发音。有以下几种情况应予以颈托固定：损伤机制是在上半身施加外力；外伤造成头部、脸部和颈部的软组织损伤；锁骨以上的重击会损伤颈椎；患者意识不清或不能排除颈椎损伤。

知识链接

使用颈托的注意事项：

1. 根据受伤机制、患者的意识程度和受伤部位来决定应用颈托的必要性。

2. 在放置颈托前评估患者的颈部情况，否则一旦放置颈托则无法观察和触诊颈后部。

3. 将颈托放置在患者颈部会让患者感觉很难受，故必须告知患者，并向患者讲明经过。

4. 确保选择合适大小的颈托。硬质颈托大小的选择取决于患者颈部的长短而不是粗细。颈托前面的高度应是下颏和胸骨上切迹之间的距离。放置之后，颈托应支撑在下领角和锁骨之间。颈托不能太宽、太窄，也不能太紧。

5. 应用颈托前应取下患者的项链和大的耳环，并将颈后的头发移走。

（3）胸部

1）视诊：观察患者有无伤口、有无开放性气胸及大范围连枷胸。呼吸频率及深度是否异常，如发生肋骨骨折时，胸式呼吸减弱。胸廓两侧不对称提示可能有连枷胸。

2）触诊：完整触摸整个胸廓，包括锁骨、肋骨及胸骨。锁骨骨折或肋骨软骨分离及胸骨骨折加压会有疼痛，如有大量胸腔积液、气胸可出现一侧胸廓扩张度降低、语音震颤减弱或消失。

3）叩诊：呼吸音降低、叩诊呈高度鼓音提示张力性气胸的可能，须立即做胸部减压处理。

4）听诊：双侧呼吸音是否正常、减弱或消失。注意异常呼吸音，如哮鸣音、湿啰音和干啰音。

（4）腹部

1）视诊：观察腹部是否对称，有无伤口、淤血、开放性伤口。腹式呼吸减弱或消失常见于急性腹痛、消化性溃疡穿孔所致的急性腹膜炎。

2）触诊：检查腹部有无压痛、反跳痛、肌紧张等。

3）叩诊：肝浊音界消失代之以鼓音是急性胃肠道穿孔的重要体征。胆囊区叩击痛是胆囊炎的重要体征。

4）听诊：肠鸣音是否正常，肠鸣音次数多且呈响亮、高亢的金属音为机械性肠梗阻的表现。

（5）骨盆：评估有无骨盆压痛，要注意骨盆骨折可伴有多量的失血，单处骨折可失血 500ml 以上。

（6）四肢：检查四肢有无外伤或成角畸形，有无压痛。检查四肢远端的脉搏是否存在，四肢的运动和感觉功能是否正常。

（7）后背：使用轴线翻身将患者翻到一侧查看，轻触患者的脊柱及脊柱两侧、臀部和四肢的后面，检查有无畸形、挫裂伤、肿胀和穿刺伤。

3. 重新评估生命体征　通过监测创伤患者生命体征的变化来了解患者病情的变化，或者发现潜在的伤情。

（二）非创伤患者评估的顺序

1. 了解患者的现病史　除非患者昏迷或是不能进行交流，获取信息最好的方法是直接询问患者，而不是患者的家属。询问患者“哪里不舒服？”，对于患者来说“最难受的是什么？”等。

2. 了解患者的 SAMPLE。

3. 有针对性地进行体格检查　对于有意识的患者，应根据患者的主诉进行有针对性的体检。如果患者主诉腹痛，应当重点观察和触诊腹部。

4. 记录生命体征　完整的生命生体对于评估非创伤患者是非常重要的，之后所有生命体征的数据都要以此为依据进行对比，来决定患者的病情进展趋势。

（三）为患者做检查时的注意事项

1. 告诉患者你要做什么　特别是在检查时有疼痛或是不舒服，一定要告知患者。要强调检查的重要性并树立患者的信心。询问患者是否理解你在做什么，必要时再次向患者解释你的检查。

2. 在检查前应充分暴露患者　如果要详细地了解患者的伤情，需充分暴露患者。当你必须要暴露患者身体某一部位时，一定要让患者知道，同时必须最大可能地保护患者的隐私。

3. 保持和患者进行眼睛的交流　和患者谈话或是患者回答你的问题时不要将头转到一边。

4. 要假设患者有脊柱损伤　除非你能非常肯定地确认患者没有脊柱损伤，否则就要假设昏迷的创伤患者存在脊柱损伤，当第一眼看到患者时就应用手固定患者头部和颈部，在检查完头部和颈部之后立即放置颈托。

案例 4-1 分析

1. 针对第一个创伤患者的次级评估与急救措施

（1）受伤机制：向“120”救护人员询问后得知，患者在车祸时被甩出车外约 6m 远。

（2）快速进行创伤评估

1）头部

头面部：轻触患者的颅骨、颧骨、前额和下颌，未见骨折。在头部后面有一撕裂伤，但现在已不流血。

耳：检查和触摸患者的耳朵时，可见左耳有少量的出血。轻轻地将耳郭推向前，未见耳后淤血斑。

眼：患者的左眼瞳孔散大，对光反射减弱。右眼未见异常。眼睛的前面未见出血和其他异常。

鼻：未见流液、流血。

口：未见牙齿脱落、折断或其他异物。未见舌头肿胀和撕裂。没有异常的气味和变色。

2）颈部：当触摸患者的颈椎时，未见患者的异常反应。患者的颈静脉充盈不良，表明有失血。选取合适大小的颈托予以固定。

3）胸部：解开患者的衬衫，评估患者的胸部是否有外伤、异常呼吸音和反常呼吸。该患者未见异常。

4）腹部：剪开患者的裤子，评估腹部。患者有肌紧张，但看起来没有腹胀。

5）骨盆：评估患者的骨盆，未见异常。

6）四肢：快速评估患者的四肢有无外伤，远端的脉搏搏动是否正常。患者的右下肢有畸形，四肢的脉搏搏动都比较弱。考虑这位患者昏迷，无法检查他的运动和感觉功能是否异常。

7）后背：将患者保持轴线翻身转到一侧，剪开后背的衣服，查看患者的后背，未见异常。

（3）基础生命体征：P 120 次/分，规律，微弱；R 20 次/分；皮肤苍白、湿冷，毛细血管充盈时间为 4 秒；BP 130/86mmHg。左侧瞳孔散大，对光反射减弱。右侧瞳孔未见异常。

（4）病史：因该患者没有家属跟随，无法进行 SAMPLE 评估。该患者身上也没有任何医疗文件。

根据患者的初级评估、受伤机制、快速的创伤评估及基础生命体征，患者按照四级分类系统可列为Ⅱ级，即危重（critical），应将患者置于红色区域（即抢救监护区）。

根据患者的情况放置颈托固定颈部；插入口咽通气道，给予高浓度、高流量氧气吸入。因听到气道内的痰鸣音，并看到气道的分泌物，立即进行吸引。同时进行心电监护，开通两条静脉通路。

2. 针对第二个非创伤患者的次级评估与急救措施

（1）考虑患者的主诉是疼痛，可使用 PQRST 进行询问。

问："什么时候开始的疼痛？"答："2 个小时以前。"

问："是什么引起疼痛的？"答："没有什么确切的原因。"

问："是什么样的疼痛？"答："烧灼样。"

问："疼痛的具体部位在哪？"答："上腹部。"

问："疼痛局限在上腹部还是放射到其他部位？"答："局限在那里。"

（2）运用 SAMPLE 询问病史。

问："请问您多大年龄？"答："68 岁。"

问："请问您有其他症状吗？"答："有点恶心。"

问："请问您的胸、上臂、颈和肩膀会有疼痛吗？"答："没有。"

问："请问您吐了吗？"答："没有。"

问："请问您有腹泻吗？"答："没有。"

问："请问您有什么过敏的吗？"答："除了猫。"

问："请问您服用了什么药物吗？"答："布洛芬和盐酸哌唑嗪。"

问："您为什么服用这些药物呢？"答："因为我有关节炎和高血压。"

问："你最后一次吃饭或是喝水是什么时候？"答："3 小时前"。

问："您还有其他疾病吗？"答："没有。"

问："您以前也出现过类似的情况吗？"答："没有。"

（3）体格检查：因为患者的主诉是腹痛，因此，不需要做全身的体检，只需要解开他的衬衫、暴露腹部。患者的腹部没有腹胀，在上腹部有轻微的肌紧张。

（4）测量患者的生命体征：P 92 次/分，规律有力；R 20 次/分；皮肤温暖、粉色、干燥。BP 140/86mmHg。因考虑他的主诉是腹痛，与大脑没有关系，因此，不需要检查他的瞳孔。

根据患者的初级评估、病史、体格检查及基础生命体征，患者按照四级分类系统可列为Ⅲ级，即急症（emergent），应将患者置于黄色区域（即密切观察诊疗区）。

根据患者的情况，目前不需要吸氧。分诊护士应安慰患者，消除患者的恐惧。将患者取舒适体位：半坐卧位。将患者送入观察室准备进行进一步的检查。

（韩　炜）

第五章　心搏骤停与心肺脑复苏

心搏骤停是最危急的临床症状，如不及时给予救治可迅速导致死亡，尽早给予高质量的心肺复苏，建立有效的气道开放，维持循环和呼吸功能，可提高患者生存机会，改善复苏后的生存质量。

案例 5-1

患者，男，48 岁。晚上 6 点吃饭时因心脏不适由“120”送入急诊就诊。急诊心电图显示 ST 段弓背样抬高，心肌酶谱升高，为进一步治疗，收入急诊 ICU 病房。当天晚上 9 点，心电监护显示心室纤颤，患者神志不清，体温 36.2℃，脉搏测不到，呼吸浅而缓慢约 7 次/分，对光反射消失，颈动脉搏动消失，心音消失，血压测不出，瞳孔散大约 5mm。

问题：

1. 从病史来看，该患者出现何种情况？
2. 如何判断这名男性是否发生心搏骤停？
3. 如果确定患者心搏骤停，应给予哪些救治？

第一节　心 搏 骤 停

一、概　　述

心搏骤停（sudden cardiac arrest，SCA）是指心脏泵血功能突然停止，致全身血液供应中断引起组织严重缺血缺氧和代谢障碍，若不及时抢救可立即危及生命。猝死（sudden death，SD）又称突然死亡，指平时看起来“健康”或病情已基本恢复或稳定，在短时间内突然发生出乎意料的自然死亡。心源性猝死（sudden cardiac death，SCD）是指由于心脏原因所致的突然死亡，多有急性症状，以发作后 1 小时内意识骤然丧失和（或）抽搐为特征，可发生于原来有或无的已知心脏病，其死亡时间及死亡形式常常无法预测或难以预测。世界卫生组织规定发病 6 小时内死亡者为猝死。

大多数院外心搏骤停主要为心源性，主要表现为突发的心律失常（大多为心室纤颤或无脉性室性心动过速）。资料显示，及时电除颤和早期心肺复苏（cardiopulmonary resuscitation，CPR）可以将院外心搏骤停患者生存率提高 3～4 倍；相反，抢救每延迟 1 分钟，复苏成功率下降 10%～15%。近年来，急救反应体系和急诊科的观察结果显示，院外心律失常构成比出现明显的变化，心室纤颤发生率逐渐下降，而心室静止（asystole）和无脉性电活动（pulseless electrical activity，PEA）越来越多，分析原因可能与快速反应时间的提高、现场目击者早期实施 CPR 和应用自动体外除颤器（automated external defibrillator，AED）及时电除颤有关。

心搏骤停患者中男性和女性发生比例相近，发病的平均年龄在 61～70 岁，也有文献报道发病的平均年龄在 62～65 岁。绝大部分院外心搏骤停患者至少有一个或多个心脏病的危险因素，如高血压、高胆固醇血症和吸烟史等。大部分心搏骤停患者具有潜在的冠状动脉疾病，但有部分患者事先并未觉察到冠心病的存在，也就是说心搏骤停是这类隐匿性冠心病患者的首发症状。

二、心搏骤停的病因与类型

（一）病因

导致心搏骤停的病因很多，一般将其分为两大类，由心脏本身的病变引起的心源性心搏骤停和由其他因素及病变引起的非心源性心搏骤停。

1. 心源性原因 心源性心搏骤停是因心脏本身的病变所致，其中，冠心病是造成机体心搏骤停的最主要病因，约 80%心源性猝死是由冠心病及其并发症引起，这些冠心病患者约 75%有急性心肌梗死病史。心肌梗死存活者若存在频发性与复杂性室性期前收缩，或心肌梗死后左心室射血分数降低，则提示有发生心源性猝死的危险。各种心肌病引起的心源性猝死占 5%～15%，如肥厚梗阻型心肌病和致心律失常型心肌病。严重缓慢性心律失常和心室停顿也是发生心脏性猝死的另一重要原因。

2. 非心源性原因 非心源性心搏骤停是指其他疾病或因素引起的心脏功能障碍，最终导致心搏骤停，具体包括：

（1）各种原因所致呼吸停止：①气管异物、气道组织水肿或窒息致呼吸停止。②巴比妥类药物过量及头部外伤致呼吸停止。③夜间的睡眠呼吸暂停综合征致呼吸停止。一般呼吸停止后几分钟内即可发生心搏骤停。

（2）严重的电解质与酸碱平衡失调：严重低钾血症和高钾血症、严重高钙血症和高镁血症及严重酸中毒均可导致心搏骤停。

（3）药物中毒或过敏：①锑剂、氯喹、洋地黄类及奎尼丁等药物的毒性反应可致严重心律失常而引起心搏骤停。尤其在机体发生低钾血症时，上述药物毒性反应引起的心搏骤停常以心室纤颤多见。②静脉内较快注射苯妥英钠、氨茶碱、氯化钙或利多卡因等药物，可导致心搏骤停。③青霉素、链霉素及某些血清制剂发生严重过敏反应时可导致心搏骤停。

（4）栓子：①长期卧床患者下肢血流缓慢，形成血栓。②长骨和骨盆等处骨折造成脂肪栓子。③输液操作不当造成气栓，这些栓子脱落造成肺栓塞。大面积肺栓塞可导致心搏骤停引起猝死。

（5）电击或溺水。

（6）麻醉和术中意外。

（7）其他：诊断性操作如血管造影或心导管检查，某些疾病如急性重症胰腺炎或脑血管病变均可引起心搏骤停。

无论何种原因，最终都会影响心脏的活动和功能，引起心肌收缩力减弱、冠状动脉灌注不足、心输出量降低或导致心律失常，这四项彼此影响且相互转换，直接导致心搏骤停。有学者称这四项是导致心搏骤停的直接病理生理学基础。

心搏骤停救治过程中，尽可能迅速明确引起心搏骤停的病因，以便及时对病因采取相应的救治措施。引起心搏骤停的原因用英文单词的第一个字母可归纳为 6“H”和 6“T”，6“H”为：hypovolemia（低血容量）、hypoxia（低氧血症）、hypo/hyperthermia（低/高温）、hypo-/hyperkalemia（低/高钾血症）、hypo/hyperglycemia（低/高糖血症）、hydrogenion（acidosis）[氢离子（酸中毒）]。6“T”为：trauma（创伤）、tension pneumothorax（张力性气胸）、thrombosis lungs（肺栓塞）、thrombosis heart（心脏栓塞）、tamponade cardiac（心脏压塞）、tablets（药物过量）。

（二）类型

心室纤颤、无脉性室性心动过速、无脉性电活动和停搏 4 种常见心律失常可引起心搏骤停。

1. 心室纤颤（ventricular fibrillation，VF） 心室肌发生快速、不规则和不协调的颤动，心电图表现为 QRS 波群消失，代之以大小不等和形态各异的颤动波，频率为 200～400 次/分（图 5-1）。

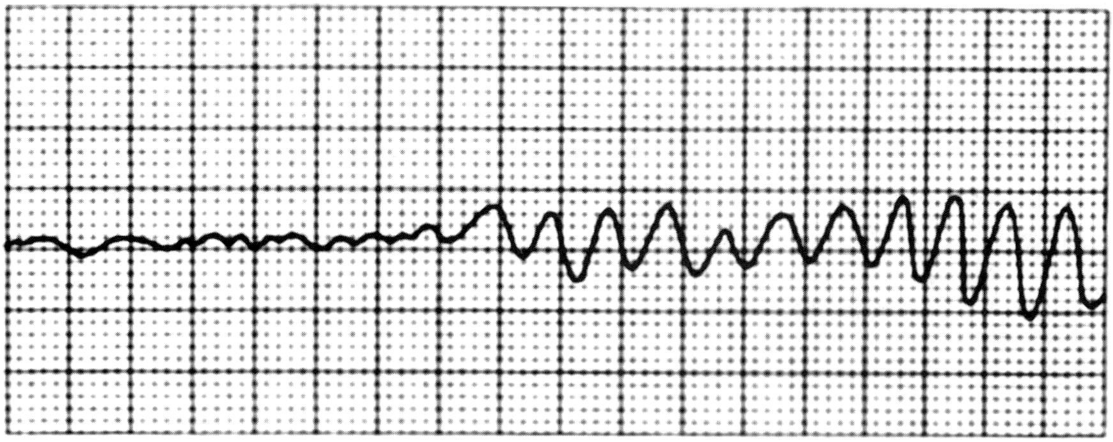

图 5-1　心室纤颤心电图

2. 无脉性室性心动过速（pulseless ventricular tachycardia，PVT 或 VT）　心室纤颤猝死的患者，常先有室性心动过速。心电图特征为 3 个或 3 个以上的室性期前收缩连续出现，QRS 波群形态畸形，时限超过 0.12 秒，ST-T 波方向与 QRS 波群主波方向相反，心室率通常为 100～250 次/分，心律基本规则，大动脉没有搏动。

3. 无脉性电活动（pulseless electrical activity，PEA）　过去称电-机械分离（electromechanical dissociation，EMD），指心脏有持续的电活动，但失去有效的机械收缩功能。心电图可表现为不同种类或节律的电活动节律，心脏已经丧失排血功能，往往测不到脉搏。

4. 停搏（asystole）　也称心室停搏（ventricular asystole），指心肌完全失去机械收缩能力。心室没有电活动，可伴或不伴心房电活动。心电图往往呈一条直线，或偶有 P 波。

以上 4 种类型的心律失常，以心室纤颤最常见，多发生于急性心肌梗死早期或严重心肌缺血，是冠心病猝死的最常见原因，占 60%～80%。早期实施心肺复苏和快速除颤，复苏成功率会提高。

三、心搏骤停的临床表现与判断

（一）临床表现

心搏骤停后血流运行立即停止。脑组织对缺氧最敏感，临床表现以中枢神经系统和循环系统的症状最为明显，主要有：

1. 意识突然丧失或伴有全身短暂性抽搐和大小便失禁。

2. 大动脉搏动消失、血压测不出。

3. 呼吸呈叹息样或短促痉挛性呼吸，随后呼吸停止，多发生于心搏骤停后 30 秒内。

4. 心音消失。

5. 双侧瞳孔散大、固定。

6. 面色苍白或发绀。

（二）判断

判断心搏骤停时，出现较早而且最可靠的临床征象是意识丧失伴大动脉搏动消失。成人通常是检查颈动脉搏动，亦可触摸股动脉，儿童可检查颈动脉或股动脉搏动，婴儿检查肱动脉或股动脉搏动。

第二节　心肺脑复苏

心肺复苏（cardiopulmonary resuscitation，CPR）是针对心搏和呼吸停止所采取的抢救措施，即应用胸外按压或其他方法形成暂时的人工循环并恢复心脏自主搏动和血液循环，用人工呼吸代替自主呼吸并恢复自主呼吸，以达到恢复苏醒和挽救生命的目的。

心搏骤停后最常发生脑损伤，它是引起死亡的最常见原因，院外心搏骤停后患者脑损伤所致死亡率可达 68%，院内为 23%。脑复苏是心肺功能恢复后，主要针对保护和恢复中枢神经系统功能的治疗，其目的是在心肺复苏的基础上，加强对脑细胞损伤的防治和促进脑功能的恢复，此过程决定患者的生存质量。心肺脑复苏（cardio-pulmonary-cerebral resuscitation，CPCR）是 CPR 进一步的扩展，包括心、肺和脑复苏三个主要环节，是对心搏骤停患者采取的使其恢复自主循环和自主呼吸、尽早加强脑保护措施的紧急医疗救治措施。

成功挽救心搏骤停伤病员的生命，需要诸多环节环环相扣，1992 年 10 月，美国心脏协会（American heart Association，AHA）正式提出“生存链”（chain of survival）概念，根据国际 CPR 与心血管急救（emergency cardiovascular care，ECC）指南，成人生存链是指对突然发生心搏骤停的成年患者通过遵循一系列规律有序的步骤所采取的规范有效的救护措施，将这些抢救序列以环链形式连接起来，构成一个挽救生命的“生命链”。2010 年 AHA 提出心血管急救成人生存链，包括以下 5 个环节（图 5-2）：①立即识别心搏骤停并启动急救反应系统（immediate recognition of cardiac arrest and activation of the emergency response system）。②尽早进行心肺复苏，着重于胸外按压（early CPR with an emphasis on chest compressions）。③快速除颤（rapid defibrillation）。④有效的高级生命支持（effective advanced life support）。⑤综合的心搏骤停后治疗（integrated post-cardiac arrest care）。心血管急救成人生存链的每一个环节缺一不可，中断任何一个环节，都可能影响患者预后。

图 5-2　《2010 年美国心脏协会心肺复苏指南》关于心血管急救成人生存链

（摘自《2010 美国心脏协会心肺复苏及心血管急救指南》）

《2015 美国心脏协会心肺复苏及心血管急救指南》更新了生存链，把院内和院外出现心搏骤停的患者区分开来，确认患者获得救治的不同途径（图 5-3）。无论心搏骤停在何处发生，所有心搏骤停后患者的治疗护理都会汇集到院内，一般在重症监护室提供心搏骤停后的救治。院外心搏骤停的患者将依赖他们的社区获得救助，非专业救护人员必须识别出心搏骤停、进行呼救、开始心肺复苏并给予除颤（即公共场所除颤，PAD），直到接受过紧急医疗服务（EMS）培训的专业团队接手后，将患者转移到急诊室和（或）心导管室，患者最终会被转移到重症监护病房接受后续救治。相反，院内心搏骤停的患者依赖于专门的监控系统（如快速反应或早期预警系统）来预防心搏骤停。如果发生心搏骤停，患者依赖于医疗机构各个部门和服务间的顺畅沟通，以及由专业医疗人员，包括医生、护士、呼吸治疗师等组成的多学科团队。

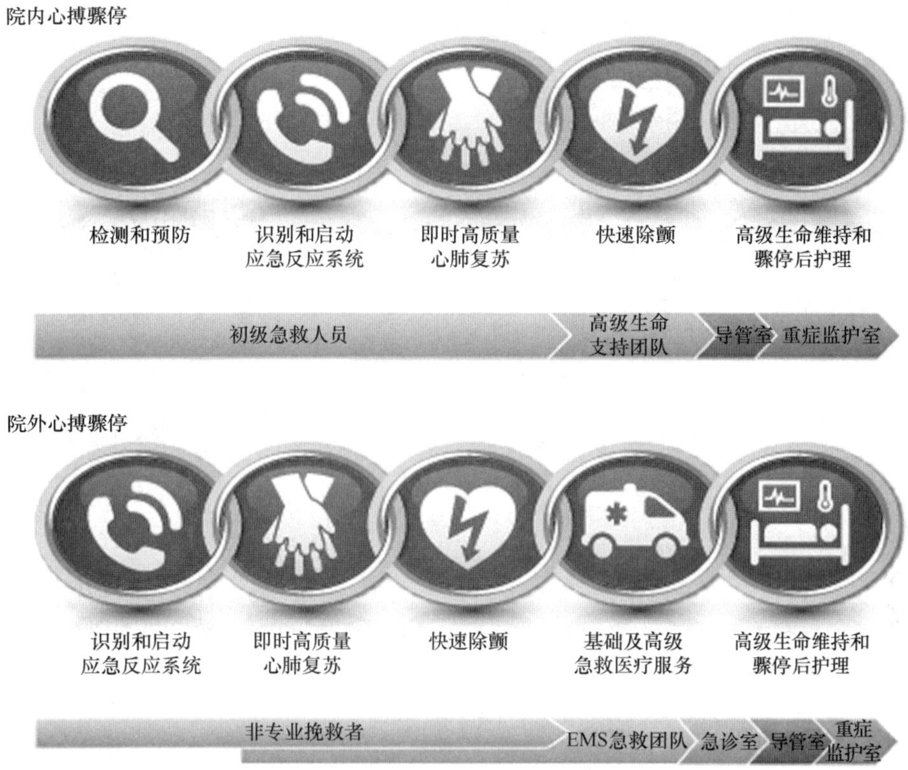

图 5-3　2015 年美国心脏协会关于院内心搏骤停（IHCA）与院外心搏骤停（OHCA）生存链

（摘自《2015 美国心脏协会心肺复苏及心血管急救指南》）

一、基础生命支持

基础生命支持（basic life support，BLS）又称初期复苏处理或现场心肺复苏，主要目标：①迅速准确判断心肺功能衰竭或停止。②立即实施现场心肺复苏，从体外支持患者的通气、血氧饱和度和心泵循环功能。③通过 BLS，至少能维持人体重要脏器的基本血氧供应，直至建立高级心血管生命支持、恢复患者自主循环和呼吸活动或延长机体耐受临床死亡时间。BLS 关键步骤：立即识别心搏骤停和启动急救反应系统、早期心肺复苏和快速除颤终止心室纤颤。

（一）成人基础生命支持

实施高质量心肺复苏在成人 BLS 中起到重要的作用，心肺复苏的基本程序是 C、A、B，分别指胸外按压、开放气道和人工呼吸。首先判断患者有无反应、循环和呼吸体征，如果发现无任何反应，首先求救急救医疗服务系统（EMSS），尽快启动 EMSS。如果有 2 名急救员，一名立即实施心肺复苏，另一名快速求救。有条件时，考虑实施除颤。如果现场施救者未经过心肺复苏培训，则应进行单纯胸外按压的心肺复苏，直至除颤仪到达且可供使用，或急救人员或其他相关施救者已接管患者。院外成人生存链的关键环节继续强调简化后的通用成人 BLS 流程（图 5-4）。

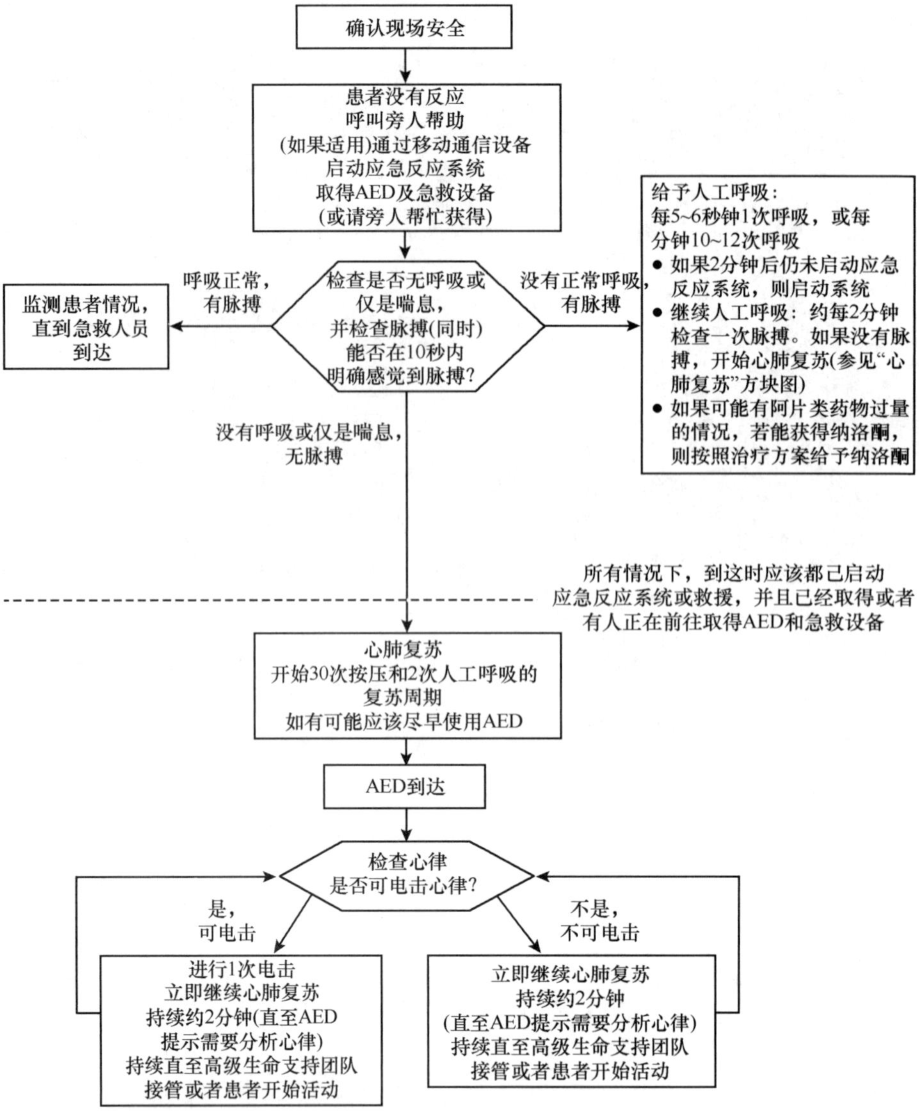

图 5-4 成人 BLS 流程

（摘自《2015 美国心脏协会心肺复苏及心血管急救指南》）

1. 判断 在安全情况下快速识别和判断心搏骤停。

（1）判断患者反应：轻拍或摇动患者的双肩，大声呼叫：“喂，你怎么了？”判断患者有无反应，同时快速检查有无呼吸，10 秒内完成。

（2）启动急救反应系统：如果患者无反应，立即呼救启动急救反应系统，在院外拨打“120”，院内应呼叫其他医护人员，获得自动体外除颤器（AED）或手动除颤器。迅速置患者复苏体位，即仰卧位，头和颈部应与躯干保持在同一轴面上，将双上肢放置在身体两侧，解开衣服，暴露胸壁。

（3）检查呼吸和脉搏：启动急救反应系统的同时在 10 秒内检查呼吸和脉搏，无呼吸或仅喘息（即呼吸不正常），不能明确感觉到脉搏，应立即开始心肺复苏。

2. 循环（circulation，C）支持 又称人工循环，指用人工的方法通过增加胸膜腔内压或直接挤压心脏产生血液流动，为冠状动脉、脑和其他重要器官提供血液灌注。

（1）判断大动脉搏动：专业人员应检查动脉有无搏动，时间不超过 10 秒，非专业人员不需检查大动脉搏动。成人检查颈动脉，方法是示指和中指并拢，从患者的气管正中部位向旁滑移 2～3cm，在胸锁乳突肌内侧轻触颈动脉搏动（图 5-5）。如果触摸不到颈动脉搏动，说明心搏已经停止，立即进行胸外按压。

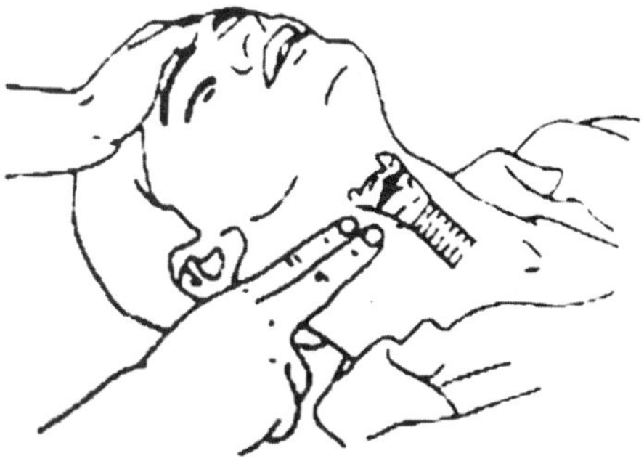

图 5-5 颈动脉搏动判断

（2）胸外按压：对胸骨下段有节律地按压。有效的胸外按压可产生 60～80mmHg 的收缩期动脉峰压。通过胸外按压产生的血流能为大脑和心肌输送少量但却至关重要的氧气和营养物质，特别是对倒地至第一次除颤的时间超过 4 分钟的患者，胸外按压更为重要。

按压时患者保持平卧位，头部位置尽量低于心脏，使血液容易流向头部。如果患者躺卧在软床上，应将木板放置在患者身下或将患者置于地上，保证按压的有效性，但不要为了找木板而延误抢救时间。为保证按压时力量垂直作用于胸骨，施救者根据患者所处位置的高低，采取跪式或脚踩脚凳等不同方式进行按压。

1）按压部位：成人按压部位在胸部正中，双手放在胸骨的下半部，两乳头连线与胸骨中线交点处即为按压中心。

2）按压方法：定位后，抢救者两手掌根重叠，两手手指交叉抬起，避免触及胸壁和肋骨，以减少按压时发生肋骨骨折的可能。按压时，手掌根部紧贴于按压部位，抢救者身体稍前倾，双肩在患者胸骨正上方，双臂伸直，肘部不可弯曲，利用上半身体重量垂直向下用力按压，按压快而有力（图 5-6）。施救者以 100～120 次/分的速率进行胸外按压，以至少 5cm（2 英寸）的深度对普通成人实施胸部按压，同时避免胸部按压深度大于 6cm（2.4 英寸）。胸骨下压时间及放松时间基本相等，放松时保证胸廓充分回弹，手掌根部不能离开胸壁。

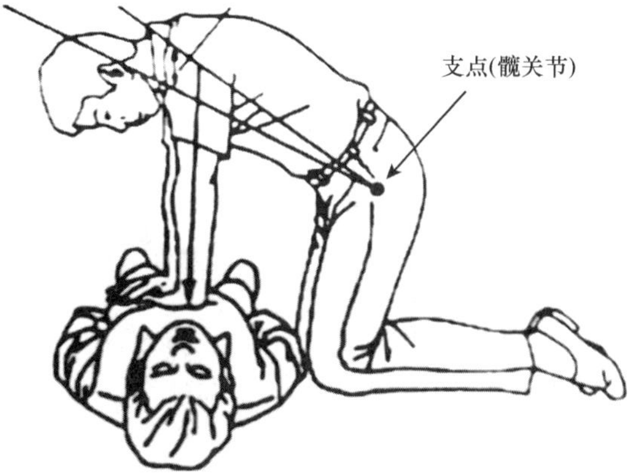

图 5-6 胸外心脏按压

实施高质量心肺复苏，快速且足够深的胸外按压有利于冠状动脉和脑动脉得到灌注。以足够的速率和深度进行按压，保证每次按压后胸廓回弹，尽可能减少按压中断，尽可能将中断控制在 10 秒以内。按压与通气之比为 30∶2，按压时高声匀速记数，避免过度通气。

3）注意事项：①按压部位准确，按压力量平稳，避免冲击式按压或猛压，避免出现胃内容物反流和肋骨骨折等并发症。②患者头部适当放低，避免按压时呕吐物反流至气管，也可防止因头部高于心脏水平而影响脑血流灌注。③按压和放松的时间大致相等，放松压力时注意定位的手掌根部不得离开胸骨，以免按压位置移动。④尽可能避免因分析心律、检查脉搏和其他治疗而中断胸外心脏按压，每次中断按压时间要<10 秒。⑤按压与通气比例是 30∶2，每个周期为 5 组心肺复苏，时间大约 2 分钟。⑥按压期间要密切观察病情，判断复苏效果。

3. 开放气道（airway，A） 为人工呼吸的首要步骤，为尽量减少胸外按压的中断时间，开放气道速度要快。患者仰卧，松解衣领及裤带，清除口中污物及呕吐物，取出活动性义齿后开放气道，气道开放的程度最好是下颌角与耳垂连线与地面垂直。具体方法：

（1）仰头举颏法：为徒手开放气道最常用的手法，适合无头颈部创伤者。患者仰卧，抢救者用手掌小鱼际置于患者前额，下压使其头部后仰，另一只手的示指和中指置于靠近颏部的下颌骨下方，向上举颏，帮助头部后仰，气道开放，成人头部后仰的程度是下颌角与耳垂连线垂直于水平线。必要时用拇指轻按下唇，使口轻轻张开（图 5-7）。

（2）托颌法：适用于颈椎损伤者。抢救者位于患者头端，双手放置在患者头部两侧，肘部支撑在患者躺的平面上，握紧下颌角，用力向上托下颌。颈部有外伤者只能采用托颌法开放气道，不宜采用仰头举颏法和仰头抬颈法，以下颌上提为主，不能将患者头部后仰左右转动，以免进一步脊髓损伤（图 5-8）。

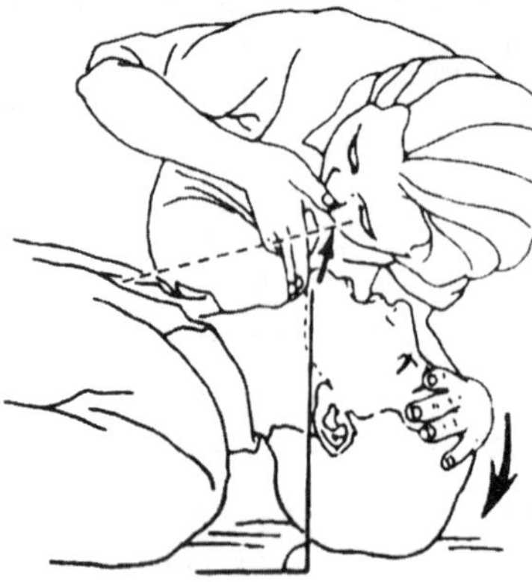
图 5-7 仰头举颏法

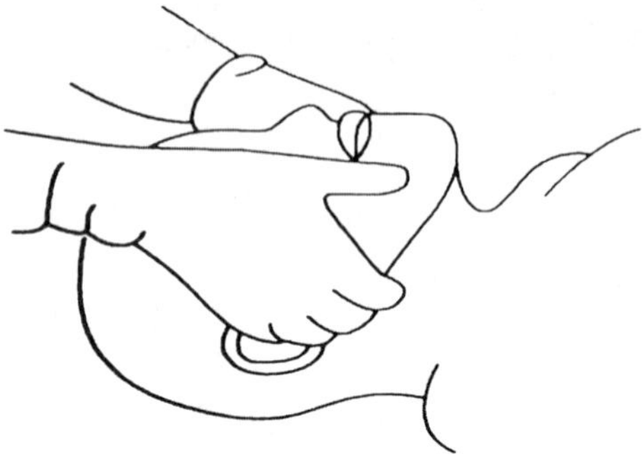
图 5-8 托颌法

4. 人工呼吸（breathing，B） 呼吸道通畅后，立即施行人工呼吸，可采用以下三种方法。

（1）口对口人工呼吸法：一种最常用的且能快速有效地向肺部供氧的急救措施。方法：开放气道后，抢救者用放在患者额部手的拇指和示指将鼻孔捏紧，防止吹入的气体从鼻孔漏出，吸气后用口包住患者口，口对口将气吹入，然后松开患者鼻孔，让患者被动地呼出气体。一次人工呼吸完成后，抢救人员正常呼吸一次，再进行下一次人工呼吸。

（2）口对鼻及口对口鼻人工呼吸法：患者牙关紧闭不能张口或口腔有严重损伤，改用口对鼻人工呼吸。对于婴幼儿可采用口对口鼻人工呼吸。

（3）注意事项：①成人每次吹气量以患者胸廓有明显隆起为准，每次吹气时间约 1 秒。②成人心肺复苏，无论单人或双人，按压与呼吸比例均是 30∶2，即按压胸部 30 次，吹气 2 次。③吹气速度和压力均不宜过大，以防咽部气体压力超过食管内压而造成胃扩张。使用球囊-面罩给予人工呼吸时，一定要检测压力阀是否正常工作，按压球囊适度，防止给气过多。④通气良好的标志是有胸部扩张和听到呼气的声音。⑤正在进行持续心肺复苏并且接受高级人工气道通气的患者，通气的速率为 10～12 次/分，即每 5～6 秒给予 1 次人工通气。

5. 除颤（defibrillation，D） 心搏骤停时，最初发生的最常见心律失常是心室纤颤（室颤）或无脉性心动过速（无脉性室速），终止室颤和无脉性室速最迅速且最有效的方法是除颤。

除颤具有时间效应，随着时间的推移，除颤成功的机会随之会迅速下降。2015 美国心脏协会心肺复苏及心血管急救指南建议，当施救者可以立即取得 AED 时，对于成人心搏骤停患者，应尽快使用除颤器；若不能立刻取得 AED，应该在他人前往获取及准备 AED 的时候开始心肺复苏，在设备提供后尽快尝试进行除颤。除颤之后立即给予 5 个循环 30∶2 的高质量心肺复苏（2 分钟）后再检查脉搏和心律，必要时再进行另一次电击除颤。

室颤发生的早期一般为粗颤，此时除颤易于成功，因此，争取在 2 分钟内进行除颤，否则心肌因缺氧由粗颤转为细颤，除颤不易成功。在除颤器准备好之前，应持续心脏按压。一次除颤未成功，应创造条件重复除颤。

知识链接

自动体外除颤仪

20 世纪 90 年代中后期以来，一种携带方便、操作简便、智能化的自动体外除颤仪（AED）开始在北美与欧洲国家推广普及。凭借微型计算机技术，AED 可以自动分析与判断可除颤性心律（室颤或无脉性室速），并且通过语音提示和（或）屏幕显示的方式，建议操作者实施电击。鉴于双相波的优越性，现代的 AED 一般采用的是双相波除颤技术。AED 的小型化和智能化，不仅使其非常便于在院内特别是院前急救中使用，而且也使除颤仪的使用者，由专业人员延伸至非专业人员。AED 与通常使用的人工除颤器之间的主要差异在于：AED 具有心律分析能力，操作者在发出电击前无顺分析心律。AED 主要是供那些未经过完整的高级心血管生命支持训练的初级救护人员使用，通常是在到达医院前对心脏病患者突发事件的抢救中使用，这方面的抢救人员包括急诊医技人员、救火队员、执法官员及警察等。AED 的使用使心肺复苏能更早地进入生存链，提高复苏的成功率。

6. 心肺复苏效果的判断

（1）瞳孔：复苏有效，瞳孔由散大开始回缩。若瞳孔由小变大且固定，说明复苏无效。

（2）面色及口唇：复苏有效，面色由发绀转为红润。若面色变为灰白，说明复苏无效。

（3）颈动脉搏动：按压有效时，每一次按压可摸到一次搏动，若停止按压，搏动亦消失，应继续进行心脏按压。若停止按压后，脉搏仍然跳动，说明患者心跳已恢复。

（4）神志：复苏有效，可见患者有眼球活动，睫毛反射与对光反射出现，甚至手脚开始抽动，肌张力增加。

（5）自主呼吸出现：自主呼吸的出现并不意味可以停止人工呼吸，如果自主呼吸微弱，仍坚持人工辅助呼吸。

（二）儿童基础生命支持

1. 儿童心搏骤停的主要原因与特点　婴儿和儿童最常见的心搏骤停原因为呼吸衰竭（呼吸道疾病、气道梗阻窒息）或呼吸停止，其次是外伤、婴儿猝死综合征、溺水、中毒和烧伤等，而原发性心搏骤停的发生率明显少于成人。儿童心搏骤停的主要特征为进行性呼吸衰竭和休克，这种呼吸衰竭和休克首先经过一个代偿期，随后就进入失代偿期，直至进展为呼吸和心搏骤停。婴儿一旦发生心搏骤停，预后极差。儿童发生呼吸骤停和心室纤颤时其理论抢救成功率分别是 70%和 30%，但只有 2%～10%的院外心搏骤停的儿童抢救成功。

2. 小儿现场心肺复苏　小儿心肺复苏包括婴儿和儿童，婴儿指的是<1 周岁的孩子，儿童指的是 1 周岁到青春期开始的孩子。小儿基础生命支持（pediatric cardiopulmonary resuscitation，PBLS）原则上与成人的 CABD 原则相同，即初期复苏（基础生命支持）包括以下 4 方面内容（简称 CABD 原则）：循环支持（circulation support，C）；畅通呼吸道（airway opening，A）；呼吸支持（breathing support，B）；电除颤（defibrillation，D）。

小儿心肺复苏法开始同成人一样，先判定其意识是否丧失，应在 10 秒内完成。评估意识的方法：①轻拍患儿。②高声喊叫“你怎么啦？”。③现场有亲人或旁人提供患儿意识丧失等信息。如无反应并且不动，立即大声呼叫周围人帮助并开始进行心肺复苏。若现场有 1 名施救者，先连续进行 5 个周期（约 2 分钟）的心肺复苏后，再去启动急救反应系统并取得 AED（图 5-9）；若现场有 2 名施救者时，第一名施救者以 30∶2 的比例开始心肺复苏，第二名施救者启动急救反应系统并取回 AED 和急救设备（图 5-10）。

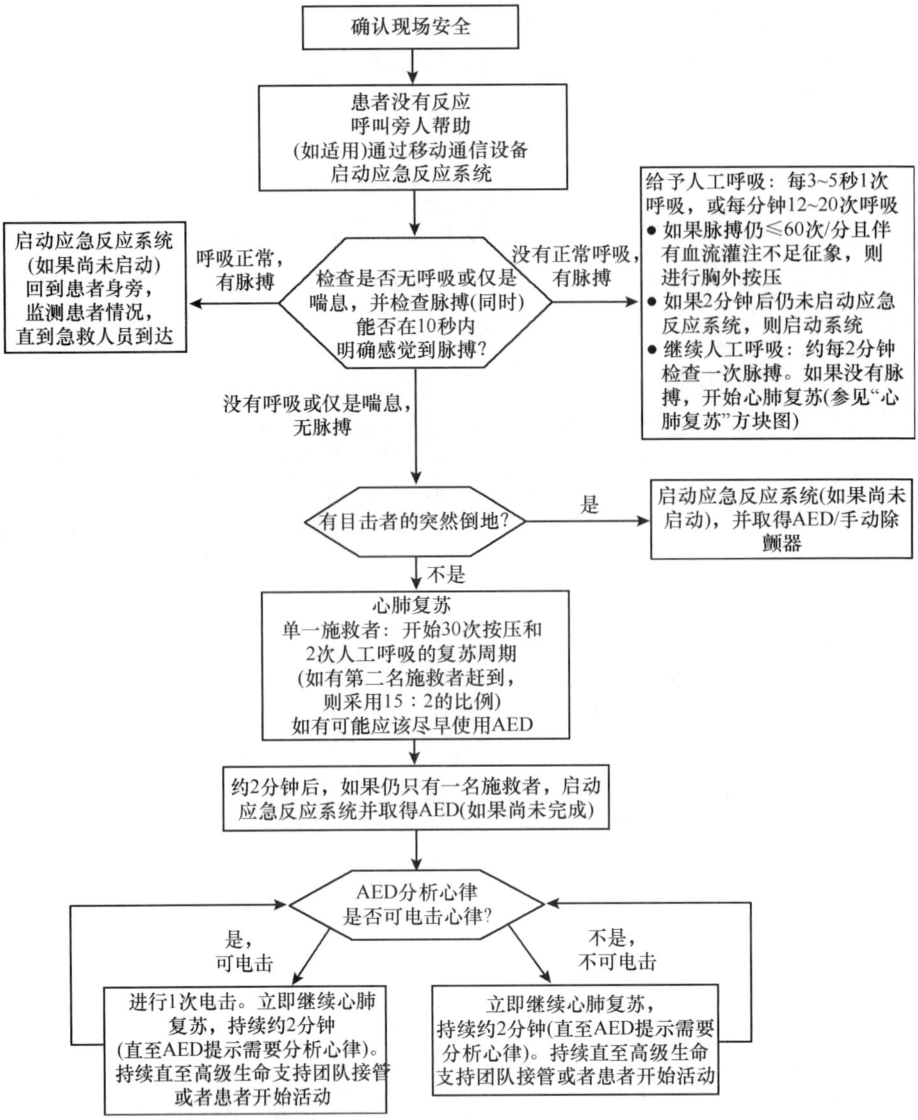

图 5-9　医务人员单一施救者的儿童心搏骤停 BLS 流程

（摘自《2015 美国心脏协会心肺复苏及心血管急救指南》）

（1）儿童胸外心脏按压

1）对 1～8 周岁的儿童进行胸外心脏按压时，施救者将一手掌根部放在患儿胸部中央，重心在两乳头连线中点，要求用力（push hard）按压，其按压深度至少为胸部前后径的 1/3，大约 5cm，其次快速（push fast）按压，其按压速率是 100～120 次/分。若一名施救者操作，每按压心脏 30 次，人工呼吸 2 次。每次按压心脏的时间和放松时间为 1∶1，每次按压后要让胸部完全弹回，提高回心血量。若两名施救者操作，推荐每按压心脏 15 次，人工呼吸 2 次，因为儿童窒息性心搏停搏的概率较高。

2）婴儿按压深度大约为 4cm，单人复苏时，应用两指法，即用示指和中指按压两乳头连线中点的正下方，每按压心脏 30 次，进行人工呼吸 2 次。两名施救者实施抢救时，建议使用双拇指按压法，抢救者两手交叉扣紧垫在婴儿胸椎下方，用手环抱其胸部，双拇指按压。双拇指按压法的效果最好，因为它产生较高的冠状动脉灌注压，能保持更持久恰当的按压深度和力量，产生更高的收缩压和舒张压。每按压心脏 15 次，做人工呼吸 2 次。

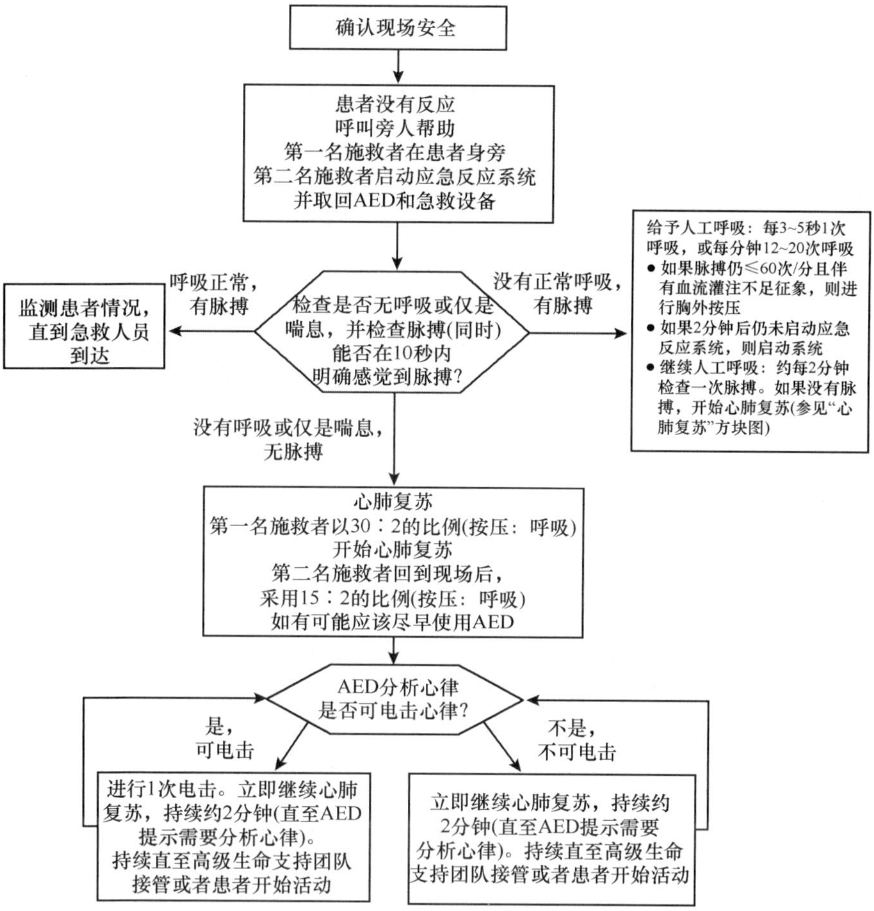

图 5-10　医务人员 2 名以上施救者的儿童心脏骤停 BLS 流程

（摘自《2015 美国心脏协会心肺复苏及心血管急救指南》）

3）进行儿童胸外心脏按压时注意：①每次胸部按压后要使胸廓回复，按压和放松时间基本相同，使静脉血充分回流到心脏，保证足够的心脏充血量，注意不要让按压手指离开胸部。②尽量不中断胸部按压，中断次数以最小化为原则。③两个以上施救者应该每 2 分钟更换进行胸外心脏按压，防止施救者疲劳，导致胸部按压速度和质量下降。两个施救者交换要在 5 秒内完成。

（2）开放气道：将患儿平躺仰卧于平坦硬质表面，尽量减少头颈的翻动和扭转。采用仰头举颏法开放气道，切忌将患儿头部过度后仰。

（3）人工呼吸：施救者保持气道开放并吹气 2 次，每次吹气持续 1 秒。因婴儿口及鼻开口均较小，位置又很靠近，可行口对口鼻人工呼吸，即用口覆盖婴儿的口和鼻，施行口对口鼻呼吸；对儿童可用口对口人工呼吸，同成人口对口人工呼吸方法。专业人员可使用球囊-面罩通气，研究证实，球囊-面罩通气是与气管插管同样有效并安全的短期通气方式。特别是在院外复苏婴幼儿时，若运送时间较短，则球囊-面罩优于气管内插管，因其可提供更好的通气和供氧。

（4）小儿电除颤：心室纤颤在儿童中很少见，但目击突然意识丧失的儿童，若现场有 AED，应尽早使用。如果有条件，施救者用 AED 对 1～8 岁儿童进行除颤时，应尽可能使用有儿童剂量衰减系统的 AED。如果无法获得上述 AED，应使用标准 AED。对于婴儿，最好使用手动除颤仪。如无法获得手动除颤仪，则使用有儿童剂量衰减系统的 AED。

婴儿与儿童除颤理想能量目前仍不清楚，认为合理的除颤能量是 2～4J/kg。首次给予的剂量先考虑 2J/kg，后续电击能量 4J/kg 或更高级别能量，但不能超过 10J/kg 或成人剂量。

（三）新生儿基础生命支持

新生儿是指从出生至 1 个月以内的孩子。新生儿窒息是新生儿最常见的死亡原因之一，是出生后的一种紧急情况。新生儿窒息的本质是急性缺氧，对其治疗应该是分秒必争，正确及时抢救关系到新生儿的生命和终身健康。

对新生儿评估包括三方面：①足月妊娠？②肌张力良好？③呼吸或啼哭？新生儿的复苏强调黄金 1 分钟（60 秒），在这 1 分钟内要完成初始步骤、再评估、（如有需要）开始通气。强调开始通气时避免不必要延误的重要性，因为当新生儿未能对初始步骤产生反应时，通气是心肺复苏成功的最重要步骤。

新生儿的复苏与其他各年龄小儿的心肺复苏模式基本相同，不过应特别注意保温措施，防止热量损失，这对新生儿特别重要，因为寒冷可增加氧耗，直接影响复苏效果，应该记录温度，作为结果预测指标和质量指标。

无窒息的新生儿出生后体温应维持在 36.5～37.5℃，应采用各种不同的策略防止早产儿体温过低，如使用热辐射器、塑料做帽子包头、保温毯、温暖的湿气、升高房间温度并用帽子和保温毯，同时避免体温过高，如体温高于 38℃，可能会带来风险。

新生儿心肺复苏步骤按 ABC 原则进行。

1. 新生儿开放气道

（1）正确的位置：将新生儿仰卧在温暖的抢救台上，头低位，头部倾斜向下，颈部只是轻微展开，头摆成“鼻吸位”，其颈部比儿童展开程度小。

（2）吸取：先在口腔内进行，然后在鼻部，使用球状吸出器轻轻插入吸出口内、鼻咽部黏液和羊水。若未发现胎粪，应尽量减少导管吸痰的深度和吸痰时间，吸痰时负压不应超过 100mmHg，以免引起咽痉挛性窒息和迷走神经性心动过缓，延迟自主呼吸的出现。

（3）清理气道中胎粪：现在不再建议常规对胎粪污染的新生儿实施气管内吸引术，只对出生后无活力的新生儿（呼吸弱或无呼吸、肌张力降低、心率＜100 次/分）立即实施气管导管吸引术。

2. 人工呼吸和吸氧

（1）触觉刺激引发自主呼吸：保持气道通畅，吸痰刺激仍未引起呼吸时，采用以下两种方法引发呼吸：①弹足底方法刺激自主呼吸；②揉擦背部。

（2）若仍无呼吸时，采用口对口鼻的人工呼吸，一手托起新生儿颈部，另一手轻压上腹部，以防气体吸入胃内，对准新生儿口鼻部轻轻吹气，每次吹气见到胸部轻微隆起时将口移位，此时放在腹部的手轻压腹部，协助排气。也可采用面罩通气，如果面罩通气不成功，考虑使用喉罩代替气管插管。对 34 周以上妊娠的新生儿进行复苏时，若气管插管不成功或不可行，建议使用喉罩。

（3）新生儿复苏在提供胸部按压时全部使用 100%的氧气。心跳一旦恢复，应立即降低氧浓度。不足 35 周妊娠的早产新生儿复苏应该在低氧情况（21%～30%）下开始，调整氧浓度使导管前血氧饱和度接近健康足月婴儿达到的范围。

3. 胸外按压　适当的辅助氧气通气 30 秒后仍心率＜60 次/分，马上进行胸外按压。按压方法同婴儿胸外按压，按压部位于胸骨下 1/3，深度为胸廓前后径的 1/3，下压时间与放松时间相等，放松时胸廓应完全复原，救护者的手指不移开。

胸部按压和按压通气比为 3∶1，即每分钟 90 次按压和 30 次呼吸，如果认为心搏骤停是心源性的，施救者可以考虑采用更高的比例，如 15∶2。

二、高级心血管生命支持

高级心血管生命支持（advanced cardiovascular life support，ACLS）是在 BLS 的基础上应用辅助设备及特殊技术，建立和维持更为有效的通气和血液循环，识别及治疗心律失常，建立静脉通路并应用必要的药物治疗，改善并维持心肺功能及治疗原发疾病的一系列救治措施。一般在医疗单位中进行 ACLS，如人力足够，往往以复苏团队形式，同时进行 BLS 与 ACLS，以取得较高的疗效。

ACLS 强调高质量心肺复苏的重要性，以足够的速率和深度进行按压，保证每次按压后胸廓回弹，尽可能减少按压中断并避免过度通气，提高自主循环恢复的可能性。强调在心肺复苏的持续期间组织高级生命支持干预措施操作，通过心电、血压、脉搏、血氧饱和度和二氧化碳波形图等生理参数指导心肺复苏。

（一）控制气道（airway，A）

1. 口咽通气导管（oralpharyngeal airway，OPA）　主要应用于意识丧失、无咳嗽和咽反射的患者。OPA 为“J”形装置，置于舌上方，从而将舌和咽下部软组织从咽后壁移开。正确置入 OPA 防止舌或上呼吸道肌肉松弛所造成的气道梗阻，有助于应用球囊-面罩装置提供足够的通气。不正确的操作会将舌推至下咽部而引起气道梗阻。OPA 不可用于清醒或半清醒的患者，因其可能刺激致恶心和呕吐，甚至喉痉挛，或使 OPA 移位而致气道梗阻。

2. 鼻咽通气导管（nasopharyngeal airway，NPA）　适用于有气道堵塞，或因牙关紧闭或颌面部创伤不能应用 OPA 且有气道堵塞危险的患者。NPA 可在鼻孔和咽之间提供气流通道，比 OPA 易于耐受，可用于清醒或半清醒的（咳嗽和咽反射正常）患者。对于严重颅面部外伤疑有颅底骨折的患者慎用，防止其误置入颅内。置入 NPA 亦可应用球囊-面罩装置提供足够的通气。

3. 气管插管（endotracheal inlubation）　如果患者心搏骤停，没有自主呼吸，球囊-面罩通气装置不能提供足够的通气时，气管插管是建立人工气道的主要手段。优点在于保持气道通畅，清除气道内分泌物，输送高浓度的氧气，提供选择性途径给予某些药物，防止肺部吸入异物和胃内容物，可与球囊-面罩通气装置及呼吸机相连接进行选择性的通气。然而在心肺复苏过程中，应做好充分准备，仅在操作者暴露患者声门和置入导管的短时间内停止胸部按压，保证中断胸部按压时间不超过 10 秒。

气管插管是目前最可靠的人工气道，条件允许时尽早进行气管插管，保持呼吸道通畅和应用呼吸机加压供氧。气管导管插入后立即评估气管插管的位置。采用通气时视诊双侧胸廓有无起伏，听诊肺部有无呼吸音。有条件可持续监测二氧化碳波形图。持续监测二氧化碳波形图被认为是确认和监测气管插管位置是否正确的最可靠方法，评估时注意不要过久中断胸部按压。

4. 可选择的声门上部高级气道（supraglottic airways）　食管-气管联合导管（ETC）、喉罩（laryngeal mask airway，LMA）和喉导管（laryngeal tube）等在心肺复苏过程中可作为选择性替代球囊-面罩和气管插管的通气方法。

（二）氧疗和人工通气（breathing，B）

心搏骤停患者心肺复苏时，如果有氧气，可给予高浓度或 100%氧（FiO_2=1.0）。一旦患者出现自主循环恢复（restoration of spontaneous circulation，ROSC），调节氧流量维持血氧饱和度≥94%，避免体内氧过剩。

心肺复苏时，选择如下人工通气方法：

1. 球囊-面罩通气（bag-mask ventilation）　也称简易呼吸器通气，球囊-面罩通气装置是由一个球囊（成人 1～2L）连接到一个面罩组成。球囊舒张时空气能单向进入球囊内，其侧方有一氧气入口，有氧条件下可自此输氧 10～15L/min。球囊-面罩通气可以产生胃胀气伴并发症，如反流和吸入性肺炎。胃胀气能使膈肌抬高，限制肺的活动，降低呼吸系统的顺应性。

2. 机械通气（mechanical ventilation）　可以增加或代替患者自主通气，保证足够供氧，改善气体交换，呼吸参数易于控制，是目前临床上唯一确切的最有效的人工通气方法。

（三）循环支持（circulation，C）

1. 心电和血压监测 心肺复苏时及时连接心电监护仪、除颤仪、心电示波装置或心电图机进行持续心电监测，及时发现并准确辨认心律失常，采取相应的急救措施，如室颤时立即给予除颤。检测心律要迅速，如果观察到规律心律，应检查有无脉搏。如对脉搏是否存在有任何怀疑，立即开始胸部按压。监测中还应注意任何心电图的表现均应与患者的临床实际情况紧密相联。

2. 建立给药途径 心搏骤停时在不中断心肺复苏和快速除颤的前提下，迅速建立静脉或骨内通路。

（1）静脉通路（IV）：建立外周静脉通路给予药物和液体，常选肘前静脉（如肘正中静脉或贵要静脉）、颈外静脉，尽量不用手部或下肢静脉。对已建立中心静脉通路者，优选中心静脉给药，因中心静脉给药比外周静脉给药的药物峰值浓度更高、循环时间更短和起效更快。如果在心肺复苏期间建立中心静脉通路，不可因置入中心静脉导管而中断心肺复苏。

（2）骨内通路（IO）：无法建立静脉通路，选择骨内通路进行液体复苏、给药和采集血液标本。

（3）气管内给药（ET）：无法建立静脉或骨内通路，某些药物可经气管插管注入气管。常用药物有肾上腺素、阿托品、利多卡因、纳洛酮等。剂量为静脉给药的 2～2.5 倍，使用 5～10ml 生理盐水或蒸馏水稀释后将药物直接注入气管。

3. 常用药物

（1）肾上腺素（epinephrine）：因不可电击心律引发心搏骤停后，尽早给予肾上腺素，是心肺复苏首选药物，可兴奋 α、β-肾上腺素受体，收缩外周血管，提高血压，增加冠状动脉和脑等其他重要脏器的灌注压。肾上腺素用法是 1mg 静脉或骨内推注，3～5 分钟一次。给药后再推注 20ml 液体，促进药物更快到达中心循环。如果无法经静脉或骨内通路给药，可经气管内给药，剂量是 2～2.5mg。

（2）胺碘酮（amiodarone）：治疗对心肺复苏、除颤和血管加压药物无反应的室颤或无脉性室速，是一种可影响钠、钾和钙通道的合成药物，具有阻滞 α、β-肾上腺素受体特性。胺碘酮用法是首次 300mg 缓慢静脉注射。无效时再给予 150mg 静脉推注或维持滴注。

（3）利多卡因（lidocaine）：室颤、无脉性室速导致的心搏骤停，恢复自主循环后，考虑立即开始或继续给予利多卡因。初始剂量为 1～1.5mg/kg 静脉推注，如室颤、无脉性室速持续存在，5～10 分钟后，再以 0.75mg/kg 剂量给予静脉推注，最大剂量不超过 3mg/kg。

（4）硫酸镁（magnesium sulfate）：可有效终止尖端扭转型室速。如果室颤、无脉性室速心搏骤停与尖端扭转型室速有关，给予硫酸镁 1～2g 加入到 5%葡萄糖溶液 10ml 中缓慢（5～20 分钟）静脉推注。对尖端扭转型室速应立即进行高能量电击治疗，硫酸镁仅是辅助药物，治疗或防止尖端扭转型室速复发时应用，不建议心搏骤停时常规使用。

（5）阿托品（atropine）：副交感神经拮抗剂，可解除迷走神经对心脏的抑制，提高窦房结的自律性，促进心房和房室结的传导，加快心率。用于等待心脏起搏有心动过缓、高度房室传导阻滞症状的患者。首次静脉推注 0.5mg，每隔 3～5 分钟重复一次，最大总剂量为 3mg。阿托品静脉注射后立即发生药理作用，引起心动过速和心肌耗氧量增加，对心肌缺血或急性心肌梗死患者可加重缺血或扩大梗死面积，用药时应注意观察。

（6）碳酸氢钠（sodium bicarbonate）：复苏初期（15～20 分钟内）不应过分积极补充碳酸氢钠。心搏骤停或复苏时间过长者，或早已存在代谢性酸中毒、高钾血症、三环类抗抑郁药物过量患者可适当补充碳酸氢钠，初始剂量 1mmol/kg（如为 5%的溶液，1ml=0.6mmol），静脉滴注，根据血气分析结果调整补给量，防止发生碱中毒。

（四）新生儿高级生命支持

1. 供氧与辅助通气 新生儿复苏成功的关键在于充分通气和纠正低氧血症。新生儿如果持续呼吸暂停或喘息、心率＜100 次/分和严重发绀，应给予正压通气，推荐使用 100%氧气，考虑到潜在的氧化损伤，避免过度使用纯氧，特别是早产儿。新生儿辅助通气装置有气流充气式气囊、自动充气式气囊或“T”形片气囊等，其中“T”形片气囊更常用，它是可控制气流和压力的机械装置。

2. 喉罩（LMA）　对近足月及足月新生儿可提供有效通气途径，当羊水胎粪污染、需要胸外按压、极低出生体重儿或紧急气管内给药时，常规使用 LMA 作为最初的气道装置。

3. 气管内插管

（1）气管内插管的主要指征：①需要气管内吸引胎粪。②气囊-面罩通气无效。③需要胸外按压。④需要气管内给药。⑤复苏时特殊情况：如先天性膈疝或极低出生体重儿（＜1000g）。

（2）新生儿气管导管口径大小：可参考体重或小指末端大小。

（3）气管导管位置确认：①准确地看到导管通过声门。②胸部运动两侧对称。③听诊双肺呼吸音对称。④无明显胃膨胀。⑤呼气时导管上可有水蒸气。⑥气管内吸引胎粪。⑦心率的快速改善，是导管在气管内并提供有效通气的最好指征。

（4）新生儿实施气管插管的方法

1）新生儿仰卧，头颈伸直。

2）术者握住喉镜，轻轻在舌上部插入气管导管，然后用弯部压舌暴露声门。

3）提起会厌暴露声带，在颈部气管轻轻施压可以更清楚看到声门区。

4）通过声门插入气管导管达所需部位。插入的深度按下式计算估计：

至口唇的插入深度（cm）=体重（kg）+ 6cm

4. 新生儿复苏药物　新生儿复苏很少需要使用药物。大部分通过给氧和改善通气之后就能够好转，只有很少一部分需要药物治疗。

（1）肾上腺素：100%氧充分通气和胸外按压 30 秒后，心率仍持续＜60 次/分或出生后无心跳，应给予肾上腺素。首选静脉途径，0.01～0.03mg/kg（1∶10000，0.1～0.3ml/kg），吸于 1ml 的注射器中给药。如果心率＜100 次/分，应 3～5 分钟重复 1 次；若未建立静脉通路，考虑气管导管途径，0.05～0.1mg/kg（1∶10000，0.5～1.0ml/kg），吸于 3～5ml 的注射器中给药。

（2）扩容治疗：新生儿出现如下情况时给予扩容治疗：①怀疑有血液丢失或患儿表现有休克征象（苍白、灌注不良和脉搏细弱）。②供氧充足但皮肤苍白。③心率正常但脉搏虚弱。④对复苏治疗反应差。可选择等渗晶体和白蛋白，推荐剂量 10ml/kg，在 5～10 分钟静脉推注，必要时重复给药。

三、心搏骤停后治疗

大部分死亡发生在心搏骤停后 24 小时之内。一旦心搏骤停患者出现 ROSC，立即开始心搏骤停后综合系统的治疗，有助于防止再次发生心搏骤停，提高入院后长期生存的机会。

（一）心搏骤停后治疗目标

1. 心搏骤停后治疗的初始目标　具体目标：①优化心肺功能和重要器官灌注。②转运到拥有心搏骤停后综合治疗系统的合适医院或重症监护病房。③识别并治疗心搏骤停的诱发因素，防止心脏再次骤停。

2. 心搏骤停后治疗后续目标　具体目标：①控制体温，优化生存和神经功能的恢复。②识别并治疗急性冠状动脉综合征（acute coronary syndromes，ACS）。③优化机械通气，尽量减少肺损伤。④降低多器官损伤的风险，根据需要支持脏器功能。⑤客观评估预后恢复情况。⑥需要时协助生存者进行康复。

（二）心搏骤停后治疗措施

心搏骤停后治疗措施包括维持有效的循环、呼吸与神经系统的功能，特别是脑灌注，及时提供低温治疗和经皮冠状动脉介入治疗（PCI）等。

1. 维持有效的循环功能 ROSC 后往往伴有血压不稳定或低血压、血容量不足或过多、周围血管阻力增加或降低、心力衰竭、心率过快或过慢，引起灌注不足及急性肺水肿等临床问题。为维持有效循环功能，采取如下措施。

（1）建立或维持静脉通路：即刻建立静脉通路，或保证已插入静脉导管的位置合适和通畅。

（2）心电和血压监测：注意监测脉搏、心率和心律，及时识别心律失常，如室性期前收缩或室性心动过速。引起心搏骤停的最常见原因是心血管疾病和冠状动脉缺血，尽快描记 12 导联心电图，注意发现是否有急性心肌梗死（AMI）、左束支传导阻滞及电解质紊乱存在。一旦发生应给予相应的处理。如果高度怀疑 AMI，即使没有 ST 段抬高，亦应做好进行 PCI 等再灌注治疗的准备。

密切监测血压，如果患者收缩压<90mmHg，需要给予输液。为保证血压和全身灌注，亦可能使用血管活性药、正性肌力药和增强心肌收缩力药物等。一般至少维持收缩压≥90mmHg，或维持平均动脉压≥65mmHg。

（3）有创血流动力学监测：ROSC 患者血流动力学状态不稳定时，有时需监测有创血流动力学情况，评估全身循环血容量状况和心室功能，如监测中心静脉压可了解低血压的原因，决定输液量和指导用药。

2. 维持呼吸 ROSC 后心搏骤停患者可存在不同程度的肺功能障碍。肺功能异常的严重程度常以测量 PaO_2/FiO_2 值表示，PaO_2/FiO_2 正常值是 400～500mmHg，如果 PaO_2/FiO_2≤300mmHg，可定义为急性肺损伤（acute lung injury，ALI）。在继续进行有效的人工通气、及时监测动脉血气分析结果和促进自主呼吸的同时注意加强气道管理，保持气道通畅，注意防治肺部并发症。应用机械通气时，密切注意监测所选择的通气模式和通气参数、呼吸频率与节律及血氧饱和度等反映呼吸功能的指标。应用呼气末正压（positive expiratory end pressure，PEEP）、合适的通气量和通气频率改善肺功能，避免过度通气，维持 $PaCO_2$ 在正常高值（40～45mmHg）或 $P_{ET}CO_2$ 在 35～40mmHg。血氧饱和度为 100%时，应以最低的 FiO_2 维持血氧饱和度在 94%～100%。

3. 脑复苏 心搏骤停后最常发生的脑损伤是引起死亡的最常见原因，院外心搏骤停后患者脑损伤所致死亡率达 68%，院内心搏骤停后患者脑损伤所致死亡率达 23%。脑损伤的临床表现包括昏迷、抽搐、肌阵挛、不同程度的神经认知功能障碍和脑死亡。

脑复苏是心肺复苏的目的，是防治脑缺血缺氧、减轻脑水肿、保护脑细胞及恢复脑功能到心搏骤停前水平的综合措施。

（1）脑复苏的主要措施

1）维持血压：缺氧状态下脑血流的自主调节功能丧失，主要靠脑灌注压来维持脑血流，任何导致颅内压升高或体循环平均动脉压降低的因素均可降低脑灌注压，从而进一步减少脑血流。因此，对 ROSC 昏迷的患者应维持正常的或稍高于正常水平的血压，降低增高的颅内压，保证良好的脑灌注。在心搏骤停救治中应该避免和立即纠正低血压，即避免收缩压<90mmHg 和平均动脉压<65 mmHg 的情况。

2）目标温度管理（targeted temperature management，TTM）：保护大脑和其他脏器，对室颤所引起心搏骤停、ROSC 后仍处于昏迷（对语言没有正确反应）状态的成年患者采取目标温度管理。目标温度选定在 32～36℃，至少维持 24 小时。常用物理降温法，如冰袋、冰毯或冰帽降温，也可输注低温液体。在 TTM 后积极预防昏迷患者发热。

3）防治脑缺氧和脑水肿：主要措施 3 个。①脱水：应用渗透性利尿剂脱水，配合降温，减轻脑组织水肿和降低颅压，促进大脑功能恢复。通常选用 20%甘露醇快速静脉滴注，联合使用呋塞米、25%白蛋白和地塞米松。脱水治疗时，注意防止过度脱水，以免造成血容量不足，难以维持血压的稳定。②促进早期脑血流灌注：抗凝以疏通微循环，应用钙拮抗剂解除脑血管痉挛。③高压氧（HBO）治疗：有条件者早期应用，通过增加血氧含量及其弥散功能提高脑组织氧分压，改善脑缺氧，降低颅内压。

（2）脑复苏的结果：不同程度的脑缺血和缺氧经复苏处理后可能有四种结果。①意识和自主活动完全恢复。②意识恢复，智力减退、精神异常或肢体功能障碍等。③去大脑皮质综合征，即患者无意识活动，但仍保留呼吸和脑干功能，亦称“植物人”状态。④脑死亡，包括脑干在内的全部脑组织的不可逆性损害。判断的主要指标包括持续深昏迷、对外部刺激完全无反应、无自主呼吸、无自主运动、无肌肉张力、脑干功能和脑干反射大部分或全部丧失及脑电图呈等电位，排除抑制脑功能的其他可能因素。

（王明弘）

第六章 严重创伤

创伤（trauma）的定义有广义和狭义之分。广义上是指人体受到外界某些物理性、化学性或生物性致伤因素作用后引起的组织结构破坏和（或）功能障碍。狭义上是指机械能量传给人体后所造成的机体结构完整性破坏和（或）功能障碍。严重创伤是指危及生命或肢体功能的创伤，常为多部位、多脏器的多发伤，病情危重，伤情变化迅速，死亡率高。

创伤死亡已经成为我国第5位死因，其中因交通事故造成的创伤死亡是我国35岁以下居民的第1位死因。创伤死亡的时间分布有3个峰值：第1个死亡峰值一般在创伤发生的同时或数分钟内，约占创伤总死亡率的50%，死亡原因多为严重的颅脑创伤、高位脊髓创伤和大血管破裂导致的出血量过多等。第2个死亡峰值一般在创伤后数小时内，约占创伤总死亡率的30%，死因多为胸腹腔内血管或实质性脏器破裂、严重多发伤或骨折引起的大出血等。第3个死亡峰值出现在创伤后数天或数周，约占创伤总死亡率的20%，死因多为严重感染、脓毒症和多器官功能障碍综合征。因此，创伤后数小时内是集中开展救治的黄金时间，如果抢救及时，可以有效降低死亡率、改善创伤预后。

案例 6-1

张某，男，66岁。外出被车撞倒后意识不清，被送入急诊科就诊。家属告知：患者既往有COPD病史7年，日常活动明显受限。查体：T 37.3℃，HR 102次/分，R 24次/分，BP 155/85mmHg。入院时各项检查：K^+ 3.56mmol/L，Na^+ 143.4mmol/L，Cr 51.1μmol/L，血细胞比容26.7%，白细胞计数15.4×10^9/L。血气分析结果显示，pH 7.25，PaO_2 67mmHg。神经系统查体：嗜睡状态，肢体活动及睁眼反应正常。

问题：

1. 按伤情程度分类，该患者的创伤属于哪一类？
2. 请用APACHEⅡ评分系统为该患者进行创伤评分。

第一节 概 述

一、创伤的分类

创伤分类的目的是准确了解创伤的性质、部位及严重程度，以便有效地进行病情评估、准确诊断和及时救治。

（一）按损伤后皮肤完整性分类

1. 开放性创伤（open wound） 指皮肤或黏膜表面有伤口，且伤口与外界相通。常见的开放性创伤有：

（1）擦伤（abrasion）：最轻的一种创伤，由于皮肤与表面粗糙的物体摩擦后造成的浅表创伤。通常表现为表皮剥脱，有少许出血点和渗血，后期可出现轻度炎症，一两天内可以自愈。

（2）撕裂伤（laceration）：由于急剧的牵拉或扭转外力，将皮肤筋骨撕裂脱落的创伤，伤口多不规则。

（3）切伤或砍伤（incised wounds or cut wounds）：切伤是锐利物体（如刀刃）切开体表所致，伤口大小及深浅不一，较深者其深部血管、神经或肌肉可被切断。切伤发生时常出血较多，主要是由于利器对伤口周围组织无明显刺激，因此，切断的血管常无明显收缩，故出血较多。砍伤多由较重的刃器（如斧）所致，作用力较大，伤口多数较深，常伤及骨组织，伤后的炎症反应较明显。

（4）刺伤（puncture wounds）：铁钉、竹竿、刀等尖锐物体猛力刺入软组织所致的创伤。此类伤口较小但深，容易发生厌氧菌感染。

（5）贯通伤（penetrating wound）：致伤物贯通机体，伤口既有入口也有出口的创伤。伤道可在出、入口直线上，亦可因体位改变或致伤物遇到阻力改变方向而引起不同部位创伤。贯通伤常见于战时，常见致伤物为枪弹、弹片等。

（6）盲管伤（blind tract wound）：致伤物没有贯通机体，伤口只有入口没有出口的创伤。盲管伤的致伤物一般存留于体内，但冷兵器（如匕首等）造成的盲管伤除外。盲管伤的伤道深度不易认清，因此，严重性难以估计。

2. 闭合性创伤（closed wound）　指皮肤或黏膜表面完整，无伤口。常见的闭合性创伤有：

（1）挫伤（contusion）：最常见的是闭合性创伤，系钝性暴力或重物打击所致的皮下软组织创伤。

（2）挤压伤（crush injury）：肌肉丰富的肢体或躯干长时间受重物挤压后所造成的创伤。造成挤压伤的致伤物多为外部重物，如倒塌的房屋，也可见于固定体位的自压，如行全麻术的患者长时间单一体位。挤压伤与挫伤相似，但受力更大，作用面更广，压迫时间更长，因此，创伤程度更重。

（3）扭伤（sprain）：因旋转、牵拉或肌肉猛烈而不协调的收缩等间接暴力作用，使关节突然发生超出生理范围的活动，造成肌肉、肌腱、韧带、筋膜、关节囊等组织撕裂、断裂或移位等。

（4）震荡伤（concussion）：头部受钝力打击所致的暂时性意识丧失，无明显或仅有很轻微的脑组织形态学变化。

（5）关节脱位和半脱位（luxation and semiluxation）：不均匀的暴力作用于关节部位后所致的创伤。骨骼完全脱离关节面称为完全性脱位，部分脱离关节面者称为半脱位。最常见于肩关节。

（6）闭合性骨折（closed bone fracture）：骨折处皮肤或黏膜完整，骨折端与外界不相通。

（7）闭合性内脏伤（closed internal injury）：强暴力传入体内后所造成的内脏创伤。例如，行驶的机动车撞击人体胸腹部后，体表可能没有伤口，但心、肺、大血管可能发生挫伤和破裂，肝脾等实质脏器或充盈的膀胱等也可发生撕裂或破裂性创伤。

（二）按伤情程度分类

创伤一般分为轻度、中度和重度伤。

1. 轻度　患者意识清楚，无生命危险，在现场无须特殊处理，或只需小手术者，如扭伤、局部软组织挫伤、轻微撕裂伤、关节半脱位等。

2. 中度　患者暂无生命危险，但需要手术治疗者，如未发生休克的深部或广泛软组织伤、开放性四肢骨折、颌面颈部伤未发生窒息、一般的腹腔脏器伤等。

3. 重度　伤情危及生命，需紧急实施手术或治疗者，以及治愈后有严重残疾者。符合以下一项者即可诊断为重伤。

（1）收缩压＜90mmHg、脉搏＞120 次/分和呼吸次数＞30 次/分或＜12 次/分。

（2）头、颈、胸、腹或腹股沟部穿透伤。

（3）意识丧失或意识不清。

（4）腕或踝以上创伤性断肢。

（5）连枷胸。

（6）有两处或两处以上长骨骨折。

（7）3m 以上高空坠落伤。

（三）其他创伤类型

1. 多发伤 是指在同一机械致伤因素（直接、间接暴力或混合性暴力）作用下机体同时或相继遭受两个以上解剖部位或脏器的严重损伤，其中至少有一处损伤可危及生命。死亡率较高，对患者生命构成威胁，需急诊处理。

2. 多处伤 是指同一致伤因子引起同一解剖部位或脏器有两处以上的损伤。

3. 复合伤 是由两种或两种以上的致伤因素同时或相继造成机体的损伤，导致机体病理生理紊乱，常比多发伤和多处伤表现得更为严重而复杂，是引起死亡的重要原因，如工矿事故、交通事故、火药爆炸事故、放射性损伤事故等。

4. 联合伤 是指创伤造成膈肌破裂，既有胸部伤，又有腹部伤，又称胸腹联合伤。因为有时很难诊断胸部和腹部创伤是否存在累及，因此，往往把此两处伤称为联合伤，从广义上讲联合伤也属于多发伤。

二、创伤后的病理生理变化

在外界致伤因素作用下，机体为维持内环境的稳定，会迅速产生各种局部和全身性防御反应。

（一）局部反应

创伤的局部反应主要表现为创伤性炎症，即局部红、肿、热、痛。创伤后创伤部位局部有出血、血凝块、失活的细胞等物质，其周围未创伤的部分可发生炎症反应。炎症初期微血管短暂收缩，继而发生扩张和充血；同时血管壁通透性增高，水分、电解质、血浆可渗入组织间隙；趋化因子迅速积聚于伤处吞噬和清除病原微生物或异物，并出现疼痛、发热等炎症表现。一般情况下，局部炎症反应在伤后3～5日趋于消退。如果创伤较重，加之伤口有污染和异物存留，炎症持续时间可能更长，且对全身的影响将更大，不利于创伤修复。

（二）全身反应

严重创伤的全身反应是一种非特异性全身性应激反应，以神经-内分泌和器官系统功能的变化为主，在时间上神经-内分泌系统的改变最早出现。

1. 神经-内分泌系统变化 严重创伤时，在有效血容量不足、疼痛、精神紧张等因素的综合作用下，神经-内分泌系统的变化主要表现为：交感-肾上腺素髓质轴和下丘脑-垂体-肾上腺皮质轴强烈兴奋，分泌大量儿茶酚胺、肾上腺皮质激素、抗利尿激素、生长激素和胰高血糖素；同时，肾素-血管紧张素-醛固酮系统也被激活，共同调节机体的循环血容量，保证重要脏器的灌注量。

2. 代谢变化 创伤后的基本代谢反应之一是能量代谢增强及能量消耗增加。创伤后机体分解代谢激素增多，使糖、脂肪、蛋白质的分解代谢增强，合成减少，从生物学的角度来看，这样有助于在创伤后患者不能进食的情况下维持生命，并为创伤修复提供所需要的物质。严重创伤时，皮质醇和儿茶酚胺的升高可以使肝糖原分解和糖异生增加，同时组织对葡萄糖的利用下降，血糖升高，可持续数周，严重时会出现糖尿，也有创伤性糖尿病之称；同样在皮质醇增多的影响下，蛋白质分解加强，患者体重明显下降，肌肉减少；以三酰甘油为储存形式的脂肪会降解成甘油和脂肪酸，组织对脂肪酸的利用增加，严重创伤后机体消耗的能量75%～95%来自脂肪酸的氧化；严重创伤后为维持适当血容量，多种激素的变化可影响水和电解质的代谢，如垂体后叶释放的精氨酸血管加压素可以促使肾脏浓缩尿液而保留水分。

3. 免疫功能紊乱，易继发感染 创伤后机体的免疫功能发生紊乱，可表现为巨噬细胞吞噬杀菌功能减弱、淋巴细胞增殖转化和分泌IL-2减少为代表的免疫功能降低，也可出现以IL-1、IL-6、IL-8及TNF等合成分泌增高为代表的过度炎症反应，这种双向性的变化是导致创伤后一系列严重并发症的主要原因，但无论是免疫功能降低还是炎性因子分泌增多，机体在创伤后都极有可能面临感染的风险。创伤后，机械屏障遭到破坏，外源性细菌能够轻易通过创面进入体内，同时创伤本身又可使机体抗感染免疫功能降低，导致感染；严重创伤后肠道菌可发生位移，形成内源性感染。当机体内炎性细胞活化并分泌大量的炎性介质或炎性因子（IL-1、IL-6、IL-8 及 TNF）时，数小时内这些炎性因子被释放入血，导致全身性过度的或失控的炎症反应，即全身性炎症反应综合征（systemic inflammatory response syndrome，SIRS），在 SIRS 基础上并发感染是创伤患者诱发多器官功能障碍综合征（multiple organ dysfunction，MODS）的主要原因，如果处理不当，进而发生多器官功能衰竭（multiple organ failure，MOF），导致患者死亡。

4. 体温变化 创伤后发热是由于炎性介质作用于下丘脑体温中枢所致。若体温中枢直接受损，则可发生中枢性高热或体温过低。创伤性休克时体温可表现为过低，创伤后 3～5 天内可因大量的坏死组织产生吸收热，但一般体温不超过 38.5℃，合并感染时体温则会明显升高。

（三）创伤愈合和修复

创伤愈合是指外伤或其他疾病造成组织缺损（如伤口、创面等）后，局部组织通过增生或再生方式来进行修补的一系列病理生理过程。创伤修复的含义广泛，除这些基本的病理生理过程外，还包括通过人工干预的方法修复创面，如对缺损的创面采用手术方式修补等。

1. 创伤愈合的过程 创伤愈合的基本病理生理过程大致分为创伤后早期炎症反应、肉芽组织增生和瘢痕形成三个阶段。创伤后的炎症反应期是指伤后即刻至 48 小时，创面出现炎症反应，受创的组织出现水肿、变性、坏死、溶解及清除等；炎性细胞的聚集和大量局部渗出能够吞噬和清除异物与细胞碎片、稀释存在于局部的毒素与刺激物等，为后期的修复打下基础。肉芽组织增生期约在创伤后第 3 天，创面出现以肉芽组织增生和表皮细胞增生移行为主的病理生理过程；肉芽组织形成的意义在于填充创面缺损，保护创面防止细菌感染，减少出血，为新生上皮提供养料，为再上皮化创造进一步的条件；再上皮化过程一般来讲是与肉芽组织增生同步进行，主要由创缘或创面底部残存的表皮细胞（包括干细胞）增殖、分化来完成；在一系列调控因素的作用下，新长出的表皮向创面中心爬行，最终覆盖创面。

2. 创伤愈合的基本类型 取决于创伤本身及治疗方法等多种因素。以皮肤软组织创伤愈合为例，其愈合的基本类型有一期愈合、二期愈合和痂下愈合三种。一期愈合是最简单的伤口愈合类型，主要发生于组织缺损少、创缘整齐、无感染、经过缝合或黏合的手术切口，在修复后仅留一条线状瘢痕，通常愈合的时间为 1 周左右；二期愈合又称间接愈合，主要发生于伤口边缘分离、创面未能严密对合的开放性伤口。二期愈合的伤口创面缺损较大，且坏死组织较多，通常伴有感染，因此，上皮开始再生的时间推迟。另外，创面肉芽组织较多，形成的瘢痕较大，对外观也造成一定影响。二期愈合的时间通常持续 4～5 周以上；痂下愈合是一种在特殊条件下的伤口愈合方式，主要指伤口表面在渗出液、血液及坏死脱落的物质干燥后形成一层黑褐色硬痂下所进行的方式。痂下愈合的速度比无痂皮创面愈合慢，持续时间长，主要是由于硬痂的形成阻碍创面渗出液的流出，易诱发感染，延迟愈合。因此，在临床上常采用“切痂”或“削痂”手术，来达到暴露创面、利于修复的目的。

3. 影响创伤愈合的因素 除手术技巧、手术方式与方法外，影响创伤愈合的因素主要包括全身因素和局部因素。就全身因素而言，患者的年龄、是否发生低血容量性休克或严重贫血、全身性疾病（糖尿病、动脉粥样硬化等）、是否接受细胞毒性药物和放射治疗、是否服用类固醇抗炎药物及神经-内分泌和免疫反应都会对创伤的愈合产生影响。局部因素包括伤道内异物、伤口内坏死、失活组织和凝血块、局部感染、血肿和无效腔、局部血液供应障碍、局部固定不良、局部用药和创面局部外环境等。

三、创 伤 评 估

创伤评分即通过定量评分来估计患者的创伤严重程度，进行合理治疗，预测结局，进而评价疗效。创伤评分可以分为院前创伤评分和院内创伤评分两部分。

（一）院前创伤评分

院前创伤评分是指在事故现场或转运工具上，救护人员根据患者的各种数据和体征等信息，迅速对伤情严重程度做出判断，对评分多少加以评定，根据分值进行现场分类，使患者尽快转运到医院并得到合理的治疗。因此，院前创伤评分应简便易行，而且要有良好的灵敏度和可靠的特异度，为保障患者得到成功救治打下基础。现介绍目前国内外常用的几种院前创伤评分方法。

1. 格拉斯哥昏迷评分（Glasgow coma score，GCS） 是 1974 年由 Teasdale 等为了评价颅脑创伤患者的意识程度而提出的分类方法。GCS 是根据患者的运动反应、言语反应和睁眼反应评分来评定，总分为 15 分，分值越低伤情越重，具体分值见表 6-1。GCS 目前已被广泛运用于各种创伤评分系统中，是运用最为广泛的测定创伤患者意识程度的方法。

表 6-1 GCS（计算法）

项目	分值					
	6	5	4	3	2	1
运动反应	按吩咐动作	刺痛能定位	刺痛能躲避	刺痛后肢体能屈曲	刺痛后肢体能过度伸展	无运动反应
言语反应		回答准确	回答含混	用词不当	答非所问	不能言语
睁眼反应			自动睁眼	呼唤睁眼	刺痛睁眼	不睁眼

GCS 还可以根据患者的昏迷程度及临床表现直接进行判定，具体分值见表 6-2。

表 6-2 GCS（描述法）

昏迷程度	计分	临床表现
正常	15	清楚
Ⅰ轻度	13～14	模糊（迟钝 14、淡漠 13）
Ⅱ中度	9～12	模糊（烦躁 12、嗜睡 11、谵妄 10、昏睡 9）
Ⅲ重度		
Ⅲ1 普重	6～8	浅昏迷（半昏迷）
Ⅲ2 特重	4～5	中度昏迷
Ⅲ3 濒死	3	深昏迷（强直）

2. CRAMS 评分 是由循环（circulation）、呼吸（respiration）、腹部（abdomen）、运动（motor）及语言（speech）5 个单词首字母组成的。每项指标评分包括 0、1、2 三个分值，5 项评分相加即为 CRAMS 总分，具体分值见表 6-3。总分在 9～10 分为轻伤；7～8 分为重伤；≤6 分为极重伤，分值越低伤情越重。通常情况下将总分在 8 分以下的患者送至创伤中心进行救治。

表 6-3 CRAMS 评分

项目	分值		
	2	1	0
循环			
毛细血管充盈	正常	迟缓	不充盈
收缩压（mmHg）	≥100	85～99	＜85
呼吸	正常	＞35 次/分，费力、浅	无自主呼吸
胸腹	无触痛	胸部或腹部有压痛	腹肌紧张、连枷胸、深部穿透伤

续表

项目	分值		
	2	1	0
运动	正常	对疼痛刺激有反应	无反应或去脑强直
言语	正常	语无伦次	发音听不清或不能发音

3. 创伤评分（trauma score，TS） 是根据呼吸频率、呼吸幅度、收缩压、毛细血管充盈和GCS得分5项指标进行评分，每项分值为0～5分，5项指标之和为TS值，伤情越重分值越低（表6-4）。

表6-4　创伤评分（TS）

项目	分值					
	5	4	3	2	1	0
呼吸频率（次/分）	—	10～24	25～35	>35	<10	无
呼吸幅度	—	—	—	—	正常	浅或困难
收缩压（mmHg）	—	>90	70～90	50～69	<50	0
毛细血管充盈	—	—	—	正常*	迟缓△	不充盈
GCS分值	14～15	11～13	8～10	5～7	3～4	—

*正常：前额、口唇及甲床再充盈时间<2秒。

△迟缓：前额、口唇及甲床再充盈时间>2秒。

创伤评分中毛细血管充盈和呼吸幅度两项指标在现场观察时很难确认，尤其是夜间更为困难，因此，TS的灵敏度相对较低，易于遗漏严重患者。在TS基础上提出了修正的创伤评分（revised trauma score，RTS）。RTS取消了TS中毛细血管充盈和呼吸幅度两项指标，增加了GCS的权重，最终形成GCS分值、收缩压和呼吸频率三个指标，每项分值为0～4分，三项之和为RTS总分。总分越低，伤情越重（表6-5）。

表6-5　修正的创伤评分（RTS）

项目	分值				
	4	3	2	1	0
GCS分值	13～15	9～12	6～8	4～5	3
呼吸频率（次/分）	10～29	>29	6～9	1～5	0
收缩压（mmHg）	>89	76～89	50～75	1～49	0

RTS总分为0～12分，通常把<11分的患者送到创伤中心。也有人认为现场分类时不需要把各项评分相加，只需把具有下列任何一项标准的患者视为重患者：GCS 分值<13、收缩压<90mmHg、呼吸频率>29次/分或<10次/分。

4. 院前指数（prehospital index，PHI） 以呼吸、收缩压、脉率和意识4项生理指标为依据，每项指标分值为0～5分，最高分为20分，分值越高，伤情越重（表6-6）。总分0～3分为轻伤，4～20分为重伤。如果有胸腹穿透伤，总分再加4分。

表 6-6　院前指数（PHI）

项目	分值			
	0	1	3	5
呼吸	正常	—	费力/浅	呼吸次数＜10 次/分，需插管
收缩压（mmHg）	＞100	86～100	75～85	0～74
脉率（次/分）	50～119	—	≥120	＜50
意识	正常	—	模糊/烦躁	语言不能被人理解

PHI 是一种简便易行的院前分类方法，所需资料容易获得，也容易被院前急救人员接受和掌握。但是在一定条件下，PHI 的评分也有可能存在误差，如颅脑创伤和脊柱伤合并截瘫的患者，创伤早期四个参数有可能正常或接近正常值，这样容易遗漏伤情。PHI 对重患者的预后有一定参考价值，尤其适用于突发成批患者的院前急救。

（二）院内创伤评分

院内创伤评分是指患者到达医院后，根据创伤类型及其严重程度对伤情进行定量评估的方法。

1. 简明创伤分级法（abbreviated injury scale，AIS）　是以解剖指标为依据对器官、组织创伤进行量化的创伤严重度分级标准。AIS 由诊断编码和 AIS 分值两部分组成。每一位患者的伤情都可以用一个 7 位数字表示，例如“******.*”。小数点前 6 位数字为创伤的诊断编码，小数点后 1 位为创伤评分。

（1）诊断编码：小数点前的 6 位数字编码如表 6-7 所示，左起第 1 位数表示身体区域，第 2 位数代表解剖结构的类型，第 3、4 位数代表特定的解剖结构或创伤性质，第 5、6 位数表示创伤程度。

表 6-7　AIS 前 6 位数字编码

第 1 位数：身体区域	第 2 位数：解剖结构的类型	第 3、4 位数：特定的解剖结构或创伤性质		第 5、6 位数：创伤程度
1. 头部	1.全区域	全区域		从 02 开始，用两位数字顺序编排，以表示具体的创伤。00 表示严重度未指明的创伤（NFS），或表示该解剖结构在本册中只有一项条目的创伤。99 表示创伤性质或严重程度都不明
2. 面部	2.血管	02	皮肤-擦伤	
3. 颈部	3.神经	04	-挫伤	
4. 胸部	4.器官（包括肌肉/韧带）	06	-裂伤	
5. 腹部及骨盆	5.骨骼（包括关节）	08	-撕脱伤	
6. 脊柱	6.头-LOC*	10	断肢	
7. 上肢		20	烧伤	
8. 下肢		30	挤压伤	
9. 皮肤和未特定指明的部位		40	脱套伤	
		50	创伤-NFS$^{\Delta}$	
		60	穿透伤	
		90	非机械性创伤	
		头部-LOC		
		02	意识丧失的时间	
		04，06，08	意识水平	
		10	脑震荡	
		脊柱		
		02	颈椎	
		04	胸椎	
		06	腰椎	

续表

第1位数：身体区域	第2位数：解剖结构的类型	第3、4位数：特定的解剖结构或创伤性质	第5、6位数：创伤程度
		血管、神经、器官、骨、关节都从02开始用两位数字顺序编排	

* LOC：loss of consciousness 意识丧失。

ΔNFS：not further specified，未进一步指明或进一步分类。

（2）AIS分值：小数点后的1位数字代表伤情的严重性，共分为6个等级，即AIS1～AIS6：AIS1为轻度伤，AIS2为中度伤，AIS3为较严重伤，AIS4为严重伤，AIS5为危重伤，AIS6为最严重伤。如果创伤发生的器官/部位不明确或资料不详则编码为AIS9。例如，发生闭合性腹部创伤的患者，不清楚是哪个器官的创伤，即可编码为AIS9。AIS9与NFS不同，NFS代表已知创伤发生在某一器官或部位，但创伤的准确类型不清。例如，发生肾创伤的患者，已经明确创伤的部位是在肾脏，但不清楚是挫伤还是撕裂伤，未见详细记录，这种情况可以编码为NFS。

AIS使用时需要注意几个原则：AIS是以解剖指标为依据，因此，每一处创伤都应有一个AIS分值；评分要求创伤资料要具体确切，否则无法进行编码；AIS仅适用于单个创伤的评定，不能评定多发伤。

2. 创伤严重度评分（injury severity score，ISS）　也是以解剖创伤为基础的相对容易和客观的评分方法，适用于评价多发伤的严重程度，并已广泛应用于临床。ISS将人体分为6个区域并进行编码（表6-8），选择其中创伤最严重的3个区域，计算出每个区域中最高AIS分值的平方，3个平方值相加即为ISS值。ISS分值范围为1～75分，分值越高创伤越严重，死亡率越高。多数人提出将ISS＞15分作为严重伤的标准，但相关研究表明：ISS＜20分时，死亡率为2.67%，当ISS＞20分时死亡率急剧上升为24.3%，因此，将ISS＞20分作为严重伤的标准更合适。ISS为75分常见于下述两种情况：其一是有3个AIS5的创伤或至少有1个为AIS6的创伤；其二是任何1个创伤为AIS6时，ISS就可以确定为75分。但是AIS9的患者不能计算ISS。

表6-8　ISS区域编码

编码	分区	内容
1	头和颈部	脑或颈椎创伤、颅骨或颈椎骨折
2	面部	口、耳、眼、鼻和颌面骨骼创伤
3	胸部	膈肌、肋骨架、胸椎创伤和胸腔内的所有脏器创伤
4	腹部和盆腔	腹部和盆腔内所有脏器创伤和腰椎创伤
5	四肢和骨盆	四肢、骨盆和肩胛带创伤（扭伤、骨折、脱位和断肢均计入内）
6	体表	身体任何部位的体表创伤，包括擦伤、撕裂伤、挫伤和烧伤

现举例说明如何计算ISS分值。由表6-9所示，某患者有4个区域创伤，计算时只能取3个最严重创伤区域AIS分值的平方和，即ISS=25+4+9=38。

表6-9　多发伤的ISS分值计算

损伤	ISS区域	AIS		
		编码值	最高值	平方值
基底动脉撕裂伤	头颈部	120402.5	5	25
颈内动脉血栓形成	头颈部	121004.4	—	—
视神经挫伤	面部	230202.1	—	—
乳房撕脱伤	胸部	411000.2	2	4
尺骨粉碎性骨折	上肢	753204.3	3	9

ISS 也存在一些不足，它不能反映患者年龄、伤前健康状况对创伤程度和预后的影响，也不能反映伤后患者的生理变化。

3. 多发伤评分方案（poly-trauma schlussel，PTS） 将人体分为 5 个区域，分别为头部、胸部、腹部、肢体、骨盆和脊柱（表 6-10）。与其他创伤评分方法不同的是，PTS 考虑到了年龄因素对创伤程度的影响。PTS 只有 43 个条目，便于应用。Teijink 等比较了荷兰 5 个医院的多发伤患者资料后发现，PTS 对患者伤情评定误差小于 ISS。

表 6-10 多发伤评分方案

部位	分值	部位	分值
1. 头部		膝韧带伤、髌、踝关节骨折	2
GCS 13～15 分	4	肱、肩胛骨折	4
8～12 分	8	肘、前臂骨折	2
3～7 分	12	肘或膝以上血管伤	8
面颌骨折	2	肘或膝以下血管伤	4
严重面颌骨折	4	上臂或大腿离断	12
2. 胸部		前臂或小腿离断	8
胸骨或 1～3 根肋骨骨折	2	Ⅱ和Ⅲ度开放骨折	4
＞3 根肋骨骨折	5	软组织大伤口	2
双侧＞3 根肋骨骨折	10	5. 骨盆和脊柱	
血胸和（或）气胸	2	骨盆骨折	3
肺挫伤	7	不稳定骨盆骨折	9
双侧肺挫伤	9	骨盆骨折和泌尿生殖伤	12
胸壁不稳定	3	脊柱骨折	3
主动脉破裂	7	截瘫或四肢瘫	3
3. 腹部		6. 年龄（岁）	
脾破裂	9	0～	0
肝脾破裂	13	40～	1
严重肝破裂	13	50～	2
肠、肠系膜、肾或胰腺伤	9	55～	3
4. 肢体		60～	5
髋臼骨折-脱位	12	65～	8
股骨骨折	9	70～	13
股骨粉碎骨折	12	≥75	21
小腿骨折	4		

4. 急性生理学及既往健康评分（acute physiology and chronic health evaluation，APACHE） 是目前常用的 ICU 危重创伤患者定量评估病情的方法，其对患者病情严重程度和预后的预测较为科学，在临床上的应用较为广泛。该系统先后有不同版本，目前最常用的是 APACHEⅡ。APACHEⅡ分值越高，表示病情越重，预后越差，病死率越高。APACHEⅡ由反映急性疾病严重程度的急性生理评分（acute physiology score，APS）、年龄评分（B）和患病前的慢性健康状况评分（CHS）三部分组成。

APS 为进入 ICU 后第 1 个 24 小时内最差的 12 项生理/化学测量参数，每项分值为 0～4 分（表 6-11）；年龄评分分为 5 个年龄档次（表 6-12）；CHS 评分首先要确定患者有无严重器官功能不全和免疫受损，对确认受损的患者按照以下标准评分：①对非手术或急诊手术后的患者计 5 分。②对择期手术的患者计 2 分。APACHE Ⅱ最高分值为 71 分，分值越高伤情越重，一般在 55 分以下。相关研究显示，APACHE Ⅱ20 分为重症临界值，预测院内死亡率为 50%，APACHE Ⅱ＜10 分时，院内死亡的可能性较小。

表 6-11　APACHE Ⅱ的急性生理评分（APS）

变量	分值				
	0	+4	+3	+2	+1
1. 肛温（℃）	36.0～38.4	≤29.9[Δ]	30.0～31.9	32.0～33.9	34.0～35.9
		≥41.0[#]	39.0～40.9	—	38.5～38.9
2. 平均动脉压（mmHg）	70～109	≤49[Δ]	—	50～69	—
		≥160[#]	130～159	110～129	—
3. 心率（次/分）	70～109	≤39[Δ]	40～54	55～69	—
		≥180[#]	140～179	110～139	—
4. 呼吸次数（次/分）	12～14	≤5[Δ]	—	6～9	10～11
		＞50[#]	35～49	—	25～34
5. 氧合作用					
a. FiO_2≥0.5 记 A-aDO_2	＜200	≥500[#]	350～499	200～349	—
b. FiO_2≤0.5 记 PaO_2	＞70	＜50[Δ]	55～60	—	61～70
6. 动脉 pH	7.33～7.49	＜7.15[Δ]	7.15～7.24	7.25～7.32	—
	—	≥7.70[#]	7.60～7.69	—	7.50～7.59
静脉血清 HCO_3^-（mmol/L）	22.0～31.9	＜15.0[Δ]	15.0～17.9	18.0～21.9	—
	—	≥52.0[#]	41.0～51.9	—	32.0～40.9
7. 血清钠（mmol/L）	130～149	＜110[Δ]	111～119	120～129	—
	—	≥80[#]	160～179	155～159	150～154
8. 血清钾（mmol/L）	3.50～5.40	＜2.50[Δ]	—	2.50～2.90	3.0～3.4
		≥7.70[#]	7.60～7.69	—	7.50～7.59
9. 血清肌酐（μmol/L）*	53～132	—	—	＜53[Δ]	—
	—	309[#]	169～308	133～169	—
10. 红细胞压积（%）	30.0～45.9	＜20.0[Δ]	—	20.2～29.9	—
	—	≥60[#]	—	50.0～59.9	46.0～49.9
11. 白细胞数（10^9 个/L）	3.0～14.9	＜1.0[Δ]	—	1.0～2.9	—
	—	≥40.0[#]	—	20.0～39.9	15.0～19.9
12. GCS 分值			15–实际 GCS 分值		

*有急性肾衰竭时分值加倍。

Δ 此行为低于 0 分的绝对值。

#此行为高于 0 分的绝对值。

表 6-12　APACHE Ⅱ的年龄评分

年龄（岁）	＜45	45～	55～	65～	≥75
评分	0	2	3	5	6

患病前的 CHS 是指患者进入 ICU 前 3～6 个月的健康状况，凡有下列器官或系统严重障碍或衰竭的慢性疾病，如行急诊手术或未手术治疗者加 5 分，择期手术治疗者加 2 分。

（1）肝脏：活检证明有肝硬化和门静脉高压，有过门静脉高压所致的胃肠道出血或曾经发生过肝衰竭或肝性脑病。

（2）心血管系统：符合美国纽约心脏协会（NYHA）制定的Ⅳ级心功能不全标准。

（3）呼吸系统：慢性限制性、阻塞性或血管疾病致严重活动受限，不能爬楼梯或做家务；或有慢性低氧血症、高碳酸血症史；有继发性红细胞增多症、肺动脉压＞40mmHg 或有呼吸机依赖者。

（4）肾脏：需接受长期透析者。

（5）免疫功能受损：患者接受了对抗感染有抑制作用的治疗，如免疫抑制剂、化疗、放射治疗、长期或目前用大剂量皮质类固醇，或有白血病、淋巴瘤、AIDS 等，或对感染的抵抗能力明显受抑制者。

案例 6-1 分析

1. 按伤情程度分类，该患者属于重度创伤。
2. APACHEⅡ得分由三部分构成：APS、B 和 CHS。该患者得分情况如下。

（1）APS 合计得分 11，其中：

T 37.3℃=0　HR 102 次/分=0　R 24 次/分=0　BP 155/85mmHg=0

PaO_2 67mmHg=1　pH 7.25=2　K^+ 3.56mmol/L=0　Na^+ 143.4mmol/L=0

Cr 51.1μmol/L =2　血细胞比容　26.7%=2

白细胞计数：15.4×10^9/L=1　GCS：15−12=3

（2）B 得分 5：66 岁=5

（3）CHS 得分 5：COPD=5

因此，该患者合计得分为 11+5+5=21。

第二节　多发性创伤

多发性创伤（multiple trauma）简称多发伤，是指在同一机械致伤因素（直接、间接暴力，混合性暴力）作用下机体同时或相继遭受两个及以上解剖部位或脏器的严重损伤，其中至少有一处损伤可危及生命。多发伤平时和战时均常见，发生率一般在 30%左右。平时常因爆炸、交通事故、坠落引起，战时多因枪弹、地雷爆炸等引起。

多发伤的临床特点：①伤员生理紊乱严重，早期死亡率高，有两处、三处、四处和五处多发伤者，死亡率分别为 49.3%、60.4%、68.3%和 71.4%，伴有颅脑损伤的多发伤死亡率可高达 77.1%左右。②休克发生率高，不低于 50%，早期以低血容量性休克最常见，后期以感染性休克最常见，且多为中、重度休克。③严重低氧血症发生率可高达 90%。④早期诊断困难，容易误漏诊，误漏诊率在 12%～15%。⑤多发伤需要处理的矛盾较多，治疗困难，严重多发伤所累及的脏器或深部组织的严重程度不同，因此，对危及生命的创伤处理重点和次序也不一样，如果同时几个部位的创伤都很严重，处理顺序上就存在矛盾。如果处理不当，有可能造成病情加重甚至导致死亡。⑥并发症多，感染发生率高，不少严重多发伤伤员因并发症而死亡。常见严重并发症为休克、急性呼吸窘迫综合征、多器官功能衰竭。因此，多发伤不是各部位创伤的简单叠加，而是病情彼此掩盖、有相互作用的综合征。

案例 6-2

患者李某，女，46 岁。车祸导致左股骨干开放性骨折伴骨质缺损、骨盆不稳定骨折、创伤性休克、第 1～5 腰椎椎体及附件骨折、第 5 胸椎椎体骨折、右第 10～11 肋骨骨折及左大腿碾挫伤伴 1 周后组织感染和坏死。给予外科清创缝合，左股骨外固定架固定及早期抗休克治疗后由 ICU 转入骨科。

问题：

1. 目前患者存在的主要护理问题有哪些？
2. 针对以上护理问题应采取哪些护理措施？

一、病 情 评 估

及早准确评估多发伤的病情，早期采取正确治疗措施是降低多发伤死亡率和提高救治效果的关键。多发伤的病情评估主要包括以下内容。

（一）快速了解病史

因多发伤病情严重，常需要迅速进行抢救，因此，评估与急救措施应同时进行。通过快速了解伤员受伤时间、地点、原因和部位，对于分析受伤机制、做出准确诊断具有重要指导意义。

（二）体格检查

多发伤早期体格检查的重点是尽早发现致命伤，如呼吸道是否通畅，有无大出血及是否发生休克等。体格检查时可以按照“CRASH PLAN”的顺序进行，其含义为：

C：cardiac——心脏，评估循环状况，包括心率、心音、血压等，判断有无休克及组织低灌注。心率快提示可能发生休克；心音遥远或不能闻及提示可能发生心包破裂；心音位置偏向一边提示可能发生气胸。

R：respiration——呼吸，包括呼吸类型、频率、深度、节律及胸腹部随呼吸而出现的异常活动。在进行心脏听诊的同时注意呼吸音的变化，初步了解患者缺氧情况。呼吸急促、呼吸困难提示可能发生气胸或血胸。

A：abdomen——腹部，腹部有无伤痕、瘀斑；是否膨隆，有无腹膜刺激征；肝、脾、肾区有无叩痛；肠鸣音情况。

S：spine——脊柱，有无后突、侧弯及错位畸形，有无压痛及叩击痛，有无大小便障碍，有无下肢运动及感觉障碍。四肢瘫痪和呼吸困难提示可能出现颈段脊髓损伤；胸腰段损伤会出现下肢截瘫。

H：head——头颅，观察有无意识状态改变，如头痛、呕吐和视盘水肿等，提示可能出现脑水肿或颅内出血导致颅内高压症；评估瞳孔大小、是否等圆及对光反射等变化；注意头颅大小和外形，头面部有无外伤。如果鼻腔或外耳道有血液或脑脊液流出，则提示有颅底骨折的可能；观察肢体运动、感觉情况，了解颅脑损伤的发展情况。

P：pelvis——骨盆，有无变形，可表现为骨盆挤压及分离试验阳性。骨盆骨折易导致低血压、失血性休克，伴有腹内脏器损伤、膀胱破裂、尿道、直肠损伤等，评估时应格外注意。

L：limb——四肢，四肢有无压痛、畸形、异常活动、脱位、骨擦感或骨擦音等。注意两侧对照检查。股骨髁上骨折、膝关节脱位、胫骨上端骨折及肱骨髁上骨折的患者，要常规检查远端动脉搏动和缺血的体征，防治遗漏并发的血管损伤。

A：arteries——动脉，明确各部位动脉有无损伤，必要时做超声多普勒检查以明确诊断。

N：nerves——神经，包括脑神经、运动神经、感觉神经、神经反射及自主神经的检查。进行神经系统检查时，要求患者在意识清晰的状态下完成。

体格检查过程中伤员突发危重情况，如窒息、大出血时，必须立即实施抢救，不能单纯为了完成检查而耽误抢救时机，这也要求医护人员要时刻注意伤员病情的变化，及时采取有效救治措施。检查动作要轻巧谨慎，避免加重损伤。除了要重视症状较为明显的部位，还要仔细寻找较为隐匿的损伤。

（三）辅助检查

根据患者病情选择适当的辅助检查，对确定诊断具有重要意义。患者病情允许时可做的辅助检查有：

1. 穿刺 主要用于判断内脏器官有无损伤，常见于胸腹闭合性创伤的诊断。穿刺抽出血液、气体等，一般表示内脏器官发生破裂。穿刺操作简单，可反复进行，但有时也可出现技术失误或判断误差。例如，进行腹腔穿刺时，若由于技术失误刺入胀气的肠管吸出肠内容物，就容易被误认为肠破裂。临床上为了提高诊断的准确性，除了要注意操作过程中的规范化，还可以采取改变穿刺点，或定时再次穿刺，或穿刺后置入导管等措施，以减少误差。

2. 导管术检查 插入导尿管可以协助诊断尿道、膀胱等损伤；胸腔闭式引流兼有诊断和治疗的作用；腹腔内留置导管可以动态地观察腹腔内出血、脏器破裂情况。

3. 实验室检查 尿常规可提示泌尿系损伤、糖尿等。血常规和血细胞比容可提示贫血、血浓缩或感染等。血电解质和血气分析可提示体液紊乱。血清胆红素、转氨酶等可提示肝功能降低等。

4. X 线 简便、无创的检查方法，对于各部位的骨折、胸腹部伤或异物存在诊断具有重要意义。

5. B 超 简便、可在床旁进行，主要用于腹部创伤。对于腹腔积血、实质性脏器损伤和心脏压塞诊断准确性高。

6. CT 对于颅脑伤的诊断意义较大，也可用于观察实质性器官损伤和腹腔积液等情况。

7. MRI 对软组织分辨率极高，但费用较高，操作复杂。主要用于脑和脊髓损伤。

8. 血管造影 用于确定血管损伤或外伤性动脉瘤、动静脉瘘，此检查具有一定的损伤。血管造影的指征有两方面：一是怀疑有损伤者（现场动脉出血史不详、小的非搏动性血肿，同侧肢体神经缺失、动脉部位的损伤等）；二是确定损伤的解剖情况。

进行重点或特殊检查时应注意：①颅脑和颌面外伤常与颈椎骨折或脱位同时存在，CT 或 X 线摄片时应注意颈椎有无骨折和脱位。②昏迷或高位截瘫时应注意检查腹部有无损伤。③胸部外伤尤其是左侧多发性肋骨骨折和血气胸，除常规胸部 X 线检查外，还要常规进行心电图监测，注意有无心肌挫伤、外伤性心肌梗死及心脏压塞征等。④严重腹部挤压伤应注意检查有无膈肌损伤。⑤骨盆骨折要常规检查尿液，以排除泌尿系损伤，通过行腹腔穿刺术排除腹腔内脏器损伤。

（四）确立诊断

因同一致伤原因导致出现下列两条以上伤情者可确定为多发伤：①颅脑损伤，如颅骨骨折，伴有昏迷的颅内血肿、脑挫伤、颌面部骨折等。②颈部损伤，颈部外伤伴有大血管损伤、血肿、颈椎损伤。③胸部损伤，多发性肋骨骨折、血气胸、肺挫伤、纵隔、心脏、大血管和气管损伤。④腹部损伤，腹腔内出血、内脏损伤、腹膜后大血肿。⑤泌尿生殖系统损伤，肾破裂、膀胱破裂、尿道断裂、阴道破裂、子宫破裂。⑥骨盆骨折伴有休克。⑦脊椎骨折伴有神经损伤。⑧上肢肩胛骨、长骨干骨折。⑨下肢长骨干骨折。⑩四肢广泛撕脱伤。

二、救治与护理

（一）救治程序

多发伤伤情危重，发展快，致死率高，因此，救治需要争分夺秒。及时正确的早期诊治不仅可以挽救伤员的生命，而且可减轻创伤后继发性损害，这直接关系到患者的生命安全和功能恢复程度。院前抢救的重点是解除危及患者生命的因素，稳定病情，迅速安全转运；院内抢救的重点是进行细致评估与准确判断，决定急诊科救护和后续治疗方案，挽救生命，减少伤残。

多发伤的救治可以按照 VIPCO 程序进行，详细内容如下：

V：ventilation——通气，即保证伤员气道通畅及保持正常的通气。迅速清除口咽腔凝血块、呕吐物及分泌物。鼻导管给氧，放置口咽通气导管、气管插管、气管切开和辅助呼吸。昏迷伤员应及早气管插管，颌面及喉部严重损伤宜行气管切开术。有胸腔创伤发生通气障碍时，应立即行气管切开、胸腔闭式引流。开放性气胸宜用凡士林纱布填塞胸部伤口，予以包扎，预防纵隔摆动。张力性气胸应行胸腔闭式引流。多根多处的肋骨骨折可引起反常呼吸运动，减少通气和换气，而且会引起纵隔左右摆动，造成明显的呼吸、循环障碍。现场急救时应先用包扎法限制部分胸壁的浮动，继而用肋骨外固定或内固定以保障呼吸和骨折的愈合。

I：infusion——灌注，即迅速输液、输血，扩充血容量，以防止休克发生或恶化。在纠正缺氧时快速建立多条液体通道，一般选择上肢、颈静脉，有腹部创伤时忌用下肢静脉通路。扩充血容量一般宜先输入等渗盐水或平衡液，继以浓缩红细胞或全血。如失血超过1000ml以上，可同时从两条静脉通路分别输入晶体液和全血。监测中心静脉压和尿量等，估计血容量和心功能。

P：pulsation——搏动，即监测心脏搏动，维护心泵功能。及早发现和处理心脏压塞征，如有心脏压塞需立即行心包穿刺，必要时紧急手术。对心肌挫伤可选用多巴胺等药物。

C：control bleeding——控制出血，即根据出血部位和出血量采取加压包扎止血或手术止血。对大血管伤经压迫止血后应迅速手术进行确定性止血（结扎和吻合）。经胸腹腔穿刺或腹腔灌洗术明确的腹腔内出血，应立即剖腹探查止血。

O：operation——急诊手术治疗，危重患者应抢在伤后1小时内尽早手术治疗。

（二）护理措施

对多发伤患者的救护，应遵循“先救命，后治伤”的原则，救护措施必须迅速、准确、有效。

1. 现场救护 通过现场初步的评估和判断后，优先抢救心搏呼吸骤停、窒息、大出血、张力性气胸和休克等患者。

（1）尽快脱离危险环境、选择合适体位：救护人员到达现场后，应迅速将患者脱离危险环境，安置在安全环境下进行救护，选择舒适安全的体位（平卧位头偏向一侧或屈膝侧卧位）。在搬运患者时动作要轻柔，切不可将伤肢从重物下硬拽出来。对疑有脊柱损伤者应立即予以制动，以免造成瘫痪。

（2）气道管理：对患者气道进行快速初步评估，解除气道梗阻。可以采用手法固定，放置鼻咽通气导管、口咽通气导管、喉罩及气管插管等措施保证气道通畅。在使用气道管理装置时，应遵循从低到高的原则，重点在于迅速使患者气道通畅，不要把时间浪费在置入并管理高级气道上。

（3）辅助通气、保证氧合：患者由于出血量过多、胸部损伤等原因，容易发生缺氧，尤其是头颅外伤的患者最常见。在保证气道通畅的前提下应给予患者高流量及高浓度吸氧，以保证氧合。结合脉搏血氧饱和度的监测，调整给氧方式，确保 $SpO_2 \geq 94\%$。

（4）心脏复苏：大出血、张力性气胸、呼吸道梗阻和严重脑外伤等严重创伤可以导致心搏骤停，应尽快实施心脏复苏。在心电图监测下行电除颤。同时用呼吸机辅助呼吸，根据室颤波形选用肾上腺素、利多卡因等药物。如果患者伴有胸骨骨折、多发肋骨骨折、血气胸、心脏压塞、心肌破裂，可以开胸心脏挤压。

（5）控制大出血：对于危及生命、可见的活动性出血，尽可能在现场给予有效止血。四肢出血可以采用止血带止血，对于无法使用止血带的部位（股动脉、腋窝、面部等）可以采用止血药结合持续加压止血。

（6）抗休克治疗：多发伤患者大多伴有低血容量性休克，应根据患者血压、脉搏、皮温、面色判断休克程度。现场抗休克的主要措施是迅速止血、输液扩容，必要时应用抗休克裤。在现场建立至少两条静脉通路，常选择肘前静脉（如肘正中静脉或贵要静脉）、颈外静脉，尽量不选用下肢静脉和受伤肢体上的静脉。一般在10～15分钟内先输注7.5%氯化钠液200～400ml，能够达到迅速扩充血容量、扩张血管的作用，在休克早期有较好的复苏效果。随后再输入平衡盐溶液或全血。严重休克患者应适当补充碳酸氢钠，以纠正酸中毒。大血管或心脏创伤及脏器破裂大出血患者在低血压状态下大量输液提升血压反而会使失血更快更多，对抢救不利。因此，主张少量输液，将血压维持在低于正常水平，但能保证脏器及组织灌流，然后在院内紧急手术控制出血的基础上，加强容量复苏。

（7）伤口处理：包扎伤口的目的是保护伤口、减少污染，同时可以起到压迫止血的目的。需要注意的是：①伤口内的异物或者血凝块不能随意去除。②刺入体内的异物严禁拔出，应用绷带或干净的毛巾对插入体内的异物进行包扎和固定，但是如果异物经颈部或面颊部刺入并堵塞气道，可以在现场及时处理，以保持气道通畅为首要目的。③创面中有外露的骨折断端、肌肉、内脏等，应严禁回纳入伤口。如果是腹内组织或脏器脱出，应先用干净的器皿盖住脱出物，然后再固定在腹部，切不可直接将敷料包扎在脱出的组织或脏器上面。④患者的离断肢体应先用无菌敷料或干净布包好后置于无菌或洁净的无漏孔塑料袋内，扎紧袋口，低温保存（0～4℃），随同患者一起送往医院，以备再植手术。

（8）固定及制动：现场一般用头部固定器和脊柱板进行脊椎固定，肢体的骨折可暂时通过绷带或其他敷料与脊柱板结合而固定于脊柱板或健侧肢体。

2. 转运和途中救护 现场基本处理后需要尽快将患者转运至院内进行进一步的救治。在转运途中院前救护人员应对患者进行持续评估、病情监测和救治。主要内容包括安全合适的转运体位、监测生命体征、呼吸支持与管理及持续抗休克治疗。转运中要保持患者摆放安全、合适的转运体位。颅脑损伤的患者应取平卧位，头偏向一侧或采取侧卧位，保持呼吸道通畅。颈椎损伤的患者应采取平卧位，固定头部，其中 1 人托住头部，其余人员将患者平直抬至转运床上。脊柱、脊髓损伤的患者应在其身下垫一个硬木板，取仰卧位，搬运时多人同时用力抬起患者，切忌拖、拉、推、扭转躯体。腹部外伤的患者应采取平卧位，屈曲下肢，减少腹压，防止器官脱出。休克患者应采取去枕平卧位，双下肢抬高。四肢骨折关节损伤的患者应采取夹板固定关节后才可转运，以免造成继发性损伤。室内外温度有较大差异时，转运途中注意做好患者的保暖。

负责转运的医护人员将患者送至目的地后应与接收患者的医护人员共同安置患者，包括卧位安置、管道固定、吸氧等，并进行床旁交接，交接内容包括提供患者的生命体征、用药情况、护理要点及转运前后和途中的病情变化等信息，双方确认交接内容无误后共同签字，完成转运。

3. 院内救护患者转运至医院急诊科后，应尽快对伤情进行进一步判断和分类，迅速采取有针对性的救护措施。

案例 6-2 分析

1. 患者现存的主要护理问题

感染：与开放性骨折有关。

疼痛：与骨折、软组织损伤有关。

有皮肤完整性受损的危险：与长期卧床、活动受限、固定压迫有关。

有便秘的危险：与长期卧床有关。

有失用综合征的危险：与疾病有关。

2. 针对以上护理问题，应采取如下护理措施。

（1）感染伤口的护理：该患者左侧股骨干开放性骨折伴软组织碾挫伤后组织感染，外固定架的钉道和感染组织连接，伤口的彻底清洁换药对控制钉道的感染至关重要。除全身应用抗生素外，应每天坚持伤口更换敷料，彻底清除坏死组织，碘伏消毒伤口，再用生理盐水清洗。

（2）疼痛护理：该患者疼痛的原因有很多，要针对不同原因和疼痛程度进行护理。骨折断端移动刺激周围软组织引起的疼痛，应尽量轻搬少动患者。由于肿胀压迫引起疼痛，应抬高患肢，早期冷敷，减少血液循环，减轻水肿止痛，并防止出血，晚期热敷促进血液循环，消除水肿止痛。

（3）压疮的预防：翻身是预防压疮的有效方法。该患者翻身受限，需制订特殊的翻身方法，既要预防压疮，又要保持骨折部位不会移位。因腰椎椎体骨折，需要轴线翻身；骨盆不稳定骨折需仰卧位禁止翻身；左股骨外固定架固定，患侧翻身受限。针对此特殊情况，应采用仰卧位和右侧卧位两种卧位，翻身角度根据各部位创伤愈合条件仔细预算，翻身时既不使骨折移位，也不影响骨折愈合，同时满足局部减压的目的，又顾及外固定架的稳定。

（4）排泄护理：①排尿护理，左大腿软组织未愈合时给予留置导尿，2～4 小时开放 1 次，会阴冲洗 1 次/天，并鼓励患者每天饮水 1500ml，有效控制泌尿系的感染。②排便护理：床头抬高 20°～30°，护士一人位于健侧，患者身体呈轴向翻向健侧，让患者取健侧卧位，护士一手扶起腰椎部位，一手扶患侧臀部，并将患肢膝关节轻度屈曲放置健侧肢体上；另一人在臀部垫尿垫、卫生纸，大便后清洁整理，还原体位。指导患者多进食蔬菜、水果和富含粗纤维的食物，预防便秘。

（5）早期康复锻炼：患肢功能锻炼可以促进骨折愈合，减少和避免肌肉萎缩、关节僵硬及骨质疏松等多种并发症，使骨折肢体迅速恢复正常功能。维持患侧肢体功能位，并进行患肢肌肉等长收缩运动，同时锻炼邻近关节，如直腿抬高练习及足趾各关节、踝关节屈伸和环绕运动，每小时 5～10 下，以患者可以忍受疼痛和不感到疲劳为度。

（孙　俐　王明弘）

第七章 常 见 急 症

第一节 呼吸困难与窒息

在急症患者的救治过程中，呼吸困难是最为常见的临床表现之一。据报道 9%～13%社区成人有轻度至中度呼吸困难表现，40 岁以上人群中 15%～18%，而 70 岁以上人群中 25%～37%有呼吸困难的症状。呼吸困难已成为心肺疾病住院和死亡的主要原因之一，其病因涉及呼吸、循环、神经、血液、消化等多个系统。

呼吸困难（dyspnea）是指患者不同强度、不同性质空气不足、呼吸不畅、呼吸费力及窒息等呼吸不适感的主观体验，伴或不伴呼吸费力表现，如张口呼吸、鼻翼扇动、呼吸肌辅助参与呼吸运动等，也可伴有呼吸频率、深度与节律改变。患者精神状态、生活环境、文化水平、心理因素及疾病性质等对其呼吸困难的描述具有一定的影响。严重呼吸困难最终都会导致患者窒息。窒息（asphyxia）是指气流进入肺脏受阻或吸入气体缺氧导致的呼吸停止或衰竭状态。一旦发生窒息，可迅速危及生命，应立即采取相应措施，判明原因，积极进行抢救。

案例 7-1

李某，男，80 岁，退休人员。患者于入院 2 天前无明显诱因出现呼吸困难，无胸痛，伴咳嗽，无痰，无寒战、高热，头晕，无头痛，无腹痛、腹胀。既往有慢性阻塞性肺疾病病史。主诉：胸闷、气短，呼吸费力。立即予以面罩 8L/min 氧气吸入，2 小时后患者心率加快，血压进行性下降，呼之不应，立即行气管插管。

查体：T 36.8℃，P 118 次/分，R 36 次/分，BP 92/47mmHg。昏迷，双侧瞳孔等大正圆，对光反射灵敏，呼吸急促，口唇、面色发绀，无颈静脉怒张，不能触及桡动脉搏动；胸廓无畸形，双肺叩诊呈清音，双肺呼吸音粗糙，可闻及哮鸣音，无湿啰音；腹膨隆，无压痛、反跳痛及肌紧张，无移动性浊音，双下肢水肿。急查血气分析、血常规，结果显示：pH 7.15，PaO_2 57mmHg，$PaCO_2$ 103 mmHg，BE 10.7mmol/L，Bs 31.4mmol/L，Lac 2.8mmol/L，WBC 8.7×10^9/L

问题：

1. 该病患为何种类型呼吸困难？
2. 怎样评估与判断该患者的呼吸困难程度？
3. 怎样针对该患者进行急救护理？
4. 患者出院后，如何进行出院指导？

一、病因与分类

（一）病因

呼吸动作是由机体多个系统在精密调度下共同参与完成的，如心脏、肺脏、神经、肌肉、血液等，此外，体液调节也参与呼吸动作的完成。无论哪一个环节出现了问题，都会影响人的正常呼吸，出现呼吸困难症状，常见病因可分为以下几类。

1. 呼吸系统疾病

（1）气道阻塞：支气管哮喘、慢性阻塞性肺气肿、气管与支气管炎症、喉水肿、喉癌及异物所致的气道狭窄或梗阻，以慢性阻塞性肺疾病（chronic obstructive pulmonary disease，COPD）最为常见。

（2）肺脏疾病：肺炎、肺结核、肺肿物、肺淤血、肺水肿、肺不张、肺栓塞、肺梗死、肺间质纤维化、急性呼吸窘迫综合征（ARDS）等。

（3）胸廓疾病：炎症、胸部外伤、肋骨骨折、自发性气胸、胸膜间质瘤、严重的胸廓畸形、大量的胸腔积液、严重的胸膜粘连增厚等。

（4）神经肌肉疾病：脊髓灰质炎病变累及颈髓、急性多发性神经根炎、重症肌无力累及呼吸肌、药物（肌松剂、氨基糖苷类等）所致的呼吸肌麻痹无力等。

（5）膈肌运动障碍：胃扩张、膈肌麻痹、大量腹水、高度鼓肠、腹腔内巨大肿物、妊娠末期等。

2. 循环系统疾病 左心衰竭、右心衰竭、心肌病、心脏瓣膜病、心包积液、心脏压塞、原发性肺动脉高压和肺栓塞（pulmonary embolism，PE）等。

3. 中毒性疾病 酸中毒、尿毒症、吗啡中毒、有机磷中毒、氰化物中毒、亚硝酸盐中毒、一氧化碳中毒、糖尿病酮症酸中毒等。

4. 神经精神疾病 颅脑外伤、脑血管疾病、脑膜炎等疾病累及呼吸中枢功能障碍，精神性疾病所致的呼吸困难，如癔症等。

5. 血液系统疾病 重度贫血、高铁血红蛋白血症、硫化血红蛋白血症等。

6. 其他 中暑、过度肥胖、剧烈运动、高原反应、长时间处于较为封闭空气不流通的空间等。

（二）病因分类

根据其主要的发病原因，可将呼吸困难可分为：肺源性呼吸困难、心源性呼吸困难、中毒性呼吸困难、神经精神性呼吸困难、血源性呼吸困难，另外，其他生理性因素也可引起不同程度的呼吸困难。在各类呼吸困难中心源性呼吸困难和肺源性呼吸困难占75%左右。

1. 肺源性呼吸困难 是由呼吸器官病变所引起的通气、换气功能障碍，导致缺氧和（或）二氧化碳潴留而引起的呼吸困难。主要可表现为下列三种形式。

（1）吸气性呼吸困难：吸气运动增强，吸气时间延长，吸气深而费力，严重患者吸气时头可后仰。主要表现为干咳及高调哮鸣音，重者吸气时出现胸骨上窝、锁骨上窝、肋间隙凹陷，称为“三凹征”。多见于喉、气管、大支气管管腔狭窄和（或）不完全性阻塞，常由炎症、水肿、痉挛、异物及肿瘤等疾病引起。其发生机制：声带上面较为平坦，下面稍向外倾斜，当喉阻塞时患者用力吸气，将声门推向下方，两侧声带游离缘靠拢，使狭窄的喉腔更为狭窄；呼气时气流冲击声带下面，使之向两侧分开，声门开大，因此，表现为吸气困难，而呼气基本无碍。

（2）呼气性呼吸困难：呼气费力，呼气时间延长，常伴有哮鸣音或干啰音。多见于支气管哮喘、慢性阻塞性肺气肿、喘息性慢性支气管炎等。其发生机制是由于肺泡弹性减弱和（或）小支气管狭窄阻塞（炎症或痉挛）。人吸气是个主动的过程，此时由于气道内压力大于肺内压力，所以尽管有肺泡弹性减弱和小支气管狭窄，气流依然可以进入肺泡内。相反，人呼气是一个被动过程，主要是依靠胸廓和肺组织的回缩，所以肺泡弹性减弱时会出现呼气困难。此外，呼气时肺内压力大于气道内压力，如果此时有小支气管狭窄，那么气道就容易被压缩甚至完全闭塞，造成气体不能被完全呼出体外，从而引发呼气困难。

（3）混合性呼吸困难：呼气、吸气均感费力，呼吸频率明显增快，呼吸深度变浅，常伴有呼吸音减弱或消失，亦可有病理性呼吸音。多见于重症肺炎、肺结核、弥漫性肺间质疾病、大面积肺栓塞、广泛性胸膜增厚、大量胸腔积液或气胸等。其发生机制是由于广泛肺部病变或肺组织受压，呼吸面积减少，既影响吸气的过程，又影响呼气的过程，从而影响换气功能所致。

2. 心源性呼吸困难 因各种原因所致的左心衰竭和（或）右心衰竭、心脏压塞、肺栓塞和原发性肺动脉高压等，其发生机制不同。左心衰竭所致的呼吸困难较为严重。在我国，引起心源性呼吸困难的病因中以高血压、冠心病、瓣膜疾病、扩张型心肌病多见。

（1）左心衰竭：发生呼吸困难的主要原因是因为肺淤血和肺泡弹性降低。其机制为：①肺淤血，使得气体弥散功能降低。②肺泡表面张力增高，刺激牵张感受器，通过迷走神经反射兴奋呼吸中枢。③肺泡弹性减退，其扩张与收缩能力降低，使肺活量减少。④肺循环压力升高对呼吸中枢的反射性刺激。

其特点是患者通常患有严重的心脏病史，呈混合性呼吸困难，在体力活动或平卧时加重，按心力衰竭的不同程度，可表现为劳力性呼吸困难、端坐呼吸、阵发性呼吸困难等。

劳力性呼吸困难常发生于体力活动时，因为活动时加重心脏负荷，增加机体耗氧量，因此，休息便可缓解。

端坐呼吸是指患者为缓解呼吸困难的症状而常常采取半坐位或坐位呼吸的一种强迫体位。坐位时下半身回心血量减少，减轻肺淤血的程度，同时坐位时可降低膈肌位置，膈肌活动增大，肺活量增大，增大量在10%～30%，因此，常常可见病情严重者采取端坐位呼吸。

急性左心衰竭时常出现阵发性呼吸困难，多发生于夜间熟睡过程中，称为夜间阵发性呼吸困难。发生机制：①睡眠时迷走神经兴奋性增高，冠状动脉收缩，心肌供血减少，心功能降低。②小气管收缩，肺泡通气量减少。③仰卧位时肺活量减少，下半身静脉回心血量增多，致肺淤血加重。④呼吸中枢敏感性降低，对肺淤血引起的轻度缺氧反应迟钝，当淤血程度加重、缺氧明显时，才刺激呼吸中枢做出应答反应。发作时，患者通常会在睡眠中感到胸闷、气短，憋气惊醒，被迫坐起，惊慌失措，轻者数分钟至数十分钟后症状便可自行缓解或消失；重者可出现气促、面色青紫、大汗，呼吸可闻及哮鸣音，咳浆液性粉红色泡沫样痰，听诊可闻及肺底部出现较多中、小湿啰音，心率增快，有奔马律，称为心源性哮喘。常见于高血压性心脏病、冠状动脉粥样硬化性心脏病（冠心病）、风湿性心脏瓣膜病、心肌炎和心肌病等。

（2）右心衰竭：引发呼吸困难的原因主要是体循环淤血，但引起呼吸困难的程度较左心衰竭轻。发生机制：①右心房和上腔静脉压升高，刺激压力感受器反射性地兴奋呼吸中枢。②血氧含量减少，乳酸、丙酮酸等代谢产物增加，刺激呼吸中枢。③淤血性肝大、腹水和胸腔积液使呼吸运动受限，肺气体交换面积减小，临床上主要见于慢性肺源性心脏病。

（3）心脏压塞：主要是渗出性或缩窄性心包炎，无右心衰竭。其发生呼吸困难的主要机制是由于大量心包积液或心脏压塞或心包纤维性肥厚、钙化、缩窄，使心脏舒张受限，引起体循环淤血所致。

3. 中毒性呼吸困难 在急慢性肾衰竭、糖尿病酮症酸中毒和肾小管性酸中毒时，血中酸性代谢产物增多，强烈刺激颈动脉窦、主动脉体化学受体，或直接兴奋刺激呼吸中枢，出现深长而规则的呼吸，可伴有鼾声，称为酸中毒深大呼吸。急性感染和急性传染病时，由于体温升高及毒性代谢产物的影响，刺激兴奋呼吸中枢，使呼吸频率增快。某些药物中毒如吗啡类、苯巴比妥药物、苯二氮䓬类等中枢抑制药物和有机磷中毒时，呼吸中枢受抑制，致呼吸缓慢、变浅，可表现为呼吸节律异常，如潮式呼吸（Cheyne-Stokess 呼吸）或间停呼吸（Biots 呼吸）。化学药物中毒可导致机体特别是组织的缺氧引起呼吸困难，常见于一氧化碳、亚硝酸盐、苯胺类和氰化物中毒。

4. 神经精神性呼吸困难 主要是由于重症颅脑疾病，呼吸中枢受增高的颅内压和供血减少的刺激，使呼吸变慢而深，常伴有呼吸节律的异常，如呼吸抑制（呼吸突然停止）、双吸气（抽泣样呼吸）等。精神性呼吸困难主要是由精神或心理因素影响而导致的呼吸困难。如癔症患者，表现为呼吸频率快而浅，并常因为通气增强而发生呼吸性碱中毒，伴有叹息样呼吸，出现口周、肢体麻木和手足抽搐，严重时可有意识障碍。

5. 血源性呼吸困难 重度贫血、高铁血红蛋白症或硫化血红蛋白血症等，因红细胞携氧量减少，血氧含量降低而致使呼吸变快。另外，大出血或休克时，因缺血和血压下降，刺激呼吸中枢，也可使呼吸加快。

案例 7-1 分析

明确疾病原因：患者既往有慢性阻塞性肺疾病病史，无感染，体内氧含量过低同时伴有明显的二氧化碳潴留，患者自诉胸闷、气短，呼吸费力，因此，可判断为肺源性呼吸困难中的呼气性呼吸困难。

二、病情评估

（一）临床表现

1. 呼吸形态的改变

（1）呼吸频率：每分钟呼吸超过 24 次称为呼吸频率加快，见于呼吸系统疾病、心血管疾病、贫血、发热等。每分钟呼吸小于 10 次称为呼吸频率减慢，是呼吸中枢受抑制的表现，多见于镇静催眠药、一氧化碳中毒等。

（2）呼吸深度：呼吸加深见于糖尿病及尿毒症酸中毒，呼吸中枢受刺激，出现深而慢的呼吸，称为酸中毒深大呼吸或库氏（Kussmaul）呼吸。呼吸变浅见于肺气肿、呼吸肌麻痹及镇静剂过量等。呼吸浅快常见于癔症发作。

（3）呼吸节律：常见的呼吸节律异常可表现为 Cheyne-Stokes 呼吸或 Biots 呼吸。Cheyne-Stokes 呼吸，是一种由浅慢逐渐变为深快，然后再由深快转为浅慢，随之出现一段呼吸暂停后，又开始如上变化的周期性呼吸，其周期可长达 30 秒～2 分钟，暂停期可持续 5～30 秒，提示呼吸中枢兴奋性降低，反映病情严重，见于中枢神经系统疾病和脑部血液循环障碍，如脑动脉硬化、心力衰竭、颅内压增高及糖尿病昏迷和尿毒症等。Biots 呼吸表现为规则呼吸数次后，间以呼吸暂停，如此周而复始，提示病情严重，预后不佳，偶见于脑膜炎、脑炎、中暑、颅脑外伤等。

2. 伴随症状 引起呼吸困难的原发病不同，所表现出来的症状不同。

（1）发作性呼吸困难伴有哮鸣音：见于支气管哮喘、心源性哮喘。

（2）突发性的严重呼吸困难：见于气管异物、急性喉水肿、自发性气胸、大块肺栓塞等。

（3）呼吸困难伴一侧胸痛：见于大叶性肺炎、急性渗出性胸膜炎、肺栓塞、自发性气胸、急性心肌梗死、支气管肺癌等。

（4）呼吸困难伴发热：见于肺炎、肺脓肿、肺结核、胸膜炎、急性心包炎、神经系统疾病（炎症、出血）、咽喉壁脓肿等。

（5）呼吸困难伴有咳嗽、脓痰：见于慢性支气管炎、阻塞性肺气肿并发感染、化脓性肺炎、肺脓肿等。

（6）呼吸困难伴意识障碍：见于脑出血、脑膜炎、重症肺炎、尿毒症、糖尿病酮症酸中毒、肺性脑病、急性中毒等。

3. 体格检查 可通过观察患者的胸廓外形及呼吸肌活动情况，有无“三凹征”和颈内静脉充盈，触摸脉率，叩诊胸廓和听诊呼吸音评估呼吸困难患者的体征。气胸患者多采用患侧向上的侧卧位，胸腔积液患者多喜欢患侧卧位。肺栓塞患者可见颈静脉充盈，肺部可闻及局部湿啰音及哮鸣音，肺动脉瓣区第二心音亢进或分裂，严重时血压下降甚至休克。支气管哮喘急性发作时胸部呈过度充气状态，吸气性“三凹征”，双肺可闻及广泛的呼吸相哮鸣音，但非常严重的哮喘发作可无哮喘音（静寂胸）；平卧时气促加重，强迫端坐位可缓解。呼吸浅快、桶状胸、叩诊呈过清音，辅助呼吸肌参与呼吸运动，甚至出现胸腹矛盾运动，常见于 COPD。患侧胸廓饱满、叩诊呈鼓音、听诊呼吸音减弱或消失应考虑气胸。

（二）辅助检查

因各种原因所引起的呼吸困难仅凭临床症状和病史特点等对于鉴别诊断具有一定难度。而在各种影像学、检验学等学科的配合下，为鉴别诊断提供了客观、可靠的依据。

1. 血氧饱和度监测 可快速了解患者体内含氧状况。

2. 动脉血气分析 发生呼吸困难时最常用的检查项目，可以了解氧分压、二氧化碳分压的高低及 pH，从而判断是否存在呼吸衰竭、呼吸衰竭的类型及是否存在酸、碱中毒，以及酸碱中毒的类型等。

3. 胸部 X 线片或胸部 CT 检查 是鉴别心肺疾病引发呼吸困难较为方便快捷的方法。可看清心脏大小、形态，了解肺部病变程度和范围，快速明确是否存在感染、气胸、肺淤血、肺水肿、占位性病变等情况。

4. 心电图 初步了解患者心功能情况，对于因心功能不全、心律失常、心肌梗死等所引起的呼吸困难可提供一定依据。此外，对肺栓塞的诊断也有参考意义。

5. 血常规 了解是否存在感染、贫血及严重程度。

6. 特殊检查 如病情允许可做下列检查：①肺动脉造影，确诊或排除肺栓塞的可能性。②肺功能检查，可以进一步明确呼吸困难的类型。第一秒用力呼气容积（FEV_1）<1L 可提示严重 COPD。③支气管激发试验或运动试验阳性、支气管舒张试验阳性、峰值呼气流速（PEF）昼夜波动率≥20%，这三者有其一即可考虑为支气管哮喘急性发作。

（三）护理评估

当患者出现呼吸困难时应注意观察其伴随症状，询问患者诱发原因、起病缓急，了解心肺疾病史、过敏史、有无中毒或职业性粉尘或异物吸入史，及时判断出呼吸困难的类型。

1. 病史采集 询问患者过敏史、既往疾病史，应特别注意心肺疾病史。了解既往咳、痰、喘等类似发作史，若咳、痰、喘具有季节相关性，则考虑多为肺源性呼吸困难；若呼吸困难的发作与活动量有关，患者身患心脏系统疾病，则多考虑为心源性呼吸困难。

2. 起病缓急和时间

（1）突然发病的呼吸困难：多见于呼吸道异物、急性喉水肿、自发性气胸、肺水肿、支气管哮喘、急性心肌梗死和肺栓塞等。ARDS 患者多在原发病起病后 5 日内，而约半数者自 24 小时内出现呼吸加快，随后呼吸困难呈进行性加重或窘迫。

（2）缓慢发作的呼吸困难：见于心肺慢性疾病，如肺结核、肺尘埃沉着病、肺气肿、肺纤维化、冠心病及先心病等。

（3）夜间阵发性呼吸困难：以急性左心衰竭致心源性肺水肿最为常见，COPD 患者夜间可因痰液聚集而引起咳嗽，被迫端坐体位。COPD 患者的呼吸困难随肺功能减退程度而加重，询问病史时应注意进展程度，如劳动能力下降，活动或运动后出现呼吸困难，甚至在静息状态下也感到气促的演变过程。

3. 年龄及性别 儿童应注意呼吸道异物、急性感染、先天性疾病等；青壮年常见于胸膜疾病、肺结核、风湿性心脏瓣膜病等；COPD、重症肺炎、肿瘤、心功能不全等多见于老年人；神经精神性呼吸困难多见于年轻女性。

4. 诱发因素 ①有食物性过敏原和吸入性过敏原（如花粉、乳胶、霉菌、动物皮屑、毛发）、运动、冷刺激（吸入冷空气或食用冷饮、冰激凌）、吸烟、上呼吸道感染等诱因而出现的呼吸困难常提示哮喘或 COPD 急性发作。②肺栓塞诱发常见于具有深静脉血栓的高危因素，如骨折、创伤、长期卧床、外科手术、恶性肿瘤等人群之中。③存在严重感染、创伤和误吸等直接或间接肺损伤后 12～48 小时内出现呼吸困难可考虑 ARDS。④有过度用力或屏气用力史而突然出现的呼吸困难可考虑气胸。⑤产妇突然发生呼吸困难有可能是肺羊水栓塞症。

5. 基础疾病及职业环境 心血管疾病患者出现呼吸困难可能是心力衰竭或肺水肿的表现；长期卧床的老年患者出现呼吸困难应考虑肺部感染、肺栓塞的可能性；肺癌患者接受放射治疗后发生呼吸困难可能是放射性肺炎；近期有胸、腹手术史，胸片考虑肺淤血，呼吸大于 28 次/分或呼吸窘迫时，应考虑到 ARDS 的可能；接触各种粉尘的职业是考虑尘埃沉着症等相关疾病的重要线索；接触毒气或毒物后发生呼吸困难可做出相应判断；接触霉菌、花草、动物毛发等发生呼吸困难是外源性过敏性肺泡炎的表现；登高时发生的呼吸困难可能是发生了高山肺水肿。

6. 呼吸困难的分度 一度：安静时无呼吸困难，活动时出现；二度：安静时有轻度呼吸困难，活动时加重，但不影响睡眠和进食，无明显缺氧；三度：明显吸入性呼吸困难，喉鸣音重，“三凹征”明显，缺氧和烦躁不安，不能入睡；四度：呼吸极度困难，严重缺氧和二氧化碳潴留增多，口唇苍白或发绀、血压下降、大小便失禁、脉搏细弱，进而昏迷、心力衰竭，直至死亡。

7. 窒息的分度 一度：安静时无呼吸困难，当活动或哭闹时出现轻度的呼吸困难，可有轻度的吸气性喉喘鸣及胸廓周围软组织凹陷。二度：安静时有轻度呼吸困难，吸气性喉喘鸣及胸廓周围软组织凹陷，活动或哭闹时加重，但不影响睡眠和进食，无烦躁不安等缺氧症状，脉搏正常。三度：呼吸困难明显，喉喘鸣声较响亮，吸气性胸廓周围软组织凹陷显著，并出现缺氧症状，如烦躁不安、不易入睡、不愿进食、脉搏加快等。四度：呼吸极度困难。患者坐立不安、手足乱动、出冷汗、面色苍白或发绀、心律不齐、脉搏细速、昏迷、大小便失禁等。若不及时抢救，则可因窒息致呼吸心跳停止而死亡。

案例 7-1 分析

患者血压进行性下降，查体：BP 92/47mmHg，低于正常范围，桡动脉搏动无法触及，口唇、面色发绀，化验显示严重缺氧伴有二氧化碳潴留，随即患者进入昏迷状态，符合四度呼吸困难评判标准，因此，判断患者为四度呼吸困难。

三、救治与护理

（一）救治原则

呼吸困难或窒息的发生一般起病急，进展快。治疗时首先去除疾病诱因，保持呼吸道通畅，纠正缺氧和（或）二氧化碳潴留，纠正酸碱平衡失调，为基础疾病及诱发因素的治疗争取时间，根据病因积极治疗原发病，最终改善呼吸困难症状。同时遵医嘱及时准确予以药物治疗。

1. 解痉平喘

（1）β_2受体激动药：代表药为沙丁胺醇、特布他林、非诺特林。主要作用机制为激动支气管平滑肌上的β_2受体，舒张支气管平滑肌，是控制哮喘急性发作的首选药物，可采用吸入给药，若气道阻塞，可采用皮下或静脉途径紧急给药。用药后应注意观察患者有无头晕、头痛、心悸、手指颤抖等不良反应。

（2）茶碱类：代表药为氨茶碱，可使气管平滑肌松弛，同时具有强心、利尿、扩张冠状动脉、兴奋呼吸中枢、增加呼吸肌收缩力的作用。静脉滴注给药浓度过高，速度过快时，可引起心动过速、心律失常、血压下降，严重者可引起突然死亡等中毒反应。发热、妊娠、小儿或老年有心、肝、肾功能障碍者及甲状腺功能亢进者应慎用。

（3）M 胆碱受体阻滞药：代表药为异丙托溴铵，通过阻滞 M 受体而松弛支气管平滑肌，使支气管平滑肌扩张，哮喘缓解。

（4）钙离子通道阻滞剂：代表药为硝苯地平，该类药通过阻滞 Ca^{2+}进入细胞内，降低细胞内Ca^{2+}浓度，使支气管平滑肌松弛，缓解呼吸困难。

（5）糖皮质激素：代表药为甲泼尼龙，该类药物平喘机制较复杂，可抑制过敏反应，减少过敏介质释放，降低血管通透性，并有较强的抗炎作用，是控制哮喘发作最有效的药物。可采取吸入、口服与静脉给药方式。使用过程中应注意防止感染扩散、水钠潴留、血钾降低、溃疡加重、消化道出血、结核复发、高血压及血糖升高等并发症，同时结合其他支气管舒张剂应用。

（6）肾上腺素：支气管哮喘发作紧急状态时，可按医嘱给予 0.1%肾上腺素 0.3～0.5ml 皮下注射，以迅速解除支气管痉挛。高血压、心脏病患者慎用。

2. 控制感染 当患者出现呼吸道与肺部感染时，遵医嘱合理使用广谱抗生素。

3. 维持呼吸 呼吸兴奋剂可应用于伴有二氧化碳潴留并有呼吸中枢抑制的患者，如缺氧症状始终不能改善，应予以机械通气。应用呼吸兴奋剂时，应保持呼吸道通畅，适当提高吸氧浓度，静脉滴注时速度不宜过快，注意观察呼吸频率、节律、神志及动脉血气的变化。

4. 维持血压 肺栓塞、气胸患者常伴有血流动力学的改变，如心率加快、血压下降，重者出现休克，应遵医嘱及时给予多巴胺或多巴酚丁胺等血管活性药物治疗心力衰竭、休克，维持体循环和肺循环的稳定。

5. 止痛 胸部剧烈疼痛可影响患者正常呼吸，应遵医嘱给予止痛药物。

6. 纠正酸中毒 严重缺氧或二氧化碳潴留可引起代谢性酸中毒或呼吸性酸中毒，遵医嘱静脉滴注或缓慢静脉注射 5%碳酸氢钠纠正酸中毒。

案例 7-1 分析

患者呈昏迷状态，动脉血气分析结果显示，患者缺氧伴有二氧化碳潴留，合并呼吸性酸中毒。首要任务是纠正缺氧状态，协助医生，立即行气管插管，清除气道内分泌物后予以呼吸机辅助呼吸。其次，维持患者生命体征。立即建立静脉通路，使用升压药物，如多巴胺，应用支气管扩张药物及糖皮质激素类药物，如氨茶碱、甲泼尼龙，同时应用 5%碳酸氢钠静脉滴注以纠正酸中毒。应用抗炎药，如美罗培南，控制感染。连接心电监护，注意患者呼吸频率与节律有无变化、血氧饱和度是否提升，时刻观察患者生命体征是否好转。

（二）护理措施

1. 抢救生命 任何原因引起的呼吸困难或窒息均应以抢救生命为首要原则进行紧急处理。

（1）体位护理：嘱患者安静休息，取半卧位或端坐卧位，活动无耐力的患者可提供小桌板，避免加重胸部压迫感而影响呼吸，应避免穿着紧身衣物或使用过厚的沉重被盖保暖。昏迷或休克患者取平卧位，异物误吸者头应偏向一侧。

（2）保持气道通畅：立即清除口腔及气道内分泌物，如有异物应立即去除，解除气管痉挛症状，对因炎症等原因引起的气道狭窄可请专科进行气管切开或气管插管，并予以呼吸机辅助呼吸，保持呼吸通路畅通。

（3）氧疗措施：遵医嘱立即予以鼻导管或氧气面罩进行吸氧。哮喘急性发作时可先使用鼻导管吸氧，如果缺氧严重，应予以面罩吸氧。

慢性肺疾病伴有二氧化碳潴留患者，如 COPD、肺栓塞、合并通气障碍、肺源性心脏病患者吸氧原则应遵循“持续低流量”吸氧。ARDS、急性呼吸衰竭（如呼吸、心搏骤停）、急性中毒（如一氧化碳中毒）等呼吸抑制疾病患者应予以高浓度（＞50%）吸氧。

吸氧过程中应注意观察氧疗效果。若口唇甲床发绀症状好转、呼吸困难减轻、心率减慢表示氧疗有效。如果意识障碍加重、呼吸速度变得浅快或深慢则可能二氧化碳潴留加重，应再次复查动脉血气分析结果，并结合实际情况，及时调整氧气吸入方式、流量、浓度或调整呼吸机参数，保证氧疗效果。做好供氧浓度、供氧时间、供氧量、停止时间及湿化情况的记录。叮嘱患者及其家属不可自行调节氧流量或停止吸氧，在吸氧过程中发现不适应及时通知医务人员。

（4）心电监护：立即予以心电监护，监测生命体征和呼吸功能：①注意监测心率、心律、血压的变化，有无血流动力学障碍。②观察呼吸频率、深度和节律的改变，注意监测血氧饱和度。同时观察患者颜面、口唇、甲床有无颜色改变，及时听取患者主诉，有无胸闷、气短等不适，发现病情变化应及时通知医生。

（5）建立静脉通路：遵医嘱使用化痰平喘及解除呼吸道痉挛药物，保证准确及时给药。

（6）辅助检查：遵医嘱及时采血，查看动脉血气分析、血常规、离子及 D-二聚体等检测结果，及早做好相关 CT、X 线片、心电图等检查。

（7）物品准备：备好抢救药品、氧气筒（氧气袋）、监护仪、呼吸机、除颤仪、气管插管相关物品等抢救设施，防止患者呼吸困难症状突然加重，应随时做好气管插管或气管切开的准备。

（8）环境设施：保持病室环境安静适宜，温湿度适宜，避免刺激性气体吸入，气道反应性高的患者房间内避免放置花草、毛绒玩具等易引起过敏的物品。

（9）防止交叉感染：对于怀疑具有高度传染性的呼吸系统疾病患者，应做好其他患者与医护人员自身的防护，备好一次性口罩、帽子、隔离服、橡胶手套等物品，防止交叉感染，并做好隔离防护。

2. 饮食护理 保证每日摄入足够热量，宜进食肉类、蛋类等富含高蛋白、高维生素、易消化食物，少食多餐。避免生冷辛辣、咖啡浓茶、红薯、土豆、萝卜等刺激性强、易于产气的食物，防止便秘、腹胀影响呼吸。对张口呼吸、痰液黏稠者应补充足够的水分（每日补水1500～2000ml），并做好口腔护理，增进食欲，减少呼吸道感染的发生。

3. 呼吸训练 指导患者采取有效的呼吸方式，如缩唇呼吸、腹式呼吸等，以改善呼吸功能，必要时可使用呼吸训练器。在患者进行呼吸训练过程中，要与家属共同鼓励患者，以增强患者的信心。

4. ARDS的护理 针对ARDS患者应积极治疗原发病，防止病情继续发展，及时纠正患者严重缺氧。在呼吸支持治疗中，要防止呼吸机所致肺损伤、呼吸道继发感染及氧中毒的发生。

（1）氧疗：一般采用面罩高浓度给氧，使 PaO_2＞60mmHg 或 SaO_2＞90%，多数患者需要使用机械通气。ARDS患者的机械通气采用的是肺保护性通气，其中最重要的是应用呼气末正压（PEEP）和小潮气量治疗。采用小潮气量，主旨在控制吸气平台压，防止肺泡过度扩张。PEEP可增加胸腔正压减少回心血量，影响通气与血流比例，因此，需从低水平开始，先从5cmH_2O，逐渐增加到合适水平，一般为10～18cmH_2O，以维持 PaO_2＞60mmHg 而 FiO_2＜60%，有条件者采用密闭式吸痰方法，尽量避免中断PEEP。对于血容量不足的患者应补充足够的血容量，但需要注意避免因过量补液而加重肺水肿。

（2）液体管理：为减轻肺水肿，需要以较低的循环血量来维持有效循环，保持双肺相对“干”的状态，在血压平稳的前提下，出入量宜维持在负平衡（–500ml左右）。适当使用利尿剂可促进肺水肿的减轻。

（3）防止并发症：注意观察感染等并发症，如发热、咳嗽、咳黄绿色痰液等，应根据医嘱留取各种痰液标本。

5. 肺栓塞的护理 如果呼吸困难是由肺栓塞引起，除上述护理外，还应包括如下护理。

（1）休息与排便：患者绝对卧床，保持安静，避免排便过度用力，便秘时可予以缓泻剂协助排便，防止因活动致使栓子再次脱落。

（2）缓解疼痛：观察胸痛部位、诱发因素、严重程度，有无伴随症状，注意区分心肌梗死及胸膜炎性反应等疾病引起的疼痛。必要时可遵医嘱注意给予止痛药物，如吗啡、哌替啶等，观察用药效果。疼痛较轻者，可指导患者缓慢呼吸，分散注意力，减轻疼痛。

（3）溶栓治疗的护理：①保证静脉通路通畅。②用药护理：溶栓和抗凝治疗后的主要药物不良反应为出血。常见于血管穿刺处，观察注射部位有无渗血或血肿；观察皮肤有无瘀斑，有无口腔黏膜及牙龈出血；消化道出血的主要表为呕血、便血或柏油样便；观察患者有无头晕、头痛、恶心、呕吐、神志改变等脑出血症状。③定时监测3P试验、纤维蛋白原、纤维蛋白降解物、血小板、凝血酶原时间等血液学指标。

6. 慢性阻塞性肺疾病急性发作期的护理 在应用氧疗、抗感染，止咳、祛痰平喘的基础上，协助患者咳嗽、咳痰，保持呼吸道通畅。

7. 支气管哮喘急性发作的护理 如果呼吸困难是由哮喘急性发作所引起，应尽快解除气道阻塞，纠正低氧血症，恢复肺功能。遵医嘱给予 β_2 受体激动剂、氨茶碱、抗胆碱药物、M胆碱受体阻滞药、糖皮质激素等，松弛平滑肌，解除支气管痉挛。并发呼吸衰竭者，应遵医嘱给予鼻导管或面罩等无创通气方式，若无效，做好有创机械通气治疗的准备与配合。

8. 自发性气胸的护理 快速排除胸腔内气体，闭合漏口，促进患侧肺复张，减轻呼吸困难，改善缺氧症状等急救措施。

（1）胸腔穿刺抽气：适用于小量气胸（20%以上），呼吸困难较轻者。通常选择患侧锁骨中线第 2 肋间，消毒皮肤后，使用气胸针或细导管刺入胸腔，快速排气并测压，至患者呼吸困难症状缓解为止。一次排气量不超过 1000ml，每日或隔日抽气一次。张力性气胸患者如病情危重，可选择粗输液针紧急置入排气。

（2）胸腔闭式引流：①连接正确，确保引流装置安全。②搬动患者时应夹闭引流管，并妥善固定。如若管路脱出，立即嘱患者呼气或者憋气，同时迅速用凡士林纱布及胶布封闭引流口，并立即通知医生进行处理。③更换引流装置应双向夹闭引流管，保证无菌操作。④引流过程中应观察引流是否通畅，有无水柱波动及气体溢出，记录引流液的颜色、量和性状，防止引流液黏稠或因凝血块堵塞管路。⑤鼓励患者咳嗽、深呼吸和吹气球练习，促进塌陷的肺扩张，加速胸腔内气体的排出。但需要避免持续性的剧烈咳嗽。

9. 单纯性气道异物阻塞患者的护理 应尽早配合去除异物，以保持呼吸道通畅，防止窒息及其他并发症的发生。可使用 Heimlich 手法排除异物，或经内镜（直接喉镜、支气管镜、纤维支气管镜）去除异物。如确实难以取出异物，应做好开胸手术、气管切开的准备。对有明显气道阻塞的患者，紧急情况下可用粗针或剪刀行环甲膜穿刺或切开术，以开放气道。

知识链接

Heimlich 手法

若患者清醒，施救者站在患者后面，脚成呈步状，前脚置于患者双脚间。以大拇指侧与示指侧对准患者剑突与肚脐之间的腹部，具体在肚脐上 2 横指处。用左手将患者背部轻轻推向前，使患者处于前倾位，头部略低，嘴要张开，以利于呼吸道异物排出。另一手置于拳头上并握紧，双手急速冲击性的、向内上方压迫其腹部，反复有节奏、有力地进行，以形成的气流把异物冲出。

如果发现患者意识不清卧位在地，或是患者在站立、不便于操作者进行施救时，取患者于仰卧位，首先开放患者的呼吸道，然后救护者骑跨在患者大腿外侧，一手以掌根按压肚脐与剑突之间的部位，另一手掌覆盖在其手掌之上，进行冲击性的、快速的、向前上方压迫，反复至呼吸道异物被冲出。

若患者为即将临盆的孕妇或非常肥胖致施救者双手无法环抱腹部做挤压，则在胸骨下半段中央垂直向内做胸部按压，直至气道阻塞解除。

若自己是患者，孤立无援时，则一手握拳，另一手成掌捂按在拳头上，双手急速冲击性的、向内上方压迫自己的腹部，反复有节奏、有力地进行。或稍稍弯下腰，靠在一固定物体上（如桌子边缘、椅背、扶手栏杆等），以物体边缘压迫腹部，快速向上冲击。重复上述动作直至异物排出。

10. 休息与活动 与患者及其家属共同制订活动计划。病情较轻者可适当活动，并逐渐增加运动量，如散步、慢走、慢跑、太极拳等；呼吸困难严重者应尽量减少活动注意休息，由家属照顾生活起居，待病情好转逐步恢复正常活动。

11. 心理护理 患者出现呼吸困难时会产生焦虑、恐惧的心理，医护人员应多与患者进行沟通，安抚患者，给予关心和尊重。鼓励患者说出心理感受，减轻焦虑与恐惧心理，树立战胜疾病的信心。同时应考虑到患者家属，为他们提供社会心理支持，保持良好的医患、护患关系，为日后工作打下坚实基础，使他们积极配合医护工作。医务人员进行操作时应沉着冷静，给予患者安全感和信任感。

案例 7-1 分析

患者出院时，指导患者：

（1）穿着宽松舒适衣物，避免紧身衣物影响呼吸。

（2）建议患者少食多餐，可进高蛋白、高维生素、易消化食物，避免生冷辛辣、咖啡浓茶、萝卜等刺激性强、易于产气的食物，防止便秘，每日补充足够的水分。

（3）避免感冒、感染等炎症发生。

（4）鼓励患者平日加强咳痰，保持呼吸道通畅。

（5）按时服药，切勿自行减量或停止用药，定期复查。

（6）保持良好的休息，合理活动。避免出入粉尘、烟雾等具有刺激源的环境。

（宋锦辉）

第二节 急性胸痛

胸痛主要是由疾病引起，少数是因其他部位病变所致，另外各种刺激因素，如炎症、外伤、肿瘤、缺氧等原因也可引起不同程度的胸痛。资料显示，以急性胸痛为主诉的患者占急诊内科患者的5%～20%，在三级医院占20%～30%，如急性冠状动脉综合征（acute coronary syndromes，ACS）、主动脉夹层（aortic dissection，AD）、急性肺栓塞（acute pulmonary embolism，APE）等。能够迅速准确地发现急性胸痛的病因，并及时采取有效施救措施，对于保证患者生命安全、治疗效果及降低患者死亡率具有重要意义。

案例 7-2

王某，男，62 岁。开车过程中突发胸背及腹部持续性撕裂样疼痛，主诉头晕、头痛，伴有胸闷、气短症状，无恶心、呕吐，无腹泻，症状持续无缓解。送入院途中发生过短暂意识丧失，患者现烦躁不安。查体：T 36℃，P 86 次/分，R 30 次/分，BP 121/74mmHg。患者神志清，痛苦面容，周身大汗，颈静脉无充盈，气管居中，双肺呼吸音粗，未闻及干、湿啰音，心律齐，各瓣膜听诊区未闻及病理性杂音，腹软，无压痛，肝脾肋下未触及，移动性浊音阴性，双下肢无水肿。辅助检查：血常规 WBC 10.5×10^9/L，HB 161g/L，血气 pH 7.46，PaO_2 140.1mmHg，$PaCO_2$ 28.6mmHg，BE（B）–2.2mmol/L，SpO_2 98%。既往高血压病史 4 余年，最高血压 200/140mmHg，未规律服药治疗。既往吸烟史 30 余年，吸烟量 30 支/日。

问题：

1. 为明确患者诊断，还应当做何种检查？
2. 结合相关检查，该患者为何诊断？
3. 针对该患者如何进行急救护理？
4. 患者出院后，如何进行出院指导？

一、病因与发病机制

目前，临床上按病因将胸痛分为心血管源性胸痛与非心血管源性胸痛。在急性胸痛的病因诊断中，以心血管源性胸痛为主，最常见的就是急性冠状动脉综合征，其次是主动脉夹层和急性肺栓塞（APE）。

急性冠状动脉综合征是以冠状动脉粥样硬化斑块不稳定为基本病理生理特点，以急性心肌缺血为共同特征的一组综合征，包括不稳定型心绞痛（unstable angina，UA）、非 ST 段抬高型心肌梗死（non-ST segment elevation myocardial infarction，non-STEMI）和 ST 段抬高型心肌梗死（segment elevation myocardial infarction，STEMI）。

主动脉夹层是血液通过主动脉内膜裂口进入主动脉壁，造成正常动脉壁的分离，形成夹层血肿，并随血流压力的驱动，沿主动脉壁纵轴延伸剥离导致的严重心血管急症，是主动脉异常中膜结构和异常血流动力学相互作用的结果。基础病理变化为遗传或代谢性异常所导致的主动脉中层囊样退行性变，部分患者为伴有结缔组织异常的遗传性先天性心血管病，但大多数患者基本病因并不清楚。

知识链接

主动脉夹层的分型

最常用 Debakey 分型，根据夹层的起源及累及部位分为三型。

Ⅰ型：夹层起源于升主动脉，扩展超过主动脉弓到降主动脉，甚至腹主动脉，此种类型最为常见。

Ⅱ型：夹层起源并局限于升主动脉。

Ⅲ型：病变起源于降主动脉左锁骨下动脉开口远端，并向远端扩展，可直至腹主动脉。

急性肺栓塞是指内源性或外源性栓子阻塞肺动脉引起肺循环功能障碍的临床和病理生理综合征，首发表现为低氧血症。较大面积肺栓塞常见的临床表现有严重的呼吸困难、呼吸增快、胸痛、发绀、低氧血症，甚至出现晕厥。肺栓塞急性期发病率、误诊率及病死率颇高，发病 1 小时内猝死率 11%，总死亡率为 32%。

二、病 情 评 估

（一）临床表现

1. 伴随症状

（1）意识障碍：急性胸痛发生时部分患者可出现突发意识障碍，如神志模糊、晕厥前状态或短暂的晕厥。

（2）冷汗：患者全身冷汗，或自觉冷汗，伴虚脱感。急性胸痛发作时患者及家属注意力往往集中在疼痛上，待疼痛有所缓解后，多数人会发现患者衣物湿透，出现周身大汗的情况。

（3）呼吸困难：急性心肌缺血、急性肺动脉栓塞、气胸等患者发病时可出现呼吸困难症状。

（4）肢端湿冷、脉搏细弱：心血管疾病患者急性胸痛会出现肢端湿冷、脉搏细弱，如主动脉夹层、急性肺栓塞、急性心肌梗死、急性心包炎等。而急性胸痛患者若脉搏有力且无肢端湿冷，多为心血管以外的疾病，如带状疱疹等。

2. 体格检查　四肢动脉、双侧颈动脉搏动不对称，左右或上下肢体血压有显著差别，腹部亦可听到血管杂音时提示主动脉夹层；单侧或双侧不对称性的下肢肿胀、疼痛，同时伴随呼吸困难的症状则考虑肺栓塞的可能性较大。

案例 7-2 分析

鉴于该患者突发胸背及腹部持续性撕裂样疼痛，主诉头晕、头痛，伴有胸闷、气短症状，出现过短暂意识丧失，现患者烦躁不安，考虑可能为急性冠状动脉综合征、主动脉夹层与急性肺栓塞。为明确诊断，应予以 12 导联心电图、凝血象、心肌酶谱、CT 造影等检查。

（二）辅助检查

1. 心电图　初步了解患者心功能情况，有无 ST 段压低（≥0.1mV）或抬高，T 波倒置、高尖或低平，Q 波加宽加深。对于 NSTE-ACS 与不稳定型心绞痛诊断具有一定意义。

2. 血液检查　肌钙蛋白 T（cTnT）和 I（cTnI）是心肌受损最敏感和特异性指标。发病后 3～4 小时会逐渐升高，持续 10～14 天。肌酸激酶同工酶（CK-MB）虽然不如 cTnT 和 cTnI 敏感，但对早期（<4 小时）的急性心肌梗死（acute myocardial infarction，AMI）诊断同样具有重要意义。血浆 D-二聚体是纤维蛋白体经过活化因子交联后，在经过纤溶酶水解产生的一种特异降解产物。其血浆水平可代表体内凝血酶的活性剂纤维蛋白的生成情况，是作为体内血栓形成的重要指标之一，对于肺栓塞的诊断具有重要的临床意义。

3. CT 造影 目前为确诊主动脉夹层与急性肺栓塞最常用的手段。

4. 超声心电图 对于主动脉夹层裂口、真假腔状态等可明确定位。

案例 7-2 分析

经检查，该患者血小板 211×10^9/L，谷草转氨酶 21.0U/L，乳酸脱氢酶 567.0U/L，CK 120U/L，心肌酶 CK-MB 27.3U/L，D-二聚体 5.56mg/L。心电图示Ⅱ、Ⅲ导联 ST-T 改变，V_{3R}～V_{5R} 导联 ST 上抬 0.05～0.1mV。主动脉全程 CTA 示：升主动脉根部破裂，主动脉多处分支受累，左肾灌注减少。查体：左上肢 BP 148/74mmHg，右上肢 BP 107/55mmHg。结合各项化验指标及检查，可诊断该患者为主动脉夹层（DebakeyⅠ型）。

（三）护理评估

接收急性胸痛患者过程中，首先应当迅速评估患者生命体征，观察有无大汗、发绀、面色苍白、呼吸困难及判断是否有生命危险的表现，不论病因为何，出现上述症状一般均为急危重状态。其次，询问患者既往病史、疼痛时间、疼痛部位、疼痛性质、诱发因素、伴随症状，结合体格检查与理化辅助检查，合理做出分析与判断。

1. 病史采集 询问患者既往病史，主要收集患者的心、肺疾病史及是否患有过张力性气胸等胸腔疾病。

2. 疼痛部位 大多疾病所引起的胸痛均有特定位置，心脏性疼痛如心绞痛或心肌梗死疼痛位于胸骨后或心前区，向左肩及左臂内侧放射，也可向颈部及面颊部放射，甚至误诊为牙痛，其疼痛范围面积大，不易确定。除此之外，急性冠状动脉综合征患者还可出现无法解释的上腹疼痛或腹胀。升主动脉夹层发病时往往伴有前胸、面颊部、颈部、喉部等部位疼痛。如果肩胛部位最痛，则提示降主动脉处有撕裂；若背、腹或下肢疼痛强烈，也提示降主动脉夹层。极少数患者仅有胸痛的主诉，可能为升主动脉夹层的外口破入心包腔致使心脏压塞导致的胸痛，极易被人们忽视，应当引起重视。肺栓塞常呈现激烈的患侧胸痛并常向肩部放射，症状轻重取决于肺栓塞的范围及栓子的大小。

3. 疼痛性质 急性冠状动脉综合征患者发病时多为突发性胸痛，程度较心绞痛更为剧烈，多为持续性胸骨后或心前区压迫性、压榨样疼痛及绞痛、刀割样痛或闷痛。伴有烧灼感、大汗淋漓、呼吸困难及濒死感，可伴有恶心、呕吐，停止活动或含服硝酸甘油不能缓解。主动脉夹层患者由于机械压迫、刺激和损伤导致的疼痛多为胸背部后突发撕裂样剧痛。肺栓塞有胸膜炎性胸痛或心绞痛样疼痛。

4. 疼痛时间 急性冠状动脉综合征多在起病 10 分钟内胸痛并发展到高峰，可持续时间长达 30 分钟以上，而主动脉夹层是突然发病，发病时疼痛最为严重。

5. 好发人群 肺栓塞诱发常见于具有深静脉血栓的高危因素、骨折、创伤、长期卧床、外科手术、恶性肿瘤等人群之中。孕妇和高血压患者是主动脉夹层好发的高危人群。主动脉夹层发病率的男女比例是 2～5∶1，男性患者比女性患者多，发病年龄主要在 45～70 岁，因此，患有高血压的男性应尤为注意。

6. 急性冠状动脉综合征危险分级

（1）极高危患者：具有下列临床表现的患者（符合一项即可）属于极高危患者：①规范药物治疗下仍有持续或复发性胸痛或胸闷症状，伴或不伴有心电图缺血性改变。②急性左心衰竭或心源性休克等血流动力学不稳定。③有威胁生命的恶性心律失常。

（2）中、高危患者：目前，对 GRACE＞140 分或有两项以上其他高危因素（如 cTnT 或 ST-T 波变化）的患者列为高危患者。而对于 GRACE＜140 分或只有一项高危因素的患者列为中危患者。高危因素：①cTnT 升高（0.01～0.1μg/L）。②心电图 ECG 有 ST 段压低（＜2mm）。③强化抗缺血治疗 24 小时内反复发作胸痛。④有心肌梗死病史。⑤造影曾显示冠状动脉狭窄。⑥肾功能不全（GFR＜60ml/min）。⑦LVEF＜40%。⑧糖尿病。

（3）低危患者：无反复性胸痛，无心力衰竭指征，入院 6～12 小时无新的心电图改变，入院 6～12 小时 cTnI 阴性的患者属于极低危患者。

知识链接

GRACE 评分

GRACE 评分系统是现今应用最广泛的急性冠状动脉综合征危险分层工具，从年龄、心率、收缩压、血肌酐、心功能 Killip 分级、是否有已知心脏事件、心肌损伤标志物、ST 段改变 8 项进行评估表 7-1。根据各项指标的临床地位进行权重校正，可以更全面和客观地评价缺血性风险（表 7-2）。但此评估方式缺乏血压的分层，且一些指标在分数分配上是否恰当也值得探讨。

表 7-1 GRACE 评分表

年龄（岁）	分值	心率（次/分）	分值	收缩压（mmHg）	分值
≤30	0	≤50	0	＜80	58
30～39	8	50～69	3	80～90	53
40～49	25	70～89	9	100～119	43
50～59	41	90～109	15	120～139	34
60～69	58	110～149	24	140～159	24
70～79	75	150～199	38	160～199	10
80～89	91	≥200	46	≥200	0
≥90	100				
血肌酐（μmol/L）	**分值**	**Killip 分级**	**分值**	**危险因素**	**分值**
0～0.39	1	Ⅰ	0	院前心搏骤停	39
0.40～0.79	4	Ⅱ	20	ST 段下移	28
0.80～1.19	7	Ⅲ	39	心肌酶升高	14
1.20～1.59	10	Ⅳ	59		
1.60～1.99	13				
2.00～3.99	21				
≥4.0	28				

表 7-2 GRACE 评分系统评估 NSTE-ACE 患者住院期和出院至 6 个月的死亡风险

风险类型	住院期		出院至 6 个月	
	GRACE（分）	病死率（%）	GRACE（分）	病死率（%）
低	≤108	＜1	≤88	＜3
中	109～140	1～3	89～118	3～8
高	＞140	＞8	＞118	＞8

三、救治与护理

（一）救治原则

患者一旦出现急性胸痛往往提示疾病可能危及生命，接诊人员应沉着冷静，迅速做出合理判断，积极救治，控制原发疾病。

1. 院前急救　正所谓“时间就是生命”，对于急性胸痛的高危患者来说，早期救治可挽救更多生命，因此，应做到：

（1）接听急救电话除了解常规信息外应特殊询问患者是否出现意识障碍与呼吸困难，同时指导现场进行基本急救。

（2）听从指挥调度，尽快赶赴现场，保持与现场人员的电话联系。

（3）现场急救：对患者进行简单病史询问，评估生命体征，对可能出现急性冠状动脉综合征的患者立即予以吸氧，服用阿司匹林、硝酸甘油等药物，必要时予以吗啡止痛。

2. 接诊患者后，应立即采取下列措施。

（1）休息：安静卧床休息，减少不必要的活动。

（2）心电监护：立即予以心率、心律、血压、血氧饱和度监测，电极连接位置应避开电除颤区域及心电图前胸导联位置。

（3）氧疗：立即予以鼻导管或面罩吸氧，使血氧饱和度≥94%。

（4）建立静脉通路：遵医嘱合理使用药物，保证药物使用的准确及时，输液通路通畅。

（5）心电图：应在10分钟内完成第一份12导联或18导联心电图监测。

（6）实验室检查：立即采取血标本，监测血气分析、心肌损伤标志物、D-二聚体、凝血试验、电解质等化验检查。

（7）辅助检查：若患者病情允许，应尽快予以X线胸片、CT、血管造影、磁共振成像（MRI）、超声心动图等辅助检查。

（8）物品准备：备好抢救药品、氧气筒（氧气袋）、监护仪、呼吸机、除颤仪、气管插管相关物品等抢救设施，防止患者突然病情加重，出现意识障碍或意识障碍加深，随时做好心肺复苏与除颤的准备。

案例 7-2 分析

患者此时烦躁不安，首先，应迅速建立静脉通路，保持输液通畅，予以患者吗啡、咪达唑仑、硝普钠等镇痛、镇静、降压药物，减轻患者躁动，缓解疼痛，控制血压，防止血压剧烈波动导致动脉夹层破裂。其次，予以鼻导管或面罩氧气吸入，同时进行心电监护，保证电极连接位置，避开电除颤区域与心电图前胸导联区域。备好抢救药品、氧气筒（氧气袋）、监护仪、呼吸机、除颤仪、气管插管相关物品等抢救设施，随时做好心肺复苏与除颤准备。嘱患者要绝对安静卧床休息，减少不必要的活动。

（二）护理措施

1. 疼痛护理　观察患者胸痛的部位、性质、有无放射痛、疼痛持续时间、严重程度与缓解因素。加强疼痛观察，注意患者有无面色苍白、周身大汗、血流动力学改变，及时通知医生，必要时遵医嘱使用吗啡、哌替啶等止痛药物，及时评估止痛效果。

2. 急性冠状动脉综合征的护理　除上述护理措施外，急性冠状动脉综合征患者的护理还应包括：

（1）溶栓治疗的护理：①了解溶栓治疗的适应证与禁忌证。②遵医嘱使用尿激酶、链激酶、低分子量肝素，注意观察患者皮肤、黏膜、牙龈、消化道等有无出血倾向。颅内出血是最严重的并发症，应观察有无意识障碍或视觉障碍。③溶栓治疗 30 分钟后，应进行心电图检查，之后每小时查一次心电图，及时了解心肌灌注情况及 ST 段的改变。④每 2 小时测心肌酶谱及凝血象纤溶指标，包括肌酸磷酸激酶、肌酸肌酶同工酶、纤维蛋白原、凝血酶原时间等。⑤注意观察患者有无过敏症状，如发热、发冷、皮疹、支气管痉挛等，一经发现，立即通知医生予以处理。

（2）介入治疗的护理：对高危患者早期介入治疗效果优于早期保守治疗，应在 4～48 小时内尽早行经皮冠状动脉介入治疗（percutaneous coronary intervention，PCI），以降低病死率。术后取平卧位，绝对卧床 24 小时，第二个 24 小时可摇高床头；穿刺侧肢体禁止屈曲，保持制动，鞘管拔出后应用沙袋加压包扎；饮食宜清淡、易消化，如粥、面、汤，避免牛奶、豆浆等易引起腹胀食物；合理使用抗生素与抗凝药物，观察疗效及副作用；向患者解释活动受限的必要性，取得患者配合。

（3）并发症的监测：急性冠状动脉综合征患者并发症包括心律失常、心源性休克及心力衰竭。护理急性冠状动脉综合征患者时应时刻关注意识、心率、心律、呼吸、血压、脉搏、尿量、肤色等表现。发生上述并发症后应及时给予相应处理。

3. 主动脉夹层患者的护理

（1）严密监测血压、心率、心律及尿量变化。

（2）对于血流动力学稳定的患者应用无创袖带式血压监护即可，如患者有低血压和心力衰竭，应考虑放置中心静脉导管或动脉导管以监测中心静脉压或动脉压及心输出量。控制血压，使收缩压降至 100～120mmHg，或是维持心、脑、肾等重要脏器的最低灌注水平，避免血压有较大波动，为避免猝死及争取进一步治疗创造机会。首选降压药物为硝普钠，可通过静脉滴注或静脉泵入，快速降压可减轻或缓解疼痛，防止主动脉破裂，为手术争取时机。使用时应密切关注患者血压，随时调整速度。血压不高的患者不宜进行降压治疗。

（3）口服或静脉给予β受体阻滞剂，使心率控制在 60～80 次/分。对于动脉夹层患者的血压控制，往往使用超剂量的降压药物，尤其是β受体阻滞剂。临床常常在使用静脉药物降压的同时予以美托洛尔口服，同时联合使用钙离子通道阻滞剂，无明显肾功能不全或撕裂累及肾动脉者，可用血管紧张素Ⅱ受体拮抗药、血管紧张素转化酶抑制药及利尿药等口服药物。

（4）至少建立两条静脉通路，一条输入抢救用药，另一条输入支持用药，根据血压用输液泵严格控制并调整输液速度，注意用药后的反应，严密监测心率和节律，预防心率过慢和出现房室传导阻滞。

（5）除常规止痛之外，可予以患者心血管副作用较少的镇静药，如安定、氟哌啶醇等适当镇静。用药可采用静脉给药或肌内注射的方式，以便尽快发挥药效。用药后应注意观察患者呼吸、神志，尽量避免发生呼吸抑制。对于疼痛剧烈、难以缓解的患者，尚需要使用其他的麻醉药物。

（6）时刻做好手术准备。

4. 急性肺栓塞护理 其护理措施参见本章“第一节 呼吸困难与窒息”。

5. 心理护理 急性胸痛患者通常起病急，病程进展迅速，预后差，患者及家属均有不同程度的恐惧与焦虑感。医护人员应主动与患者和家属进行沟通，讲解疾病康复过程，注意患者的情绪变化，合理评估患者的心理状态，使患者有安全感。同时给予患者鼓励与安抚，避免消极的暗示，告知患者保持平静心态的重要性，帮助患者树立战胜疾病的信心。

6. 健康宣教 合理饮食，宜摄入低热量、低盐、低脂、清淡饮食，多食用水果、蔬菜，避免暴饮暴食。保持排便通畅，切勿用力排便。避免剧烈活动或高强度工作，不可过于劳累，避免情绪波动，减少吸烟量。

案例 7-2 分析

患者出院时，应指导：

（1）饮食：宜摄入低热量、低盐、低脂饮食，多食用水果、蔬菜及粗纤维食物，避免暴饮暴食。

（2）避免高强度工作及运动，防止过度劳累，保证良好休息。
（3）避免情绪波动，保持心情放松，减轻精神压力。
（4）指导患者正确用药，严格自我监测血压，控制血压。
（5）戒烟。

（宋锦辉）

第三节 急性腹痛

急性腹痛（acute abdominalgia）是指腹腔内、盆腔内脏器因急性炎症、创伤、穿孔、破裂、梗阻、绞窄或血管栓塞等引起的以急性腹痛为主要症状的一组疾病，临床上又有“急腹症”之称。急性腹痛非常常见，具有起病急、腹痛剧烈、病情发展快、变化多等特点，必须早期诊断和紧急处理原发疾病，降低手术并发症和病死率，提高临床疗效。

案例 7-3

石某，男，20岁。因腹部弥漫性疼痛30分钟入院。患者急性病面容，面色苍白，自述30分钟前因与人争执、斗殴中腹部被踹一脚，随即出现心慌气短、弥漫性腹痛。

查体：T 38.3℃，P 138次/分，R 26次/分，BP 90/55mmHg。神志清楚，双侧瞳孔等大等圆，对光反射灵敏，呼吸平稳，胸廓挤压征阴性，左右胸呼吸运动对称，双肺呼吸音清，心律齐，腹平，左上腹可见明显软组织挫伤，左肋缘下有明显压痛、反跳痛及肌紧张，移动性浊音阳性。

问题：

1. 该伤员为何种创伤？
2. 怎样评估与判断伤者的伤情？
3. 针对该伤员如何开展急救护理？

一、病因和分类

（一）病因

临床上可将急性腹痛的病因分为外科、妇科、内科、儿科病因等。其中外科引发的急性腹痛尤为常见。

1. 腹腔脏器急性炎症 引起急性腹痛的炎症刺激包括细菌感染和化学性刺激，此类病变包括腹腔内脏器急性化脓性炎症和特殊原因引起的非化脓性炎症。前者如急性化脓性阑尾炎、急性化脓性腹膜炎、急性腹腔脓肿和急性化脓性输卵管炎等；后者如急性坏死出血性胰腺炎、急性坏死性肠炎、溃疡性结肠炎、结核性腹膜炎及淋病性腹膜炎等。

2. 脏器穿孔和破裂 凡外伤和各种病理改变引起的腹腔、盆腔或腹膜后的脏器破裂或穿孔均属于此类，如胃和十二指肠溃疡穿孔、胆囊穿孔、胃癌穿孔、外伤性肝破裂、外伤性脾破裂、外伤性肠穿孔、外伤性肾破裂、子宫破裂、异位妊娠破裂、卵巢囊肿破裂、卵巢滤泡或黄体破裂等。若为空腔脏器穿孔和破裂，则起病急，突然发生腹痛，初为剧烈疼痛，继而转为持续性腹痛；若胃肠穿孔后其内容物流入腹腔，可迅速出现急性腹膜炎体征。无论是胃或肠穿孔后，患者全身情况改变随腹腔污染程度而不同，但以中毒性症状为其特点。若为大血管破裂出血，如胃、十二指肠溃疡并大出血，食管-胃底曲张静脉破裂出血等，腹痛初期为突然的剧痛，当出血量达到一定程度，腹膜腔广泛地受到血性物刺激后，腹痛减轻，并转为持续性腹痛。腹腔内脏器破裂出血不会自行停止，是因腹腔受呼吸运动的影响，产生正压与负压的变化，造成恰似抽吸性的挤压动作，从而加速出血。此外实质性脏器血液供应丰富，损伤后出血不易自行停止，若治疗不及时，将发生失血性休克而危及生命。

3. 空腔脏器的梗阻 容纳性空腔脏器梗阻，包括膈疝、贲门、胃与十二指肠、小肠、结肠、胆管、胰管、输尿管等部位的梗阻，尤以肠梗阻最为常见。空腔脏器梗阻常突然发病，腹痛剧烈、呈阵发性绞痛，发作时疼痛难忍，间歇期疼痛明显减轻，腹痛部位与梗阻病灶所在位置相一致，如急性机械性肠梗阻患者呈阵发性腹痛。腹部有固定性压痛区，一般早期无腹肌紧张和反跳痛，可出现腹胀、肠型，尤其在阵发性腹痛发作时更明显，肠鸣音亢进，可出现气过水声，伴有恶心、呕吐，停止排便、排气。

4. 腹腔脏器血管病变 如肠系膜动脉急性梗阻、肠系膜动脉血栓形成、脾栓塞等。其共同表现是：突发性剧烈腹痛，呈持续性痛或持续痛阵发性加重，无明显缓解期。绞窄后腹肌紧张，压痛、反跳痛明显，常可触及压痛的包块。

5. 功能性腹痛 如急性胃扩张、胃痉挛及妇科的痛经等。常由于寒冷、不良外界刺激或精神情绪异常、饮食不节而诱发腹痛，多为胃肠功能紊乱，其动力与分泌功能一时性失调而发生急性腹痛，腹痛的特点呈一过性、无规律性，或称痉挛性疼痛，时轻时重、游移不定，表现出既无持续性炎症性腹痛的规律，也无阵发性梗阻性腹痛的特点，无腹肌紧张及固定的压痛点，不出现肠型或包块，腹胀不明显，肠鸣音不规律，全身情况及体温、脉搏、血象等均无明显改变。此类病例可因责任心不强、病情观察不深入而被误诊为炎症或梗阻性急腹症，而施行不必要的剖腹探查术，应引以为戒。

（二）分类

1. 按疼痛部位分类 尽管大部分急性腹痛定位不明确，但一般腹痛部位与相应的脏器有关，一开始疼痛的部位常常是病变所在，故应结合腹痛部位行相应的检查以助于确诊病情。

（1）右上腹痛：应首先怀疑是否为肝与胆道疾病，此类疼痛多可向右侧肩背部放射，包括急性胆囊炎、胆囊结石、胆总管结石、急性梗阻性化脓性胆管炎、胆道蛔虫、先天性胆总管囊状扩张症、胆囊扭转等。

（2）中上腹痛：常见于胃部疾病。因左右上腹部疼痛时可能伴有中上腹疼痛，故某些肝、胆、十二指肠、胰腺疾病也可引起中上腹痛，包括胃或十二指肠溃疡穿孔、胃癌穿孔、急性胃扩张、急性胃扭转、急性胰腺炎、早期急性阑尾炎、肠系膜上动脉综合征、腹主动脉瘤破裂出血、急性胃炎、急性心肌梗死、急性心包炎等。

（3）左上腹痛：常见于胰腺疾病，其次是胃与结肠脾曲病变，以及心、左肾疾病等，包括脾破裂、脾脓肿、急性脾蒂扭转、急性胰腺炎、结肠脾曲综合征、结肠脾曲癌性梗阻、左下叶大叶性肺炎、左胸腹壁带状疱疹等。

（4）右下腹痛：以阑尾炎、右侧肾、输尿管结石、右侧附件疾病为主，包括急性阑尾炎、急性肠系膜淋巴结炎、胃及十二指肠溃疡穿孔、右侧输尿管结石、梅克尔憩室、克罗恩病、回盲部肠套叠、盲肠扭转、急性盆腔炎、右侧卵巢囊肿蒂扭转、右侧卵巢或黄体破裂、异位妊娠破裂等。

（5）脐部及脐周痛：常见于急性肠梗阻性腹膜炎、急性肠系膜淋巴结炎、急性坏死性肠炎、早期急性阑尾炎、大网膜粘连综合征、大网膜急性扭转、肠系膜上动脉闭塞症、腹主动脉瘤破裂、急性肠炎、肠蛔虫症、腹型过敏性紫癜、糖尿病酮症酸中毒、系统性红斑狼疮、铅中毒、腹型癫痫、低血糖症、低钙血症与低钠血症、麻醉药品肠道综合征等。

（6）左下腹痛：常见于乙状结肠扭转、左侧输尿管结石、乙状结肠及直肠癌梗阻、急性乙状结肠憩室炎、急性盆腔炎、左侧输卵管囊肿蒂扭转、左侧卵巢或黄体破裂、异位妊娠破裂等。

2. 按腹痛机制分类

（1）真性内脏痛：有三种类型，包括空腔内脏痛、实质内脏痛和缺血性内脏痛。

1）空腔内脏痛：疼痛刺激引起平滑肌的过度收缩或痉挛，多在克服阻力时发生，为阵发性。

2）实质内脏痛：在实质脏器包膜承受的压力突然增加时引起，常为持续性。

3）缺血性内脏痛：是急性缺血引起的持续痛，见于肠绞窄、脾栓塞、心肌急性缺血等。

（2）体神经痛：亦称腹壁痛或腹膜皮肤反射痛，由脊髓感觉神经传导。疼痛为持续性，多由腹膜炎引起。

（3）牵涉痛：某些内脏器官病变时在体表一定区域产生感觉过敏或疼痛感觉的现象，称为牵涉痛。牵涉痛又可分为伴有痛觉过敏与不伴有痛觉过敏两种类型。内脏牵涉疼痛部位常发生痛觉过敏、肌肉紧张，皮肤与皮下组织也可发生痛觉过敏。来自肝脏和胆囊疾病导致的疼痛常常牵涉到右肩部，心脏疾病常常牵涉到左肩部和左上肢。

案例 7-3 分析

患者可能的诊断：外伤性脾破裂。

判断依据：

（1）实质性脏器破裂以出血为主。

（2）血液对腹膜的刺激性不像化脓性炎症那样明显，血液也不容易局限，表现为全腹持续性隐痛。

二、病 情 评 估

急性腹痛的评估十分复杂，应综合多种因素，结合引起腹痛的主要原因及辅助检查结果进行全方位的评估，才能全面了解患者病情，制订针对性的干预策略和护理措施。

1. 身体状况评估

（1）胃十二指肠穿孔：突发性上腹部刀割样疼痛且拒按，呈舟状腹；十二指肠后壁穿透性溃疡患者可伴有 T_{11}～T_{12} 右旁区域牵涉痛。

（2）胆道系统结石或感染：急性胆囊炎、胆石症患者为右上腹痛。胆管结石及急性胆管炎患者有典型的 Charcot 三联症，即腹痛、寒战高热和黄疸。急性梗阻性化脓性胆管炎患者除有 Charcot 三联症外，还可伴精神神经症状和休克，即 Reynolds 五联症。

（3）急性胰腺炎：为上腹部持续性疼痛，伴左肩或左侧腰背部束带状疼痛；患者在发病早期即伴恶心、呕吐和腹胀。急性出血坏死性胰腺炎患者可伴有休克症状。

（4）肠梗阻、肠扭转和肠系膜血管栓塞：肠梗阻、肠扭转时多为中上腹痛，呈阵发性绞痛，随病情进展可表现为持续性疼痛、阵发性加剧，伴呕吐、腹胀和肛门停止排便、排气。肠系膜血管栓塞或绞窄性肠梗阻时呈持续性胀痛，呕吐物、肛门排出物和腹腔穿刺液呈血性液体。

（5）急性阑尾炎：转移性右下腹痛伴呕吐和不同程度发热。

（6）内脏破裂出血：突发性腹部刀割样剧痛，腹腔穿刺液为不凝固的血液。

（7）肾或输尿管结石：上腹部和腰部钝痛或绞痛，可沿输尿管行经向下腹部、腹股沟区或会阴部放射，可伴呕吐和血尿。

（8）其他急性腹痛：常见于异位妊娠或巧克力囊肿破裂，见于育龄妇女，阴道流血量少、有停经史，发病突然，先一侧下腹痛，继而扩展至全腹，但仍以下腹为显著，开始可能尖锐，继而持续，伴阵发性加剧，下腹部压痛伴肌紧张，有移动性浊音及失血性休克征；而心绞痛、心肌梗死，可产生腹部疼痛，但性质大多数为阵发性（心肌梗死患者除外），与腹部按压无关，心电图和心肌酶可帮助诊断。可结合患者年龄、性别、病因及疼痛的部位、性质、有无放射痛等综合分析。

2. 辅助检查

（1）实验室检查

1）血常规：动态监测血红蛋白变化可提示有无贫血、失血，并判断失血量的多少；血细胞计数（包括红细胞、白细胞及其分类、血小板的计数）对于炎症或出血导致的急腹症诊断有一定帮助，尤其是白细胞计数及其分类变化有助于判断腹腔内有无感染及感染的严重程度。

2）尿常规：尿液中有红细胞提示泌尿系结石的可能；尿液混浊，尿检突然出现大量红细胞、白细胞、细菌及沉渣，应考虑泌尿系感染或膀胱破裂的可能；急性胰腺炎时尿淀粉酶显著升高；胆道疾病时尿胆原和尿胆素可升高。

3）便常规：肠道炎症性疾病时粪常规镜下可见红细胞和白细胞。

（2）影像学检查：包括腹部 X 线检查、B 超检查、CT 和 MRI 检查等，由于各种影像学检查手段的进步，在急腹症的诊断及鉴别诊断中的作用值得肯定。

1）腹部 X 线检查：透视或 X 线片发现膈下有游离气体，对诊断胃、十二指肠溃疡穿孔，小肠或肠憩室穿孔很有帮助。腹脂线及腰大肌影模糊或消失提示有腹膜炎。急性机械性肠梗阻表现为梗阻以上的肠管扩张、积气及多个气液面；麻痹性肠梗阻为全肠道（包括结肠在内）的肠管广泛扩张、积气，是全腹膜炎的特征之一。

2）B 超检查：具有无创、易行、简便、经济的优点，可重复性强，可靠性高，是非常有价值的诊断方法，可作为胆道、胰腺、实质性脏器破裂、胃肠穿孔等及妇产科急腹症鉴别诊断的首选影像学检查。B 超对肝、胆道、肾、输尿管、子宫、附件疾病及腹腔有无腹水、脓肿有较大诊断价值。

3）CT 和 MRI 检查：一般不作为首选，可用于 B 超检查后的进一步判断，对肝、胆、胰、脾、肾、腹部占位病变及血管疾病的诊断更有价值。MRI 在临床的应用可以获得更多病变信息，特别有利于对腹部血管、肠壁、肠系膜等疾病的检查。MRI 的软组织分辨率很好，对肠梗阻部位、程度、病理和病因的确定很有帮助，是继 CT 之后又一项对肠道疾病断层成像显示的良好方法。

（3）动脉血气分析：是监测水、电解质紊乱与酸碱平衡失调的重要指标，可以早期发现和早期诊断呼吸功能障碍。

（4）腹腔穿刺：用于不易明确诊断的急腹症。若抽出不凝固性血体，多提示腹腔内出血；若是混浊液或脓液，为消化道穿孔或腹腔内感染；异位妊娠破裂时经阴道后穹穿刺可抽出不凝血液。主要适应证：①不明原因的急性腹痛，患者出现休克、急性贫血、腹膜刺激征、腹部叩诊移动性浊音阳性者。②有腹膜炎体征，怀疑有空腔脏器穿孔者。③腹部闭合性损伤时，需要判断有无内脏损伤者（是空腔脏器损伤或是实质性脏器损伤）。④新发生的腹水，或是已有腹水在短期内突然增多，或是伴有发热者。⑤需要鉴别腹水的性质，如漏出液、渗出液和血性液。⑥疑为绞窄性肠梗阻者。

（5）选择性动脉造影：如腹腔内血管疾病（肠系膜血管栓塞、缺血性肠炎），主动脉瘤、脾动脉瘤破裂引起的急腹症，胆道出血并发急性腹痛时可采用此项检查。

（6）内镜检查：伴有上消化道出血的急腹症可采用纤维胃镜检查；可疑结肠梗阻或伴有下消化道出血的急腹症可采取纤维结肠镜检查。

（7）腹腔镜检查：通过腹腔镜及屏幕显像进行直观观察，可用于疑难急腹症的诊断性探查，以及与妇产科急腹症的鉴别，同时也适用于急性胆囊炎、急性单纯性阑尾炎、污染较轻的消化性溃疡穿孔、异位妊娠的腹腔镜手术治疗。

案例 7-4

韩某，男，19 岁。阵发性腹痛 1 周，1 周前饮酒后出现剑突下疼痛，2～3 小时后转移至脐周，呈持续性胀痛，伴恶心、呕吐，进食后腹痛加重，无肛门排气、排便，伴低热，体温最高 37.4℃。体格检查：腹部平软，下腹压痛、反跳痛，以右下腹明显，未触及包块，移动性浊音（–）。

问题：

1. 患者初步诊断是什么？
2. 应该做哪些检查？
3. 急救护理措施是什么？

三、救治与护理

急性腹痛起病急，进展快，病情常很危重，治疗必须遵循及时、准确和有效的原则。

（一）救治原则

首先，应对患者的全身情况进行评估，判断有无危重情况，如明确有危及生命的原发病，需要进行抢救手术。其次，对于一般急腹症则应住院观察（或留观）和对症处理，并对病情随时进行评估，非手术治疗无效或者出现恶化者应及时手术。手术治疗应根据患者的全身情况和腹部病变程度选择适当的手术方式。谨记先救命、后手术，术式简单、有效，不过于强求手术完美，忽视患者安全的原则。

1. 急性腹痛的非手术治疗 主要包括：①半卧位或抗休克体位。②立即禁饮禁食。③持续胃肠减压，减轻腹胀。④液体治疗，补充循环血量，防止休克。纠正水、电解质、酸碱失衡，必要时输血、血浆、白蛋白等。⑤抗生素预防感染。⑥感染性休克患者应用血管活性药物、强心药物、糖皮质激素等。

2. 手术治疗 依照患者的病理损害程度、病情及全身情况决定是否进行紧急手术或择期进行手术。对伴有严重休克的急腹症，应在抢救休克的同时积极进行腹部原发病灶的处理，切不可先抗休克再手术，以免延误时机，失去手术机会。主要适应证：①诊断明确、需立即处理者，如急性阑尾炎、异位妊娠破裂等。②诊断不明，但腹痛和腹膜炎体征加剧且全身中毒症状加重者。

（二）护理

1. 病情观察

（1）病情判断：密切观察腹部脏器的病情变化，及时评估判断病变部位或病变性质，如具有典型右肩牵涉痛的胆道系统病变，腰腹部放射痛的胰腺病变等。

（2）监测生命体征，注意有无脱水、休克等表现。

（3）观察腹部症状和体征：如腹痛的部位、范围、性质、程度、有无牵涉痛、转移痛等。腹部检查若发现压痛、反跳痛、腹肌紧张时，提示病情进一步加重。观察腹部相关症状，如呕吐、腹胀、发热、黄疸、大小便改变等。

（4）动态监测实验检查结果，如血、尿、便常规及电解质、肝功能等。

2. 一般护理

（1）了解腹痛的部位、性质、程度、放射部位及与饮食的关系。

（2）心理护理：针对患者出现不同程度的紧张、恐惧心理，给予解释和安慰。

（3）禁食、胃肠减压期间应注意肠蠕动恢复的情况。

（4）建立静脉通路，必要时输血或血浆等，防治休克，纠正水电解质、酸碱平衡紊乱。

（5）准确记录出入量。

3. 非手术疗法的护理措施

（1）体位：急性腹痛患者宜采用半卧位（伴休克者除外），此卧位能使腹腔渗液积聚在盆腔，便于局限、吸收或引流。伴休克者宜采用休克体位（仰卧中凹位或平卧位）。

（2）“四禁”处理：外科急性腹痛患者在没有明确诊断之前，应严格执行“四禁”，即禁食、禁饮、禁灌肠、禁用止痛药。

（3）控制饮食：对采用非手术疗法无禁忌证者，可给流质或易消化的半流质饮食，但必须严格控制进食量。对胃肠穿孔，已出现肠麻痹等病情较重者，必须禁食，以免加重腹腔内积气、腹水。

（4）胃肠减压：可减轻胃肠道膨胀，改善胃肠壁的血运，减少胃肠内容物破入腹腔等，利于炎症的局限及胃肠功能的恢复。

（5）确定补液计划：急腹症患者都伴有不同程度的体液丢失，严重者伴有休克。因此，应根据疾病异常损耗量和人体生理需要量，结合实验室检查结果确定补液计划，以纠正水、电解质紊乱和酸碱失衡，严重者还应补血浆、白蛋白、全血等胶体。

（6）遵医嘱应用抗生素：一般采用广谱抗生素，主张联合用药。

（7）镇静、镇痛：对诊断已经明确的患者可给予镇痛、镇静剂，帮助其安定情绪、解除疼痛，但必须观察镇痛药的副作用，如呼吸抑制、恶心、呕吐等。对诊断不明的患者，切忌用镇痛剂，以免掩盖病情，贻误抢救。

4. 术后护理

（1）早期禁食，肠蠕动恢复后，逐渐恢复饮食。

（2）宜取半卧位。

（3）补液，补充水、电解质及营养物质。

（4）早期活动，防止术后肠粘连。

（5）腹腔引流管护理：为了将术后的渗液及渗血引流出体外，有利于切口愈合，常规放置腹腔引流管。不同的引流管，其引流的液体和目的不同。而胰腺炎患者在双套管或三套管引流的基础上，还需进行腹腔灌洗。腹腔引流管共同的护理措施：①妥善固定引流管和引流袋，防止患者在变换体位时导致引流管的压迫、扭曲或脱出。此外，还可避免或减少因引流管的牵拉引起的疼痛。②保持引流通畅，若发现引流量突然减少，患者感到腹胀并伴发热，应检查引流管腔有无阻塞或引流管是否脱落。③注意观察引流液的颜色、量、气味及有无残渣等，并注意其变化，准确记录 24 小时引流量，以判断患者病情发展趋势。④每周更换 2～3 次无菌引流袋，更换时应注意无菌操作，先消毒引流管口后再连接引流袋，以免引起逆行感染。⑤适时拔管，当引流液少于 10ml 时，如无明显局部症状，可考虑拔管。

（6）严密观察病情，防治并发症。

案例 7-4 分析

检查：可通过诊断性腹腔穿刺确定腹水性质，B 超辅助确定脾脏破裂程度。

急救护理措施：立即术前准备，紧急进行手术，可以做脾切除、脾片移植等，并做好患者术后护理。

（袁荣华）

第四节　危险性心律失常

心律失常（arrhythmia）是由于窦房结激动异常或激动产生于窦房结以外，激动的传导缓慢、阻滞或经异常通道传导，即心脏活动的起源和（或）传导障碍导致心脏搏动的频率和（或）节律异常。心律失常是心血管疾病中重要的一组疾病。它可单独发病，亦可与其他心血管病伴发。其预后与心律失常的病因、诱因、演变趋势、是否导致严重血流动力障碍有关，可突然发作而致猝死，亦可持续累及心脏而致其衰竭。

案例 7-5

患者，女，50 岁。在购物的过程中突感心悸，伴有胸闷、头晕、乏力，由同伴呼救“120”急救车送至急诊科。查体：T 36.7℃，P 180 次/分，BP 100/70mmHg，口唇发绀，颈静脉怒张，心电图：室上性心动过速。

问题：

1. 患者到急诊科之后，接诊护士应对患者进行哪些评估？
2. 针对该类患者应该如何进行护理？

一、病情评估

（一）初步评估

评估任何危险性心律失常患者的关键是确定是否存在脉搏。如果没有脉搏，立即心肺复苏。如果存在脉搏，判断患者血流动力学状态是稳定还是不稳定，血流动力学不稳定的心律失常往往需要立即处理。

（二）进一步评估

快速性心律失常患者血流动力学稳定时应评估心电图，确定 QRS 波是宽还是窄，是规则还是不规则。规则的窄 QRS 波（＜0.12 秒）心动过速常为阵发性室上性心动过速。规则的宽 QRS 波（＞0.12 秒）心动过速可能为室性心动过速。快速心房颤动可表现为规则或不规则的窄 QRS 心动过速。伴随差异性传导的心房颤动、预激综合征伴心房颤动、尖端扭转型室性心动过速等亦可表现为不规则的宽 QRS 心动过速。

（三）临床表现

心律失常的血流动力学改变及临床表现主要取决于心律失常的性质、类型、心功能及对血流动力学影响的程度，如轻度的窦性心动过缓、窦性心律不齐、偶发的房性期前收缩、一度房室传导阻滞等对血流动力学影响甚小，故无明显的临床表现，较严重的心律失常，如病态窦房结综合征、快速心房颤动、阵发性室上性心动过速、持续性室性心动过速等可引起心悸、胸闷、头晕、低血压、出汗，严重者可出现晕厥、阿-斯综合征（Adams-Stokes），甚至猝死，由于心律失常的类型不同，临床表现各异，主要有以下几种表现。

1. 冠状动脉供血不足的表现　各种心律失常均可引起冠状动脉血流量降低，但较少引起心肌缺血，然而，对有冠心病的患者，各种心律失常都可以诱发或加重心肌缺血，主要表现为心绞痛、气短、周围血管衰竭、急性心力衰竭、急性心肌梗死等。

2. 脑动脉供血不足的表现　不同心律失常对脑血流量的影响也不同。脑血管正常者上述血流动力学的障碍不致造成严重后果，倘若脑血管发生病变时，则足以导致脑供血不足，其表现为头晕、乏力、视物模糊、暂时性全盲，甚至失语、瘫痪、抽搐、昏迷等一过性或永久性的脑损害表现。

3. 肾动脉供血不足的表现　心律失常发生后肾血流量也发生不同程度的减少，临床表现可有少尿、蛋白尿、氮质血症等。

4. 肠系膜动脉供血不足的表现　快速性心律失常时血流量降低，肠系膜动脉痉挛，可产生胃肠道缺血的临床表现，如腹胀、腹痛、腹泻，甚至发生出血、溃疡或麻痹。

5. 心功能不全的表现　主要为咳嗽、呼吸困难、倦怠、乏力等。

案例 7-5 分析

接诊护士对患者评估：

1. 初步评估　判断患者存在脉搏。

2. 进一步评估判断　患者心电图显示室上性心动过速，规则的窄 QRS 波（<0.12 秒）。
3. 临床表现　口唇发绀，颈静脉怒张，冠状动脉供血不足的表现。

二、救治与护理

（一）救治原则

尽快终止心律失常，改善血流动力学状态，积极治疗原发病。根据心律失常的种类及血流动力学状态可给予气道、呼吸和循环支持，必要时进行药物治疗、起搏、电复律等处理。

（二）护理措施

1. 一般护理

（1）休息：患者心律失常发作引起心悸、胸闷、头晕等症状时应保证患者充足的休息和睡眠，休息时避免左侧卧位，以防左侧卧位时感觉到心脏搏动而加重不适。

（2）饮食：应给予富含纤维素的食物，以防便秘；避免饱餐及摄入刺激性食物，如咖啡、浓茶等。

2. 病情观察　连接心电监护仪，连续监测心率、心律变化，及早发现危险征兆。及时测量生命体征，测脉搏时间为 1 分钟，同时听心率。患者出现频发多源性室性期前收缩、Ron T 室性期前收缩、室性心动过速、二度Ⅱ型及三度房室传导阻滞时应及时通知医生并配合处理。监测电解质变化，尤其是血钾。

3. 抢救配合　准备抢救仪器（如除颤器、心电图机、心电监护仪、临时心脏起搏器等）及各种抗心律失常药物和其他抢救药品，做好抢救准备。

4. 用药护理　应用抗心律失常药物时密切观察药物的效果及不良反应，防止毒副作用的发生。

5. 介入治疗的护理　向患者介绍介入治疗，如心导管射频消融术或心脏起搏器安置术的目的及方法，以消除患者的紧张心理，使其主动配合治疗。并做好介入治疗的相应护理。

6. 健康指导

（1）向患者讲解心律失常的原因及常见诱发因素，如情绪紧张、过度劳累、急性感染、寒冷刺激、不良生活习惯（吸烟、饮浓茶和咖啡）等。

（2）指导患者劳逸结合，有规律地生活。无器质性心脏病者应积极参加体育锻炼。保持情绪稳定，避免精神紧张、激动。改变不良饮食习惯，戒烟、酒，避免浓茶、咖啡、可乐等刺激性食物。保持大便通畅，避免排便用力而加重心律失常。

（3）说明患者所用药物的名称、剂量、用法、作用及不良反应，嘱患者坚持服药，不得随意增减药物的剂量或种类。

（4）教会患者及家属测量脉搏的方法、心律失常发作时的应对措施及心肺复苏，以便于自我监测病情和自救。对安置心脏起搏器患者应讲解自我监测与家庭护理方法。

（5）定期复查心电图和随访，发现异常及时就诊。

知识链接

人工心脏起搏器

人工心脏起搏是通过人工心脏起搏器或程序刺激器发放人造的脉冲电流刺激心脏，以带动心脏搏动的治疗方法。主要用于治疗缓慢的心律失常，也用于治疗快速的心律失常和诊断。

1. 类型、组成及作用　按人工心脏起搏器起搏点性能分为单腔起搏器和双腔起搏器两大类；按其时效功能可分为临时起搏器和永久性心脏起搏器。人工心脏起搏器是由脉冲发生器、电极及其导线、电源三部分组成，其作用是提供人造的异位兴奋灶，以代替正常的起搏点来激动心脏。对于因心肌的兴奋和功能丧失所致的心脏停搏，人工心脏起搏器则不起作用。

2. 适应证

（1）心脏传导阻滞伴有心动过缓引起的症状，尤其有阿-斯综合征发作或心力衰竭者。

（2）病态窦房结综合征，如心率极慢引起心力衰竭、意识模糊或心绞痛等症状或有心动过缓-心动过速综合征者。

（3）反复发作的颈动脉窦性昏厥和心室停顿。

（4）外科手术后的“保护性”应用。

（5）心脏病的诊断，包括心电图负荷试验，窦房结恢复时间、窦房和房室传导功能测定，预激综合征的鉴别诊断，以及协助进行心脏电生理检查等。

（陈志林）

第五节　突发意识障碍

意识（consciousness）即对环境的知觉状态，正常情况下意识清晰，反应敏锐、准确，定向力准确。突发意识障碍（disturbance of consciousness）是指人对周围环境及自身状态的识别和觉察能力短时间内出现障碍。多由于高级神经中枢功能活动（意识、感觉和运动）受损所引起，可表现为嗜睡、意识模糊和昏睡，严重的意识障碍为昏迷。

一、病因与发病机制

（一）病因

1. 重症急性感染　如败血症、肺炎、中毒型菌痢、伤寒、斑疹伤寒、恙虫病和颅脑感染（脑炎、脑膜脑炎、脑型疟疾）等。

2. 颅脑非感染性疾病　①脑血管疾病：缺血/出血性脑卒中、蛛网膜下腔出血、脑栓塞、脑血栓形成、高血压脑病等。②脑占位性疾病：如脑肿瘤、脑脓肿。③颅脑损伤：脑震荡、脑挫裂伤、外伤性颅内血肿、颅骨骨折等。④癫痫。

3. 内分泌与代谢障碍　如尿毒症、肝性脑病、肺性脑病、甲状腺危象、甲状腺功能减退、糖尿病性昏迷、低血糖、妊娠中毒症等。

4. 心血管疾病　如重度休克、心律失常引起的阿-斯综合征等。

5. 水、电解质平衡紊乱　如稀释性低钠血症、低氯性碱中毒、高氯性酸中毒等。

6. 外源性中毒　如安眠药、有机磷杀虫药、氰化物、一氧化碳、酒精和吗啡等中毒。

7. 物理性及缺氧性损害　如高温中暑、日射病、触电、高山病等。

（二）发病机制

清醒意识必须包括特异性和非特异性上行投射系统完整。特异性上行投射系统是各种感觉传入通路的总称。人体通过各种感觉器官接受躯体感觉冲动，经各传导束终止于丘脑特异性核团，再投射到大脑皮质相应的感觉区，引起大脑皮质的觉醒。丘脑非特异性核团冲动途经脑干时发出侧支或脑干网状结构；后者弥散地作用于整个大脑皮质，使大脑皮质处于醒觉状态，称为上行网状激活系统。丘脑下部则接受来自内脏的感觉冲动及体液性刺激，激活大脑边缘系统，称为丘脑下部激活系统。大脑皮质受到这两种激活系统的调节与维持，保持觉醒状态。大脑皮质又通过皮质网状束的离皮质联系，向网状结构传递反馈神经冲动，以调节上行网状激活系统的活动。

凡上行网状激活系统、丘脑下部激活系统或大脑皮质发生器质性或可逆性病变时，均可引起上述回路损害，出现意识障碍，损害或抑制脑干网状结构引起醒觉障碍。双侧大脑半球的急性广泛损害或功能抑制（如代谢性脑病）可以引起急性意识障碍或昏迷；一侧大脑半球的急性广泛病变，尤其是主侧半球，亦可发生意识障碍。颅内局灶病变一般不引起意识障碍，但由于病变的性质、部位、大小，以及病变发生、发展速度及伴随的病理变化（脑循环障碍、脑水肿、颅内高压等）不同，也可引起不同程度的意识障碍。例如，局灶病变小但伴有广泛脑水肿（如脑转移癌），或脑脊液循环阻塞而引起颅内高压（如第四脑室肿瘤），可产生意识障碍；病变侵犯间脑部位可早期发生意识障碍，并且进展迅速。缓慢发展的大脑局灶病变一般无意识障碍，但如合并脑疝，患者可迅速进入意识障碍。

案例 7-6

邱某，男，77 岁。神志不清、鼾睡 4 小时。昨日 20：00 患者自觉劳累，立即睡下，凌晨 0：10 保姆发现其鼾睡，呼之不应，出汗多，小便失禁，急送医院救治。患者于 1991 年曾患脑卒中、高血压、糖尿病，经治疗好转，上个月脑卒中又复发，出现偏瘫，经治疗后稍有减轻，生活不能自理。

体格检查：四肢肌张力增高，上肢屈曲，下肢伸直，呈去皮质强直状态，双眼睑紧闭，双眼球向右侧斜视，对光反射消失，双瞳孔扩大，直径 2mm，四肢肌张力增高，双侧巴宾斯基征及查多克征均阳性，脑膜刺激征阳性，鼾音呼吸。

头颅 CT 提示：左基底核区脑出血。

问题：

1. 该患者目前格拉斯哥昏迷评分为多少分？判断其意识障碍的程度。
2. 该患者目前主要存在哪些护理问题（护理诊断）？

二、病 情 评 估

对于突发意识障碍的患者，由于其病因的复杂性，应做全面的评估。从询问病史到判断意识障碍程度及伴随症状均需全面细致的了解。

（一）病史

1. 询问患者起病时间、发病前后情况、诱因、病程、程度等。

2. 了解有无发热、头痛、呕吐、腹泻、感觉与运动障碍等症状。

3. 询问有无急性感染、高血压、糖尿病、肝肾疾病、颅脑损伤、癫痫等病史。

4. 询问有无服毒及毒物接触史。

（二）意识障碍程度的判定

1. 临床评定 根据患者的语言反应、对答是否切题、对疼痛刺激的反应、肢体活动、瞳孔大小及对光反应、角膜反射等可判断患者有无意识障碍及其程度。

（1）嗜睡（somnolence）：是最轻的意识障碍，是一种病理性倦睡，患者陷入持续的睡眠状态，可被唤醒，并能正确回答和做出各种反应，但当刺激去除后很快又入睡。

（2）意识模糊（confusion）：意识障碍的程度比嗜睡深，是一种以意识内容改变为主的意识障碍，表现为注意力减退、情感反应淡漠、定向力障碍、活动减少，语言缺乏连贯性，对周围环境的理解和判断低于正常水平，可有错觉、幻觉、躁动、精神错乱等。

（3）昏睡（stupor）：有意识障碍的运动和言语抑制称为昏睡，患者处于熟睡状态，不易唤醒。虽在强烈刺激下（如压迫眶上神经、摇动患者身体等）可被唤醒，但很快又再入睡，醒时答话含糊或答非所问。

（4）昏迷（coma）：是严重的意识障碍，表现为意识持续的中断或完全丧失。按其程度可分为三个阶段。

1）轻度昏迷：意识大部分丧失，无自主运动，对声、光刺激无反应，对疼痛刺激尚可出现痛苦的表情或肢体退缩等防御反应。角膜反射、瞳孔对光反射、眼球运动、吞咽反射等可存在。

2）中度昏迷：对周围事物及各种刺激均无反应，对于剧烈刺激可出现防御反射。角膜反射减弱，瞳孔对光反射迟钝，眼球无转动。

3）深度昏迷：全身肌肉松弛，对各种刺激全无反应，深、浅反射均消失。

2. 量表评定 常用的是英国Glasgow大学Teasdale和Jemmett两位医生于1974年制订的格拉斯哥昏迷评分法（Glasgow coma scale，GCS），见表7-3。GCS主要依据对睁眼、言语刺激的回答及命令动作的情况对患者意识障碍的程度进行评估，方法简单易行，与病情变化的相关性较好，比较实用。分值越低说明意识障碍越重。

表7-3 格拉斯哥昏迷评分法

检查项目	反应	得分
睁眼反应	正常睁眼	4
	对声音刺激有睁眼反应	3
	对疼痛刺激有睁眼反应	2
	对任何刺激无睁眼反应	1
语言反应	能准确回答时间、地点、人物等定向问题	5
	能说话，但不能准确回答时间、地点、人物等定向问题	4
	言语不当，但语意可辨	3
	言语模糊不清，语意难辨	2
	任何刺激无语言反应	1
运动反应	可按指令动作	6
	对疼痛刺激能定位	5
	对疼痛刺激有肢体退缩反应	4
	疼痛刺激时肢体过度屈曲	3
	疼痛刺激时肢体过度伸展	2
	疼痛刺激无反应	1

注：将表中各项目所得分值相加求其总分，GCS总分范围为3～15分。14～15分为正常，8～13分表示患者已有程度不等的意识障碍，7分以下为昏迷，3分以下为深度昏迷。

（三）伴随症状

1. 发热 先发热然后有意识障碍可见于重症感染性疾病；先有意识障碍然后有发热，见于出血性脑卒中、蛛网膜下腔出血、巴比妥类药物中毒等。

2. 呼吸缓慢 是呼吸中枢受抑制的表现，见于吗啡、巴比妥类、有机磷杀虫药等中毒及银环蛇咬伤等。

3. 瞳孔散大 见于颠茄类、酒精、氰化物等中毒及癫痫、低血糖状态等。

4. 瞳孔缩小 见于吗啡类、巴比妥类、有机磷杀虫药等中毒。

5. 心动过缓 见于颅内高压症、房室传导阻滞及吗啡类、毒蕈等中毒。

6. 高血压 见于高血压脑病、脑血管意外、肾炎尿毒症等。

7. 低血压 见于各种原因的休克。

8. 皮肤黏膜改变 出血点、瘀斑和紫癜等，见于严重感染和出血性疾病；口唇呈樱桃红色提示一氧化碳中毒。

9. 脑膜刺激征 见于脑膜炎、蛛网膜下腔出血等。

知识链接

其他特殊突发意识障碍

惊厥（convulsion）：患者突然意识模糊或丧失，全身肌肉强直或四肢阵挛性抽搐，伴发绀，呼吸不规则，大小便失禁，每次发作持续数秒至数分钟不等，或呈持续状态。惊厥可反复发作，可致跌伤、舌咬伤，甚至窒息。临床上常见于酒精中毒、阿托品中毒、发热患者高热期、脑功能受损等疾病。患者常常兴奋躁动、胡言乱语、行为失控，护理时要注意保护患者，防止发生意外。

谵妄（delirium）：临床上表现为意识模糊、定向力丧失、感觉错乱（幻觉、错觉）、躁动不安、言语杂乱。谵妄可发生于急性感染的发热期间，也可见于某些药物中毒（如颠茄类药物中毒、急性酒精中毒）、代谢障碍（如肝性脑病）、循环障碍或中枢神经疾病等。

去皮质综合征（decorticate syndrome）：患者睁眼闭眼均无意识，光反射、角膜反射存在，对外界刺激无意识反应，无自发言语及有目的动作，呈上肢屈曲、下肢伸直的去皮质强直姿势，常有病理征。因脑干上行网状激活系统未受损，故保持觉醒-睡眠周期，可无意识地咀嚼和吞咽。

无动性缄默症（akineticmutism，AM）：患者能注视检查者及周围的人，貌似觉醒，但不能言语，不能活动；患者出现大、小便失禁，肌肉松弛，但无锥体束征，因此，又称睁眼昏迷。主要见于脑干上部或丘脑的网状激活系统受损，而大脑半球及其传出通路无病变。

闭锁综合征（locked-in syndrome）：患者虽然意识清楚，但却不能说话、不能活动的一种特殊表现。因患者不说不动，貌似昏迷，所以又称假性昏迷。

（四）辅助检查

一般检查

（1）血压与脉搏：血压降低者应考虑有无心肌梗死、动脉瘤破裂、外伤后腹部内脏出血、肺梗死。

（2）体温：急性昏迷，体温短时间升至39℃以上，应考虑脑干出血，预后不良。

（3）呼吸异常：过度呼吸往往预示着代谢性酸中毒、严重缺氧和脑功能障碍；低肺泡性换气可能为二氧化碳麻醉或肺性脑病。

（4）脑血管造影：往往可发现脑血管基础性疾病。

（5）头颅影像学检查：可以早期发现颅内器质性的病变。

三、救治与护理

（一）治疗

1. 病因治疗。

2. 对症治疗。

（1）建立静脉通路，吸氧，密切监测生命体征。

（2）维持呼吸道通畅，必要时采用辅助呼吸。

（3）预防感染，导尿，预防压疮。

（4）维持水电解质平衡。

（5）合理选用肠内或肠外营养。

3. 控制颅内高压，及时脱水治疗。

4. 控制血压、血糖。

5. 如有脑挫裂伤、硬脑膜外血肿、大量脑出血，应该紧急手术。

（二）护理

1. 观察病情

（1）意识障碍的程度：可通过与患者交谈，了解其思维、反应、情感活动、定向力等，必要时做痛觉试验、角膜反射、瞳孔对光反射等来判断意识障碍程度。也可按 Glasgow 昏迷评分（GCS）对意识障碍的程度进行评估。将 3 项记录值分别绘制成横向 3 条曲线，如总分值减少，曲线下降，提示意识障碍程度加重，病情趋于恶化；反之，曲线上升，提示意识状态障碍程度减轻，病情趋于好转。

（2）瞳孔：注意观察瞳孔大小、光反射情况、两侧是否等大，如不等大时，多为脑疝所致。

（3）生命体征：应密切注意患者的血压、呼吸、脉搏。

2. 一般护理

（1）体位：给予适当的卧位，颅压高者采取头高位 15°～30°，以降低颅内压，平卧位，头偏向一侧，防止呕吐后误吸。

（2）保证呼吸道通畅，吸氧，昏迷患者有舌后坠者应放置口咽通气导管。如不能排痰应气管切开，并做好气管切开术后护理，必要时应用呼吸机辅助呼吸。

（3）注意生命体征的观察，如体温异常，则预示着中枢性高热或感染；呼吸加快，可能是中枢神经受激惹所致。

（4）定时翻身叩背，防止肺部感染，必要时使用气垫床。

（5）注意角膜保护：突发意识障碍患者可能会出现上下眼睑闭合不全或不闭合的情况，这可能造成瞬目减少、角膜干燥，甚至角膜溃疡软化。可以用氯霉素眼膏涂抹，覆盖温水纱布保护眼角膜。

（6）口腔护理：生活不能自理的患者，可能会出现张口呼吸，免疫力低下，应每日行口腔护理 2～3 次。

（7）应激性胃肠出血的患者应给予冷盐水洗胃和相应的止血药物，注意观察出血量、血压变化，防止休克。

（8）注意营养与水电解质平衡，可给予鼻饲，逐渐给予高蛋白、高热量、高维生素饮食，也可给予要素饮食。

（9）留置尿管的患者应做好清洁护理，每日尿道护理一次，防止泌尿系感染。

（10）躁动、癫痫患者，应注意预防坠床，适当约束。

（11）长期卧床昏迷的患者，应保持关节功能位及适当被动活动，防止足下垂和踝关节外旋。应摆放适当的体位，摆放原则：上肢伸展位，下肢屈膝位，穿戴肢具的要定时观察肢体，以防止压疮。

（12）预防下肢深静脉栓塞，穿弹力裤。

（13）发现高热时，应查明原因，采取降温措施，头枕冰袋、温水擦浴或适当药物治疗。

3. 特殊护理

（1）鼻饲护理：重型脑损伤后昏迷、意识不清或处于植物人生存状态的患者需放置胃管进行鼻饲；一般对于伤病后 48 小时出现肠鸣音者，鼻饲的营养选择以高热量、高蛋白、低脂肪、低钠的全流食为主，采取循序渐进的方法进行鼻饲，热量以 20～30kcal/（kg·d）计算，鼻饲液体的温度为 38～40℃，以手腕部触及不烫、不凉为标准，鼻饲时床头抬高 15°～30°，防止胃管被食物堵塞，谨防反流引起窒息。鼻饲前抽吸胃液，检查胃管是否在胃内；鼻饲后要注入适量温开水以防止胃管堵塞，彻底清洗和消毒用具，避免患者发生细菌性胃炎。

（2）皮肤护理：加强皮肤护理，防止压疮极为重要，睡海绵或气垫床，每 2 小时翻身一次，对消瘦、营养不良者，应在骨突处垫气圈，对大小便失禁、频繁呕吐的患者应及时更换床单和衣服，清洗皮肤或会阴、肛门，保持床单位及皮肤清洁干燥，对有精神症状、躁动不安的患者应酌情应用镇静剂或保护性约束。

（3）大小便护理

1）尿潴留：可热敷或按摩下腹部，然后轻轻加压，促使自行排尿。

2）留置导尿管：训练膀胱功能，间断夹闭尿管，3～4 小时开放排尿一次。

3）尿失禁：保持床单位清洁，预防压疮。

4）便秘：多做床上运动，主动运动，多食富含维生素的食物，多饮水、蜂蜜。适当口服缓泻剂、开塞露或肥皂条通便、肥皂水灌肠等。

4. 癫痫的护理 发作期预防舌咬伤、防止坠床和碰撞，癫痫发作时应将患者头偏向一侧，口腔分泌物过多或有呕吐物时，需立即吸净或者帮助清理口腔呕吐物以防止误吸，以利于呼吸道通畅；合理使用抗癫痫药物控制癫痫发作，做好并发症的预防及病情观察，并认真记录。

5. 气管切开的护理 防脱管、保持套管通畅、气道湿化、防控感染，切口周围皮肤每天消毒 2 次，并更换开口纱布，内套管每天取出清洗、消毒 2 次。排痰程序：一吸、二拍、三吸。吸痰管轻轻插入 10～15cm，单次吸痰时间应少于 15 秒，吸痰过程中，要给予患者充分的氧供，必要时给予超声雾化，促进排痰。

（袁荣华）

第六节 高 血 糖 症

糖是自然界最丰富的物质之一，人体每日摄入的糖比蛋白质、脂肪多，占到食物总量的 50% 以上，是人体能量的主要来源。除了供给机体能量以外，糖也是组成人体组织细胞的重要成分，如与蛋白质结合形成糖蛋白、与脂类结合形成糖脂等；糖作为碳源还可提供合成某些氨基酸、脂肪、胆固醇、核苷等物质的原料；另外，血浆蛋白、抗体和某些酶及激素中也含有糖。

正常成年人体内血糖浓度在 3.89～6.11mmol/L，糖尿病（diabetes mellitus）患者由于遗传和环境因素的相互作用导致糖代谢异常，临床出现以慢性高血糖为特征的一组代谢综合征。

在糖尿病代谢紊乱加重、体内胰岛素严重缺乏时，会出现酮体产生过多，机体失代偿，引起高血糖、高血酮、酸中毒的临床综合征，这就是常见的糖尿病急性并发症——糖尿病酮症酸中毒（diabetic ketoacidosis，DKA）。

案例 7-7

宋老太是位 72 岁的空巢老人，春节期间邻居发现她躺在床上，神志恍惚、手脚冰凉、出冷汗，呼吸有烂苹果味，赶紧送往医院急诊。

急诊科接诊后，查体：T 36.3℃，P 138 次/分，R 26 次/分，BP 85/58mmHg；脉快，心律失常，神志呈嗜睡状态，双侧瞳孔等大等圆，对光反射灵敏，呼吸深大，无呼吸困难，呼气有烂苹果味；轻度脱水，双眼球凹陷，皮肤湿冷、弹性差。

实验室相关检查：头颅 CT 提示脑萎缩。肺部 CT 提示右下肺炎症。白细胞 15×10^9/L，尿素氮 16mmol/L，肌酐 170μmol/L。血糖 42.8mmol/L，血酮体（++++），pH 6.987。

据邻居反映，患者既往有糖尿病史 30 余年，未规律服药。

问题：

1. 根据资料，护士判断患者发生了什么疾病？
2. 根据资料，你认为该如何对这位患者进行护理？

一、病 情 评 估

（一）病因与发病机制

1. 诱因 1 型糖尿病患者有自发 DKA 的倾向，2 型糖尿病患者在一定诱因下也可发病。常见诱因有：

（1）感染：以呼吸道感染最为常见，另外还有泌尿系感染、腹膜炎等。

（2）未得到有效控制的糖尿病、未被诊断治疗的 1 型糖尿病。

（3）胰岛素治疗不适当，减量或治疗中断、糖尿病患者饮食不当。

（4）妊娠后期孕妇对胰岛素的需求增加，有诱发 DKA 的可能。

（5）创伤、麻醉、手术、脑血管意外、心力衰竭、急性心肌梗死或严重刺激引起应激状态等。

2. 发病机制 糖尿病患者体内胰岛素绝对或相对不足时拮抗胰岛素的激素分泌相应产生变化，破坏了激素分泌的动态平衡，使糖代谢紊乱，使脂肪加速分解产生大量脂肪酸，氧化后产生大量乙酰乙酸、β-羟丁酸和丙酮，三者均为强有机酸，统称为酮体。当血液中酮体超过机体处理能力时就发生了代谢性酸中毒。

（二）临床表现

1. 初期 患者常感到疲乏、四肢无力、口渴、尿多，随后出现恶心、呕吐、食欲减退，常伴头痛、烦躁。

2. 后期 患者可能出现精神萎靡、嗜睡，严重者可出现休克、抽搐、昏迷，呼吸深快，有烂苹果味（丙酮味），因脱水出现尿量减少、皮肤弹性差、眼球下陷、脉搏细速、血压下降。

（三）辅助检查

1. 尿糖测定 尿糖阳性是发现和诊断糖尿病的重要线索，但不能反映血糖的变化情况。

2. 血糖测定 血糖是诊断糖尿病、监测糖尿病病情变化和治疗效果的主要指标。血糖超过 7.0mmol/L 为糖尿病，发生 DKA 时血糖常在 16.7～33.3mmol/L，甚至达到 55.5mmol/L。

3. 动脉血气分析 DKA 患者会出现 $PaCO_2$ 降低，血 pH＜7.35。

4. 其他 DKA 患者会有血酮体升高、出现尿酮；血钾、血钠、血氯降低；血尿素氮和肌酐升高；血清淀粉酶和白细胞升高。

案例 7-7 分析

判断结果：患者出现了糖尿病酮症酸中毒。

判断依据：

（1）诱因：患者既往有糖尿病史 30 余年，未规律服药。肺部 CT 提示右下肺炎症。

（2）临床表现：患者初期神志恍惚，手脚冰凉、出冷汗，呼吸有烂苹果味，入院后神志呈昏睡，血压低，呼吸深大有烂苹果气味，轻度脱水，双眼球凹陷，皮肤湿冷、弹性差。

（3）实验室检查：白细胞 15×10^9/L，尿素氮 16mmol/L，肌酐 170μmol/L。血糖 42.8mmol/L，血酮体（++++），pH 6.987。

二、救治与护理

（一）抢救与治疗

1. 抢救原则 尽快补液以恢复血容量，纠正水、电解质紊乱和酸碱平衡失调，降低血糖，积极寻找和消除诱因，防治并发症。

2. 补液治疗 是治疗 DKA 的首要措施。

（1）补液量：一般按成年患者体重（kg）的 10%估算失水量。

（2）补液种类：开始以 0.9%的生理盐水溶液补液，待血糖下降至 13.9mmol/L 后，输入 5%葡萄糖或糖盐水、糖胰岛素液来消除酮体。

（3）补液速度：遵守“先快后慢”原则。前 4 小时输入总失水量的 1/3～1/2，在前 12 小时输入总量的 2/3，其余部分在 24～48 小时内补足。

3. 胰岛素治疗 采用小剂量胰岛素疗法，既能有效地降低血糖，也能最大程度地抑制酮体生成。输入胰岛素的速度为每小时 0.1U/kg。

4. 纠正电解质及酸碱平衡失调。

（二）护理措施

1. 配合抢救 立即给予吸氧，保持呼吸道通畅，绝对卧床休息，早期快速建立两条静脉通路给予补液，纠正水、电解质及酸碱平衡紊乱。遵医嘱补液。

2. 应用胰岛素 遵医嘱应用胰岛素，注意选择短效型胰岛素，确保剂量准确，使用精密注射泵输入，密切观察胰岛素进入量。

3. 严密观察生命体征并记录 严密观察瞳孔大小、呼吸的频率和节律，做好血糖、尿糖、血酮体、尿酮体的检测和记录，测定电解质、动脉血气分析，记录 24 小时出入量，严密观察有无低血糖症状。

4. 基础护理 对于昏迷的患者应及时清除口、鼻腔分泌物，做好口腔护理，预防患者误吸和吸入性肺炎的发生；做好皮肤护理，预防压疮。

5. 饮食护理 鼓励患者多喝水，补充营养和热量；昏迷的患者留置胃管，鼻饲流质饮食。

6. 心理护理 安慰并鼓励患者保持心情愉快，树立信心；对患者及其家属进行糖尿病健康教育，使其掌握糖尿病相关知识，以预防并发症，提高生活质量。

7. 防止并发症

（1）感染：积极寻找感染源，防治感染。密切观察患者的体温、白细胞计数，尿和痰液的色、质、量。

（2）脑水肿：补液初期量大且快速，易造成脑水肿。密切观察评估患者的神志、疼痛感等神经、知觉功能。

（3）心力衰竭：年老、心律失常、冠心病者应注意防止因快速大量补液造成心力衰竭和肺水肿。

案例 7-7 分析

采取的护理措施：

1. 首先应立即给予吸氧，保持呼吸道通畅，快速建立 2～3 条静脉通路。
2. 遵医嘱补液，注意补液的溶液选择、补液量和补液速度。
3. 严密观察生命体征并记录，做好血糖、尿糖、血酮体、尿酮体的监测和记录，测定电解质、动脉血气分析，记录 24 小时出入量，严密观察有无低血糖症状。
4. 遵医嘱使用胰岛素控制血糖。
5. 每 6～8 小时使用氯己定进行口腔护理一次，防止误吸；定时翻身拍背，预防压疮的发生；鼓励患者多喝水。
6. 对患者进行心理护理和健康宣教，防止并发症发生。

（陈志林）

第七节 低血糖症

糖尿病是继肿瘤和心血管疾病之后的第三大非传染性疾病，已成为最主要的死亡原因。为了控制糖尿病病情发展，临床上应用胰岛素强化治疗降低血糖水平。但随着临床试验的深入研究，发现过于严格控制血糖会增加低血糖的发病风险。

脑细胞活动所需的能量基本全部来源于血糖，血液中糖浓度过低时，如果不能及时外源补充糖类，就会增加患者的死亡风险。低血糖症因其危害性已经越来越受到全世界的重视。

低血糖是血糖浓度过低状态，可由多种原因造成，当产生相应症状及体征时，被称为低血糖症（hypoglycemia）。不能产生和（或）不能察觉这种症状时，则称为无感知性低血糖（hypoglycemia unawareness，HU）。

案例 7-7（续）

宋老太住院治疗后病情好转，家属办理了出院。出院时带口服降糖药和胰岛素居家治疗，因担心血糖高而再住院，自行增加降糖药剂量，出院第三天服药后，宋老太突然感到头晕、心慌、全身发抖并且出汗、精神恍惚，急诊收入院。

查体：T 36.5℃，P 128 次/分，R 25 次/分，BP 135/68mmHg。空腹指尖血糖：3.6mmol/L。神志清醒，双侧瞳孔等大等圆，对光反射灵敏，呼吸急促，无呼吸困难。皮肤潮湿、面色苍白。

问题：

1. 根据资料，护士判断患者发生了什么？
2. 根据资料，你认为该如何对这位患者进行护理？

一、病情评估

（一）病因与发病机制

1. 诱因

（1）药物：过量使用胰岛素、长短效比例分配不合理、注射胰岛素后未按规定时间进食、胰岛素强化治疗、口服磺脲类降糖药、胰岛素联用口服降糖药物治疗或因注射方式不对导致注射剂量过大等都可导致低血糖症的发生。

（2）运动过度：剧烈运动是发作性低血糖的重要原因。适当的运动有利于减轻体重、提高胰岛素敏感性、增加身体对葡萄糖的消耗。运动是糖尿病治疗的基础手段，但是运动量过大或不科学的运动可诱发低血糖的发生。

（3）不合理的饮食：饮食不规律是糖尿病患者低血糖的常见诱发因素。某些患者为了控制饮食而不吃主食，导致饮食中的碳水化合物比例过少，或应用降糖药或胰岛素后未能及时进餐，还有因晚餐进食少或过早导致夜间低血糖的。

（4）酒精的影响：酒精不仅是一种胰岛素增敏剂，还能抑制糖原异生。

（5）其他：β 受体阻滞剂、阿司匹林、乙酰胆碱酯酶抑制剂、抗凝药等药物；年龄、体重指数、基础病等也是诱发低血糖症的重要因素；脓毒血症、重症肺炎或糖尿病同时伴有其他内分泌疾病时也易发生低血糖症。

2. 发病机制　当血浆葡萄糖下降至 2.8～3.0mmol/L 时，会抑制胰岛 B 细胞分泌胰岛素并刺激升糖激素分泌增加，兴奋交感神经，产生大汗、心悸、浑身乏力、发抖、焦虑、心率加快、四肢发冷、饥饿感等症状。

如果血糖进一步下降，首先会抑制大脑皮质的功能，表现为意识受损，对时间、地点等的定向力丧失，精神失常、言语不清，甚至出现嗜睡。之后依次为抑制皮质下中枢、基底核、下丘脑、中脑，表现为躁动、意识不清、心动过速、瞳孔散大，甚至出现锥体束征及强制性肌肉痉挛。

当影响到延脑时，患者可进入深昏迷状态，呼吸变浅，去大脑强直，间接及直接瞳孔对光反射消失。如在此过程中及时补充血糖，机体将按上述顺序逆向恢复。

（二）临床表现

通常低血糖是一个由轻到重的渐进过程，根据症状大致可分为三度：

1. 轻度低血糖　主要表现为饥饿感、出汗、心慌、面色苍白、发抖、乏力、情绪和行为改变、交感神经兴奋症状。

2. 中度低血糖 在轻度症状的基础上进展为生活不能自理、自己进食和（或）饮水困难、头痛、腹痛、恶心、头晕、精神恍惚等。

3. 重度低血糖 表现为无法站立，对周围事物反应淡漠甚至无反应，定向力丧失，无法进食和饮水，肢体、面部痉挛，甚至昏迷。

但是，低血糖症状并不具有特异性。如在青少年和老年糖尿病患者中低血糖症状表现就有较大差异。有研究证据显示，有40%～50%的1型糖尿病青少年的低血糖症无明显症状，极难被准确识别。

（三）辅助检查

血糖测定 糖尿病患者在接受药物治疗的情况下，随机血糖≤3.9mmol/L，就属低血糖范畴。需外界协助摄入碳水化合物、静脉注射葡萄糖、应用胰高血糖素等方法才能恢复的低血糖，或血糖＜2.8mmol/L为严重低血糖。

案例 7-7 分析

判断结果：患者出现了糖尿病低血糖症。

判断依据：

（1）诱因：出院时带口服降糖药和胰岛素居家治疗，但自行增加降糖药剂量。

（2）临床表现：服药后突然感到头晕、心慌，全身发抖并且出汗、精神恍惚。

（3）实验室检查：T 36.5，P 128次/分，R 25次/分，BP 135/68mmHg，空腹指尖血糖：3.6mmol/L。

二、救治与护理

（一）抢救与治疗

低血糖的治疗可以通过摄取糖水或富含碳水化合物的食物来纠正。

1. 口服糖治疗 对于意识清楚的轻度患者，可口服15～20g糖类食物（以葡萄糖为佳）。

2. 静脉治疗 对于存在意识障碍的中重度患者，需静脉注射50%的葡萄糖溶液40～60ml，或者胰高血糖素1mg肌内注射。观察低血糖是否纠正，每15分钟监测一次指尖血糖。如血糖仍低于3.0mmol/L，再给予葡萄糖口服或静脉注射。意识障碍者如意识状态无改善并且血糖仍低于3.0mmol/L，则继续给予50%葡萄糖60ml静脉注射。如低血糖仍未纠正，持续静脉注射5%或10%的葡萄糖，必要时可以考虑加用糖皮质激素。意识恢复后至少监测血糖24～48小时。

（二）护理措施

1. 血糖监测 规律监测血糖并且准确记录血糖监测数据，必要时加测指尖血糖和动态血糖监测。动态血糖监测（CGM）也称皮下组织间液葡萄糖监测，是通过葡萄糖感应器监测皮下组织间液的葡萄糖浓度，从而间接反映血糖水平的监测技术。可提供连续、全面、可靠的全天血糖信息，了解血糖波动的趋势，发现不易被传统监测方法所探测到的高血糖和低血糖，尤其是餐后高血糖和夜间的无症状性低血糖。

2. 严密观察病情变化并记录 观察患者的生命体征、精神状态、血糖浓度等，并及时记录。发现异常情况应及时报告医生。

3. 基础护理 对于意识障碍的患者应做好口腔护理，预防患者误吸和吸入性肺炎的发生；做好皮肤护理，预防压疮。

4. 规范胰岛素及降糖药物的使用 遵医嘱使用降糖药物及胰岛素，根据血糖监测结果、病情、治疗目标及时调整治疗方案，正规操作。胰岛素或降糖药应按要求储藏。

5. 健康教育 糖尿病患者的低血糖症重在预防。

（1）加强宣教：教会患者正确使用便携式血糖仪，正确注射胰岛素，按医嘱应用降糖药物，了解低血糖的症状及正确的应对方法。

（2）饮食指导：了解食物中营养物质的构成比；制订合理的膳食计划；灵活调整胰岛素注射剂量；随身携带糖果、饼干、面包等吸收较快的碳水化合物。

（3）体育锻炼：了解潜在的危险因素（如运动类型、锻炼持续时间及开始运动时间）；根据运动量有针对性地监测血糖；运动时预防性地携带零食；根据运动量调整胰岛素剂量。

案例 7-7 分析

采取的护理措施：

1. 首先应立即给予抢救，吸氧、保持呼吸道通畅。
2. 遵医嘱静脉推注 50%葡萄糖溶液 40～60ml，或者肌内注射胰高血糖素 1mg。
3. 严密观察病情变化，做好血糖监测和记录，每 15 分钟监测一次血糖。
4. 遵医嘱规范使用胰岛素及降糖药物。
5. 每 6～8 小时使用氯己定进行口腔护理一次，防止误吸；定时翻身拍背，预防压疮的发生。
6. 对患者及家属进行健康宣教，防止低血糖发生。

（陈志林）

第八章　环境及理化因素损伤

环境及理化因素损伤是院前急救和医院急诊的常见病和多发病。中暑、淹溺、电击伤又是常见的环境及理化因素损伤，既往健康的人或有基础病的人遭遇此类损伤很快出现危及生命的病理、生理变化，因此，这三种损伤均属于环境性急诊（environmental emergency）。

案例 8-1

张某，男，60 岁，身高 170 cm，体重 78 kg。2016 年 8 月游览公园时在烈日下观看演出 4 小时后感到头昏乏力，随后神志不清，昏倒在地，由“120”送入公园医疗站，及时给予降温、补液后立即转入附近医院急诊治疗。

既往病史：无。

体格检查：T 41℃，P 128 次/分，律齐，R 26 次/分，BP 90/60mmHg。深昏迷，双侧瞳孔等大等圆，直径 1.5mm，对光反射迟钝，皮肤干燥，双肺呼吸音正常，未闻及湿啰音。双下肢阵发性抽搐，大、小便失禁。

血气分析结果：I 型呼吸衰竭（PaO_2 49mmHg，$PaCO_2$ 31mmHg），呼吸性碱中毒。血生化：血 Na^+ 128mmol/L，血 K^+ 3.0mmol/L。

问题：

1. 该患者发生了什么情况？
2. 怎样评估与判断患者的病情？
3. 怎样针对该患者开展急救护理？

第一节　中　　暑

中暑（heat illness），民间又称“发痧”，是由于暑热天气、湿度大和无风的高温环境导致机体体温调节中枢障碍、汗腺功能衰竭和水电解质丧失过多，从而引起的以中枢神经系统和心血管功能障碍为主要特征的急性热损伤性疾病。根据发病机制和临床表现不同分为三型：热痉挛（heat cramp）、热衰竭（heat exhaustion）和热射病（heat stroke）。

一、病因与发病机制

（一）病因

1. 病因　对高温环境适应不充分是致病的主要原因。在大气温度升高（＞32℃）、湿度较大（＞60%）和无风的环境中，长时间工作或强体力劳动，缺乏对高热环境适应者，以及年老体弱、肥胖又无充分防暑降温措施者均易中暑。

2. 诱因　常见的诱因包括从事重体力劳动、发热、甲状腺功能亢进症、应用某些药物（如苯丙胺）、过度肥胖、穿透气不良的衣服、系统性硬化病、广泛皮肤烧伤后瘢痕形成或先天性汗腺缺乏症等。

（二）发病机制

正常人体在下丘脑体温调节中枢的控制下，产热和散热处于动态平衡，维持体温在 37℃左右，保持生命活动所必需的体温恒定。当机体产热大于散热或散热受阻，体内过量热蓄积，产生高热，即可发生中暑。

二、病情评估

（一）病史

了解中暑发生的现场情况，如周围环境的温度与湿度、通风情况、持续时间、患者当时的身体情况及适应能力等。重点询问患者有无机体产热增加、散热减少或适应不良的原因和诱因，以尽快明确是否中暑，及时救治。

（二）临床表现

中暑的临床表现多样，根据病情严重程度分为先兆中暑、轻度中暑和重度中暑。

1. 先兆中暑　典型的临床表现为在高温、通风不好的环境下工作一定时间后，出现头昏眼花、大汗、口渴、注意力不集中、烦躁不安、胸闷气促、恶心欲呕、四肢无力、体温正常或略高。

2. 轻度中暑　在先兆中暑的基础上，患者出现面色潮红、心悸、体温升高（>38℃），或面色苍白、四肢湿冷、多汗、脉速、血压下降、休克等早期周围循环衰竭表现。此时患者神志清楚，如及时给予有效的救治措施，3～4 小时可缓解症状或恢复正常。

3. 重度中暑　除具备轻度中暑症状外，同时伴有痉挛、高热、脱水、晕厥、昏迷等表现。根据不同的临床表现可分为三种类型。

（1）热痉挛：多见于健康青壮年，在高温环境下进行剧烈运动，大量出汗后大量饮水，而氯化钠补充不足，活动停止后常发生。临床表现为四肢、腹部、背部肌肉痉挛性疼痛，主要以腓肠肌最明显，常呈对称性和阵发性，持续约数分钟后缓解，无明显体温升高，是热射病的早期表现。

（2）热衰竭：此型最常见，常发生于老年人、儿童和慢性疾病患者。严重热应激时，由于体液和体内钠离子丢失过多、补充不足引起循环容量不足。表现为多汗、疲乏、无力、恶心、呕吐、头晕、头痛、胸闷、脉搏细速、呼吸增快、手足抽搐、血压下降、直立性晕厥、有明显脱水征等症状。体温轻度升高，无意识障碍。此型不及时治疗可发展为热射病。

（3）热射病：是一种致命性急症，可发生在各种人群，但以老年人或有心血管疾病的患者多见，主要表现为高热（直肠温度≥41℃）和神志障碍。早期受影响的器官依次为脑、肝、肾和心脏。根据发病时患者所处的状态和发病机制，临床上分为两种类型：①劳力性热射病，主要是在高温环境下内源性产热过多所致。多见于平素健康的年轻人，在高温、湿度大、通风不良或强烈的太阳照射下从事重体力劳动或剧烈运动数小时后发病。表现为心率增快、脉压增大、大量出汗，可出现横纹肌溶解、急性肾衰竭、MODS 等，病死率较高。②非劳力性热射病，多见于小孩、老人和有基础疾病的人群，在高温和通风不良的环境下逐渐起病，导致体温调节功能障碍，引起中心体温骤升。患者表现为高热（直肠温度>41℃，可高达 46.5℃）、皮肤干热和发红，84%～100%患者无汗。病初表现为行为异常或癫痫发作，继而出现谵妄、昏迷和瞳孔对称缩小，严重者可出现低血压、休克、心律失常及心力衰竭、肺水肿和脑水肿。约 5%病例发生急性肾衰竭，可有轻、中度 DIC，常在发病后 24 小时左右死亡。

（三）辅助检查

根据病情，有选择性地做各项辅助检查项目，如血生化检查、动脉血气分析及尿常规检查等。严重病例出现肝、肾、胰腺和横纹肌损害的实验室改变，如血清门冬氨酸转氨酶（AST）、丙氨酸转氨酶（ALT）、乳酸脱氢酶（LDH）、肌酸激酶（CK）值和凝血功能。怀疑颅内出血或感染时，做颅脑 CT 和脑脊液检查。

案例 8-1 分析

1. 病因　该患者 60 岁，身高 170cm，体重 78kg，在烈日下观看演出 4 小时，年老体弱、肥胖又无充分防暑降温措施，缺乏对高热环境适应，易发生中暑。

2. 临床表现　主要表现为高热（直肠温度≥41℃），皮肤干燥无汗。深昏迷，瞳孔对称缩小（双侧瞳孔等大等圆，直径 1.5mm），对光反射迟钝。双下肢阵发性抽搐，大、小便失禁，并出现低血压（BP 90/60mmHg）及水、电解质与酸碱平衡紊乱情况（呼吸性碱中毒、低钠、低钾）。

3. 确定发生重度中暑，热射病。

三、救治与护理

急救原则是迅速使患者脱离高温环境，立即降温，纠正水、电解质和酸碱平衡紊乱，保护重要脏器功能及预防并发症。

（一）现场急救

1. 脱离高温环境　立即将患者转移至阴凉、通风环境中休息或静卧，解开患者衣扣或脱去衣服以利于散热。有条件者可使用电风扇、空调等将环境温度维持在 20～25℃，并保持空气流通。

2. 降温　轻度中暑可给予冰袋冷敷或反复冰水擦拭全身。饮用含盐冰水或饮料，以补充水分和电解质。酌情应用解暑药物，如十滴水、藿香正气水，或用风油精、薄荷油涂擦患者太阳穴、合谷、风池等穴位。体温持续 38.5℃以上者可服水杨酸类解热药物或牛黄清热丸，多数患者即可恢复。重症中暑或有循环衰竭的患者，除上述急救措施外，应立即拨打“120”急救电话，尽快建立静脉通路，补充等渗葡萄糖盐水或生理盐水，预防休克。病情危重者及时送往附近医院。

（二）院内急救

1. 降温　迅速降温是院内救治的首要措施，降温速度与预后有密切关系。一般应在 1 小时内将直肠温度降至 38℃左右，不可过低。降温措施包括：

（1）物理降温：可采用环境降温、体外降温和体内降温。

（2）药物降温：配合物理降温使用。轻症可服用人丹、藿香正气水、十滴水等或在太阳穴涂抹清凉油；重症可使用氯丙嗪抑制体温中枢，氯丙嗪常用剂量为 25～50mg，加入 5%葡萄糖氯化钠溶液静脉滴注；使用地塞米松 10～20mg 静脉注射，以扩张血管，稳定体温调节中枢，预防脑水肿，降低颅内压。

2. 液体复苏　维持水、电解质平衡，纠正酸中毒。血压低时可静脉滴注多巴胺等。

3. 对症治疗预防并发症　保持呼吸道通畅，给予吸氧、吸痰；纠正水、电解质与酸碱平衡紊乱；出现心力衰竭时可使用洋地黄等治疗心力衰竭的药物；脑水肿时可使用甘露醇等脱水药物；严重肝肾衰竭可行血液透析或腹膜透析治疗。

（三）护理措施

1. 即刻护理　昏迷者保持呼吸道通畅，清除口鼻腔分泌物，给氧，必要时行气管插管，机械辅助通气。心力衰竭者给予半卧位，血压过低者取平卧位。

2. 降温护理　将患者安置在室温 20～25℃房间内，保持病室内通风良好。可使用电风扇或空调保持环境温度，解开患者衣扣或脱去衣服，促进散热。

（1）体外降温：①在颈动脉、腹股沟等体表大血管流经处放置冰袋，头部降温可采用冰帽、冰槽或电子冰帽，注意避免冻伤。②全身降温可采用冰毯、酒精擦拭、冷水或冰水擦拭、浸浴等方法。

降温时应注意：①冰帽、冰槽头部降温时及时添加冰块或放水。②准确放置冰袋位置，尽量避免同一部位长时间接触，避免冻伤。③冰水或酒精擦浴前头部放冰袋，以减轻头部充血引起的不适，足部放置热水袋。擦拭应顺着动脉走行方向进行，在大动脉处适当延长时间。禁忌擦拭胸部、腹部及阴囊处。④新生儿、老年人、休克、昏迷、心力衰竭、体弱或伴有心血管基础疾病者，禁用4℃冰水浴。

（2）体内降温：体外降温无效或重度中暑时，可用4℃冰盐水注入胃内或灌肠。有条件者可用10℃透析液进行血液透析，或将自体血液体外冷却后回输体内降温。

3. 病情观察　①监测生命体征、神志、尿量及皮肤出汗情况，预防脑水肿、肾衰竭等并发症。②在降温过程中应密切监测肛温变化，每15～30分钟测量一次，根据肛温变化调整降温措施，观察末梢循环情况，如颜色、温度。如治疗后体温下降、四肢末梢转温暖、发绀减轻或消失，提示病情好转。③遵医嘱使用氯丙嗪药物降温时，控制滴速，关注患者血压变化，若血压有下降趋势，需及时通知医生。④注意监测患者尿量，放置Foley导尿管，应保持尿量大于30ml/h。⑤中暑高热者，监测动脉血气分析结果。⑥发病后24～72小时内严密监测有关DIC实验室参数，预防凝血功能障碍。

4. 对症护理

（1）惊厥护理：烦躁不安患者需床栏保护，防止坠床，必要时床旁备开口器和舌钳，以防舌咬伤。

（2）皮肤护理：意识障碍患者应保持床铺清洁平整、干燥，按时翻身。

（3）口腔护理：高热者应加强口腔护理，以防感染与溃疡。

（4）饮食护理：高热患者应进食高蛋白、高维生素、易消化、清淡饮食。鼓励患者多饮水及果汁，多食新鲜蔬菜，忌油腻、煎炸、辛辣等燥热之品。

案例8-1分析

入院后立即用降温毯降温，首先水温设定在10～15℃，用冰毯四周包裹，使51分钟体温降到37.3℃，1小时56分钟体温降到33℃。同时进行补充血容量、吸氧、纠正电解质紊乱、抗抽搐、补液及少量激素等治疗。

第二节　淹　　溺

淹溺（drowning）是指人浸没于水或其他液体后，液体充塞呼吸道及肺泡导致呼吸障碍和（或）反射性喉痉挛，发生窒息和缺氧的状态。淹溺后窒息导致心跳停搏者称为溺死（drowned），如心跳未停搏称近乎溺死（near drowning）。淹溺常发生在夏季，多见于沿海国家和地区，男性淹溺约为女性的3倍，已成为意外伤害致死的第三位原因，是引起14岁以下儿童和青少年死亡的首要原因。

一、病因与发病机制

（一）病因

淹溺多见于儿童、青少年和老年人，主要原因有水上运动、意外落水、洪水灾害、交通意外及投水自杀等。

（二）发病机制

根据发病机制，淹溺可分为湿性淹溺和干性淹溺；根据发生水域的不同，淹溺可分为淡水淹溺和海水淹溺等不同类型。

1. 干性淹溺　部分患者入水后因恐慌、骤然寒冷等强烈刺激引起喉痉挛，导致窒息，而呼吸道和肺泡无水或仅有少量水吸入，占淹溺者10%～20%。

2. 湿性淹溺　多数患者入水后，由于缺氧致喉部肌肉松弛而吸入大量液体，呼吸道和肺泡中充满大量水分而发生窒息。该类患者数秒后神志丧失，发生心跳呼吸暂停，占 80%～90%。

（1）淡水淹溺：淡水属于低渗性液体。当淡水进入肺组织渗入肺毛细血管，可引起肺毛细血管收缩，致肺动脉高压，同时损伤气管、支气管和肺泡壁的上皮细胞，导致肺泡表面活性物质失活、肺泡塌陷萎缩、肺顺应性降低、呼吸膜破坏，造成全身性缺氧。此外，水分可由呼吸道、肺泡进入血液循环，使血容量增加引起肺水肿和心力衰竭，并可稀释血液，引起低钠、低氯、低蛋白血症。同时，红细胞遭到大量破坏致溶血，出现高钾血症，引起心室纤颤；红细胞破坏释放的血红蛋白可堵塞肾小管，引起急性肾衰竭。

（2）海水淹溺：海水属于高渗性液体。海水进入肺内，导致血液中的水分在渗透压的作用下进入肺间质及肺泡内，引起急性肺水肿、气体交换受损、低氧血症。同时，由于血液浓缩，有效循环血量下降，使血压下降，血钠、血钙浓度增加，导致血液中电解质紊乱。

淹溺致死的主要原因是严重的心律失常。淡水淹溺和海水淹溺引起机体血容量、电解质和心肺功能的变化不同，但都可引起肺顺应性改变、肺水肿、低氧血症和酸中毒。粪坑、污水池表面聚集大量窒息性气体硫化氢，当淹溺于粪坑或污水池中，除淹溺液体造成的损伤外，尚有硫化氢等化学物质的刺激和中毒所致的病理损害。

二、病情评估

（一）病史

了解淹溺发生的时间、地点和水源及现场救治情况，以尽快明确急救方案，及时救治。

（二）临床表现

淹溺者出现意识丧失、呼吸停止或大动脉搏动消失，处于临床死亡状态。近乎淹溺者根据吸入水量的多少、溺水持续时间长短、吸入介质性质及器官损伤严重程度等因素不同，临床表现个体差异较大。

通常出现结膜充血、口鼻腔有血性泡沫、皮肤黏膜苍白或发绀、肢体湿冷、寒战等症状。呼吸浅快、不规则或呼吸停止，肺部湿啰音、痰鸣音等。脉搏细速或不能触及，心律失常、心跳停止，血压下降，严重者测不到血压。反应迟钝、烦躁不安或昏迷，可伴有肌张力增高、抽搐、牙关紧闭。

由于淹溺原因的不同，患者可合并出现脑外伤、脊柱损伤和空气栓塞（深潜水）相应的临床表现。在淹溺救治过程中可能出现各种心律失常及肺水肿表现，甚至脑水肿、溶血性贫血、DIC 等各种并发症，病程中常并发肺部感染。

（三）辅助检查

1. 实验室检查 ①血常规检查：外周血白细胞总数和中性粒细胞增多，红细胞和血红蛋白因血液浓缩或稀释情况不同而变化。②动脉血气分析：几乎所有患者有不同程度的低氧血症，约 75% 有严重的混合性酸中毒。③尿常规检查：短期内可有蛋白尿及管型尿，严重者可出现血红蛋白尿。④生化检查：淡水淹溺者可出现低钠、低氯和低蛋白血症，溶血时血钾升高；海水淹溺者可出现血钠、血氯及钙、镁浓度增加，血钾变化不明显。

2. 心电图检查 常有窦性心动过速、ST 段和 T 波改变，严重时出现室性心律失常、心脏传导阻滞。

3. X 线检查 淹溺数小时后胸片可见肺纹理增多，肺野有局限性斑片状影、广泛的棉絮状影，肺水肿与肺不张可同时存在。

三、救治与护理

急救原则是迅速将患者救离水面，保持呼吸道通畅，迅速纠正心脏停搏、低氧血症及水、电解质紊乱，防治并发症。

（一）现场急救

1. 迅速将溺水者救离水面　救护者应沉着冷静，尽量脱去衣、裤、鞋子，游到溺水者后方，一手托着淹溺者的头颈或腋窝仰游将其救上岸。救援过程急救人员要注意自身安全，尽可能利用救生圈、木板等漂浮工具。

2. 保持呼吸道通畅　患者营救上岸后，迅速清除口鼻腔内淤泥、杂草及呕吐物等，打开气道。可采用膝顶法、肩顶法、抱腹法等实施倒水处理，并迅速清除口鼻异物，拍打背部以促进气道液体排出，保持呼吸道通畅。注意切忌控水时间过长，以免影响心肺复苏。

（1）膝顶法：抢救者将淹溺者腹部横置于抢救者屈膝的大腿上，头部下垂，同时用手掌平压其背部，将呼吸道和胃内的水倒出。

（2）肩顶法：抢救者可抱住淹溺者的双腿，其腹部放在抢救者的肩部，头部下垂，抢救者用肩部有节奏地顶压淹溺者腹部，以利于倒出水。

（3）抱腹法：抢救者可抱起淹溺者的腰腹部，使背部朝上，头部下垂以倒水。

3. 立即心肺复苏　对呼吸停止、心搏骤停者立即进行心肺复苏，特别是呼吸支持。

4. 其他措施　清醒者可给予热饮料保暖，按摩四肢促进血液循环。对意识尚未恢复者，设法给予头部降温、给氧、建立静脉通路、补液等治疗措施，尽快将患者转送医院。

（二）院内救治

院内救治重点是供氧、进一步生命支持和防治呼吸衰竭，早期发现有无相关外伤并恰当处理。

1. 维持呼吸功能　立即供氧，清醒者可使用面罩或鼻罩持续吸入高浓度氧或高压氧治疗。根据情况给予气管插管行机械通气。经高流量吸氧后血氧饱和度低于90%或PaO_2低于60mmHg者须行气道正压通气。

2. 复温　对于冷水淹溺者需要及时复温，可采用体外或体内复温法。

3. 补充血容量，维持体液平衡　淡水淹溺时，血液被稀释，应适当限制入水量，补充氯化钠溶液、血浆和白蛋白；海水淹溺时，由于大量体液渗入肺组织导致血容量偏低，需及时补充液体，可选用葡萄糖溶液、血浆、低分子右旋糖酐，严格控制氯化钠溶液，注意纠正高钾血症和酸中毒。

4. 对症治疗，预防并发症　积极防治肺内感染、肺水肿、脑水肿、肾衰竭、溶血等并发症。对合并惊厥、低血压、心律失常、ARDS、应激性溃疡伴出血者进行相应处理。

（三）护理措施

1. 即刻护理　立即将患者安置于抢救室内，脱下湿衣裤，保暖；保持呼吸道通畅，高流量吸氧；建立静脉通路。必要时立即给予生命体征监护。

2. 病情观察　严密观察患者的神志、呼吸频率、深度，判断呼吸困难程度。观察有无咳嗽、咳痰症状，听诊肺部啰音，并监测心率、血压、脉搏。如有异常应及时报告医生配合抢救。监测尿的颜色、量、性质，准确记录24小时尿量。

3. 复温护理

（1）体外复温法：热水袋放于腋下及腹股沟，注意用垫子或衣服隔开，防止烫伤。也可用电热毯包裹身体、红外线和短波透热等。

（2）体内复温法：可采用加温加湿给氧、加温（43℃）液体静脉输入等体内复温方法。复温期间密切监测肛温变化，复温速度要求稳定、安全，待肛温升到34℃，出现规则呼吸和心跳时，停止加温措施。

4. 药物护理　掌握好输液量和速度。海水淹溺者，切忌输入生理盐水；淡水淹溺者，用输液泵严格控制输液速度，从小剂量、低速度开始，防止短时间内输入液体量过大，导致血液稀释和二次肺水肿的发生。

5. 对症护理　①保持呼吸道通畅：对行气管插管、气管切开机械辅助呼吸者应注意气道湿化护理，及时清除气道内分泌物，预防肺部感染。②肺水肿的护理：患者取半卧位，遵医嘱给氧，并在湿化瓶中加入乙醇。③并发症护理：出现心力衰竭、骨折等并发症时应按照其护理常规进行护理。

第三节 电 击 伤

电击（electrical injury）俗称触电，是指一定量的电流或电能量通过人体，造成全身或局部不同程度的组织损伤或器官功能障碍，甚至发生心搏、呼吸骤停。

一、病因与发病机制

（一）病因

电击伤常见原因是人体直接接触电源，或在高压电和超高压电场范围内，电流或静电电荷经空气或其他介质电击人体。常见以下情况：缺乏安全用电知识，盲目私接电线、不按规程操作、使用电器等；意外事故，如雷雨天气在大树下避雨、旷野行走被雷电击伤，风暴、地震等自然灾害时供电线路断落，接触人体造成电击伤；电器、电线老化致漏电伤人。

（二）发病机制

电击对人体的伤害包括电流本身及电流转换为电能后热和光效应两个方面的作用。电击伤可引起心室纤颤，导致心脏停搏，也可损害延髓呼吸中枢，引起呼吸中枢的抑制、麻痹，导致呼吸停止。另外，高压电击电流转换为热和光效应可使机体组织烧伤。电击伤对人体的危害与触电方式、接触的电压高低、电流强度等都有密切的关系。

1. 触电方式

（1）单相触电：指人体接触带电设备或线路中的某一相导体时，电流经过人体皮肤与地面接触形成回路的触电方式。此种触电是日常生活中最常见的电击方式。

（2）二相触电：指人体不同的两处同时触及某二相带电体，电流从电位高的一相向电位低的一相传导，人体形成环形回路而触电的方式。此触电方式危险性很大。

（3）跨步电压触电：是指电压较高的带电体落地时，此点形成一个圆周由高到低的电位差，离电线落地的中心点越近的电压越高，离中心点越远的电压越低，这种电位差称为跨步电压。当人体靠近中心点周围时电流从电压高的一端进入，从电压低的一端流出，形成回路导致触电，引起肌肉痉挛。如果人跌倒，电流可流进心脏，造成更大的损伤。

2. 电压高低 皮肤干燥时25V以下为安全电压。电压越高，产生的电流越大，对人体损害越重。

3. 电阻大小 电阻越小，电流越大，对机体组织损害越严重。机体不同组织所含的水分和电解质含量不同，电阻大小也不同。人体组织按电阻增大依次排序为：血管、神经、肌肉、皮肤、脂肪、肌腱和骨骼。

4. 电流对人体的作用 触电的损伤程度与电流的类型、大小、电压高低、接触部位、持续时间及人体健康状况等均有密切关系。

二、病 情 评 估

（一）病史

了解直接或间接接触带电物体的病史。

（二）临床表现

1. 局部表现

（1）低压电引起的烧伤：常见于电流进入点和流出点，伤口面积较小、呈圆形或椭圆形，与健康皮肤分界清、边缘整齐，焦黄或灰白色，干燥，一般不损伤内脏，致残率低。

（2）高压电引起的烧伤：主要见于电流进、出口部位，皮肤入口灼伤比出口严重，且进口和出口可能不止一个。电击伤创面不大，但可深达肌肉、血管、神经和骨骼，具有“口小底大，外浅内深”的特点。伤口呈干性创面，可有水疱，或坏死、炭化，可累及深部肌肉，出现水肿或坏死。

（3）闪电损伤：又称雷击，对人体作用非常复杂。电流通过皮肤导致Ⅰ度或Ⅱ度烧伤，表现为皮肤出现微红树枝样或细条状条纹。佩戴腰带、戒指、手表等处可以有较深的烧伤。

2. 全身表现

（1）轻型：触电部位肌肉痛性收缩，表现出恐惧、脸色苍白、表情呆滞、呼吸心跳加速、头痛、晕厥或短暂意识丧失。

（2）重型：意识丧失、心搏和呼吸骤停，如抢救不及时可在数分钟内死亡。部分病例可发生严重心律失常、肺水肿、胃肠道出血、凝血功能障碍和急性肾衰竭等并发症。

3. 并发症　电击后可出现急性肾衰竭、肢体瘫痪、继发性出血和感染、短期精神异常、严重心律失常、内脏破裂或穿孔、骨折和脱位、颅脑外伤、耳聋、视力障碍等。孕妇电击后，常发生流产或死胎。

（三）辅助检查

1. 实验室检查　血生化检查早期可有肌酸磷酸激酶（CPK）、乳酸脱氢酶（LDH）、丙氨酸转氨酶（ALT）的活性增高；尿常规检查可见血红蛋白或肌红蛋白尿；动脉血气分析可见低氧血症和代谢性酸中毒。

2. 心电图检查　可见心动过缓、心动过速、ST段下降、T波倒置及急性心肌梗死样变化。重症患者可出现心室纤颤、心搏骤停。

三、救治与护理

急救原则是立即使患者脱离电源，呼吸、心跳停止者立刻给予心肺脑复苏，检查伤情、对症治疗，处理外伤和并发症。

（一）现场急救

立即切断电源，采取相应保护措施，将伤者搬离危险区。对于神志清楚而仅感心慌、乏力、四肢发麻的轻症患者，应给予就地平卧，观察及休息1～2小时，以减轻心脏负荷，促进恢复。重型触电者，如心搏、呼吸骤停立即行心肺复苏；用干净的布或纸类包扎创面，减少创面污染。迅速转送医院进行后续救治。

（二）院内救治

1. 保持呼吸道通畅　呼吸停止者尽早行气管内插管、机械辅助通气。

2. 维持有效循环　心电监护及纠正心律失常。心室纤颤时尽早给予除颤，心搏、呼吸骤停者可应用肾上腺素、利多卡因等药物。

3. 对症支持治疗　①补液治疗：电烧伤造成较大皮肤及深部组织破坏时，按照烧伤补液原则进行补液。若合并有严重心肌损害或伴有颅脑损伤者，应适当限制输液量，以防止心力衰竭、肺水肿或脑水肿的发生。②肌红蛋白尿患者及时应用甘露醇利尿，对严重酸中毒患者可同时应用碳酸氢钠碱化尿液。③急性肾衰竭患者及时行血液透析治疗。④广泛组织烧伤、肢体坏死和骨折患者，应请外科医师进行相应处置，如清创去除坏死组织、截肢、骨折内固定等。对严重腔隙综合征患者，行筋膜切开减压术。

（三）护理措施

1. 即刻护理　心肺复苏，尽快建立人工气道，机械辅助正压通气。立即建立静脉通路，遵医嘱给药。

2. 病情观察 ①监测患者的神志、瞳孔变化、生命体征及血氧饱和度。注意呼吸、脉搏的频率、节律，判断有无窒息及心律失常。②观察尿颜色和量的变化，对严重肾功能损害或脑水肿使用利尿剂和脱水剂者，应准确记录出入量。③观察有无其他合并伤，如颈部损伤、脊柱骨折、内脏损伤等，做好护理记录并给予针对性的护理措施。④做好用药后的观察护理工作，预防药物不良反应或副作用。

3. 对症护理 ①保持呼吸道通畅：昏迷患者易发生坠积性肺炎，需加强肺部护理，按时翻身拍背，吸痰，清除气道内分泌物。②加强基础护理：病情严重者做好口腔、皮肤护理，预防压疮。③做好伤口护理：保持患者局部伤口敷料的清洁、干燥，按时更换敷料。

4. 预防并发症 并发症常出现于电击后数日至数月，应做好相应护理工作，如对头部电击伤患者，嘱其注意观察视力及听力的变化，一旦出现视力下降或听力下降需及早就医。

（袁　娟）

第九章　急性中毒

进入人体的物质达到中毒量，产生组织和器官损害，引起的机体病变称为中毒（poisoning）。引起中毒的物质称为毒物（poison）。大量毒物短时间内经皮肤、黏膜、呼吸道和消化道等途径进入人体，使机体受损并发生功能障碍，称为急性中毒（acute poisoning）。急性中毒是临床常见的急症，其发病急、病情重，病情变化迅速，必须尽快做出诊断与急救处理，否则可危及患者生命。

一般可将毒物分为化学性毒物、植物性毒物和动物性毒物。其中化学性毒物又包括工业性、农业性和日常生活性毒物。治疗药物过量中毒划入化学性毒物中毒。急性中毒按其病因可分为职业中毒与生活中毒。按中毒性质可分为自杀性中毒、事故性中毒、犯罪性中毒和环境污染性中毒。

第一节　概　　述

一、毒物的体内过程

1. 毒物吸收　主要经过消化道、呼吸道、皮肤和黏膜等途径进入人体。消化道是生活中毒的常见途径，如有毒食物、镇静催眠药和有机磷杀虫药（organic phosphorus insecticides，OPI）等常经口摄入而中毒。经呼吸道吸入中毒在生活中常见的是一氧化碳。因肺泡表面积较大和肺毛细血管丰富，经呼吸道吸入的毒物能迅速进入血液循环发生中毒，较经消化道吸收入血的速度快 20 倍。健康皮肤表面有一层类脂质层，能防止水溶性毒物侵入机体。少数脂溶性毒物（如苯、硝基苯、乙醚等）可通过皮肤吸收中毒。

2. 毒物代谢　毒物吸收后主要在肝内通过氧化、还原、水解和结合等作用进行代谢。如乙醇氧化成二氧化碳和水，乙二醇氧化成乙二酸、苯氧化成酚等。大多数毒物代谢后毒性降低，此为解毒过程（detoxification process）。但也有少量毒性反而增强，如对硫磷氧化为对氧磷，毒性增强 300 倍；内吸磷氧化成亚砜，毒性增强 5 倍；敌百虫在肝内转化为敌敌畏，毒性也增强。

3 .毒物排出　大部分毒物由肾脏和肠道排出，一些易挥发的毒物以原形从呼吸道排出，少数经汗腺排出时常引起皮炎，有些金属（如铅、汞、砷等）可从乳汁排出。有些毒物蓄积在体内一些器官或组织内，排出缓慢，再次释放又可产生中毒。

二、中毒机制

1. 局部刺激、腐蚀作用　强酸或强碱吸收组织中的水分，与蛋白或脂肪结合，使细胞变性或坏死。

2. 中枢神经抑制作用　如亲脂性强的毒物可通过血脑屏障，抑制脑功能。

3. 竞争相关受体　如毒蕈和某些阿托品类物质可产生毒蕈碱和阿托品样中毒综合征。

4. 抑制酶的活力　如 OPI 抑制胆碱酯酶（cholinesterase，ChE）；氰化物抑制细胞色素氧化酶，含金属离子的毒物能抑制含巯基的酶等。

5. 干扰细胞膜或细胞器的功能　如四氯化碳经代谢产生三氯甲烷及自由基，后者作用于肝细胞膜中不饱和脂肪酸，产生脂质过氧化，使线粒体及内质网变性和肝细胞坏死。

6. 引起机体组织和器官缺氧　如一氧化碳（CO）与血红蛋白结合形成不易解离的碳氧血红蛋白（COHb），使血红蛋白丧失携氧功能。

三、救治原则

（一）病史

采集详尽的中毒病史是诊断急性中毒的第一环节。职业中毒者要询问职业史、工种、生产过程、接触毒物的种类和数量、中毒途径及同伴发病情况等。生活中毒者要了解患者的生活、精神状态及本人或家属经常服用药物的情况，询问中毒症状出现的时间，因为有些毒物从进入体内到出现症状需有一定时间。注意了解中毒发病过程、初步处理措施和时间、用过的药物和剂量及患者对治疗的反应等。调查中毒环境，收集患者身边可能盛放毒物的容器、瓶子、纸袋和剩余毒物。群体中毒时必须调查现场情况，核实毒物种类和中毒途径。如经呼吸道中毒者，要收集发生中毒时空气中的毒物浓度、风向风速、患者位置及离毒源的距离等。了解中毒患者的基本情况也非常重要，如年龄、体重、病史、是否吸烟（与血中一氧化碳浓度有关）和服药等情况，这些均与中毒的程度和预后有关。

（二）临床表现

各种中毒的临床表现取决于毒物的毒理作用、进入机体途径、剂量、浓度、接触时间及个体对毒物的耐受程度。

1. 呼吸系统症状

（1）呼出特殊气味：①酒精中毒呼出气有酒味。②氰化物及含氰苷果仁有苦杏仁味。③OPI、磷砷化合物等有蒜臭味。④苯酚、甲酚皂溶液有苯酚味。

（2）呼吸加快：刺激性气体（如二氧化硫、硫化氢、氟化氢、磷化氢、溴化氢、氯化氢、二氧化氮等）中毒引起脑水肿时呼吸加快。甲醇、水杨酸类等兴奋呼吸中枢，中毒后呼吸加快。

（3）呼吸减慢：催眠药或吗啡中毒时过度抑制呼吸中枢导致呼吸麻痹，使呼吸减慢。

（4）肺水肿：OPI、刺激性气体或百草枯等中毒常引起肺水肿。

2. 神经系统症状

（1）嗜睡、昏迷：见于镇静、催眠或麻醉药中毒；窒息性毒物（如一氧化碳、硫化氢）中毒；农药（如 OPI、溴甲烷或拟除虫菊酯杀虫药等）中毒；有机溶剂（苯、汽油）中毒；致高铁血红蛋白毒物中毒等。

（2）肌肉颤动或抽搐：见于 OPI、氨基甲酸酯类杀虫药、急性异烟肼、铅及丙烯酰胺等引起的中毒。

（3）瘫痪：见于蛇毒、三氧化二砷、一氧化碳、可溶性钡盐、磷酸三邻甲苯酯等引起的中毒。

（4）中毒性脑病：可表现为头痛、呕吐、谵妄、惊厥。谵妄见于阿托品、酒精、抗组胺药中毒；惊厥见于窒息性毒物、异烟肼、有机氯及拟除虫菊酯杀虫药等引起的中毒。

（5）精神失常：见于酒精、阿托品、一氧化碳、二硫化碳、抗组胺药、有机溶剂引起的中毒及药物依赖戒断综合征（withdrawal syndrome）等。

3. 循环系统症状

（1）休克：三氧化二砷中毒引起剧烈呕吐和腹泻；强酸、强碱引起严重灼伤致血浆渗出；严重巴比妥类中毒导致外周血管扩张。以上因素都可以通过不同途径导致循环血容量相对和绝对减少而发生休克。

（2）心律失常：洋地黄、夹竹桃、蟾蜍中毒兴奋迷走神经，拟肾上腺素药、三环类抗抑郁药中毒兴奋交感神经；氨茶碱中毒也可导致心律失常，其机制各不相同。

（3）心搏骤停：毒物引起心搏骤停的原因有以下几种。①心肌毒性作用：见于洋地黄、奎尼丁、锑剂及依米丁（吐根碱）等中毒。②严重低钾血症：见于可溶性钡盐、棉酚及排钾利尿药等中毒。③缺氧：见于化学性窒息性气体（asphyxiating gas）毒物（如硫化氢、一氧化碳、氰化物及苯胺等）中毒。

4. 消化系统症状 大多数口服中毒均可引起恶心、呕吐、腹痛和腹泻。毒物损伤口腔可引起口腔炎，损伤胃黏膜可引起急性胃炎，损伤肝脏引起中毒性肝病。

5. 泌尿系统症状 急性中毒后肾脏损害有肾小管堵塞（如砷化氢中毒产生大量红细胞破坏物堵塞肾小管）、肾缺血或肾小管坏死（如毒蕈、蛇毒、氨基糖苷类及头孢类抗生素等）导致急性肾衰竭，出现少尿或无尿。

6. 血液系统症状 水杨酸类、肝素或双香豆素过量、蛇毒咬伤中毒等引起凝血障碍致出血；砷化氢、苯胺或硝基苯等中毒可引起溶血性贫血或黄疸；氯霉素、抗肿瘤药等中毒引起白细胞减少。

7. 皮肤黏膜症状

（1）灼伤：主要见于强酸、强碱、苯酚、甲醛及甲酚皂溶液（来苏儿）等引起的腐蚀性损害。硫酸灼伤皮肤黏膜，痂皮呈黑色，盐酸灼伤，痂皮呈棕色；硝酸灼伤，痂皮呈黄色。

（2）樱桃红：见于一氧化碳、氰化物等中毒。

（3）发绀：引起血液氧合血红蛋白减少的毒物中毒可出现发绀。亚硝酸盐、磺胺、非那西丁等中毒，发生高铁血红蛋白血症时出现发绀。

（4）黄疸：鱼胆、四氯化碳、毒蕈等中毒损害肝脏可出现黄疸。

8. 眼部症状 瞳孔缩小见于 OPI、氨基甲酸酯类杀虫药引起的中毒；瞳孔扩大见于阿托品、莨菪碱类引起的中毒；视神经炎见于甲醇中毒。

9. 发热 见于阿托品、棉酚及二硝基酚等引起的中毒。

（三）实验室检查

实验室检查可以辅助急性中毒的确诊。

1. 毒物鉴定 理论上是诊断中毒最为客观的方法，其特异性强。应将患者胃内容物、呕吐物、洗胃液、尿、粪及血液等尽快送检，标本尽量不放防腐剂进行毒物分析或细菌培养，不但可以明确诊断，还可评估病情严重程度和预后（剂量-效应关系），并指导中毒的治疗。如快速及时的毒物分析（监测血中水平及变化）对治疗对乙酰氨基酚（扑热息痛）、酒精、锂盐、苯巴比妥、氨甲酸盐等引起的中毒，改善预后都非常重要。一些中毒的特异性抗毒治疗及法医学和科学研究都需要进行毒物的检测。但因毒物检测敏感性较低，加之技术条件的限制和毒物理化性质的差异，很多中毒患者体内并不能检测到毒物。因此，临床诊断中毒时也不能过分依赖毒物检测。

2. 血液检查 根据病情需要可以做酶学检查（如全血胆碱酯酶活力下降见于 OPI、氨基甲酸酯类杀虫药等引起的中毒），异常血红蛋白检测（碳氧血红蛋白浓度增高见于一氧化碳中毒，高铁血红蛋白血症见于亚硝酸盐、硝基苯、苯胺等引起的中毒），动脉血气分析，血液生化及凝血功能检查。

3. 其他检查 还可以根据病情做肾功能、肝功能、脑脊液、X 线、心电图、脑电图等检查。

（四）急救措施

急性中毒的特点是发病急骤、来势凶猛、进展迅速，且病情多变，因此，医护人员必须争分夺秒地进行抢救。急性中毒的救治原则：防止重要器官衰竭，对症支持治疗，阻止中毒过程的继续和促进毒物的排出，即毒物的清除、排泄、滤过和特异性抗毒治疗。

1. 立即终止接触毒物 迅速脱离有毒环境：立即将患者撤离中毒现场，转到空气新鲜的地方，解开患者的衣扣、腰带，保持呼吸道通畅；立即脱去患者污染的衣服；用温水或肥皂水清洗患者皮肤和毛发上的毒物；用清水彻底冲洗清除患者眼内的毒物；并清除患者伤口处毒物。

2. 紧急复苏和维持基本生命体征 急性中毒抢救的目的是保护和恢复患者重要器官的功能，帮助危重症患者度过危险期，使患者最大程度地恢复健康。因此，抢救中最关键的是消除致死性症状以维持基本生命体征。只有呼吸循环功能的存在才能为进一步抢救赢得时间。如患者心跳、呼吸停止，应立即给予心肺复苏；患者昏迷，要保持呼吸通畅、维持呼吸和循环功能，并观察其神志、体温、脉搏、呼吸和血压等变化；严重中毒出现心搏骤停、休克、循环衰竭和呼吸衰竭时，应立即采取有效急救复苏措施，稳定生命体征。

3. 清除体内尚未吸收的毒物 经口中毒者，早期清除胃肠道尚未吸收的毒物可使病情明显改善，清除越早、越彻底，效果越好。

（1）催吐：清醒患者可先催吐，合作者可用物理刺激或药物催吐，此法可排出胃内容物，可将胃内大部分的毒物排出，以达到减少毒物吸收的目的。但腐蚀性毒物中毒，有惊厥、昏迷、肺水肿、休克、食管静脉曲张及无呕吐反射等情况时禁用此法。

（2）鼻胃管抽吸（nasogastric aspiration）：应用小口径的鼻胃管经鼻放置于胃内，抽吸出胃内容物。此法主要用于口服液体毒物者。

（3）洗胃（gastric lavage）：经口中毒的患者只要胃内毒物尚未完全排空，需用洗胃法。一般在毒物摄入4～6小时以内洗胃效果最好。饱腹、中毒量大或减慢胃排空毒物中毒超过6小时仍要洗胃。洗胃一般要用较大口径的胃管，因小胃管易被胃内食物堵塞。一般成人用6～8L温水（清水）或生理盐水，儿童最好用生理盐水以免引起水、电解质紊乱。清醒的患者可采取坐位洗胃。洗胃液可根据进入胃内的毒物种类不同而选用不同的洗胃液。①胃黏膜保护剂：吞服腐蚀性毒物时，用牛奶、蛋清、米汤、植物油等保护胃肠黏膜。②活性炭吸附剂：活性炭是强力吸附剂，能吸附多种毒物。不能被活性炭很好吸附的毒物有酒精、铁及锂等。活性炭效用有时间依赖性，应在涉毒60分钟内给予。一般首次1～2g/kg，加水200ml，由胃管注入，2～4小时重复应用0.5～1.0g/kg，直至症状改善。③溶剂：口服脂溶性毒物（如汽油、煤油等）时，先把液状石蜡通过口服或胃管内注入150～200ml，使其溶解不被吸收，然后洗胃。④中和剂：强酸用弱碱类物质（如镁乳、氢氧化铝凝胶等）中和，但不要用碳酸氢钠，因其遇酸后产生二氧化碳，使胃肠充气膨胀，有造成穿孔的危险；强碱用弱酸类物质（如果汁、食醋等）中和。⑤沉淀剂：有些化学物质与毒物作用生成溶解度低、毒性小的物质，因此可用作洗胃剂，如乳酸钙或葡萄糖酸钙与氟化物或草酸盐作用，生成氟化钙或草酸钙沉淀；生理盐水与硝酸银作用生成氯化银；2%～5%的硫酸钠与可溶性钡盐作用，生成不溶性硫酸钡。⑥解毒剂：与体内存留毒物起中和、氧化和沉淀等化学作用，使毒物失去毒性，如1∶5000高锰酸钾可使生物碱、蕈类氧化而解毒。但有些毒物与其反应毒性可增强，故一般急诊不明何种毒物中毒时用清水洗胃即可。另外，吞服强腐蚀性毒物者，原有食管-胃底静脉曲张或上消化道大出血病史者、惊厥或昏迷患者及正在抽搐、大量呕血者不宜洗胃。神志不清或昏迷的中毒患者如必须洗胃可先做气管插管后再行洗胃。洋地黄中毒患者洗胃时要用阿托品以免洗胃刺激迷走神经引起心律失常。

（4）导泻：洗胃后，灌入泻药以清除肠道内毒物。常用泻药有聚乙二醇、硫酸钠或硫酸镁，口服或由胃管注入。一般不用油脂类泻药，以免促进脂溶性毒物的吸收。镁离子吸收过多对中枢神经系统有抑制作用，严重肾功能不全、呼吸衰竭、磷化锌或OPI中毒晚期者及昏迷患者不宜使用。

（5）灌肠：除腐蚀性毒物中毒外，口服中毒6小时以上、导泻无效及抑制肠蠕动毒物（巴比妥类、颠茄类及阿片类等）中毒者，应用温水或1%温肥皂水连续多次灌肠。

4. 促进已吸收毒物的排出

（1）强化利尿和改变尿液酸碱度：前者的目的在于增加尿量，以促进毒物排出，主要用于毒物以原形由肾脏排出的中毒，根据血浆电解质和渗透压选用静脉液体，但有心、肺和肾功能障碍者勿用此疗法。方法为快速大量静脉输注5%～10%葡萄糖溶液或5%糖盐水溶液，每小时500～1000ml，同时静脉注入呋塞米20～80mg。后者根据毒物溶解后酸碱度不同，选用相应能增加毒物排出的液体，改变尿液酸碱度，如用碳酸氢钠碱化尿液（pH≥8.0）对苯巴比妥和水杨酸类（弱酸性）中毒有效；用氯化铵酸化尿液（pH≤5.0）对苯丙胺、士的宁和苯环己哌啶（碱性）中毒有效。同时严密观察患者神志、血压、脉搏、每小时尿量和血电解质。

（2）吸氧：一氧化碳中毒时吸氧可促使碳氧血红蛋白解离，加速一氧化碳排出，高压氧是治疗一氧化碳中毒的特效疗法。

（3）血液净化：一般用于血液中毒物明显增高、中毒严重、昏迷时间长、有并发症及经积极支持疗法病情仍日趋恶化者。常用方法：①血液透析。适用于可透析性毒物，即分子量小、水溶性、与血浆蛋白结合力很低、体内分布均匀且血浆浓度高的毒物。一般中毒 12 小时内进行血液透析效果好。如中毒时间过长，毒物与血浆蛋白结合则不易透出。②血液灌流。其原理是血液通过活性炭或树脂的灌流柱，使血液中的毒物被吸附出来后，再将血液回输患者体内。它适用于分子量大、脂溶性、与血浆蛋白牢固结合的毒物中毒，如巴比妥类、百草枯、毒鼠强等。血液灌流是目前最常用的中毒抢救措施。血液灌流时血液正常成分如血小板、白细胞、凝血因子、葡萄糖、二价阳离子等也能被吸附排出，因此，中毒患者进行血液灌流后，需要监测血液成分。此方法有时还会缩短患者中毒昏迷时间。但此方法代价较高，还可带来不少并发症。③换血和血浆置换：本疗法用于清除游离或与蛋白结合的毒物，特别是生物毒（如蛇毒、蕈中毒）及砷化氢等溶血毒物中毒，一般需在数小时内置换 3～5L 血浆。

5. 特异性抗毒治疗　抗毒剂或拮抗剂的早期及时使用对某些急性中毒患者的治疗和预后起着极其重要的作用。一些新的抗毒剂，如洋地黄抗体已从根本上改变了急性洋地黄中毒患者的治疗成功率和预后。

（1）金属中毒解毒剂：常见的有依地酸钙钠、二巯丙醇、二巯丙磺钠（二巯基丙磺酸钠）、二巯丁二钠等。

（2）高铁血红蛋白症解毒剂：小剂量（1～2mg/kg）亚甲蓝（美蓝）可使高铁血红蛋白还原为正常血红蛋白，因此，可用于治疗亚硝酸盐、苯胺或硝基苯等中毒。

（3）氰化物中毒解毒剂：一般采用亚硝酸盐-硫代硫酸钠疗法。中毒后立即吸入亚硝酸异戊酯，继而 3%亚硝酸钠溶液缓慢静脉注射，随即用 50%硫代硫酸钠溶液缓慢静脉注射。

（4）OPI 中毒解毒剂：应用阿托品、典解磷定、氯解磷定、双复磷等。

（5）其他特效解毒药：甲吡唑和乙醇是治疗乙二醇和甲醇中毒的有效解毒药；胰高血糖素是β受体阻断药和钙通道阻断药中毒的解毒剂，也可用于普鲁卡因、奎尼丁和三环抗抑郁药过量；奥曲肽用于治疗黄酰脲类药物过量引起的低血糖；氟马西尼是苯二氮草类中毒的解毒药；纳洛酮是阿片类麻醉药的解毒剂。表 9-1 列举了常见的毒物中毒及相应的抗毒治疗。

表 9-1　常用的抗毒剂

毒剂	抗毒剂	注意事项
有机磷杀虫药	阿托品	接触毒物 9 小时内达阿托品化，但应注意阿托品中毒
	酶复活剂	解磷定禁与碳酸氢钠合用，禁肌内注射
杀鼠药	维生素 K_1	先静脉注射而后肌内注射
	凝血酶原复合物	
氟乙酰胺、氟乙酸钠	解氟灵（乙酰胺）	
扑热息痛、四氯化碳	N-乙酰半胱氨酸	根据血液浓度和转氨酶调节
	（Fluimucil 5g/25ml）	
三环类抗抑郁药	11.2%乳酸钠	
苯丙二氨杂草（安定类）	氟吗泽平（易梦醒）	
	flumazenil（anexate）	
氯喹	安定	
	肾上腺素	
洋地黄类	洋地黄（地高辛）抗体	
曼陀罗	毒扁豆碱	
颠茄	毛果芸香碱	

续表

毒剂	抗毒剂	注意事项
异烟肼及工业用肼	吡哆醇（维生素 B_6）	
阿片类、海洛因	纳洛酮	
三氯乙烯、甲状腺素、氨茶碱	β受体阻滞剂	
氢氟酸及盐、草酸盐	钙剂	
亚硝酸类，苯胺类	亚甲蓝	小剂量（1～2mg/kg）低浓度（1%～2%），反复应用。药液注射外渗时易引起坏死。使用大剂量时（10mg/kg）效果相反，可产生高铁红蛋白血症
铁	甲磺酸卡铁胺（desferal）	
铅、锰、铜、铬等	EDTA	
	二巯基丁二酸（DMSA）	
	D-青胺酶（trolovol）	
汞、砷等	10%二巯基丙醇（BAL）	
	D-青胺酶（trolovol）	
金	BAL	
氰化物	亚硝酸盐	3%亚硝酸钠 10ml 缓慢静脉注射继之以 25%硫代硫酸钠 50ml 静脉注射

6. 对症处理，预防并发症 急性中毒由于毒物本身或并发症可直接危及患者生命，需积极抢救。很多急性中毒患者来时病因（毒物）不清或并无特异解毒方法，因此，对症治疗是治疗这些急性中毒的主要措施，亦是帮助患者暂时渡过难关的主要方法。应立即开放静脉、吸氧，及时清理呼吸道分泌物，保持呼吸通畅，随时监测心电、血压变化。烦躁、惊厥者给予镇惊、镇静治疗，保护患者避免受伤，卧床时间较长者，要定时翻身，以免发生坠积性肺炎、压疮或血栓栓塞性疾病等。

四、护 理 措 施

1. 病情观察 对急性中毒患者的精心护理是抢救成功的关键，病情观察时应注意以下几个方面。

（1）密切观察患者的神志、瞳孔、脉搏、血压、呼吸及临床症状的变化，并做好记录。

（2）确保呼吸道通畅，及时清除呼吸道分泌物，给氧，必要时气管插管等。

（3）做好心电监护，以便及早发现心脏损害，及早处理。

（4）维持水、电解质平衡。护理人员要注意观察并记录患者每日尿量、进食量、饮水量、呕吐、腹泻及皮肤色泽、弹性、出汗等情况，并遵医嘱及时给予适量补液。

2. 一般护理

（1）饮食和休息：急性中毒患者饮食应为高蛋白、高碳水化合物、高维生素的无渣饮食，腐蚀性毒物中毒者应早期给乳类等流质饮食。患者应卧床休息、注意保暖。

（2）口腔护理：吞服腐蚀性毒物者应特别注意口腔保护，密切观察患者口腔黏膜的变化。

（3）对症护理：高热者给予降温；昏迷者注意保持呼吸道通畅，维持呼吸循环功能；定时翻身，防止压疮发生；惊厥时应保护患者避免受伤，遵医嘱应用抗惊厥药物；尿潴留患者给予导尿等。

（4）心理护理：中毒患者心理是复杂的，患者苏醒后要针对中毒原因做好心理护理。尤其是自杀者，应密切观察患者的精神状态及情绪变化，尽可能消除患者自杀念头，告知家属避免让患者独处，要防范患者再次自杀。

3. 健康教育

（1）普及防毒知识：在厂矿、农村、城市居民中结合实际情况，因时、因地制宜进行防毒宣传，向群众介绍有关中毒的预防和急救知识。如在初冬宣传预防煤气中毒常识；喷洒农药或防鼠、灭蚊蝇季节，向群众宣传防治各类毒物中毒的常识。

（2）防止食物中毒及误食毒物或用药过量：食用特殊食品（蕈类、河豚等）前，要了解有无毒性，不要吃有毒或变质的食物。医院、家庭和幼儿园的消毒液和杀虫药要严格管理，远离小孩。精神病患者用药更要有专人负责。

（3）加强毒物管理：严格遵守有关毒物管理、防护和使用规定，加强毒物保管。防止化学物质在生产和运输过程中出现“跑、冒、滴、漏”。厂矿中有毒物车间和岗位，加强局部和全面通风，以排出毒物。遵守车间空气中毒物最高允许浓度规定，加强防护措施。注意废水、废气和废渣的治理。

（刘延峰）

第二节 有机磷杀虫药中毒

急性有机磷杀虫药中毒（acute organic phosphorus insecticides poisoning，AOPIP）是指 OPI 进入人体内抑制乙酰胆碱酯酶（acetylcholinesterase，AChE）的活力，引起体内生理效应部位乙酰胆碱（acetylcholine，ACh）大量蓄积，出现毒蕈碱样、烟碱样和中枢神经系统等中毒症状与体征，严重者常死于呼吸衰竭。

OPI 属有机磷酸酯或硫化磷酸酯类化合物，对人畜均有毒。其性状多呈油状或结晶状，淡黄色至棕色，稍有挥发性，有大蒜样臭味。除敌百虫外一般难溶于水，不易溶于多种有机溶剂，在酸性环境中稳定，在碱性环境中易分解失效。但三硫磷和甲拌磷耐碱，敌百虫遇碱则变成毒性更强的敌敌畏。由于取代基的不同，各种 OPI 毒性差异很大，毒物毒性常用该毒物引起实验动物死亡的剂量，即致死量（lethal dose，LD）的多少来表示。半数实验动物死亡的毒物剂量或浓度称半数致死量（LD_{50}）。国产 OPI 的毒性按大鼠急性经口进入体内的半数致死量分为四类，对于中毒的有效抢救和预后的判断具有重要的参考价值。

1. 剧毒类 LD_{50}<10mg/kg，如甲拌磷（3911）、内吸磷（1059）、对硫磷（1605）、八甲磷、速灭磷及特普等。

2. 高毒类 LD_{50}<10～100mg/kg，如甲基对硫磷、甲胺磷、氧化乐果、敌敌畏（DDVP）、磷胺、久效磷、水胺硫磷、杀扑磷及亚砜磷等。

3. 中度毒类 LD_{50}<100～1000mg/kg，如敌百虫、乐果、三胺硫磷（1240）、倍硫磷、除线磷、亚胺硫磷、乙酰甲胺磷及二嗪农（二嗪磷）等。

4. 低毒类 LD_{50}<1000～5000mg/kg，如马拉硫磷（4049）、氯硫磷、碘硫磷、溴硫磷、辛硫磷及甲基乙酯磷等。

案例 9-1

患者，女，30 岁。因意识不清 10 分钟入院。患者 1 小时前和家人吵架。10 分钟前家人发现其神志不清、皮肤湿冷、呕吐、呕吐物有大蒜样臭味而急诊入院，当时无大小便失禁，无抽搐。入院后查体：T 36.5℃，P 60 次/分，R 26 次/分，BP 130/80mmHg，浅昏迷，两侧瞳孔等大约 0.1cm，皮肤潮湿多汗，心率 60 次/分，律齐，未及明显的病理性杂音，两肺呼吸音粗，两侧肺底有湿啰音，腹部软，肝脾肋下未及，全腹无压痛、反跳痛，脊柱四肢无异常。辅助检查：血胆碱酯酶活力为 0，血气分析和血生化未见明显异常。

问题：

1. 急性有机磷杀虫药中毒可有哪些临床表现？
2. 有机磷杀虫药中毒的特效解毒剂有哪几类？
3. 该有机磷杀虫药中毒患者的中毒程度是什么？
4. 医生确诊为“有机磷杀虫药中毒”，但未能确定为何种杀虫药，洗胃时应如何选择洗胃液？
5. 急诊科接诊后，除了要洗胃，急诊护士还要配合医生采取哪些救护措施？
6. 遵医嘱应早期、足量、反复给予阿托品，达到阿托品化的临床表现包括哪些？

一、中毒机制

1. 中毒原因 在生产或使用及生活中，OPI 引起的中毒常见原因如下。

（1）生产、运输、保管和使用 OPI 不当：生产过程中设备、工艺落后或管理不善，出现“跑、冒、滴、漏”；包装时徒手操作、手套破损及衣服和口罩污染；运输和销售时包装破损；使用时缺乏个人防护、施药器械溢漏、逆风喷洒、衣服和皮肤污染后未及时清洗等致污染或吸入引起。

（2）生活性中毒：患者故意服毒自杀；误服或摄入被 OPI 污染的水源、食物及水果等；滥用 OPI 治疗皮肤病或驱虫也会发生中毒。

2. 中毒机制 OPI 的中毒机制主要是抑制体内 ChE 活性。正常情况下，胆碱能神经兴奋所释放的递质——ACh，不断被 ChE 水解为乙酸和胆碱而丧失活性。OPI 进入人体后能与体内 ChE 结合成稳定的磷酰化胆碱酯酶，使 ChE 丧失分解 ACh 的能力，磷酰化胆碱酯酶亦无分解 ACh 的能力，致使体内 ACh 大量积聚，从而引起胆碱能神经先兴奋后抑制的一系列毒蕈碱样、烟碱样和中枢神经系统症状，严重者可死于呼吸衰竭。

长期接触 OPI 者，ChE 的活力明显降低，但临床症状却较轻，可能与人体对聚集的 ACh 耐受性增高有关。

二、病情评估

1. 病史 对有 OPI 接触史或服用史的患者，应了解毒物种类、剂量、中毒时间、中毒经过、中毒途径及机体状态（如空腹或进餐）。患者身体污染部位、呼出气、呕吐物中闻及 OPI 所特有的大蒜味更有助于判断。

2. 临床表现 OPI 急性中毒发病时间和症状的严重程度与患者的机体状态、毒物种类、剂量、途径等密切相关。口服中毒在 10 分钟至 2 小时发病；吸入后约 30 分钟发病；皮肤吸收后 2～6 小时发病。

（1）毒蕈碱样症状（muscarinic signs）：又称 M 样症状。这组症状出现早，主要是副交感神经末梢过度兴奋，产生类似毒蕈碱样作用，表现为平滑肌痉挛和腺体分泌增加。临床上出现瞳孔缩小（严重时呈针尖样缩小）、视物模糊、恶心、呕吐、腹痛、腹泻、大小便失禁、呼吸道分泌物增加、支气管痉挛、流涎、流泪、流涕、大汗、咳嗽、气促、呼吸困难等，听诊双肺可有干或湿啰音。严重者出现肺水肿。此类症状可以用阿托品对抗。

（2）烟碱样症状（nicotinic signs）：又称 N 样症状。ACh 在横纹肌神经肌肉接头处过度蓄积和刺激，使面、眼睑、舌、四肢和全身横纹肌发生肌纤维颤动，甚至强直性痉挛。患者常有肌束颤动、牙关紧闭、抽搐及全身紧束压迫感，而后发生肌力减退和瘫痪。甚至呼吸肌麻痹引起呼吸衰竭或停止。交感神经节受 ACh 刺激，其节后交感神经纤维末梢释放儿茶酚胺使血管收缩，引起血压增高、心跳加快和心律失常。此类症状不可用阿托品对抗。

（3）中枢神经系统症状：血 AChE 浓度明显降低而脑浓度＞60%时，通常不出现中毒的临床表现，脑 AChE 浓度＜60%时，中枢神经系统受 ACh 刺激可出现头晕、头痛、疲乏、共济失调、烦躁不安、谵妄、抽搐及昏迷等。有的患者可发生呼吸、循环衰竭而死亡。

（4）局部损害：敌敌畏、敌百虫、对硫磷、内吸磷等接触皮肤后可引起过敏性皮炎，可出现水泡和脱皮。OPI 污染眼部可引起结膜充血和瞳孔缩小。

（5）中毒后反跳：有些 OPI（如乐果和马拉硫磷）中毒的患者，经急救病情好转后，在数日至 1 周后病情可突然恶化，可再次出现 OPI 急性中毒症状甚至突然死亡，此种现象称为中毒后反跳，其发生可能与残留在体内的 OPI 重吸收或解毒药停用过早有关。

（6）迟发性多发性神经病：个别患者在 OPI（如甲胺磷、敌敌畏、乐果及敌百虫等）急性重度或中度中毒症状消失后 2～3 周可发生迟发性多发性神经病，主要是累及肢体末端，发生下肢瘫痪、四肢肌肉萎缩等神经系统症状。目前认为这种病变不是由 ChE 受抑制引起的，可能是由于 OPI 抑制神经靶酯酶（neuropathy target esterase，NTE），并使其老化所致。全血或红细胞 ChE 活性正常；神经-肌电图检查提示神经源性损害。

（7）中间型综合征：有些患者在 OPI（如甲胺磷、敌敌畏、乐果及久效磷等）急性中毒后 24～96 小时突然发生一组以肌无力（如面瘫、睑下垂、眼外展障碍及呼吸肌麻痹等）为突出表现的综合征，因其发生时间介于急性中毒症状缓解后，迟发性多发性神经病发病前，故称其为中间型综合征。其发病机制与 ChE 长期受到抑制，影响神经肌肉接头处突触后功能有关。全血或红细胞 ChE 活性在 30%以下；高频重复刺激周围神经的肌电图检查，肌诱发电位波幅进行性递减。

案例 9-1 分析

1. 局部表现　患者呕吐，呕吐物有大蒜样味，皮肤潮湿多汗，两侧瞳孔等大约 0.1cm，两肺呼吸音粗，两侧肺底有湿啰音，无大小便失禁，无抽搐。其他局部性表现不明显。

2. 全身表现　神志不清，浅昏迷，由于呼吸道分泌物增多影响呼吸而导致呼吸困难（呼吸 26 次/分）。

3. 实验室检查

（1）血 ChE 活性测定：是诊断 OPI 中毒的特异性实验指标，对判断中毒程度、疗效和预后极为重要。一般以正常人的 ChE 值为 100%，降低至 70%以下就有临床意义，但需要注意的是 ChE 活性下降程度并不与病情轻重完全平行。对于长期 OPI 接触者，血 ChE 活力值测定可作为生化监测的指标。

（2）尿中 OPI 代谢物测定：体内对硫磷和甲基对硫磷氧化分解为对硝基酚，敌百虫代谢为三氯乙醇。尿中测出对硝基酚或三氯乙醇有助于判断上述毒物中毒。

4. 中毒程度的判断　准确地判断中毒程度，在选择阿托品、复活剂剂量、减少药物副作用及判断预后等方面具有指导意义，它也是成功抢救 AOPIP 的重要步骤之一。临床上 OPI 急性中毒的诊断分级为：

（1）轻度中毒：仅有 M 样症状，血 ChE 活力降至 70%～50%。

（2）中度中毒：M 样症状加重，出现 N 样症状，血 ChE 活力降至 50%～30%。

（3）重度中毒：除了有 M、N 样症状，还出现肺水肿、抽搐、昏迷、呼吸肌麻痹和脑水肿等，血 ChE 活力降至 30%以下。

案例 9-1 分析

依据临床上有机磷杀虫药急性中毒的诊断分级，患者有呕吐，皮肤潮湿多汗，两侧瞳孔缩小（约 0.1cm），两肺呼吸音粗，两侧肺底有湿啰音。神志不清，浅昏迷，呼吸困难（呼吸 26 次/分）。实验室检查：血胆碱酯酶活力降至 30%以下（血胆碱酯酶活力为 0），因此，属于重度中毒。

三、救治与护理

1. 迅速清除毒物 立即将患者撤离有毒环境。彻底清除尚未被机体吸收的毒物，迅速脱去污染衣物，用清水清洗污染的皮肤、毛发、手部、外耳道及指甲。毒物侵入眼内时，用清水、生理盐水、2%碳酸氢钠溶液或 3%硼酸溶液冲洗。口服中毒者，应用清水、2%碳酸氢钠溶液（敌百虫中毒者忌用）或 1∶5000 高锰酸钾溶液（对硫磷、内吸磷中毒者忌用）反复洗胃，直至洗出液清亮为止。然后再给导泻药（如硫酸钠）进行导泻。在迅速清除毒物的同时，应争取时间及早应用 OPI 解毒剂进行治疗，以挽救患者的生命和缓解中毒症状。

2. 紧急复苏 OPI 急性中毒常因肺水肿、呼吸肌麻痹、呼吸衰竭而危及患者生命，所以一旦发生上述情况，应紧急采取复苏措施。清除呼吸道分泌物，保持呼吸道通畅，给氧，必要时应用机械通气。心搏骤停时立即行体外心脏按压等急救措施。

3. 解毒剂的使用 中毒早期就应给予足够的 ChE 复能药和抗胆碱能药才能取得好的疗效。用药原则：早期、足量、联合和重复给药。

（1）ChE 复能药：肟类化合物能使被抑制的 ChE 恢复活性。其原理是肟类化合物吡啶环中的氮带正电荷，能被磷酰化胆碱酯酶的阴离子部位所吸引；而其肟基与磷酰化胆碱酯酶中的磷形成结合物，使其与 ChE 的酯解部位分离，从而恢复了 ChE 的活性。

常用的药物有氯解磷定（PAM-CI，氯磷定）、碘解磷定（PAM-I，解磷定）、双复磷（DMO_4）和双解磷（TMB_4）。临床上首选氯磷定，次选解磷定。ChE 复活药对解除烟碱样作用较为明显，但对毒蕈碱样症状作用较差，也不能对抗呼吸中枢的抑制。所以选择一种 ChE 复能药和阿托品合用可取得协同效果。中毒后如果不及时应用复能药治疗，被抑制的 ChE 将在 24～48 小时后发生酶老化，ChE 复活药对已老化的 ChE 无复活作用，因此，临床上须早期、足量用药，对慢性 ChE 抑制的疗效不理想。对 ChE 复能药疗效不好的患者，应以阿托品治疗为主或二药合用。ChE 复能药使用后的副作用有短暂的眩晕、视物模糊、复视和血压升高等。用量过大可引起癫痫样发作和抑制 ChE 活力。解磷定剂量较大时尚有口苦、咽干、恶心，注射速度过快可导致暂时性呼吸抑制。双复磷副作用较明显，有口周、四肢与全身发麻和灼热感、恶心、呕吐及颜面潮红，剂量过大还可引起室性期前收缩和传导阻滞。个别患者发生中毒性肝病。

（2）抗胆碱药：代表性的药物是阿托品，近年来又出现的一类长效药物。

1）阿托品：可与 ACh 争夺乙酰胆碱受体，阻断 ACh 作用，能有效解除或减轻 ACh 对副交感神经和中枢神经系统的作用，对缓解毒蕈碱样症状和对抗呼吸中枢抑制有效，但对烟碱样症状和呼吸肌麻痹所致的周围性呼吸衰竭无效，对恢复 ChE 活力亦无帮助。阿托品的用药剂量可根据病情每 10～30 分钟或 1～2 小时给药一次，直到毒蕈碱样症状明显好转或患者出现阿托品化表现为止。阿托品化表现：瞳孔较前扩大；腺体分泌物减少，口干、无汗、皮肤干燥；颜面潮红；肺湿啰音消失及心率加快。出现阿托品化表现后，应逐渐减少阿托品剂量或延长使用间隔时间。如出现瞳孔明显扩大、神志模糊、狂躁不安、抽搐、昏迷和尿潴留等，提示阿托品中毒，应立即停用阿托品。对有心动过速及高热患者应慎用阿托品。在阿托品应用过程中应密切观察患者全身反应、瞳孔大小，并随时调整剂量。

2）盐酸戊乙奎醚（长托宁）：是一种新型抗胆碱药，是选择性的抗胆碱药，对心律无明显影响，较阿托品抗胆碱作用强，有效剂量小，作用时间长，副作用小。首次用药需与氯磷定合用，对严重的 OPI 中毒疗效显著。

3）其他：临床上使用的抗胆碱药还有山莨菪碱、东莨菪碱、苯那辛、丙环定、苯唑托品等。

（3）复方制剂：是将生理性拮抗剂与中毒酶复能药组成的复方制剂。解磷注射液是将具有较强中枢作用和外周作用的抗胆碱药（硫酸阿托品与盐酸苯那辛）与起效快的 ChE 活化剂（氯磷定）配伍而成。OPI 中毒时，ChE 失活，大量 ACh 堆积。本品能竞争性地与 M 胆碱能受体结合，从而对抗 ACh 的作用，对失活的 ChE 亦有重新活化的作用。关于 ChE 复能药、抗胆碱药和复方制剂应用见表 9-2。

表 9-2 阿托品及复活剂治疗 AOPIP 的剂量

用药	中毒程度					
	轻		中		重	
阿托品首剂量	1～3mg iv 或 im	15～30 分钟 1 次	3～5mg iv	15 分钟 1 次	5～15mg iv	5～15 分钟 1 次
阿托品化后维持量	0.5mg im	2～6 小时 1 次	1～2mg iv	2～6 小时 1 次	1～2mg iv	1～6 小时 1 次
氯磷定首剂量	0.5g im		0.5～1.0g im		1.0～1.5g im	
维持量	0.5g im	2～8 小时 1 次	0.5～1.0g im	2～6 小时 1 次	0.5～1.0g im	2～4 小时
解磷定注射液首剂	1.0～2.0ml im		2.0～4.0ml im		4.0～6.0ml im	
必要时重复			1.0～2.0ml im		2.0～3.0ml im	
解磷定首剂	0.4g iv		0.8～1.0g iv		1.0～1.2g iv	
维持量			0.4～0.8g	2 小时 1 次	0.4～0.8g	1 小时 1 次

4. 对症治疗 重度 OPI 中毒时患者可伴有酸中毒、低钾血症、严重心律失常等并发症，故应及时清理呼吸道分泌物，保持呼吸道通畅，给氧，维持水、电解质、酸碱平衡。当患者出现脑水肿、肺水肿时给予及时处理。同时加强基础护理，尽量减少各种并发症。

5. AOPIP 并发症的治疗

（1）脑水肿的治疗：①纠正缺氧。②降颅压。③降颅温。④应用激素减轻脑水肿。

（2）肺水肿的治疗：AOPIP 引起的肺水肿与左心衰竭引起的肺水肿处理有所不同，禁用吗啡，一般不用洋地黄，其具体方法：①及时、足量使用阿托品及 ChE 复能剂。②保持呼吸道通畅。③高浓度吸氧。④消泡剂选用聚二甲基硅氧烷气雾剂，禁止使用酒精作消泡剂。⑤严格控制液体的摄入，加强利尿，减轻肺水肿。⑥可应用激素以扩张支气管，减轻肺水肿。

（3）中间型综合征的治疗：①及时行气管插管或气管切开进行人工辅助通气。②肌内注射氯磷定。③静脉滴入葡醛内酯（葡醛内酯对 OPI 中所含有机溶剂苯、甲苯和二甲苯等有解毒作用）。

6. 护理措施

（1）维持有效通气：OPI 中毒患者呼吸困难较常见，因此，应保持呼吸道通畅，及时清理患者呼吸道分泌物，给氧。根据病情需要行气管插管或气管切开，必要时应用机械通气。

（2）迅速清除毒物：皮肤黏膜污染者应脱去污染衣服，用清水冲洗被污染的部位，禁用热水或酒精擦洗；口服中毒者应立即行催吐、洗胃和导泻，并做好洗胃的护理。洗胃时应注意：①洗胃要尽早、彻底和反复进行，直到洗出的胃液无农药味并澄清为止。②一般选用 1%～2%碳酸氢钠溶液（敌百虫中毒禁用）或 1：5000 高锰酸钾溶液或 0.45%的盐水（不用热水，以免增加毒物溶解吸收）进行洗胃。③敌百虫中毒时选用清水洗胃，忌用碳酸氢钠和肥皂水等碱性溶液洗胃，对硫磷、内吸磷、甲拌磷、乐果、马拉硫磷等忌用高锰酸钾溶液洗胃。若不能确定 OPI 的种类，则用清水或 0.45%的盐水彻底洗胃即可。④洗胃过程中应密切观察生命体征变化，如出现呼吸、心搏骤停应立即停止洗胃，并进行心肺复苏。

（3）用药的护理：在洗胃的同时应迅速建立两条静脉通路，一条供阿托品微量泵泵入，可对抗 M 胆碱受体，阿托品通过血脑屏障，兴奋呼吸中枢，亦可对抗 OPI 中毒时引起的中枢抑制；另一条静脉滴注解磷定等 ChE 复活剂及其他抢救药物。

1）阿托品：开始剂量宜大，尽快达到阿托品化，适量的阿托品维持可使中毒症状逐渐缓解，但过量或不足都直接影响疗效。在使用过程中应密切观察患者的神志、瞳孔、脉搏、心率、呼吸和血压的变化，详细记录呼吸道分泌物有无增多或减少，皮肤有无出汗，有无腹痛、尿潴留等。熟悉阿托品化的标准，如患者出现烦躁不安、胡言乱语、皮肤潮红、高热、心动过速、瞳孔散大、对光反射消失等常提示阿托品中毒（表 9-3），应及时给予减量或停用阿托品继续观察。个别患者经治疗后症状及体征基本消失，但突然出现呼吸加快、血压升高、出汗、散大瞳孔开始变小，或者胸闷气短、唾液明显增加，提示有反跳可能，要密切观察病情变化，及早发现，协助医生寻找反跳的原因，给予相应的处理。

表 9-3　阿托品化和阿托品中毒比较

	阿托品化	阿托品中毒
神经系统	意识清楚或模糊	谵妄、躁动、幻觉、双手抓空、抽搐、昏迷
皮肤	颜面潮红、干燥	紫红、干燥
瞳孔	由小扩大后不再缩小	极度扩大
体温	正常或轻度升高	高热，＞40℃
心率	心率增快≤120 次/分，脉搏快而有力	心动过速，甚至有心室纤颤动发生

2）ChE 复能药：①早期用药，首次应足量给药。②治疗 OPI 中毒的理想方法是 ChE 复活药与阿托品合用。轻度中毒亦可单独使用 ChE 复活药。中度以上中毒，两种解毒药合用时阿托品的剂量应相应减少，以免发生阿托品中毒。③复能药如果应用过量、注射过快或未经稀释均可产生中毒，抑制 ChE，发生呼吸抑制，用药时应稀释后以缓慢静脉推注或静脉滴注为宜。④复能药在碱性溶液中不稳定，易水解成有剧毒的氰化物，所以禁止与碱性药物配伍使用。⑤解磷定药液刺激性强，漏于皮下可引起剧痛及麻木，故应确定针头在血管内方可注射给药，不宜肌内注射给药。

知识链接

ChE 复能药对各种 OPI 引起中毒的疗效

ChE 复能药对各种 OPI 引起中毒的疗效并不完全相同。氯磷定和解磷定对内吸磷、对硫磷、甲胺磷、甲拌磷等中毒的疗效好，对敌百虫、敌敌畏等中毒疗效差，对乐果和马拉硫磷中毒疗效可疑。双复磷对敌敌畏及敌百虫中毒效果较解磷定为好。

（4）一般护理：①补液护理，详细记录出入量，患者在频繁呕吐、大汗、洗胃和进食减少的过程中，容易出现脱水、电解质紊乱，应及时按医嘱补液，但输液速度不可过快，以免出现肺水肿。②昏迷期护理，重度中毒患者可出现昏迷、抽搐和烦躁等表现，应有专人护理，注意密切观察患者的意识、瞳孔、呼吸、脉搏、口鼻分泌物及肌颤等方面的改变，确保呼吸道通畅，同时对于卧床时间较长的患者，应注意定时翻身，以防发生压疮。③发热护理，若患者出现发热，应注意体温的改变，出现高热时要及时予以降温。④导尿护理，入院后需行导尿术，对于留置尿管的患者应注意观察患者尿液的量、颜色、性状改变，防止尿路感染。

（5）病情观察：起初应严密观察患者的神志、瞳孔及生命体征变化，后期还要注意观察患者有无中毒后反跳、迟发性多发性神经病及中间型综合征的发生。

1）神志、瞳孔变化：多数患者中毒后即出现意识障碍，有些患者入院时神志清楚，但随着毒物的吸收很快陷入昏迷。瞳孔缩小是 OPI 中毒的体征之一，瞳孔扩大则为达到阿托品化的判断指标之一。对于 OPI 中毒者，严密观察其神志、瞳孔变化，有助于准确地判断病情。

2）生命体征：在抢救过程中应严密观察患者的呼吸、脉搏、血压、体温变化，即使在阿托品化后亦不应忽视。

3）中毒后反跳：一般反跳多发生在中毒后 2～7 天，死亡率占 7%～8%。预防措施是药物减量不宜过快，停药不宜过早，减量与延时不宜同时进行。“反跳”的先兆症状有胸闷、流涎、出汗、言语不清和吞咽困难等。因此，应严密观察病情变化，一旦发现上述症状应及时通知医生进行处理，立即静脉补充阿托品，再次迅速达到阿托品化。

4）迟发性多发性神经病：一般发生在急性重度或中度中毒患者症状消失后2～3周，主要观察患者有无肢体末端麻木、烧灼、疼痛及下肢无力、瘫痪、四肢肌萎缩等。

5）中间型综合征：一般发生在急性重度中毒后24～96小时，主要观察患者有无呼吸困难、面瘫、睑下垂及眼外展障碍等。

（6）心理护理：有些自服OPI者，往往不配合医生、护士的治疗和护理，针对这些患者，必须耐心了解自服农药的原因，从社会、家庭、心理等方面进行分析，针对自杀者的不同情况，因势利导，因人而异地做好心理疏导工作，帮助其摆脱悲观厌世的消极情绪，消除其心理障碍，树立正确的人生观和世界观。

案例 9-1 分析

1. 临床上有机磷杀虫药中毒的特效解毒剂有胆碱酯酶复能药（氯磷定）、抗胆碱药（阿托品）和复方制剂（解磷注射液）。

2. 医生确诊为有机磷杀虫药中毒，但若不能确定有机磷杀虫药的种类，则用清水或0.45%的盐水彻底洗胃即可。

3. 急诊科接诊后，除了要洗胃，急诊护士还要配合医生采取的护理措施有：

（1）维持有效通气：有机磷杀虫药中毒的患者呼吸困难较常见，因此，应保持呼吸道通畅，及时清理患者呼吸道分泌物，给氧。并做好行气管插管、气管切开及机械通气患者的护理。

（2）迅速清除毒物：皮肤黏膜污染者应脱去污染衣服，用清水冲洗被污染的部位，口服中毒者，除了洗胃，也应还做好催吐、导泻的相应护理。

（3）用药护理：在洗胃的同时应迅速建立两条静脉通路，一条供阿托品微量泵泵入。另一条静脉滴注解磷定等胆碱酯酶复活剂及其他抢救药物。在使用过程中应密切观察患者的神志、瞳孔、脉搏、心率、呼吸和血压等变化，并详细记录。

（4）一般护理：①补液护理；②昏迷期护理；③发热护理；④导尿护理。

（5）病情观察：起初应严密观察患者的神志、瞳孔及生命体征变化，后期还要注意观察患者有无中毒后反跳、迟发性多发性神经病及中间型综合征的发生。

（6）心理护理。

4. 达到阿托品化的临床表现

（1）意识清楚或模糊。

（2）颜面潮红、干燥。

（3）瞳孔由小扩大后不再缩小。

（4）体温正常或轻度升高。

（5）心率增快≤120次/分，脉搏快而有力。

（刘延峰）

第三节 百草枯中毒

百草枯（paraquet，PQ）又名克芜踪（gramoxone）或一扫光，为联吡啶杂环化合物，是一种高效能的非选择性接触型除草剂。其呈白色结晶，易溶于水，在酸或中性溶液中稳定。PQ对人畜具有很强毒性，误服或自服可引起急性中毒，已成为农药中毒致死事件的常见病因。急性百草枯中毒（acute paraquet poisoning）是指口服PQ吸收后突出表现为进行性弥漫性肺纤维化，最终死于呼吸衰竭及（或）多器官功能不全综合征（MODS）。

案例 9-2

患者，男，17 岁。入院前一个半小时自服百草枯（20%浓度原液，未勾兑）约 20ml，服后出现恶心伴呕吐，呕吐物为胃内容物，约 40 分钟后被家人送至医院进行救治。入院后查体：T 36.4℃，P 88 次/分，R 18 次/分，BP 100/60mmHg，神清语明，精神萎靡，皮肤干燥无汗，双瞳孔等大同圆，直径 2.0mm，对光反射灵敏。咽部充血，口唇无发绀，舌色深绿，听诊双肺呼吸音清，未闻及干、湿性啰音。心律齐，各瓣膜听诊区未闻及杂音。腹平软，无压痛，肝脾肋下未触及。肌张力无增强及减弱，双侧腱反射无增强及减弱，双侧巴宾斯基征阴性。辅助检查：患者血标本检测出百草枯，血百草枯浓度≤30mg/L。X 线示下肺野有不明显的散在细斑点状阴影，血常规和肾功能未见明显异常。

问题：

1. 接诊护士应采取哪些护理措施？
2. 医生诊断为“百草枯中毒”，出现什么情况提示病情危重、预后不良？

一、中 毒 机 制

PQ 可经消化道、皮肤和呼吸道等途径进入人体，毒性迅速累及全身多个组织脏器，1～4 小时血浓度达高峰，很少与血浆蛋白结合。肺组织（含量为血液的 10 倍或数十倍）和骨骼肌浓度最高。PQ 还可透过血脑屏障引起脑损伤。人体 PQ 很少降解，24 小时经肾排出 50%～70%，约 30%随粪便排出，也可经乳汁排出。PQ 中毒机制尚不完全清楚，主要参与体内细胞氧化还原反应，形成大量活性氧自由基及过氧化物离子，引起组织细胞膜脂质过氧化，导致 MODS 或死亡。病死率高达 90%～100%。过氧化物离子损伤Ⅰ、Ⅱ型肺泡上皮，肺表面活性物质生成减少。因肺组织对 PQ 的主动摄取和蓄积特性，损伤破坏严重，服毒者 4～15 天渐进性出现不可逆性肺纤维化和呼吸衰竭，最终死于顽固性低氧血症。有人称为 PQ 肺（paraquet lung）。PQ 肺基本病变为增殖性细支气管炎和肺泡炎。1 周内死亡者肺泡细胞充血、肿胀、变性和坏死，肺泡间隔断裂及融合，出现肺水肿、透明膜形成，肺重量增加；1 周以上死亡者肺间质细胞增生、肺间质增厚和肺纤维化。肺纤维化多发生在中毒后 5～9 天，2～3 周达高峰，也可见肾小管、肝中央小叶细胞坏死、肾上腺皮质坏死等。

二、病 情 评 估

1. 临床表现 PQ 中毒患者的临床表现与毒物摄入途径、量、速度及身体基础健康状态有关。

（1）局部损伤：①接触部位皮肤迟发出现红斑、水疱、糜烂、溃疡和坏死等。②高浓度 PQ 污染指甲，可出现脱色、断裂甚至脱落。③经口服中毒者，口腔、食管黏膜灼伤及溃烂。④经呼吸道吸入者可出现鼻、喉刺激症状和鼻出血等。⑤毒物污染眼部时，可灼伤结膜或角膜，并形成溃疡。

（2）呼吸系统：肺损伤是吞入 PQ 最严重和最主要的病变，一般 2～4 天逐渐出现咳嗽、呼吸急促（可因误吸、代谢性酸中毒或急性肺泡炎所致）及肺水肿，也可发生纵隔气肿和气胸。肺损伤者多于 2～3 周出现弥漫性肺纤维化所致呼吸衰竭而死亡。迅速出现发绀和昏迷的患者死亡较快。

（3）消化系统：服 PQ 后，口腔、胸骨后有烧灼感，患者感到吞咽困难、恶心、呕吐、腹痛、腹泻，甚至出现胃肠穿孔、呕血和黑便。部分患者 1～3 天后出现肝损伤和肝坏死，表现为肝脏大、肝区疼痛、黄疸和肝功能异常。

（4）泌尿系统：PQ 吸收后 24 小时发生肾损害，表现血尿、蛋白尿、血肌酐和尿素氮异常，严重者可发生急性肾衰竭。

（5）中枢神经系统：表现为头痛、头晕、幻觉、抽搐及昏迷等。

（6）其他：还可有心悸、胸闷、气短、中毒性心肌炎症状，也可出现溶血性贫血、DIC、休克等。MODS 者常于数天内死亡。

2. 实验室检查

（1）毒物测定：疑为 PQ 中毒时应取患者胃液或血标本检测 PQ。血 PQ 浓度≥30mg/L 提示预后不良。服毒 6 小时后尿液可测出 PQ。

（2）影像学检查：肺 X 线或 CT 检查可协助诊断。早期呈下肺野散在细斑点状阴影，可迅速发展为肺水肿样改变。

3. 严重程度分型 根据服毒量，早期可做如下分型。

（1）轻型：PQ 摄入量＜20mg/kg，患者除胃肠道症状外其他症状不明显，多数患者能够完全恢复。

（2）中-重型：PQ 摄入量 20～40mg/kg，患者除胃肠道症状外可出现多系统受累表现，1～4 天内出现肾功能、肝功能损伤，2 周内出现肺部损伤，多数在 2～3 周内死于呼吸衰竭。

（3）暴发型：PQ 摄入量＞40mg/kg，出现严重的胃肠道症状，1～4 天内死于多器官功能衰竭。

案例 9-2 分析

百草枯摄入量＞20mg/kg、血百草枯浓度≥30mg/L 提示病情严重，预后不良。

三、救治与护理

目前，对 PQ 中毒患者尚无特效解毒药，治疗以对症支持治疗、减少毒物吸收和促进毒物排出为主。

1. 抢救与支持

（1）保持气道通畅：监测患者血氧饱和度或动脉血气。轻、中度低氧血症者不宜常规供氧，吸氧会加速氧自由基形成、增强 PQ 毒性和病死率。故仅在氧分压＜40mmHg 或出现急性呼吸窘迫综合征（ARDS）时才吸入 21%以上浓度氧气，维持氧分压≥70mmHg。严重呼吸衰竭患者机械通气治疗效果也不理想。

（2）低血压：常为血容量不足引起，可快速静脉输液恢复有效血容量。

（3）器官功能支持：上消化道出血者，可应用质子泵抑制药（如奥美拉唑、兰索拉唑或泮托拉挫等）保护消化道黏膜；出现急性肾衰竭症状者可考虑血液透析或血液灌流。

2. 减少毒物吸收

（1）清除毒物污染：即刻脱去 PQ 污染的衣物，用肥皂水彻底清洗被污染的皮肤、毛发和指甲；口服中毒者可用复方硼砂漱口液或氯己定漱口；眼部受污染者用 2%～4%碳酸氢钠溶液冲洗 15 分钟，继而用生理盐水冲洗。

（2）催吐和洗胃：口服中毒者应立即刺激咽喉部催吐；用碱性液体（如肥皂水）充分洗胃；洗胃后给予胃动力药（多潘立酮、莫沙必利）促进排泄；服毒 1 小时内用白陶土 60g 或活性炭 30g 吸附以减少 PQ 的吸收。由于 PQ 有腐蚀性，洗胃时应避免动作过大导致食管、胃穿孔。

（3）导泻：洗胃后予番泻叶（10～15g 加 200ml 开水浸泡后凉服）或硫酸镁、甘露醇、大黄导泻。

3. 促进毒物排出

（1）强化利尿：积极充分静脉补液后应用利尿剂（如呋塞米）维持尿量 200ml/h。

（2）血液净化：应尽早（2～4 小时）进行血液透析或血液灌流，首选血液灌流，其 PQ 清除率为血液透析的 5～7 倍。

4. 其他治疗

（1）免疫抑制药：早期静脉应用大剂量甲泼尼龙、地塞米松或（和）环磷酰胺。

（2）抗氧化剂：如维生素 C 或 E、过氧化物歧化酶、乙酰半胱氨酸、还原型谷胱甘肽、乌司他丁和依达拉奉等。大剂量氨溴索也能直接清除体内自由基，减轻百草枯急性肺损伤作用，促进肺泡表面活性物质生成。

（3）抗纤维化药：如吡非尼酮能抑制成纤维细胞生物活性和胶原合成，可以防止、逆转纤维化及瘢痕形成。

（4）PQ 竞争剂：普萘洛尔可促使与肺组织结合的 PQ 释放。小剂量左旋多巴能竞争性抑制 PQ 通过血脑屏障。

（5）中药：贯叶连翘提取物有抗脂质过氧化作用。当归、川芎提取物能增加一氧化氮合成，可以降低肺动脉压，以减轻肺组织的损伤。

案例 9-2 分析

接诊护士应采取的护理措施有：

1. 配合医生抢救与支持

（1）保持气道通畅：轻、中度低氧血症者不宜常规供氧，仅在氧分压＜40mmHg 或出现急性呼吸窘迫综合征时才吸入 21%以上浓度氧气，维持氧分压≥70mmHg。

（2）低血压：可快速静脉输液恢复有效血容量。

（3）器官功能支持：上消化道出血者可应用质子泵抑制药保护消化道黏膜；出现症状性急性肾衰竭者可考虑血液透析或血液灌流。

2. 减少毒物吸收

（1）清除毒物污染：可用肥皂水、复方硼砂或氯己定、碳酸氢钠及生理盐水。

（2）催吐和洗胃：可用肥皂水、白陶土及活性炭。

（3）导泻：可用硫酸镁等。

3. 促进毒物排出

（1）强化利尿：应用呋塞米等。

（2）血液净化：尽早进行血液透析或血液灌流。

4. 其他治疗　遵医嘱应用免疫抑制药、抗氧化剂、抗纤维化药、PQ 竞争剂及中药等。

（刘延峰）

第四节　急性镇静催眠药中毒

案例 9-3

患者，女，23 岁。家人发现其仰卧于地，呼之不应，立即送入医院。入院时查体：T 37.6℃，P 128 次/分，R 36 次/分，BP 98/45mmHg，神志不清，周身酒精味浓重，对疼痛刺激无反应，双侧瞳孔小如针尖，对光反射迟钝，呼吸浅表，心音低钝，双肺可闻及大量痰鸣音及湿啰音，四肢肌张力明显增强，腹部无异常。追问家属，患者之前因感情问题情绪低落，并于其床底发现一烈性白酒空瓶及三个 100 片装安定（地西泮）空药瓶。

问题：

1. 该患者可能是什么情况？

2. 怎样评估患者的病情？

3. 如何对患者实施救治和护理？

镇静催眠药是中枢神经系统抑制药的总称，在临床上广泛应用于镇静、催眠、抗惊厥及诱导麻醉。小剂量可使人处于安静或嗜睡状态，大剂量可麻醉全身，包括延脑中枢。用药不当或过量服用可导致急性镇静催眠药中毒（sedative hypnotic poisoning），引起昏迷、呼吸衰竭、休克，甚至死亡。常用的镇静催眠药：①苯二氮䓬类，地西泮、阿普唑仑。②巴比妥类，巴比妥、苯巴比妥、异戊巴比妥、硫喷妥钠。 ③非巴比妥、非苯二氮䓬类，水合氯醛、格鲁米特、甲喹酮。④吩噻嗪类，氯丙嗪、奋乃静。不同种类镇静催眠药的药理作用不同，引发的临床表现也存在差异。

一、中 毒 机 制

1. 苯二氮䓬类（BDZ） γ-氨基丁酸（GABA）是中枢神经系统含量最多、最重要的抑制性神经递质。BDZ 能够与 GABA 神经突触后膜特异性位点结合，增加氯离子通道开放频率，从而减少去极化的神经兴奋，起到镇静催眠、抗焦虑作用。BDZ 受体主要分布于小脑和边缘系统，故对协调性、情绪、记忆力影响较大，对中枢神经系统的抑制较轻。此外，小量 BDZ 还可抑制脑干网状结构下行激活系统对脊髓运动神经元的激活，使骨骼肌松弛。

2. 巴比妥类 主要作用于脑干网状结构上行激活系统，减弱传入冲动对大脑皮层的影响，有利于皮层抑制扩散。巴比妥类药物剂量与效应成正相关性，随剂量增加其对中枢神经系统的抑制程度和范围逐渐加深、扩大，相继出现镇静、催眠、麻醉，甚至延脑中枢麻痹。

3. 非巴比妥、非苯二氮䓬类 中毒机制与巴比妥类相似。

4. 吩噻嗪类 主要作用于脑干网状机构，起抑制中枢神经系统多巴胺受体、脑干血管运动及呕吐反射，阻断 α 肾上腺素受体等作用。

二、病 情 评 估

（一）病史

对有应用镇静催眠药史的患者应了解用药种类、剂量、服药时间、近期情绪状态、是否服药前后饮酒。对于服药自杀者可通过现场发现的药品残留判断服药种类和量。

（二）临床表现

1. BDZ 中毒 BDZ 口服吸收快而完全，口服 0.5～8 小时达到峰值，尤以地西泮口服吸收最快。过量摄入后主要表现为嗜睡、头晕、记忆力减退、语言不清、意识模糊、共济失调。由于 BDZ 对中枢神经系统抑制较轻，很少出现长时间昏迷、呼吸抑制、休克等严重症状。如有出现应考虑是否同服其他镇静催眠药或饮酒。

2. 巴比妥类中毒

（1）轻度中毒：发生于摄入 2～5 倍催眠剂量。表现为嗜睡，但易唤醒，注意力不集中，记忆力减退，语言不清，感觉迟钝，有定向力和判断力异常，各种反射存在，生命体征多平稳。

（2）中度中毒：发生于摄入 5～10 倍催眠剂量。表现为昏睡或浅昏迷，呼吸浅慢，腱反射消失，吞咽反射、角膜反射存在，血压可在正常范围内。

（3）重度中毒：发生于摄入 10～20 倍催眠剂量。随中枢神经系统抑制进行性加重，表现为由嗜睡至深昏迷，呼吸由浅慢至不规则或呈潮式呼吸、停止，血压持续下降，脉搏细弱，甚至发生休克、体温不升、肺水肿、脑水肿、肾衰竭而危及生命。

3. 非巴比妥、非苯二氮䓬类中毒 临床表现与巴比妥类中毒相似，但各具特点。①水合氯醛中毒：因具有局部刺激性，口服可出现胃部烧灼感，同时有心、肝、肾损伤。②格鲁米特中毒：因具有阿托品样作用，可出现瞳孔散大、肠道及膀胱平滑肌张力降低等，意识障碍呈周期性波动。③甲喹酮中毒：可出现明显的呼吸抑制、腱反射亢进、肌张力增高、抽搐、惊厥等。

4. 吩噻嗪类 中枢神经系统抑制可表现为嗜睡、昏迷和反射消失，还常见锥体外系兴奋症状，如震颤麻痹综合征、静坐不能及强直反应等。心血管系统主要表现为心动过速等心律失常、低血压甚至休克等。

（三）戒断综合征

长期服用大剂量镇静催眠药的患者，突然停药或迅速减少药量时，出现自主神经兴奋、神经精神异常等与药物作用相反的临床表现，称为戒断综合征。对长期大量服药者给予重视较高，而急性中毒者易忽略，延误救治时机。

1. 苯二氮䓬类戒断综合征 表现为头痛、易激惹、失眠、颤抖、认知障碍、感觉异常等。突然停药后 14 天内出现，5～6 天戒断反应达到高峰，4 周左右可恢复。

2. 巴比妥类戒断综合征 表现为焦虑、失眠、易激惹、抽搐、幻觉、共济失调、反射亢进等。短、中效巴比妥类突然停药 12～16 小时，可出现恶心、呕吐、直立性低血压、激惹等；48～72 小时达到高峰期，可出现癫痫、谵妄、思维混乱、记忆力减退、定向障碍等；4～7 天可恢复。

（四）实验室检查

1. 血液、尿液、胃液药物浓度测定 有助于明确诊断，了解中毒药物种类、中毒程度。

2. 血液生化检查 了解肝功能、肾功能等。

3. 动脉血气分析 可见缺氧和酸中毒。

案例 9-3 分析

1. 明确病因

（1）急性苯二氮䓬类中毒：根据患者深昏迷、呼吸浅表等临床表现，结合室内发现的安定（地西泮）药瓶，可初步诊断为急性苯二氮䓬类中毒。鉴于患者周身酒精味浓重和室内发现的酒瓶，考虑因与酒类同服而病情危重。

（2）吸入性肺炎：患者被发现时呈仰卧位，可能导致呕吐物、分泌物误吸，引发吸入性肺炎，查体双肺亦可闻及大量痰鸣音及湿啰音。

2. 病情评估

（1）询问患者既往病史、健康情况、有无服用镇静催眠药习惯等。

（2）完善血液、胃液药物浓度测定等实验室检查，以明确服药种类、剂量及中毒程度。

（3）行 CT 了解肺部情况。

三、救治与护理

案例 9-4

患者，男，56 岁。抑郁症病史 10 年，长期服用地西泮、氯丙嗪，大量饮酒史 10 年。因厌世一次口服地西泮 50 片同时饮白酒 500ml，约 4 小时后被家人发现送往医院急救。经积极抢救患者神志、生命体征均恢复正常，仅表现为肌张力减弱。入院第四天，给予氟马西尼 1mg 缓慢静脉滴注，患者出现心悸，心率增快，血压升高，立即停药，症状未明显缓解。逐渐出现失眠、表情淡漠、四肢肌张力增高、腱反射亢进、定向障碍、谵妄等临床表现。

问题：

1. 患者可能出现了什么情况？
2. 如何进行救治和护理？

（一）救治原则

1. 迅速清除毒物

（1）催吐：服毒时间短且清醒患者可即刻刺激咽喉部催吐，催吐前先饮水 200～400ml。

（2）洗胃：口服中毒者尽早用 1：5000 高锰酸钾或清水洗胃，服药量大者即使服药时间超过 6 小时仍需洗胃。

（3）导泻：活性炭对镇静催眠药物均有吸附作用，可经胃管注入活性炭悬液，反复多次可起到清除胃肠道药物作用。联合使用硫酸钠 250mg/kg 导泻，每 4 小时一次。因镁离子可加重中枢神经系统的抑制作用，一般不使用硫酸镁导泻。

（4）碱化尿液、利尿：可减少肾小管对镇静催眠药物的重吸收，增加肾排泄量，对长效巴比妥类中毒效果较好，而对吩噻嗪类中毒无效。积极补液同时用 5%碳酸氢钠溶液 200ml，呋塞米 20～40mg 静脉滴注。

（5）血液透析：对苯巴比妥和吩噻嗪类药物中毒病情严重者，可考虑使用血液透析。苯二氮䓬类脂溶性高，与蛋白质结合紧密，故不推荐使用。

2. 维持重要器官功能

（1）保持呼吸道通畅，维持患者正常呼吸。深昏迷且明显缺氧患者，酌情考虑给予气管切开、气管插管，呼吸机辅助呼吸。呼吸衰竭者可给予少量呼吸兴奋剂，如尼克刹米、洛贝林等。

（2）维持患者血压在正常范围内。积极补液扩充血容量，也可考虑使用血管活性药物。

（3）持续心电监护，及时发现心律失常并酌情给予抗心律失常药物，密切监测血氧饱和度变化，及时发现并纠正低氧血症。

（4）促进意识恢复。纳洛酮 0.4～0.8 mg 静脉注射，可每 15 分钟重复给药一次，直至呼吸抑制解除、意识恢复。贝美格（美解眠）50～150mg 加入 5%葡萄糖溶液 250ml 静脉滴注，根据病情亦可重复使用。

3. 特效解毒药 氟马西尼（flumazenil），又称安易醒，是苯二氮䓬类拮抗剂，能够通过竞争性抑制苯二氮䓬类与其受体反应从而特异性阻断其中枢神经作用。通常 0.2mg 静脉缓慢注射，可根据病情重复用药。巴比妥类和吩噻嗪类尚无特效解毒剂。

4. 防治并发症 积极防治肺部、皮肤等感染，及时纠正休克，水、电解质及酸碱平衡紊乱，防止发生呼吸衰竭、脑水肿、肾衰竭等并发症。一旦发生戒断综合征，可应用足量镇静催眠药物控制症状，病情稳定后逐渐减量至停药。

（二）护理措施

1. 即刻护理措施 按要求留取血液、尿液及胃内容物标本并尽快送检，以明确诊断。保持呼吸道通畅，患者仰卧位时头偏向一侧，及时清理口鼻分泌物，防止呕吐物、分泌物阻塞气道。给予持续氧气吸入，防止缺氧加重脑组织损伤。必要时床旁备气管切开包，气管切开或插管者做好人工气道护理。尽早建立静脉通路，遵医嘱补液及药物治疗。给予持续心电监护，动脉血氧分压监测。

2. 严密观察病情 密切观察并记录生命体征、意识状态、瞳孔大小、对光反应、角膜反射变化。患者病情受中毒药物种类、摄入量及药物半衰期影响较大，应注意初期症状较轻的患者可能会随着药物吸收发生病情加重。如患者出现血压下降、呼吸变浅、瞳孔散大等病情恶化征象，应及时通知医生，协助采取紧急处理措施。严格遵医嘱静脉输液，做好用药护理，密切观察药物治疗效果，及是否发生不良反应。注意观察有无肺炎、心律失常、急性肾衰竭等并发症。

3. 基础护理 清醒患者鼓励其自行咳嗽、排痰。痰液黏稠不能自行咳出者可使用雾化吸入、机械辅助排痰，必要时吸痰。昏迷患者定时翻身拍背，注意皮肤有无发红、水疱、破溃等情况。昏迷时间超过 3～5 天者，营养难以维持机体消耗，可根据患者病情选择由鼻饲补充高热量、高蛋白、易消化的流质饮食，或使用胃肠外营养支持。

4. 健康教育 镇静催眠药物中毒者多为自杀，清醒者应给予心理疏导，防止再次发生自伤、自杀行为，加强巡视和陪护，不宜让其独自留在病房内。长期大量服用镇静催眠药物者应遵医嘱规律用药，不能突然停药，应逐渐减量后停药，注意防治戒断综合征。完善镇静催眠药物处方、使用、保存等管理制度，特别是对情绪不稳定、精神异常者应谨慎用药。

案例 9-4 分析

1. 患者出现了戒断综合征，判断依据：根据患者急性地西泮中毒病史，结合给予氟马西尼后心悸、心率增快、血压升高，随即出现失眠、表情淡漠、四肢肌张力增高、腱反射亢进、定向障碍、谵妄等临床表现。

2. 可采取的急救护理措施

（1）按要求留取血液、尿液及胃内容物标本并尽快送检，以明确诊断。

（2）保持呼吸道通畅，及时清理口鼻分泌物，防止窒息。给予持续氧气吸入，做好气管切开或插管准备。

（3）尽早建立静脉通路，遵医嘱补液及药物治疗，注意观察用药效果、不良反应等。

（4）给予持续心电监护，动脉血氧分压监测。

（5）使用利尿剂时，严格记录 24 小时出入量，留置尿管，做好会阴部护理。

（6）做好基础护理，定时翻身拍背，给予口腔护理和营养支持。

（杨立威）

第五节　一氧化碳中毒

案例 9-5

易某，女，35 岁。入院前于密闭环境燃炉作业条件下工作半小时，突发头晕、视物旋转，四肢无力，随即双眼黑矇、晕倒于地，呼之不应，意识丧失。查体：T 36.8℃，P 90 次/分，R 20 次/分，BP 92/60mmHg，口唇呈樱桃红色，神志不清，双侧瞳孔等大等圆，对光反射迟钝，双肺呼吸音粗，可闻及痰鸣音和湿啰音，腹部未见异常体征，病理反射（–）。

问题：

1. 该患者发生了什么情况？
2. 怎样评估和判断病情？
3. 针对患者应采取哪些急救护理措施？

一氧化碳（carbon monoxide，CO）为无色、无臭、无刺激性的气体，不易溶于水，多由含碳物质不完全燃烧产生。一氧化碳中毒（carbon monoxide poisoning）是指人体吸入过量 CO 所引起，以大脑和全身组织、器官缺氧为主要临床表现的疾病，俗称煤气中毒。常见的中毒原因：①生活因素，在通风不良情况下使用家用煤气或燃气热水器、长时间处于空调开启的车内、失火现场均易发生 CO 中毒。②工业因素，采矿、炼钢、炼焦等工业活动均可产生大量 CO，如发生管道泄露或通风不良，亦可发生 CO 中毒。

一、中毒机制

CO 与血红蛋白（Hb）的亲和力比氧气（O_2）大 200～300 倍，能立即取代 O_2 与 Hb 结合形成碳氧血红蛋白（COHb）。COHb 不能携带 O_2，解离速度仅为氧合血红蛋白的 1/3600，且能影响氧合血红蛋白的解离。COHb 的存在还能使血红蛋白氧解离曲线左移动，阻碍血氧在组织中的释放。当大量 CO 进入人体后，通过形成稳定的 COHb，阻碍氧气的传递和释放，引起低氧血症。此外，CO 还可以影响 O_2 从毛细血管弥散到细胞内，抑制细胞呼吸和氧化过程，阻碍机体对 O_2 的利用。因此，急性 CO 中毒对人体耗氧高的器官，如大脑、心脏等损伤较大。

大脑处于缺氧状态时葡萄糖分解方式由有氧代谢转为无氧酵解，脑内三磷酸腺苷（ATP）迅速消耗殆尽，使 Na^{+}不能通过钠-钾泵由细胞内转运至细胞外，导致细胞内水肿。无氧酵解产生的酸性代谢产物可增加血-脑脊液屏障通透性，引起细胞间质水肿。脑血管内皮肿胀，又造成脑血液循环障碍，进一步加重了脑组织缺血缺氧。缺氧和血液循环障碍均可促使脑血栓形成、缺血性脑软化或广泛的脱髓鞘病变，致使一部分急性 CO 中毒患者经假愈期后又出现迟发性脑病。

二、病情评估

（一）病史

一般有明显 CO 接触史不难判断，注意评估中毒时所处环境、停留时间、活动状态、昏迷时情况及中毒前健康状况等。

（二）临床表现

根据患者血液 COHb 浓度可将 CO 中毒分为轻、中、重度。

1. 轻度中毒 血液 COHb 浓度为 10%～20%。患者表现为不同程度的头痛、头晕、视物模糊、乏力、恶心、呕吐、心悸，甚至发生昏厥。若及时脱离中毒环境，吸入新鲜空气或氧疗，症状可以迅速缓解，多能够完全恢复。

2. 中度中毒 血液 COHb 浓度为 30%～40%。患者除了上述症状外，可出现胸闷、呼吸困难、多汗、烦躁、谵妄、腱反射减弱、嗜睡，甚至发生浅昏迷。口唇黏膜可呈现 COHb 特有的樱桃红色，瞳孔对光反射和角膜反射可迟钝。若经过积极治疗可恢复正常，且无明显并发症。

3. 重度中毒 血液 COHb 浓度超过 50%。患者出现昏迷、各种反射消失、去大脑皮质状态，常有脑水肿、肺水肿、呼吸衰竭、心力衰竭、上消化道出血、休克等，病死率较高，经积极救治存活者可留有不同程度后遗症。重症患者昏迷时间越长，提示预后不良，但也有少数患者能够恢复。

（三）中毒后迟发性脑病

约 50%CO 重度中毒患者意识障碍恢复后经历 2～60 天的正常时期（假愈期），会再次出现神经系统症状，称为一氧化碳中毒迟发性脑病（delayed encephalopathy after acute carbon monoxide poisoning，DEACMP）。多发生于急性中毒后的 1～2 周。80%患者发病过程为典型的中毒昏迷—中间清醒—迟发性脑病，约 20%无中间清醒期。根据继发性脑血管病变及脑组织软化或坏死部位不同，患者可出现以下临床表现之一：①精神意识障碍，呈痴呆、谵妄、木僵或去大脑皮质状态。②锥体外系精神障碍，出现震颤麻痹综合征，呈表情冷漠、四肢肌力增强、静止性震颤、慌张步态等。③锥体系神经损害，表现为偏瘫、病理反射阳性、大小便失禁等。④大脑皮质局灶功能障碍，出现失语、失明、不能站立、继发性癫痫等。⑤脑神经及周围神经损害，如视神经萎缩、听神经病变及周围神经病变等。DEACMP 恢复缓慢，少数患者留有持久性后遗症。

（四）实验室检查

1. 血液 COHb 浓度测定 8 小时内测定 COHb 浓度是诊断 CO 中毒的特异性指标，有助于病情严重程度和预后的判断。

2. 脑电图（EEG）检查 可见与缺氧性脑病相关的弥漫性低波幅慢波。

3. 脑部 CT 与磁共振成像（MRI）检查 脑水肿区域可见病理性密度减低，常见于半卵圆形中心与脑室周围或苍白球。与 EEG 结合对 DEACMP 的预测价值较高。

案例 9-5 分析

1. 明确诊断 急性 CO 中毒。

根据患者发病前有明确 CO 接触史，结合头晕、昏迷、口唇呈樱桃红色等临床表现不难判断。

2. 患者病情的评估和判断

（1）观察并记录患者生命体征、神志、瞳孔、出入量等，及时发现病情变化和并发症。

（2）持续动态心电监护和血氧饱和度监测，了解患者缺氧和酸碱平衡紊乱情况。

（3）完善血液生化、血气分析、脑电图、脑部 CT 等实验室检查，有助于评估病情、治疗效果和预后。

三、救治与护理

（一）救治原则

1. 现场救治 迅速脱离中毒环境，如立即关闭煤气阀门，打开门窗通风，或移至空气流通处。保持呼吸道通畅，注意保暖。如发生心搏骤停，立即进行心肺复苏。

2. 氧疗 提高血氧浓度可促进 COHb 解离和 CO 排出，是急性 CO 中毒的有效治疗手段。轻度中毒且清醒者应经鼻导管或面罩吸氧，氧流量 5～10 L/min。中重度中毒者在高流量吸氧的同时，应尽快给予高压氧治疗，以缩短昏迷时间和病程，降低病死率，减少或防止 DEACMP 发生。呼吸衰竭或停止时应及早行气管插管或气管切开进行机械通气。

3. 防治脑水肿 急性 CO 中毒后 2～4 小时即可出现脑水肿，在 24～48 小时达到高峰。在早期及时使用高渗脱水剂（如甘露醇）、糖皮质激素、利尿剂等可有效降低颅内压，改善脑水肿。脱水过程中应注意避免发生电解质紊乱、血容量不足。

4. 对症治疗 频繁抽搐者首选地西泮 10～20mg 静脉注射；积极防治继发性感染；补充循环血量，纠正休克，维持水、电解质及酸碱平衡；应用三磷酸腺苷、辅酶 A、细胞色素 c 和维生素 C 等促进脑细胞代谢。

（二）护理措施

1. 即刻护理措施

（1）保持呼吸道通畅，根据患者情况选择鼻导管或面罩高流量吸氧，持续吸氧时间不宜超过 24 小时，以免发生氧中毒或二氧化碳潴留。

（2）尽早建立有效静脉通路，遵医嘱给予补液及药物治疗。

（3）昏迷或出现精神症状者应加强巡视，避免发生坠床或自伤等意外情况。

（4）高热者在给予降温的同时应注意保暖。

2. 高压氧护理

（1）入舱前护理

1）病情观察：注意观察患者生命体征、意识状态、中毒严重程度，并了解咽鼓管功能、有无鼻塞等。置有导管者应保持通畅、妥善固定，需持续输液者应根据输液速度预留足量液体和药物，以免液体排空造成空气进入血管。

2）安全指导：进舱人员必须遵守氧舱医疗安全规则，严禁携带打火机、火柴、酒精、清凉油等易燃易爆品及手机等电子产品入舱。为患者更换全棉衣服，不宜穿戴易产生静电的衣帽（如氯纶、尼龙、腈纶等）。

3）饮食指导：因治疗过程中舱内压力变化大，患者入舱前不宜饥饿、饱食或大量饮水，不吃产气的食物和饮料，并排空二便。

4）健康宣教：对于清醒患者，应向其介绍高压氧治疗过程、效果、注意事项、可能出现的不良反应及预防措施等。指导患者学会张嘴、咀嚼、捏鼻、闭嘴鼓气等开启咽鼓管动作，避免中耳、鼓膜气压伤。示范面罩的正确佩戴方式，注意检查面罩严密性，以防漏气影响供氧效果。

5）心理护理：评估患者心理状态，缓解患者紧张、恐惧心理，以取得良好配合。如患者因精神高度紧张出现烦躁、心悸、面色苍白等，可给予心理疏导和认知疗法，待平复后再入舱。

（2）舱内护理

1）升压时护理：升压速度均匀、适宜，询问清醒者有无耳痛，指导进行咽鼓管调压动作。昏迷者及儿童应注意观察有无表情痛苦、躁动不安、鼻出血等表现，按需调整升压速度。

2）恒压时护理：患者安静平卧，头偏向一侧，及时清理口鼻分泌物，保持呼吸道通畅。密切观察患者有无氧中毒表现，一旦出现烦躁不安、头晕、气急、冷汗等症状，立即协助摘除面罩，必要时减压出舱。

3）减压时护理：嘱患者自如呼吸，不可屏气或剧烈咳嗽，防止发生肺部气压伤。注意调节输液平面和茂菲滴管液面，以免气体进入体内。减压时气体膨胀吸热，舱内温度降低，注意保暖。

（3）出舱后护理：出舱后询问清醒患者有无不适，如头痛、腹胀、关节疼痛等，及时处理，并调整减压方案。尽快连接心电监护、血氧饱和度监测，严密观察并记录生命体征、意识、瞳孔等病情变化，记录24小时出入量。

3. 病情观察

（1）严密观察生命体征，尤其是呼吸和体温变化，持续心电监护和血氧饱和度监测。

（2）注意有无头痛、喷射性呕吐等脑水肿征象。

（3）观察神志、瞳孔和神经系统表现，如有无癫痫、谵妄、惊厥、肢体瘫痪等。

（4）长期卧床者注意观察受压部位皮肤情况，防止发生压疮。

（5）一旦发现呼吸衰竭、严重心律失常、心力衰竭、肺水肿、脑疝等严重并发症，立即通知医生，并协助处理。

4. 基础护理

（1）保持床单位干净、整洁，定期翻身，做好皮肤护理。

（2）给予患者营养支持，不能经口进食者可鼻饲，给予口腔护理。

（3）注意观察输液量和滴速，使用脱水剂应准确记录出入量。

（4）做好管道护理，妥善固定，预防感染。

（5）昏迷或抽搐者加强巡视，必要时使用床挡进行约束，防止发生意外情况。

5. 健康教育

（1）加大对预防CO中毒的宣传力度。室内使用燃气、煤火时应安装管道或烟囱，注意保持通风良好，并定期检测管道严密性，防止泄漏。

（2）长时间处于空调开启的机动车内，应经常打开车窗通风。

（3）使用或产生大量CO的车间、厂房应规范操作流程和防护措施，配备CO浓度监测、报警设施。

（4）对留有后遗症患者做好心理疏导，鼓励继续治疗，并指导其家属学习语言和肢体锻炼的方法。

（杨立威）

第六节 急性酒精中毒

案例 9-6

2016年12月，俄罗斯西伯利亚的伊尔库茨克州发生大规模酒精中毒事件，超过102名当地居民因饮用非法制售的有毒酒精制品被送往医院抢救。截至报到时，已导致58人不治身亡，另有13人情况危急。

酒精，学名乙醇，是一种在常温、常压下易燃、易挥发的无色透明有机液体，具有香醇并略带刺激性气味，能够溶于水或其他有机溶剂。浓度在 95%以上的乙醇溶液是常见的工业原料，浓度为 75%的乙醇水溶液可以用作医用消毒剂，而浓度在 10%～60%的乙醇溶液则是日常生活中常见的酒类饮品。一次性饮入或误服过量酒精/酒类饮品，引起中枢神经系统先兴奋后抑制的状态称急性酒精中毒（acute ethanol poisoning），或急性乙醇中毒（acute alcohol poisoning）。我国是世界上最早酿酒的国家，有着悠久的酒文化，故急性酒精中毒发生率较高。

一、中毒机制

酒精主要在胃肠道内被吸收，并迅速分布于全身，胃内食物有延缓酒精吸收的作用。90%酒精在肝脏被氧化为乙醛、乙酸，经血液输送至全身，最终被分解为二氧化碳和水，仅 10%酒精通过尿液、汗液和呼气排出体外。当进入机体的酒精量超过肝脏代谢能力而蓄积，便可通过血脑屏障而作用于大脑神经细胞膜影响细胞功能，其对中枢神经系统的毒性作用持久且成剂量依赖性，小剂量可产生兴奋作用，而随剂量增加则可依次出现共济失调、昏睡、昏迷，甚至呼吸、循环衰竭。酒精氧化导致质子积累，可引起血内乳酸浓度增高，丙酮酸浓度降低，使葡萄糖分解加速而引发低血糖。其不完全分解产物——乙醛能够明显损伤肝细胞，进一步减缓酒精分解，同时可使心肌细胞和心肌间质纤维化，损害心肌收缩和舒张功能。

二、病情评估

（一）病史

患者一般有饮酒史，呼吸及呕吐物有强烈酒味。了解饮酒种类、饮酒量、个体对酒精耐受性及是否空腹饮酒等有助于评估病情。注意排除饮用假酒（甲醇中毒）或合并其他药物中毒。

（二）临床表现

1. 兴奋期 血液中乙醇浓度达 11mmol/L（500mg/L）可使大脑皮质进入兴奋状态，表现为头晕、恶心、呕吐、欣快感、语言增多、喜怒无常、情绪不稳，也有沉默或安静入睡者。面色潮红或苍白，呼气及呕吐物中有酒味。

2. 共济失调期 血液中乙醇浓度达到 11～33mmol/L（500～1500mg/L）可出现共济失调，表现为行动笨拙、步态不稳、语无伦次、口齿不清、视物模糊等。

3. 昏迷期 血液中乙醇浓度达 54mmol/L（2500mg/L）可进入昏迷状态。表现为面色苍白、口唇青紫、皮肤湿冷、体温降低、心率快而血压下降、呼吸深慢伴有鼾声、瞳孔散大、大小便失禁，甚至发生呼吸衰竭、休克、心搏骤停等而危及生命。

（三）实验室检查

1. 呼气和血乙醇浓度测定 呼气中乙醇浓度与血液乙醇浓度具有对应关系，可以按系数转换。

2. 动脉血气分析 可见轻度代谢性酸中毒。

3. 其他检查 心电图检查可见心律失常和心肌损伤。血浆葡萄糖浓度测定可见低血糖症。

三、救治与护理

（一）救治原则

一般轻症患者无须特殊治疗，可卧床休息，以侧卧位为宜，防止发生误吸，注意保暖，避免受凉。重症患者可遵循以下救治原则。

1. 迅速清除毒物 神志清醒者可刺激咽喉部引发呕吐反射进行催吐。饮酒时间不长者可使用

1%碳酸氢钠、0.5%活性炭悬液或生理盐水洗胃，但已大量呕吐者不宜洗胃。必要时可遵医嘱使用葡萄糖溶液、维生素 B_1、维生素 B_6 等药物促进乙醇氧化代谢。如患者血液乙醇浓度＞108mmol/L（5000mg/L），伴酸中毒或怀疑同服甲醇/其他药物者，应尽早进行血液透析治疗。

2. 特效解毒剂的使用 纳洛酮通过与 β-内啡肽竞争阿片受体等多种机制共同作用，能够有效催醒及解除酒精对呼吸、循环功能的抑制。可给予纳洛酮 0.4～0.8mg 缓慢静脉注射，然后可根据病情静脉滴注。

3. 对症治疗 对烦躁不安或过度兴奋者可给予小剂量地西泮，避免使用吗啡、氯丙嗪、苯巴比妥类镇静药；呼吸衰竭者可给予尼可刹米、洛贝林等呼吸兴奋剂；休克者可扩充血容量；脑水肿者可使用甘露醇等脱水剂；低血糖者可立即静脉推注高渗葡萄糖溶液。

（二）护理措施

1. 即刻护理措施 呕吐物误吸或窒息是急性酒精中毒患者死亡的主要原因，故应保持患者呼吸道通畅，让患者平卧休息，头偏向一侧，及时清理口鼻内呕吐物及分泌物，给予氧气吸入，必要时配合气管插管、机械通气。酒精中毒者因血管扩张而散热增加，洗胃、休克等亦可导致体温下降，应及时采取保暖措施，维持正常体温。大量呕吐、洗胃、利尿者应遵医嘱补液，避免发生电解质、酸碱平衡紊乱。

2. 密切观察病情 注意观察并记录患者的意识状态、瞳孔、生命体征等的变化。观察患者呕吐物性状，如颜色加深提示胃黏膜损伤，必要时留取呕吐物标本送检。连接动态心电监护仪，及早发现心律失常和心肌损害。如有条件常规测定血糖，未监测血糖者慎用胰岛素。

3. 加强安全防护 烦躁不安者应加强巡视，必要时使用床挡进行保护或四肢约束，避免发生坠床、自残、伤人等意外事件。昏迷者亦应防止坠床。

4. 健康教育 告知患者及家属长期大量饮酒可导致肝硬化、慢性胃炎、肠炎等疾病，有害身体健康。酒类饮料应从正规途径购买，不饮用散装酒、标志不全的酒类。加大对酗酒危害的宣传力度，早期发现酗酒者，早期戒酒，并进行相关并发症的治疗。分析酗酒者心理原因，有针对性地进行心理疏导。加强对医用酒精、工业乙醇的管理，避免滥用或误饮。

（杨立威）

第十章　危重症患者的系统功能监测

现代化医疗设备可对危重患者的心血管系统、呼吸系统、神经系统、泌尿系统、消化系统、水电解质和酸碱平衡等进行动态监测，并获取患者的各种重要生理信息，进行分析和早期干预，从而挽救患者的生命。

第一节　心血管系统功能监测

案例 10-1

患者，男，24 岁。患者因车祸致左大腿疼痛、畸形、流血伴颜面苍白 1 小时急诊入院。查体：神志清醒，T 37.8℃，HR 120 次/分，R 28 次/分，BP 95/58mmHg。

问题：

1. 该患者主要医疗诊断是什么？
2. 心血管系统应做哪些方面监测？

一、心电监护技术

心电图（electrocardiogram，ECG）是将一组电极贴在身体的表面，以反映心脏各个不同部位的电活动，并将其记录下来的一种图表。心电图反映了心脏兴奋的产生、传导和恢复过程中的电位变化。普通心电图只能描记当时短暂的心电活动情况，而心电监护则是通过显示屏实时连续观察监测的心脏电活动情况。对于重症患者，心电监护是最常用的非侵入性监护技术。

（一）心电监护的应用

心电监护可及时发现和识别各种心律失常，及时发现心肌缺血，可早期发现低钾或低钙等常见的电解质紊乱，并可观察心脏起搏器的功能。

（二）监测方法

1. 心电监护仪的种类

（1）心电监护系统：重症监护病房的心电监护系统是由中央监护仪和床边监护仪组成，床边监护仪的心电信号可以通过导线传到中央监护仪，医护人员在工作站或床旁均可实时观察到患者的心电情况。

（2）动态心电监护仪（Holter）：可记录患者 24 小时心电图波形，并用微机进行分析，主要用于冠心病和心律失常的诊断。

（3）遥控心电监护仪：该监护仪需患者携带一个发射器，不需要导线与心电监护仪连接，遥控半径一般为 50m。

2. 心电监护电极安装和监测导联选择

（1）五导联的监护仪电极片放置位置：右上（RA）放置在右锁骨中线第 1 肋间，右下（RL）放置在右锁骨中线剑突水平处，胸部（V）放置在胸骨左缘第 4 肋间，左上（LA）放置在左锁骨中线第 1 肋间，左下（LL）放置在左锁骨中线剑突水平处。

（2）三导联的监护仪电极片放置位置：右上（RA）放置在胸骨右缘锁骨中线第 1 肋间，左上（LA）放置在胸骨左缘锁骨中线第 1 肋间，左下（LL）放置在左锁骨中线剑突水平处。

（3）新生儿的监护仪电极片放置位置：新生儿身体较短，应使用三导联的监护仪电极配置。右上（RA）和左上（LA）放置在胸部的右侧和左侧，右下（RL）放置在腹部的左侧或右侧。

（三）常见心律失常

1. 室性心动过速（无脉搏）　发生室性心动过速却摸不到脉搏，心脏机械收缩不能启动，大动脉搏动消失，以致患者意识丧失，呼吸停止。

2. 心室纤颤　心室发生快速无序的激动，致使心室规律有序的激动和舒缩功能消失，心脏不能泵血，是心脏猝死的常见原因。

3. 窦性停搏　由于心脏窦房结不能产生冲动，使心房或整个心脏停止活动，心电图表现为一段较长时间内无 P 波及 QRS 波，其长间期与正常窦性的 P-P 间期之间无倍数关系，长间期后可见交界区或室性逸搏性心律。

4. 无脉电活动　有组织心电活动存在，但无有效的机械活动。

5. 窦性心动过缓　窦性心律低于 60 次/分。

6. 房室传导阻滞　窦房结发出的电冲动从心房向心室的传导过程中，受到部分或完全、暂时或永久性的阻滞。

7. 心房颤动　心房主导折返环引起许多小折返环导致的房律紊乱。

8. 心房扑动　是一种起源于心房的异位性心动过速，可转化为心房颤动。

9. 室上性心动过速　是指起源于心室以上或途径不局限于心室的一切快速心率。

10. 室性心动过速（有脉搏）　连续三个或以上室性期前收缩，心脏机械收缩能启动。

（四）监护仪监测的参数

监护仪常规监测参数包括心电、呼吸、无创血压、血氧饱和度监测，还可以选择性监测体温、有创动脉压、中心静脉压、呼吸末二氧化碳、心输出量、脑电双频指数等参数。

（五）护理注意事项

1. ICU 患者入科后，应进行常规心电图（12 导联或 18 导联）检查，作为分析患者心电变化的基础。

2. 当心电监护出现宽大畸形 QRS 波形心动过速时，应评估并采取相应的措施，同时立即进行 12 导联心电图检查。

3. 重视皮肤的预处理，贴电极片的位置用电极片上的砂片擦拭，然后用 75%的乙醇进行测量部位表面清洁，有胸毛过密者剔除胸毛，电极应与皮肤贴紧。为了便于除颤，电极不能放置在除颤电极板放置的位置，并应避开行 CPR 胸外心脏按压的部位。

4. 处置报警。出现报警时护士应对患者进行观察，发现原因并进行处理，如示波屏上 ECG 显示一条线或血氧饱和度不显示，护士应判断患者是否发生心跳停止，或电源线发生故障，是否电极或探头脱落。

5. 监护仪使用后必须进行消毒处理，避免发生交叉感染。

二、血流动力学监测

血流动力学监测的方法有多种，包括无创监测和有创监测两大类。无创血流动力学监测包括心率、血压、SpO_2 及颈静脉的充盈程度。有创血流动力学监测的方法主要有动脉穿刺置管、中心静脉穿刺置管、肺动脉漂浮导管（PAC）置入、经肺热稀释测定技术（PiCCO）和经食管超声多普勒（TEE）技术。

（一）动脉血压监测及护理

1. 无创血压监测　常用的是手动测压法和自动测压法。手动测压法为经典的血压测量方法，即袖套测压法，适用于一般患者的监测，该方法所用的设备简单、费用低、便于携带，但是该方法费时费力、不能连续监测、不能自动报警、束缚监测者的其他医疗行为。自动测压法主要采用振荡技术，即上臂缚上普通橡胶袖套，测压仪内装有压力换能器、充气泵和微机，可定时自动使袖套充气或放气。当袖套充气压迫肱动脉时，动脉搏动消失，接着渐渐放气。自动间断测压法，通常称为自动化无创伤性动脉血压（automated noninvasive blood pressure，NIBP），NIBP 是当今临床麻醉和 ICU 中使用最广的血压监测方法，该测量方法重复性好，能够按需要定时测压，省时省力，能够自动报警。自动连续测压法目前主要有 Penaz 技术、动脉张力测量法、动脉波推迟检出法三种。

2. 有创血压监测 有创动脉血压监测是将动脉导管置入动脉内，通过监护仪的压力监测模块直接测量动脉内压力的方法，该方法能反映每一个心动周期的血压变化情况，又便于反复采取动脉血，为临床诊治提供可靠监测数据。

（1）适应证和禁忌证

1）适应证：血流动力学不稳定或有潜在危险的患者；危重患者、复杂大手术的术中和术后监护；需低温或控制性降压时；需反复取动脉血样的患者；需用血管活性药进行调控的患者；呼吸、心跳停止后复苏的患者。

2）禁忌证：相对禁忌证为严重凝血功能障碍和穿刺部位血管病变，但并非绝对禁忌证。

（2）动脉内导管置入的部位：桡动脉为首选途径，在桡动脉穿刺前需行 Allen 试验，目的为检查判断尺动脉和掌动脉弓是否通畅，是否会因为桡动脉插管后的阻塞或栓塞而影响手部的血流灌注。股动脉搏动清晰，易于穿刺，但不便管理，潜在感染，保留时间短。足背动脉极少栓塞，常作为备用血管。肱动脉并发症少，数值可靠，但出血概率大，临床少用。

（3）护理注意事项：妥善固定穿刺针、测压管和测压肢体，防止导管受压、扭曲及脱落出血。尤其当患者躁动时，应严防其自行拔管。保持测压管道通畅，用生理盐水间断或持续冲洗测压管，以防凝血。如证实管腔已经堵塞，切不可用力推注液体，以免发生栓子脱落造成栓塞，应抽出血凝块加以疏通，如发生栓塞要立即拔管。防止动脉内气栓形成，在校零、取血和测压等操作过程中，严防气体进入管道。严格遵守无菌操作原则，防止感染的发生。严密观察测压肢端颜色、温度，发现异常及时处理。注意压力和波形变化，及时准确的记录。穿刺失败及管道拔出后要有效压迫止血，按压位置要正确。

（二）中心静脉压监测及护理

中心静脉压（central venous pressure，CVP）是指血液经过右心房及上下腔静脉时产生的压力。中心静脉压监测是将中心静脉导管由颈内静脉或锁骨下静脉插入上腔静脉或右心房，也可经股静脉插入下腔静脉或右心房，测得中心静脉内的压力。中心静脉压用以评估血容量及右心功能。

1. 中心静脉置管的适应证 ①各类大手术，尤其是心血管、颅脑和胸部大而复杂的手术。②各种类型的休克。③脱水、失血和血容量不足。④心力衰竭。⑤大量静脉输血、输液或完全肠外营养治疗者。

2. 中心静脉置管的途径 常用中心静脉置管的途径有颈内静脉、股静脉、锁骨下静脉、颈外静脉等，根据操作者的经验和患者的不同情况，可选择不同部位。颈内静脉穿刺成功率高、并发症少，操作者常常选择此静脉进行穿刺置管。股静脉远离胸腔和气道，操作技术相对容易，但是据研究报道，该部位穿刺感染和血栓发生率较高。锁骨下静脉穿刺并发症的发生率与操作者的经验有很大的关系，因此，经验不多者不要选此部位。颈外静脉靠近体表，如发生出血容易压迫止血，因此，对于凝血功能不正常的患者可选择该部位进行操作。

3. CVP 监测的方法 包括开放式测量法和密闭式测量法两种。

（1）开放式测量法：用一直径 0.8～1cm 的一次性输液塑料管或玻璃管和标有厘米刻度的标尺，固定在输液架上，接上三通开关，连接管内充满液体，排除空气泡，一端与输液器相连，另一端连接中心静脉导管，标尺零点对准腋中线右心房水平，测压时先将液体充满测压管，然后转动三通使测压管与中心静脉管相通，使液面自然下降，当液面下降至有轻微波动而不再下降时，测压管上的数值即为 CVP。

（2）密闭式测量法：中心静脉导管连接压力传感器（位于腋中线右心房水平），使压力传感器内充满液体，并排出空气泡。转动三通开关使压力传感器与大气相通，进行校零。监护仪上显示“0”，转动三通开关使压力传感器与静脉相通，进行 CVP 监测，监护仪上显示 CVP 的数值和波形。

4. CVP 监测的临床意义　CVP 的参考值为 5～12cmH_2O，＜5cm H_2O 提示血容量不足，＞15～20cm H_2O 提示输液过多或心功能不全。

5. 护理注意事项　妥善固定导管，保持测压管道通畅，每次测压后及时将三通转向生理盐水输入通道持续点滴，防止血凝块堵塞静脉。应用监护仪连续测定 CVP 时，要采取持续冲洗装置，以保持测压管道的通畅。如证实管腔已经堵塞，切不可用力推注液体，以免发生栓子脱落造成栓塞，发生栓塞要立即拔管。测压、更换管道或液体等操作时应防止气体进入静脉造成空气栓塞。严格遵守无菌操作原则，防止感染的发生。每次监测前均应重新测定零点，患者躁动、咳嗽、呕吐或用力时，影响中心静脉压测量值，应在患者安静 10～25 分钟后再行测压。测压管道可以连接另一三通进行输液，但是测压管道不能输入血管活性药物或钾溶液，防止测压时药物输入过快或输入中断引起病情变化。

（三）漂浮导管监测及护理

将前端带有气囊的肺动脉漂浮导管（Swan-Ganz 导管）经外周静脉插入心脏右心系统和肺动脉，可测得右心房压、肺动脉压、肺动脉楔压，并可利用热稀释法测定心输出量，还可以通过此导管抽取混合静脉血标本，为临床抢救危重患者提供多项可靠的血流动力学监测指标，是危重症患者重要而有意义的监测方法。

1. 适应证和禁忌证

（1）适应证：肺水肿的鉴别诊断；休克的鉴别诊断；肺动脉高压；心脏压塞；急性二尖瓣关闭不全；右心室梗死；指导液体量的管理等血流动力学急剧变化不稳定的患者。

（2）禁忌证：肺动脉瓣或三尖瓣狭窄、右心室流出道梗阻、法洛四联症、肺动脉严重畸形等导管经过的通道上有严重的解剖畸形，导管无法通过或导管本身即可使原发疾病加重。

2. 监测仪器与导管

（1）监测仪器：具有压力监测功能的床旁监护仪。监护仪除监护心电、血流动力学外，还可以进行热稀释心输出量、混合静脉血氧饱和度等测定。

（2）肺动脉漂浮导管：双腔漂浮导管只有两个腔，即开口于导管顶端的肺动脉压力腔及通入气囊的副腔。三腔漂浮导管除上述两腔外，在距离导管顶端 30cm 处有另一副腔开口，当导管顶端位于肺动脉时，此腔恰好位于右心房。四腔漂浮导管除上述三腔外，热敏电阻通过导线与测量心输出量的热敏仪相连，用于热稀释法测定心输出量。临床上还有五腔、六腔漂浮导管。近年研制出了可测量右心射血分数、进行临时起搏、持续监测心输出量和混合静脉血氧饱和度的肺动脉漂浮导管。

3. 肺动脉漂浮导管置管方法

（1）置管静脉：常用的置管静脉有颈内静脉、锁骨下静脉、股静脉等外周静脉。

（2）漂浮导管的置入方法：插入漂浮导管之前应将气囊完全排空，插入导管过程中应确认监护仪上可准确显示导管远端开口处的压力变化波形，根据压力波形的变化判断导管顶端的位置。导管进入右心房后，监护仪上显示典型的心房压力波形和幅度。此时，给气囊充气 1ml，并继续向前送入导管。导管顶端通过三尖瓣进入右心室，监护仪上压力波形出现典型的右心室压力波形和幅度。这时应迅速而轻柔地送入导管，让导管在气囊的引导下随血流到达肺动脉。进入肺动脉后，压力波形的舒张压明显升高，大于右心室舒张压，压力曲线的下降支出现顿挫。继续向前送入导管，可出现典型的肺动脉楔压波形。出现这种波形停止继续移动导管，立即放开气囊。

4. 测量参数　通过漂浮导管可获得的血流动力学参数主要包括三个方面：压力参数（包括右心房压、右心室压、肺动脉压、肺动脉楔压）、流量参数（心输出量）和氧代谢方面的参数（混合静脉血氧饱和度）。以这些参数为基础，结合临床常规检查，通过计算可以获得更多的相关参数。

5. 护理注意事项 保持管腔的通畅；妥善安置好漂浮导管的位置，避免导管扭曲、打折或脱开；正确掌握各参数的测量方法；严格无菌操作；及时拔出导管；观察有无漂浮导管并发症的发生，发现异常及时通知医师。

（四）脉搏指示持续心输出量监测及护理

脉搏指示连续心输出量（pulse indicator continuous cardiac output 或 pulse index continuous cardiac output，PiCCO）监测是经肺热稀释方法和动脉脉波轮廓分析法的综合。PiCCO 技术可计算个体化的每搏输出量（SV）、心输出量（CO）、血管外肺水（EVLW）和每搏输出量变异（SVV），以达到多数据应用监测血流动力学变化的目的。

1. 适应证和禁忌证

（1）适应证：休克、急性心功能不全、ARDS、肺动脉高压、大手术及器官移植等。

（2）禁忌证：有出血风险、动脉置管困难等。

2. PiCCO 置管 患者局麻下右颈内静脉或锁骨下静脉穿刺行中心静脉置管，导管主腔接三通后分别接温度传感器测温和接换能器测压；股动脉穿刺成功后置入双腔股动脉热稀释导管，一腔连接带 PiCCO 模块的监护仪测量动脉血温，另一腔接换能器测量动脉压。

3. 参数的测量 从中心静脉端单次注入一定量冷水，通过肺热稀释技术，得出一些基本参数；通过三次温度稀释心输出量测定，校正脉搏轮廓心输出量；通过脉搏轮廓心输出量技术，得出一系列具有特殊意义的重要临床参数。

4. PiCCO 的参数

（1）心脏前负荷指标：心脏舒张末期总容积量（GEDV）、胸腔内血容量（ITBV）、脉压变异（PPV）、每搏输出量变异。

（2）心脏后负荷指标：心输出量、每搏输出量、血管外周阻力（SVR）。

（3）心脏收缩功能指标：心功能指数（CFI）。

（4）肺水指标：血管外肺水、肺血管通透性指数（PVPI）。

5. 护理注意事项

（1）换能器调零：置管完成后股动脉换能器和中心静脉换能器分别调零；为提高中心静脉压和动脉压力监测的准确性，减少因体位、输液、抽血等因素的干扰，监测过程一般每隔 8 小时调零一次。

（2）PiCCO 定标：监测前行 PiCCO 定标，即心输出量定标。定标前中心静脉停止输液 30 秒以上，经中心静脉内快速注射（4 秒内匀速输入）<8℃盐水 10～15ml，动脉导管尖端的热敏电阻测量温度下降的变化曲线，通过分析热稀释曲线，自动计算得出心输出量。重复上述操作 3 次取平均值，得出 PiCCO 定标，如有病情变化或数值突然变化须重做 PiCCO 定标。病情稳定后 PiCCO 定标每 8 小时 1 次，避免反复频繁测定，增加心脏负荷；测量过程勿触摸中心静脉的温度传感器和导管，避免手温影响测量准确性；避免从中心静脉注入血管活性药。

（3）PiCCO 导管护理：妥善固定，保持管道通畅，每天更换连接导管，每周更换敷料，注意无菌操作，防止感染；观察穿刺点有无红肿、渗出、硬结。

（4）穿刺侧肢体的护理：患者穿刺的肢体应保持伸直，避免弯曲，注意观察肢体皮肤的温度、足背动脉搏动情况、肢体活动度情况，定时测量双下肢腿围，并注意观察置管侧肢体有无肿胀，定时给予按摩或使用肢体加压治疗，促进血液循环，防止静脉血栓形成。如发现肌肉痉挛、颜色苍白、变凉及足背动脉搏动消失等，说明有栓塞的危险，应立即通知医生处理。

（5）病情观察：严密观察患者意识、体温、脉搏、呼吸、血压、血氧饱和度及心电监护的变化并记录。随时观察监视屏上各种数值及中心静脉压和股动脉压力波形变化，发现异常迅速查明原因并及时通知医生处理。

案例 10-1 分析

1. 该患者主要医疗诊断　左股骨干骨折；失血性休克。
2. 心血管系统监测
（1）无创监测：心电图、心律、心率、无创血压等。
（2）有创监测：血压、中心静脉压、心输出量等。

（迟秀文）

第二节　呼吸系统功能监测

呼吸系统疾病是临床常见疾病，呼吸系统功能监测是救治危重患者的重要内容，呼吸机的发明促进了 ICU 的形成与发展。伴随科技的迅猛发展，呼吸系统功能监测也日趋完善。目前，危重患者呼吸系统功能监测主要包括通气功能、氧合功能和呼吸力学。

案例 10-2

患者，男，78 岁。因反复咳嗽、咳痰 30 余年，加重 2 个月于 2016 年 12 月 1 日入院。既往有吸烟史 30 余年。入院查体：T 37.2℃，P 84 次/分，R 22 次/分，BP 135/75mmHg。神志清楚，精神差，半坐卧位，呼吸稍促，口唇无发绀，胸廓呈桶状，双肺呼吸音减弱，可闻及湿啰音。心律齐，未闻及杂音，腹软，双下肢无水肿。入院第 1 天：完善各种监测、检查，并予以无创呼吸机辅助呼吸、抗感染、化痰、平喘等治疗。入院第 3 天：患者病情加重予以气管插管、有创呼吸机辅助呼吸。

问题：

1. 该患者主要医疗诊断可能是什么？
2. 呼吸系统应监测哪些指标？

一、一 般 监 测

尽管先进的监测技术广泛应用在呼吸系统功能监护中，但是一般监测仍然具有十分重要的意义，呼吸系统一般监测的项目有呼吸频率、节律、深度、呼吸声音等。

（一）呼吸频率和节律

呼吸频率是指每分钟呼吸的次数，是呼吸功能最简单、基本的监测项目，可通过肉眼观察或监护仪监测。正常成年人的呼吸频率为 16～18 次/分。呼吸频率明显增快或减慢，提示呼吸功能障碍，＞32 次/分常表现为明显的呼吸窘迫，同时注意观察呼吸深度和节律。呼吸频率发生改变，应对临床情况做出正确判断，通知医生进行处理。

（二）呼吸活动监测

胸式呼吸以胸廓活动为主，腹式呼吸以膈肌运动为主。男性及儿童以腹式呼吸为主，女性以胸式呼吸为主。胸廓呼吸时活动度不一致常见于一侧胸腔积液或气胸，或气管插管进入一侧主支气管等情况。早期呼吸困难吸气时鼻翼扇动和颈部呼吸辅助肌收缩。上呼吸道梗阻时可有三凹征（胸骨上凹、锁骨上凹及肋间隙内陷）。下呼吸道梗阻表现为呼气期呼吸困难、吸气时腹肌紧张，用力呼吸期延长。胸式呼吸减弱常见于双侧胸部疾病、肌松药作用及高位截瘫。

（三）呼吸音

局部呼吸音降低或消失说明肺不张、胸腔积液或气胸；干啰音表示气道内分泌物多；局限性的湿啰音多为肺部感染，炎性渗出；肺水肿时双肺布满细湿啰音；呼吸音不对称，除表示一侧肺不张、炎症或气胸外，在插管的患者还提示导管位置过深。

（四）影像学检查

影像学检查是肺部诊断的常规检查项目，床旁 X 线机广泛应用于 ICU、急诊科等科室，使得肺部影像学检查十分便利，但拍片并不能反映即时病变，到 X 线下呈现阳性表现一般需 12 小时左右。透视有可能获得较胸片更多的信息，如发现导管移位。此外，进行放射学检查时应注意选择恰当的体位，疑有气胸的患者应采取坐位或半卧位。

二、呼吸功能监测

（一）肺通气功能监测

肺通气功能监测主要包括静态肺容量、动态肺容量和动脉血二氧化碳分压的监测。静态肺容量指标包括潮气量、肺活量、功能残气量；动态肺容量指标包括每分通气量、每分肺泡通气量、用力肺活量和生理无效腔。

1. 潮气量（tidal volume，VT） 生理潮气量是指平静呼吸时每次吸入或呼出的气量，成人参考值为 8～10ml/kg。呼吸机的潮气量大于生理潮气量，而呼吸机的潮气量可达 10～15ml/kg。如胸廓活动小或呼吸浅快，潮气量下降，有效气体交换更少，可造成通气不足，且易导致肺不张。当潮气量小于 5ml/kg 时，即为接受人工通气的指征。

2. 肺活量（vital capacity，VC） 是指最大力量吸气后，所能呼出的最大气量，成人参考值为 30～70ml/kg。可进行一次和多次肺活量测定。一次测定即为深吸气和补呼气一次完成，分次肺活量为深吸气和不呼吸分次测定，然后两者相加即为分次肺活量。胸廓或膈肌活动受限、肺扩张受限等任何使呼吸幅度受限的疾病均可导致肺活量减少。VC＜15ml/kg，为应用呼吸机的指征；VC＞15 ml/kg，为撤离呼吸机的指标之一。

3. 功能残气量（functional residual capacity，FRC） 是指平静呼气后肺内所残留的气体量，参考值：男性约为（2.27 ± 0.81）L，女性约为（1.86 ± 0.55）L。FRC 增多提示肺泡扩张，见于肺气肿和支气管哮喘等患者；FRC 减少说明肺泡缩小或陷闭，见于肺水肿、肺间质纤维化、限制性胸廓疾病等患者。

4. 每分通气量（minute volume，MV） 是指在平静呼吸时每分钟呼出或吸入的气体量，是潮气量与每分钟呼吸频率的乘积。参考值为 6～8L/min。严重缺氧或精神因素等影响 MV 的值，是调整呼吸机参数的依据。

5. 每分肺泡通气量（alveolar ventilation per minute，VA） 是指每分钟进入肺泡及呼吸性细支气管进行气体交换的气量。VA=（VT–VD）· RR。参考值为 4.2L/min。VA 增高见于潮气量增高的患者。

6. 用力肺活量（forced vital capacity，FVC） 指尽最大力吸气后以最大力、最快速度所能呼出的最大气量，又称时间肺活量。参考值为 30～70ml/kg，是反映患者咳嗽和深呼吸能力的指标，正常人 3 秒内可以将所有肺活量呼出。FVC 下降见于通气障碍、神经肌肉病变或呼吸肌疲劳等患者。

7. 生理无效腔（physiological dead cavity，VD） 每次吸入的气体，一部分留在从上呼吸道至呼吸性细支气管之前的呼吸道内，这一部分气体不参与肺泡与血液之间的气体交换，称为解剖无效腔或死腔。进入肺泡内的气体，也可因血流在肺内分布不均使部分气体不能与血液进行交换，这一部分肺泡容量称为肺泡无效腔。肺泡无效腔与解剖无效腔一起合称生理无效腔。健康人平卧时的生理无效腔等于或接近于解剖无效腔。参考值约为 150ml，占潮气量的 1/3。监测无效腔通气量可协助肺血管疾病诊断和评价。VD/VT 值对呼吸机的正确应用有一定的指导意义。

8. 动脉血二氧化碳分压（partial pressure of carbon dioxide in artery，$PaCO_2$）　是指溶解在动脉血中的二氧化碳（CO_2）所产生的张力，参考值为 35～45mmHg。因为 CO_2 具有较强的弥散能力，故 $PaCO_2$ 基本上可以反映肺泡的 CO_2 压力。该指标用于衡量肺泡通气情况，指导机械通气，是反映呼吸性酸碱平衡的重要指标。$PaCO_2$＜35mmHg 提示通气过度，CO_2 排出过多，见于呼吸性碱中毒患者。$PaCO_2$＞45mmHg 提示通气不足，CO_2 潴留，见于呼吸性酸中毒患者。$PaCO_2$＞50mmHg 是诊断呼吸衰竭的指标。

（二）肺换气功能监测

肺换气是指肺泡与肺毛细血管血液之间的气体交换过程，该过程受到气体分压差、溶解度与分子量、呼吸膜的面积等多因素影响。换气功能监测的指标包括氧合指数、通气/血流比例、混合静脉血氧分压、脉搏氧饱和度、呼吸末二氧化碳等指标。

1. 氧合指数　是指动脉血氧分压（PaO_2）与吸入氧浓度（FiO_2）之间的比值，是反映氧合作用及气体交换效率的最简单指标，可用于快速估计患者气体交换是否处于正常状态。参考值为 400～500mmHg。弥散功能正常情况下，提高吸入氧浓度 PaO_2 随之升高。FiO_2 升高而 PaO_2 不升高，可见于肺弥散功能障碍或患者可能存在不同程度的肺内分流。PaO_2/FiO_2＜300mmHg 提示急性肺损伤，PaO_2/FiO_2＜200mmHg 提示 ARDS，为机械通气指征。

2. 通气与血流比例　是指每分钟肺泡通气量与血流量的比值，静息状态参考值为 0.8。无论比值增大还是减小，都妨碍了有效的气体交换，可导致血液缺氧和 CO_2 储留，但主要是缺氧。

3. 混合静脉血氧分压（PvO_2）　是指全身各部位静脉血混合后的血，即肺动脉、右心室或右心房内血液的氧分压，参考值为 40mmHg。PvO_2＜30mmHg 可能存在组织缺氧；PvO_2＜20mmHg 提示组织失去摄氧能力，组织不可避免地缺氧。

（三）呼吸力学监测

呼吸力学监测在临床上是应用呼吸生理学指导临床诊断和治疗的重要环节。呼吸力学监测的参数包括气道压力、气流流速和气体容积等，反映参数包括顺应性、气道阻力和呼吸功等。

1. 气道压力　指气道开口处的压力，常用于机械通气过程中的监测，通常在呼吸机管道近患者端或口腔处测定，气道压力包括气道峰压、平台压、呼气末正压等参数。参考值为 12～20cmH_2O。气道压力增高见于分泌物增多、管路阻塞、人机对抗等情况，降低见于管路漏气、气囊漏气、气管插管异位等情况。

2. 气道阻力　是指气流通过气道进出肺泡所消耗的压力，用单位流量所需要的压力差来表示，气道阻力=（气道开口压－肺泡压）/流量。气道阻力增加见于支气管哮喘、肺气肿及阻塞性通气功能障碍、气管插管、机械通气管道等。

3. 胸肺顺应性　表示单位跨胸肺压力变化所引起的肺容量的改变，反映一定压力下肺容量扩张的难易程度，是衡量肺泡通气效率和肺功能损害的重要参数。肺顺应性是指单位压力改变所引起单位容量的改变，它代表了胸腔压力改变对肺容积的影响，是反映肺组织弹性的指标。全麻控制呼吸期间胸肺静态顺应性的变化基本是由肺顺应性的变化所致，肺顺应性的变化可以反映胸肺静态顺应性的变化。参考值为 50～170ml/cmH_2O，机械通气患者为 35～50ml/cmH_2O。胸肺顺应性降低见于肺纤维化、肺水肿、ARDS 等，增加见于肺气肿、小气道疾病等。

三、脉搏血氧饱和度监测

动脉血氧饱和度是血液中被氧结合的氧合血红蛋白（HbO_2）容量占全部可结合的血红蛋白（Hb）容量的百分比，即 HbO_2/（HbO_2+Hb），监测动脉血氧饱和度为早期发现患者有无低氧血症提供了有价值的信息。脉搏血氧饱和度（pulse oxygen saturation，SpO_2）是利用脉搏氧饱和度仪监测的血氧饱和度，是一种无创持续经皮监测血氧饱和度的方法。因 SpO_2 无创、耐受性好、反应快速、使用方便等优点，成为急诊科、ICU 和病房非介入血氧饱和度监测的首选方法。

1. 监测原理和方法 HbO_2 与 Hb 对两种波长的光吸收特性不一样。HbO_2 吸收波长为 660nm 的可见光，Hb 吸收波长为 940nm 的红外线。使用波长 660nm 的红光和 940nm 的近红外线作为射入光源，测定通过富含脉搏波组织床的光传导强度，来计算血氧饱和度。将传感器置于具有动脉血流而组织厚度又不厚的组织部位，常用部位为手指、足趾、耳垂或前额等部位，获取光强度信号，由微机计算出 SpO_2。

2. 参考值 正常人的血液含氧量（血氧饱和度值）为 94%～100%，在 94%以下为供氧不足。SpO_2≤90%定为低氧血症（PaO_2≈60mmHg），SpO_2≤85%定为严重低氧血症（PaO_2≈50mmHg）。当 SpO_2 高于 70%时准确性可达 ±2%，SpO_2 低于 70%时则可有误差。

3. 影响测量的因素 氧合血红蛋白曲线反映了 PaO_2 与 SaO_2 的相互关系，体温、pH 等因素影响 SaO_2 与 PaO_2 的对应关系。血氧计 95%的读数能够代表 60～160mmHg 的 PaO_2。一氧化碳中毒患者，SpO_2 测得值等于 HbO_2 和 COHb 之和，SpO_2 测定值高于 SaO_2。非低氧贫血患者 SpO_2 监测是准确的，贫血和缺氧的综合效应对监测结果是有影响的。静脉注射染料可造成 SpO_2 读数降低而出现错误。指甲颜色和环境光也会对 SpO_2 读数造成影响。患者休克、寒冷导致局部组织灌注差，监测的 SpO_2 低于 SaO_2。临床一些其他情况，如心律失常、错误报警等亦会影响 SpO_2。

4. 临床应用 SpO_2 监测可以应用于血氧的监测、指导患者调节 FiO_2、心肺疾病检查和循环状况等监测。

四、呼吸末二氧化碳监测

呼气末二氧化碳是指呼气终末期呼出气的混合肺泡气含有二氧化碳分压（$P_{ET}CO_2$）或浓度（$C_{ET}CO_2$）值（1%CO_2≈7.5mmHg）。呼气末二氧化碳监测为一种无创持续监测技术，已广泛应用于急诊科和 ICU。

1. 监测原理 组织细胞代谢产生 CO_2，经毛细血管和静脉运输到肺，在呼气时排出体外，体内 CO_2 和肺通气量决定肺泡内 CO_2 分压。CO_2 弥散能力很强，极易从肺毛细血管进入肺泡内。肺泡和动脉 CO_2 完全平衡，最后呼出气体为肺泡气，正常人 $P_{ET}CO_2 \approx P_ACO_2 \approx PaCO_2$，但在病理状态下，肺泡通气/肺血流（V/Q）及交流（Qs/Qt）发生变化，$P_{ET}CO_2$ 就不能代表 $PaCO_2$。

2. 监测方法 最常用的监测方法为红外线测试法，利用红外线通过监测气样时其吸收率与 CO_2 浓度相关的原理，监测并计算出呼出气中 CO_2 的浓度。临床常用的红外线测试法又根据气体采样的方式分为旁流型和主流型两类。主流型是将红外线传感器直接连接于气管插管接头上，使呼吸气体直接与传感器连接于气管导管接头上，主流型仅能用于气管插管患者。旁流型是由有流量调节的抽气泵把气体样本送至红外线测量室，旁流型不需要密闭的呼吸回路，可用于镇痛或镇静患者的呼吸监测中。

3. 参考值及临床应用 $P_{ET}CO_2$ 参考值为 35～45mmHg，$C_{ET}CO_2$ 参考值为 5%（4.6%～6.0%）。

4. 影响因素 发热、甲状腺功能亢进、呼吸机功能障碍等情况可导致 $P_{ET}CO_2$ 异常升高。低温、心搏呼吸骤停、呼吸机管道脱落等情况可导致 $P_{ET}CO_2$ 异常降低。

5. 临床应用 呼气末二氧化碳可持续监测通气功能、调节呼吸机参数、及时发现呼吸机异常情况，作为呼吸机脱机和拔管的指征，亦用于鉴别 CPR 成功的可能性、判断气管插管误入试管等情况。

五、动脉血气分析监测

血气分析是采用电极测定法，由专门的气敏电极对血液中 pH、$PaCO_2$ 和 PaO_2 等相关指标进行测定，对机体的酸碱平衡和缺氧程度等进行判断的技术。血气分析的标本可以为血液、脑脊液、尿液或各种混合气体等，但临床应用最多的为血液，如动脉、静脉、混合静脉血等。成年人最常用的穿刺部位有桡动脉、足背动脉、股动脉和肱动脉。婴幼儿有时选颞浅动脉穿刺。有关血气分析的监测指标及其临床意义详见本章第六节（水、电解质和酸碱平衡监测）。

案例 10-2 分析

1. 该患者主要医疗诊断

（1）慢性阻塞性肺疾病。

（2）呼吸衰竭。

2. 呼吸系统应监测指标

（1）入院第 1 天可完成的监测

一般监测的项目：呼吸频率、呼吸节律、胸腹式呼吸运动监测、脉搏血氧饱和度、呼吸音等。

动脉血气分析：pH、$PaCO_2$ 和 PaO_2、呼吸指数、氧合指数、混合静脉血氧分压、动脉血氧饱和度。

影像学检查：胸片或胸部 CT，了解肺部、血管及心脏情况。

肺功能监测：静态肺容量、动态肺容量。静态肺容量指标包括潮气量、肺活量、功能残气量，动态肺容量指标包括每分通气量、每分肺泡通气量、用力肺活量、一秒率和生理无效腔、弥散功能。

（2）入院第 3 天可完成的监测：继续监测患者的一般监测项目、动脉血气分析、影像学检查。

呼吸力学监测（部分数据直接查看呼吸机显示屏）：包括气道压力、潮气量、每分通气量、气流流速等。

（迟秀文）

第三节　神经系统功能监测

危重患者监测神经系统功能非常重要，为避免单一指标的局限性，常需结合临床表现、神经系统检查，仪器监测结果进行综合分析，做出及时有效的判断。

案例 10-3

患者，女，75 岁，一般状况较差，因突发呼吸费力，昏迷两天入院。

既往史：支气管炎、肺气肿 30 余年，胃炎病史多年。

查体：T 37.5℃，P 123 次/分，R 33 次/分，BP 56/46mmHg，呼吸机辅助呼吸，平车推入监护室，营养状况差，双侧瞳孔等大等圆，直径 1mm，对光反射消失，双肺呼吸音粗，可闻及明显啰音，四肢肌力 0 级，GCS 5 分，双侧 Babinski 征阴性。

颅脑 CT：左颞叶血肿，蛛网膜下腔出血。

问题：

1. 判断该患者意识障碍何种程度？该患者瞳孔有何变化，可能原因是什么？

2. 为进一步监测颅内压，患者可采用侧脑室内置管测压，测得 ICP 为 30mmHg，请判断颅内压的分级及分析此种测压方法的优缺点？

一、神经系统体征检查

神经系统的体征检查主要包括意识、眼部体征、神经反射、感觉功能、体位及运动功能等。

（一）意识

意识是指人对周围环境及对自身状态的识别和观察能力，可以直接反映出大脑皮质及其联络系统的功能状况。可通过主观评估和工具评估来判定。主观评估通过患者的言语反应、对答是否切题、对疼痛刺激的反应、肢体活动、瞳孔对光反射、角膜反射等来判断有无意识障碍及其程度，意识程度分为清醒、嗜睡、昏睡、浅昏迷、深昏迷。国际上常用 Glasgow 昏迷评定量表来评价意识障碍的程度，从睁眼反应、语言反应和运动反应三个方面评分，最高 15 分，表示意识清醒，≤8 分表示昏迷，总分最低 3 分，分数越低表明意识障碍越严重。对于颅脑损伤患者可判断颅脑损伤程度：轻型 13～15 分，意识障碍 30 分钟以内；中型 9～12 分，意识模糊之前处于昏迷状态，意识障碍时间在 12 小时以内；重型 5～8 分，意识呈昏迷状态，意识障碍时间大于 12 小时；特重型 3～5 分，持续深昏迷状态。

（二）眼部体征

眼部体征主要包括瞳孔变化及眼球位置变化。瞳孔大小、形状、光反射是视觉神经症状，对无意识患者瞳孔是神经系统功能损害最敏感的指标。一侧瞳孔散大，常提示可能发生脑疝。双侧瞳孔缩小见于药物中毒（如盐酸氯丙嗪、巴比妥类、抗精神药、抗癫痫病药物）、蛛网膜下腔出血、脑室或脑桥出血。双侧瞳孔不等大、时大时小、左右交替、形状不规则常见于中脑损伤。观察眼球位置时应注意有无斜视、偏视或自发性眼颤。通过观察眼球的运动情况可以进一步判断脑干的功能状况。

（三）神经反射

神经反射包括深反射、浅反射、阵挛和病理反射等。生理反射的减弱或消失及病理性反射的出现均提示神经系统功能发生改变。通过检查神经反射可以帮助判断疾病的性质、严重程度及预后。

（四）感觉功能

感觉功能检查主要适用于意识清晰、合作的患者，包括浅感觉、深感觉和复合感觉。

（五）体位

去大脑强直时四肢可呈现伸展体位，有时可呈角弓反张姿势。两侧大脑皮质受累时可见去皮质强直状态。

（六）运动功能

重点观察患者的自主活动能力，判断是否存在瘫痪及瘫痪的类型，瘫痪程度的分级可用 6 级肌力记录法。

人脑的功能是最复杂、最精密的。近年临床上监测大脑的技术和设备发展很快，但是，严格地说都还谈不上功能监测，故称为脑功能障碍监测更为确切。目前临床上能够直接监测脑功能状态变化的仍是神经电生理，包括自发脑电和诱发脑电，如脑电图、数量化脑电图及诱发电位等。

案例 10-3 分析

判断该患者意识障碍程度：GCS 5 分，属于深昏迷。

瞳孔变化：双侧瞳孔缩小。

可能原因：蛛网膜下腔出血（颅脑 CT 显示）。

二、颅内压监测

（一）颅内压的生理学意义

1. 颅内压（intracranial pressure，ICP）的形成 正常人由大约1400g脑组织、100～150ml血液和75～150ml脑脊液构成颅内压，在密闭的颅内系统中，上述任何一种内容物的容量改变都能导致颅内压的变化。由于脑脊液介于颅腔壁的脑组织之间，且脑室和脑、脊髓的蛛网膜下腔互通，通常以脑脊液压代表颅内压。脑脊液压正常时，脑血流增加对颅内压的影响并不重要；当脑脊液压已升高时，增加脑血流对颅内压的影响就十分明显。颅内压增高时机体有一定的代偿机制减轻这一改变：①通过对脑静脉施压以减少颅内血容量。②脑脊液转移进入脊髓蛛网膜下腔。③增加脑脊液重吸收。而轻度高颅压对脑脊液的生成并无影响。

2. ICP分级 ICP超过15mmHg称为颅内压增高。一般将ICP分为四级：ICP＜15mmHg为正常；15～20mmHg时为轻度升高；21～40mmHg时为ICP中度升高；＞40mmHg为重度升高。

3. 影响颅内压的因素

（1）动脉二氧化碳分压（$PaCO_2$）：二氧化碳对颅内压的影响源自脑血流量的改变。当$PaCO_2$在20～60mmHg急骤变化时，脑血流量的改变十分敏感，与之呈线性关系，约2ml/mmHg。$PaCO_2$超过60mmHg，脑血管不再扩张，因为已达到最大限度；低于20mmHg脑组织缺血和代谢产物蓄积也将限制这一反应。

（2）动脉氧分压（PaO_2）：PaO_2在60～135mmHg范围内变动时，脑血流量和颅内压不变。PaO_2低于50mmHg，颅内压的升高与脑血流量的增加相平行。如果低氧时间较长，由于脑水肿，在恢复正常氧合后颅内压也不能恢复原水平。此外，缺氧后脑血管自动调节也可能受损，从而导致动脉血压与颅内压之间呈被动关系。低氧血症持续过长，脑水肿已形成，即使PaO_2改善，颅内压也未必恢复。缺氧合并$PaCO_2$升高，则直接损害血脑屏障，更易导致脑水肿，颅内压往往持续增高，病情更加凶险。

（3）动脉血压：正常人平均动脉压在60～150mmHg，脑血流量依靠其自身的自动调节机制而保持不变，对颅内压的影响很小。超出这一限度，颅内压将随血压的升高或降低而呈平行改变。许多原因如长时间低血压、脑病理性损害，特别是高血压将会对颅内压产生重大影响。

（4）中心静脉压：中心静脉压或胸膜腔内压的变化通过两个途径能影响颅内压。①增加的压力可能在颈静脉和椎静脉中逆行传递，提高脑静脉压，从而升高颅内压。②胸、腹内压增加（如呛咳），导致椎管内的静脉扩张，从而升高脑脊液压力。

（5）其他：如挥发性麻醉药和氯胺酮使脑血管扩张，脑血流增加，颅内压升高；静脉麻醉药（硫喷妥钠、依托咪酯、异丙酚）、麻醉性镇痛药（安定、异丙嗪、哌替啶、吗啡 、芬太尼）都可使脑血流减少、脑代谢降低、颅内压下降；甘露醇等渗透性利尿剂使脑细胞脱水，成为降颅压的主要用药；肾上腺皮质激素可通过稳定血-脑屏障来预防和缓解脑水肿。

（二）颅内压监测方法

颅内压监测方法可分为有创监测和无创监测，动态监测颅内压对于判断病情和指导治疗显得尤为重要。

1. 有创颅内压监测技术

（1）脑室内置管测压：无菌钻孔，硅管插入侧脑室，通过与脑外压力换能器连接持续测压被认为是最标准的方法。此法优点：①准确可靠。②可以间断释放脑脊液以降低颅压。③经导管取脑脊液样品及注药，具有诊断和治疗价值。④根据脑室容量压力反映脑室的顺应性。缺点：①属有创监测，有感染的危险，置管时间一般不超过1周。②在脑室移位或压迫时，置管比较困难。为保证读数的准确，当患者头的位置改变时需重新调整传感器的位置。

（2）硬脑膜下测压：硬脑膜下放置特制的中空螺栓可测定脑表面液压。颅骨钻孔，打开硬脑膜，拧入中空螺栓至蛛网膜表面，螺栓内注入液体，然后外接压力传感器。此法测压准确，但硬脑膜开放，增加了感染的机会，现已很少应用。目前应用的是一些新的导管技术。

（3）硬脑膜外测压：目前比较常用的方法是将压力传感器直接置于硬膜与颅骨之间，在硬脑膜外连接测定颅内压。压力传感器只有纽扣大小，经颅骨钻孔后，水平置入约 2cm 即可。硬膜外传感器法保留了硬脑膜的完整性，颅内感染的危险性较颅骨钻孔侧脑室内置管测压和蛛网膜下腔置管测压小。但是基线易漂移，硬脑膜外法显示出的颅内压较脑脊液压力略高，可相差 2～3mmHg。近年传感器已发展为纤维光束传感器（fiberoptic transducer），其置入部分为含探测镜的微型气囊，根据颅内压力变化造成镜面反光强度的改变来测定颅内压。尽管技术进步，硬膜外监测颅内压的准确性和可靠性仍受质疑。

（4）脑实质置管测压：目前尖端应变计传感器和纤维光束传感器被应用于脑实质置管测压，作为脑室置管困难时的一种替代方法。当脑肿胀时，脑脊液流动受限甚至停止，颅内压不是均衡分布。这时脑实质置管所测压力可能是区域压力而不是真正的颅内压。长期测压，基线易漂移。

（5）腰部脑脊液压测定：方法简单，校正及采集脑脊液容易，但有增加感染的可能，对已有脑疝的患者风险更大，也有损伤脊髓的报道。

2. 无创监测法

（1）囟门面积传感器：对一岁以内的婴儿可通过囟门这一特定条件来进行无创伤性颅内压评估。囟门面积传感器的优点是简便、可以准确反映呼吸和循环的变化，但绝对值不可靠，囟门的大小也使这一技术受到限制。

（2）视觉诱发电位（visual evoked potential，VEP）：与颅内压的关系近年受到重视。现已证实颅内压的改变会影响 VEP。根据 VEP 参数计算显示颅内压为无创伤监测颅内压提供了重要手段。

（3）经颅多普勒超声技术（transcranial doppler，TCD）：并不能定量地反映颅内压数值，但是连续监测可以动态地反映颅内压增高的变化。研究表明，大脑中动脉的血流速度与颅内压呈反比关系。颅内压增高，脑血流量下降，大脑中动脉的血流速度减慢。血流速度的波动与颅内压的变化呈平行关系。

（4）经颅超声波技术：将声波探头置于大脑双侧颞叶，向大脑发射超声波。升高的颅内压和脑组织弹性的改变将改变声波的速度。研究发现，颅内压的变化确实导致声波速度的同步变化，但两者的相关性及准确性还需进一步研究。

（三）颅内压监测临床意义

1. 急性颅脑损伤 最适合进行颅内压监测，一方面因为外伤后 3～5 天病情变化较大；另一方面根据临床表现推断有无颅内压增高不可靠，从而难以指导治疗。颅内压监测有助于区别原发性与继发性脑干损伤。原发性脑干损伤的患者临床表现严重而颅内压正常。

2. 蛛网膜下腔出血 采用导管法在脑室颅内压监测的同时进行脑脊液引流，将颅内压控制在 15～20mmHg，也是对蛛网膜下腔出血的重要治疗措施。

3. 其他急救 各种原因导致颅内压增高患者，如呼吸心搏骤停、呼吸道梗阻等原因引起严重脑缺氧、脑水肿与颅内压增高，均可考虑行颅内压监测，协助控制颅内压。不但颅内压的数值有临床意义，其压力波形分析也很有价值。

案例 10-3 分析

该患者颅内压分级：中度颅内压升高（ICP 30mmHg，＜40 mmHg）。

脑室内置管测压的优点：①准确可靠。②可以间断释放脑脊液以降低颅压。③经导管取脑脊液样品及注药，具有诊断和治疗价值。④根据脑室容量压力反映脑室的顺应性。

脑室内置管测压的缺点：①属有创监测，有感染的危险，置管时间一般不超过 1 周。②在脑室移位或压迫时，置管比较困难。

三、脑电生理监测

脑电生理监测的内容包括脑电图（electroencephalogram，EEG）、感觉诱发电位、运动诱发电位、肌电图等。

（一）脑电图

1. 脑电图分析 正常人的脑电图根据振幅和频率的不同分为α、β、θ、δ四种波：

（1）α波：频率为8～13Hz，波幅平均为25～75μV，以顶枕部最为明显，当成人安静闭眼时，α波是皮质处在安静状态时的主要脑波，睁眼时α波减弱或消失。

（2）β波：频率为18～30Hz，波幅平均为25μV，以额区和中区为最明显。情绪紧张、激动和服用巴比妥类药时，β波增加。

（3）θ波：频率为4～7Hz，波幅20～50μV，见于浅睡眠时。

（4）δ波：频率低于4Hz，波幅小于75μV，见于麻醉和深睡眠状态。

2. 脑电监测的临床应用

（1）脑缺血（氧）的监测：缺氧早期出现短暂的EEG快波，当脑血流降到20～25 ml/（100g·min）阈值时，EEG波幅降低，频率变慢，最后呈等电位线。在大脑皮质发生不可逆损害之前，EEG已变成等电位线，但此时需注意仍有治疗脑损伤的时机。

（2）昏迷患者的监测：EEG是昏迷患者脑功能监测的重要指标，可判断病情及预后。昏迷时EEG常表现为δ波，若恢复到θ波或β波，病情改善；反之，若病情恶化，δ波逐渐转为平坦波型。

（3）病灶定位：国标标准电极安置使头皮电极与脑的解剖分布建立了联系。当脑组织有局灶性病变时，相应的头皮电极可出现异常的脑电波。

（4）诊断及预后评估：EEG对癫痫的诊断具有特异性，而且在急性脑梗死、颅内血肿、颅内感染、脑肿瘤、脑外伤和代谢性昏迷患者中，癫痫样放电发生率高，预后差。

知识链接

数量化脑电图

近20多年来，随着现代医学和科学技术的发展，将计算机技术、信号处理技术与传统的常规脑电图监测技术相结合，产生了数量化脑电图（quantitative electroencephalogram，qEEG）。qEEG保留原始EEG的全部信息，使脑电活动量化，EEG变化有了客观标准，显示方式变得简明、直观。qEEG用于麻醉和手术中麻醉深度的判断、术后镇痛深度的判断及低温、控制性降压期间的中枢功能的监测越来越受到重视。

（二）诱发电位

诱发电位（evoked potential，EP）系指于神经系统（包括感受器）某一特定部位给予适宜刺激，在中枢神经系统（包括周围神经系统）相应部位检出的与刺激有锁定关系的电位变化，即中枢神经系统在感受外在或内在刺激过程中产生的生物电活动。临床按给予刺激模式不同，可分为躯体感觉诱发电位（somatosensory evoked potential，SEP）、听觉诱发电位（auditory evoked potential，AEP）、视觉诱发电位（visual evoked potential，VEP）和运动诱发电位（motor evoked potential，MEP）。按潜伏期长短不同，可分为短、中和长潜伏期诱发电位。短潜伏期诱发电位因其重复性好、受镇静药物和觉醒水平或主观意志的影响少，是目前临床监测中应用最多的一种。中潜伏期诱发电位发生于脑皮质，与皮质特异性的感觉区相关性较好，受镇静药物和过度换气等因素的影响，可用于镇静水平等的监测。长潜伏期诱发电位与注意力、期望、失落等情绪状态密切相关。

四、脑血流监测

临床上监测脑血流（cerebral blood flow，CBF）目的是预防脑缺血（氧）的发生。自从产生测量 CBF 的临床应用技术以来，特别是 Kety 和 Schmidt（1945）利用惰性气体（N_2O）的方法成功测量人 CBF 后，CBF 的测定技术和方法已有了很大发展。

（一）N_2O 法

根据 Fick 原理，每单位时间内组织吸收指示剂的量等于动脉血带到组织的量减去静脉血从组织带走的量。N_2O 是一种惰性气体，吸入后在体内不分解代谢，通过测定动脉和颈静脉血 N_2O 浓度可根据公式求出 CBF。N_2O 法的优点是可定量地测定脑的平均血流量，结果准确。缺点：①需做颈静脉和周围动脉插管多次取血；②需 10 分钟以上的饱和期以达到血液和组织间惰性气体的平衡，因此，不能测定 CBF 的快速变化；③不能测定 rCBF；④静脉血样要避免脑外的污染。

（二）动静脉氧差法

同样根据 Fick 原理，脑氧摄取量等于 CBF 乘上动静脉氧差。假设脑氧摄取稳定不变，则 CBF 为动静脉氧差的倒数：CBF=1/（A–V）O_2。此方法需测定周围动脉和颈内静脉血氧，而且不适用于脑代谢发生变化的情况。

（三）核素清除法

颈动脉内或静脉内注射或吸入核素 ^{133}Xe，通过头部闪烁探测器测定放射性示踪剂从组织中的清除率，得出时间-放射性强度变化曲线，即清除曲线。

（四）近红外光谱法

近红外光谱法测定 CBF 是近年的新技术。将红外线示踪剂以弹丸形式经中心静脉导管注入右心房，示踪剂通过脑测出循环的光信号变化曲线，从而计算出示踪剂的脑通过时间。脑通过时间是用血流的速度来反映血流量。

（五）经颅多普勒超声技术

常规的多普勒超声不能对颅内血管进行血流动力学的监测。经颅多普勒超声技术（transcranial doppler，TCD）是将脉冲多普勒技术与低发射频率相结合，从而使超声波能够穿透颅骨较薄的部位进入颅内，直接获得脑底血管多普勒信号，进行脑底动脉血流速度的测定。这一新技术的特点是可以无创伤、连续、动态地监测脑血流动力学。但是 TCD 测定的是脑动脉的血流速度，而不是 CBF。

（六）正电子发射断层扫描

正电子发射断层扫描（positron emission tomography，PET）的全称为正电子发射计算机断层扫描。它是一种最先进的医学影像技术，是目前唯一的用解剖形态方式进行功能、代谢和受体显像的技术，具有无创伤性的特点，是目前临床上用以诊断和指导治疗肿瘤最佳手段之一。PET/CT 目前是全球最高端的医学影像诊断设备，堪称“现代医学高科技之冠”。

五、脑氧供需平衡监测

在 ICP 增高或全身低血压下，脑灌注压可降低，产生继发性脑缺血缺氧，加重脑水肿，使 ICP 进一步增高形成恶性循环，因此，在监护 ICP 时，同时监测脑氧供需平衡状态，已成为早期发现和治疗低氧血症的重要措施。

（一）颈静脉血氧饱和度监测

颈静脉球血氧饱和度（jugular bulb venous oxygen saturation，$SjvO_2$）监测技术是 20 世纪 80 年代中期之后兴起的，通过颈内静脉逆行置管，测量颈静脉球部以上一侧大脑半球混合静脉血氧饱和度，反映脑氧供及氧需求之间的关系，间接提示脑代谢状况。$SjvO_2$监测的方法有两种，一种是间断抽血行血气分析得到氧饱和度，另一种是将光纤探头插入颈内静脉直接测定。$SjvO_2$的正常值是55%～75%，其变化与脑的氧摄取呈负相关。脑氧摄取增加，$SjvO_2$下降，$SjvO_2$<50%提示脑缺血缺氧。在脑严重充血和脑死亡等患者中$SjvO_2$升高，原因可能与脑氧代谢下降及动静脉分流有关。

（二）近红外光谱技术

近红外光谱技术是20世纪80年代应用于临床的无创脑功能监测技术，又称脑血氧饱和度监测，是继脉搏氧饱和度监测之后的又一新型无创氧饱和度监测方法，将探头固定在患者额部头皮，根据入射光在颅骨和脑组织的不同反射，实现连续无创监测脑组织的氧饱和度。

（三）脑组织氧分压

脑组织氧分压（partial pressure of brain tissue oxygen，$PbtO_2$）是直接反映脑组织氧合状态的指标，它通过放置在脑局部的探头直接测量脑组织的氧分压，一般认为$PbtO_2$的正常范围是16～40mmHg。10～15mmHg提示轻度脑缺氧，<10 mmHg则为重度缺氧。

（吴冬梅）

第四节　泌尿系统功能监测

泌尿系统肾功能状态严重影响患者的治疗和预后，但肾脏具有强大的储备功能，早期轻度的肾实质损害常不易被察觉，因此，做好危重患者的肾功能监测，对临床早期诊断、及时治疗具有重要意义。

一、尿液监测

（一）尿量

持续尿量监测是反映危重患者血容量及重要脏器血液灌注的敏感指标。成年人尿量<17ml/h或400ml 24h称为少尿，<100 ml/24h称为无尿或尿闭，>2500ml/24h称为多尿。尿量的变化可反映危重患者病情变化，临床常用尿流量监测仪观察每小时尿量的变化，正常成人每小时尿量>0.5～1ml kg。

（二）尿常规

主要检查尿液中是否出现红细胞、白细胞、蛋白质和管型。病理性血尿常与泌尿系统炎症、结核、结石或肿瘤、外伤、药物等有关。尿液中出现白细胞为泌尿系感染所致。蛋白尿常因肾小球毛细血管壁通透性增加、肾小管对蛋白质的重吸收能力减弱及肾小管上皮损伤有关。管型尿可分为透明管型（蛋白质）、细胞管型（红细胞、白细胞或上皮细胞）、颗粒管型（退行性变的细胞碎屑）和脂肪管型。管型尿的出现常提示有肾实质损害。

（三）尿比重和尿渗透压

浓缩尿液是肾脏的重要功能，危重患者肾功能不全时最常见于肾小管受损，因此，与尿量相比测量尿比重有时更具意义，临床常结合24小时尿量综合判断和分析患者的血容量及肾脏的浓缩功能。尿比重的正常值为1.001～1.022，尿比重>1.025为高比重尿，提示尿液浓缩，肾脏本身功能尚好，肾灌注不足，可见于心力衰竭或循环衰竭时尿液减少、高热、脱水等情况；尿比重<1.010为低比重尿，提示肾脏浓缩功能降低，见于肾功能不全恢复期、尿崩症、利尿剂治疗后、慢性肾炎及肾小管浓缩功能障碍等情况。

尿渗透压测量的意义同尿比重，主要用于评估患者的血容量及肾脏的浓缩功能。临床上常血、尿渗透压同时监测，计算两者的比值，用以反映肾小管的浓缩功能。尿渗透压的正常值为 600～1000mOsm/L，血渗透压的正常值为 280～310mOsm/L，尿/血渗透压的比值为 2.5±0.8。急性肾衰竭时，尿渗透压接近于血浆渗透压，两者的比值降低，可小于 1.1。

二、血生化监测

（一）血尿素氮

尿素氮是体内蛋白质代谢的主要终末产物，正常情况经肾小球滤过而随尿液排出体外。成人正常值是 2.9～6.4 mmol/L。血尿素氮（blood urea nitrogen，BUN）的增加程度与肾功能损害程度成正比，一些肾前和肾后因素引起的尿量减少或尿闭时可使血尿素氮升高。血尿素氮水平作为肾功能的监测指标，常常受肾外因素的影响，只有在尿素清除率降至正常的 50%时，血尿素氮才会逐渐升高。导致血尿素氮上升的肾外因素主要有消化道内积血、大手术、严重感染、烧伤、严重糖尿病等，蛋白质分解亢进、摄入大量蛋白质、使用某些利尿药（如噻嗪类、依他尼酸等）也可使血尿素氮水平轻度升高。

（二）血肌酐

肌酐是肌肉中磷酸肌酸的代谢产物，由肾小球滤过排出体外。成人正常值是 83～177μmol/L（1～2mg/dl）。由于血肌酐（serum creatinine，SCr）不被肾小管重吸收，也很少受肾外因素影响，故作为肾功能指标优于血尿素氮。血肌酐基本能反映肾小球滤过率，但由于肾小球滤过率降至正常的 1/3 时，血肌酐才明显升高，故不能作为早期诊断指标。尿与血肌酐的比值可用于鉴别肾衰竭发生的原因。肾前性肾衰竭时，比值大于 40；肾性肾衰竭时，比值小于 10。

（三）内生肌酐清除率

内生肌酐清除率（endogenous creatinine clearance rate，Ccr）是反映肾小球滤过功能的重要指标。正常成人 Ccr 的正常值为 80～100ml/min。当 Ccr 降低至正常的 80%以下时提示肾小球功能减退，如降至 51～70ml/min 为轻度，降至 31～50ml/min 为中度，降至 30ml/min 为重度。多数急性和慢性肾小球肾炎患者都可发生 Ccr 降低。

（四）血清胱抑素 C

血液循环中的胱抑素 C（cystatin C）仅经肾小球滤过而被清除，是一种反映肾小球滤过率变化的内源性标志物，并在近曲小管重吸收，但重吸收后被完全代谢分解，不返回血液，因此，其血中浓度由肾小球滤过决定，而不依赖任何外来因素，是一种反映肾小球滤过率变化的理想同源性标志物。正常情况下，血清胱抑素 C 在血中的浓度为 0.51～1.09mg/L。当肾功能受损时，血清胱抑素 C 在血液中的浓度随肾小球滤过率变化而变化。肾衰竭时血清胱抑素 C 在血液中浓度可增加 10 多倍；若肾小球滤过率正常，而肾小管功能失常时，会阻碍血清胱抑素 C 在肾小管吸收并迅速分解，使尿中的浓度增加 100 多倍。

（吴冬梅）

第五节　消化系统功能监测

消化系统功能监测主要包括肝功能监测和胃肠功能监测。消化系统功能障碍时会引起机体与全身功能状态的改变。因此，做好危重患者的消化系统功能监测十分重要。

一、肝功能监测

肝功能监测是通过各种生化试验方法监测与肝脏代谢有关的各项指标，以观察肝功能的基本状况。

（一）精神症状与意识状态监测

肝功能失代偿时引发肝性脑病，患者会有精神症状及意识障碍的表现。监测精神症状与意识状态成为监测肝功能的一项简单而方便的监测内容。

（二）血清蛋白监测

血清总蛋白（total protein，TP）是血清白蛋白（serum albumin，ALB）与血清球蛋白（serum globulin，GLB）的总称。血清总蛋白的正常值是 60～80g/L；血清白蛋白的正常值是 40～50g/L；球蛋白的正常值是 20～30g/L；血清白蛋白/球蛋白值（A/G）为 1.5～2.5/1。白蛋白的含量与肝细胞的数量成正比，白蛋白逐渐下降时预后多不佳。白蛋白少于 25g/L 易出现腹水。A/G 倒置提示肝功能严重损伤。

（三）黄疸监测

黄疸可分为溶血性黄疸、肝细胞性黄疸、梗阻性黄疸。黄疸的出现是肝功能障碍的重要表现之一。生化试验主要表现为血清胆红素的升高。血清总胆红素（serum total bilirubin，STB）的正常值是 3.4～17.1μmol/L，其中直接胆红素（direct bilirubin，DBIL）正常值为 0～7.32μmol/L，间接胆红素（indirect bilirubin，IBIL）正常值为 0～13.68μmol/L。各种类型的黄疸都会出现 STB 的升高。溶血性黄疸主要表现为血液中间接胆红素升高；梗阻性黄疸以直接胆红素升高为主；肝细胞性黄疸表现为直接胆红素和间接胆红素均升高。

（四）血清酶学监测

肝脏含有大量参与机体代谢、解毒的酶，当肝细胞膜受损或细胞坏死时，谷丙转氨酶（ALT）、谷草转氨酶（AST）、胆碱酯酶等入血增多。测定各种酶的变化，对了解和评估肝脏功能具有重要的临床价值。

（五）血氨监测

体内蛋白质产生具有毒性的氨，肝脏能够将氨合成为尿素，经肾脏排泄。血氨正常值为 18～72μmol/L，肝功能严重受损时血氨升高，易导致肝性脑病。

（六）凝血功能监测

肝功能受损时检查凝血功能异常的常用指标有凝血酶原时间（prothrombin time，PT）、活化部分凝血酶原时间（activated partial thromboplastin time，APTT）、凝血酶凝固时间及肝促凝血酶原激酶试验等。

二、胃肠道黏膜内 pH 监测

胃肠道缺血引起的胃肠黏膜屏障受损，造成细菌和内毒素移位，常是脓毒症和 MODS 重要的启动因素。胃肠黏膜内 pH（intramucosal pH，pHi）可反映器官局部的氧合状态，也可间接反映全身的缺氧情况。此监测对危重患者的复苏效果评价及预后评估具有高度敏高性、特异性，且因安全、无创、经济等优点不断得以推广应用。

（一）监测方法

1. 直接法　采用 pH 微电极直接进行监测，是一种有创性的精确监测方法，但操作过程复杂，因而在临床应用较少。

2. 间接法

（1）生理盐水张力法：通过置入特殊的葡萄糖盐水导管至胃腔，向其前端半透膜囊内注入一定量的生理盐水，30～90 分钟后抽出囊内生理盐水，弃去前 1.5ml 无效腔内液体，保留余下的 2.5ml 作血气分析，同时抽取动脉血进行血气分析，利用 Henderson-Hasselbalch 公式：$pHi=6.1+\log(HCO_3^-/PaCO_2\times0.03\times k)$，可以计算出 pHi。公式中 0.03 为 CO_2 解离常数，k 为不同平衡时间对应的校正系数。

（2）空气张力法：将胃黏膜 CO_2 张力计插入胃腔并连接胃张力监测仪，通过对张力仪气囊内空气进行自动采样，可直接测出 $PaCO_2$，同样要求抽取动脉血进行血气分析，利用 Henderson-Hasselbalch 公式计算出 pHi。

（二）pHi 监测的临床意义

1. pHi 值的正常范围为 7.35～7.45。

2. 休克患者器官灌注状态评估　机体在维持其内环境和行使功能时所需要的能量直接来源于 ATP 的分解，当机体遭受创伤、失血及感染等因素发生休克后，组织细胞氧供应不足，ATP 的合成小于其分解而产生大量的 H^+，主要存在于胃黏膜内，引起 pHi 下降，组织细胞缺氧程度越严重，pHi 下降越明显。因此，pHi 监测提供了部分气管组织氧合充分与否的判定依据。胃肠道是休克时缺血发生最早、最明显的脏器，同时也是复苏后逆转最晚的脏器。休克早期单纯从临床表现与全身性输送指标等常难以发现局部或隐藏的器官低灌注状态。通过 pHi 监测能够早期预警，指导治疗，纠正缺血缺氧状态，预防 MODS。

3. 危重患者预后评估　在评估危重患者预后方面，pHi 监测被认为较其他监测方法更为敏感和可靠，已成为临床早期预后评估的重要指标之一。全身监测指标已完全恢复正常，而 pHi 仍低的状态称为“隐形代偿性休克”，是导致胃肠黏膜屏障受损害、细菌和内毒素移位，进而诱发严重的脓毒症和 MODS 的主要原因。通过对循环衰竭危重患者的研究表明，pHi 低者较 pHi 正常者死亡率明显高。纠正低 pHi 可以改善复苏的预后这已经通过研究得到证实，因此，对于复苏患者监测 pHi 的变化，并及时纠正低 pHi 状态具有重要意义。

（吴冬梅）

第六节　水、电解质和酸碱平衡监测

某些疾病的发生和发展常常是由于内环境失控，使体液的渗透压、电解质和酸碱平衡发生紊乱，而内环境的紊乱又可促使病情进一步恶化，甚至威胁生命。了解水、电解质、渗透压与酸碱平衡的相互关系及平衡失常的诊治与监护，对于危重症护理有着重要的意义。

案例 10-4

患者，男，50 岁。因反复呕吐伴腹痛、乏力、尿少 36 小时来院急诊，呕吐量为 1500ml，为胃内容物，不含胆汁。有慢性饮酒病史。

既往史：十二指肠球部溃疡史 15 年。

护理评估：神志清楚，精神差，血压 85/60mmHg，脉搏 120 次/分，脉细、全身皮肤干燥，弹性差，肢端冷，上腹部膨隆，可见胃蠕动波，无压痛及包块，振水音（+）。

实验室检查：Hb 160g/L，Hct 0.54，Na^+ 135mmol/L，Cl^- 82mmol/L，K^+ 3.2mmol/L，HCO_3^- 30mmol/L，$PaCO_2$ 28mmHg，PaO_2 100mmHg，pH 7.55，BUN 14mmol/L，尿液分析：蛋白（–），酮体（–），有结晶，尿比重 1.036。

问题：

1. 就病史来看，患者属于哪种水电解质紊乱？其判断依据有哪些？
2. 该患者酸碱代谢失衡类型是什么？

一、水、电解质平衡监测

水、电解质平衡是细胞正常代谢、维持脏器功能乃至人体生命所必需的条件。当这种平衡因疾病、创伤、感染等因素或不正确的治疗措施而遭到破坏，超过了机体调节的限度，便会发生水、电解质平衡失常

（一）常用的监测指标及临床意义

1. 血清钠 正常值为135～145mmol/L。低钠血症时血清钠小于135mmol/L，常见于大量消化液丧失、大面积创面渗液及使用排钠利尿剂等所致的低渗性缺水，高钠血症时血清钠高于145mmol/L，主要见于摄入水分不足或丧失水分过多而致的高渗性缺水。

2. 血清钾 正常值为3.5～5.5 mmol/L。血清钾低于3.5mmol/L时为低钾血症，主要由于K^+向细胞内转移、钾摄入不足或丢失所致。血清钾高于5.5mmol/L称为高钾血症，最常见酸中毒时K^+细胞外转移及肾脏排泄功能受损，此外，大量输血也能导致患者出现高血钾。

3. 血清镁 正常值为0.75～1.25mmol/L。小于0.75mmol/L时称低镁血症，可见于饥饿、吸收障碍综合征及长期胃肠消化液丢失，如肠瘘等；血清镁高于1.25mmol/L时称高镁血症，主要见于肾功能不全患者。

4. 血清钙 正常值为2.25～2.75mmol/L。低钙血症常见于急性重症胰腺炎、肾功能障碍及甲状腺受损等情况。血清钙低于2.0mmol/L时具有诊断价值。高钙血症主要见于甲状旁腺功能亢进与骨转移癌患者。

（二）常见的、水电解质紊乱

1. 水和钠的代谢紊乱

（1）等渗性缺水：又称急性缺水或混合性缺水，水和钠成比例地丧失，细胞外液量减少；血清钠与细胞外液的渗透压维持于正常范围。患者可有少尿表现，但常不觉口渴。缺水量较大时可伴血容量不足症状，严重时可出现休克。

（2）低渗性缺水：又称慢性缺水或继发性缺水，水和钠同时缺失，但缺水少于缺钠，血清钠低于正常范围，细胞外液呈低渗状态。根据缺钠程度而有所不同，临床将低渗性缺水分为三度：①轻度缺钠。患者有疲乏感，头晕、手足麻木、口渴不明显。血清钠在135mmol/L以下，尿中钠减少。②中度缺钠。除上述症状外，常有恶心、呕吐、脉搏细速、血压不稳定、视物模糊、尿量少。血清钠在130mmol/L以下。③重度缺钠。患者神志不清、肌腱反射减弱或消失，出现木僵，甚至昏迷。常发生休克。血清钠在120mmol/L以下。

（3）高渗性缺水：又称原发性缺水，水和钠同时丧失，但缺水多于缺钠，血清钠高于正常范围，根据缺水程度将高渗性缺水分三类：①轻度缺水。除有口渴外，多无其他症状，缺水量为体重的2%～4%。②中度缺水。有极度口渴，伴乏力、尿少、尿比重高，唇干舌燥、皮肤弹性差、眼窝凹陷，常有烦躁，缺水量为体重的4%～6%。③重度缺水。除上述症状外，出现躁狂、幻觉、谵妄甚至昏迷等脑功能障碍的症状，缺水量为体重的6%以上。

（4）水中毒：又称稀释性低血钠，是机体摄入水的总量超过了排水量，导致水分在体内潴留，血浆渗透压下降，循环血容量增加。急性水中毒发病急，由于细胞内外液量增多，颅腔和椎管无弹性，脑细胞水肿造成颅内压增高症状，如头痛、失语、精神错乱、定向力失常、嗜睡、躁动、谵妄甚至昏迷，进一步发展，有发生脑疝的可能，以致呼吸、心搏骤停症状。慢性水中毒症状一般不明

显，往往被原发疾病的症状所掩盖，可有软弱无力，恶心、呕吐、嗜睡等，体重增加，皮肤苍白而湿润。

案例 10-4 分析

判断结果：等渗性脱水、低钾血症。

判断依据：

（1）Na^+ 135mmol/L，病史反复呕吐伴腹胀、腹痛、乏力、尿少 36 小时，呕吐量为胃内容物 1500ml，护理评估表现：神志清楚，精神差，血压 85/60mmHg，脉搏 120 次/分，脉细、全身皮肤干燥，弹性差，肢端冷。

（2）K^+ 3.2mmol/L，低于 3.5mmol/L。

2. 钾代谢异常

（1）高钾血症：临床表现无特异性，严重高钾血症患者可有微循环障碍表现，最严重时可致心搏骤停。血清钾超过 7mmol/L 会有心电图改变，早期 T 波高尖，P 波波幅下降，继而出现 QRS 波增宽。

（2）低钾血症：最早的临床表现是四肢肌无力，之后可发展至躯干和呼吸肌，出现呼吸困难或窒息，并可出现肠麻痹症状。对心脏的影响主要表现为传导阻滞和节律异常。典型的心电图改变为早期 T 波低平或倒置，随后出现 ST 段降低、Q-T 间期延长和 U 波。

3. 钙代谢异常 临床危重患者常见的钙代谢异常是低钙血症。血清钙浓度降低时神经肌肉兴奋性增强，可表现为口周和指（趾）尖麻木与针刺感、手足抽搐、腱反射亢进及 Chvostek 征阳性。

4. 镁代谢异常 体内镁缺乏时临床表现与钙缺乏相似，可有肌震颤、手足抽搐及 Chvostek 征；血清镁浓度增高时常有乏力、腱反射消失和血压下降，严重时可发生心传导障碍，心电图与高钾血症相似。

二、酸碱平衡监测

血液气体和酸碱平衡正常是体液内环境稳定、机体赖以健康生存的一个重要方面。血液气体分析可以了解 O_2 的供应和酸碱平衡状况，是抢救危重患者和手术中监护的重要指标之一。血气分析的标本有采于动脉和静脉血两种，临床上常用动脉血，但两者的差别更能准确地判断组织气体代谢及其伴随的酸碱失调状况。动脉血气分析测定的准确度和精密性是非常重要的，本采集的基本要求：①合理选择采血部位（桡动脉、肱动脉、股动脉）。②严格隔绝空气，采用肝素抗凝血。③标本采集后立即送检，若标本不能及时送检，应将其保存在 4℃的环境中，但不能超过 2 小时。④吸氧者若病情允许可停止吸氧，30 分钟后再采血送检，否则应标记给氧浓度或流量。

（一）血气分析的指标

1. 动脉血氧分压（PaO_2） 是指血液中溶解的氧分子所产生的压力。参考值为 80～100mmHg。临床意义如下。

（1）判断有无缺氧及缺氧的程度。

（2）判断有无呼吸衰竭的指标。若在海平面、安静状态下呼吸空气时 PaO_2 测定值＜60mmHg，并可除外其他因素（如心脏内分流等）所致的低氧血症，可诊断为呼吸衰竭。呼吸衰竭根据动脉血气分为 Ⅰ 型和 Ⅱ 型。Ⅰ 型是指缺氧而无二氧化碳潴留（PaO_2＜60mmHg，$PaCO_2$ 降低或正常）；Ⅱ 型是指缺氧伴有 CO_2 潴留（PaO_2＜60mmHg，$PaCO_2$＞50mmHg）。

2. 动脉血氧饱和度（$SaCO_2$） 是指动脉血氧与血红蛋白的结合程度，即氧合血红蛋白占总血红蛋白的百分比，或血红蛋白结合的氧量与血红蛋白氧容量之比，以公式表示：$SaO_2=HbO_2$ /全部 Hb×100%=HbO_2 /氧容量×100%，一般情况下，每克 Hb 实际结合 1.34ml 的氧，由于存在高铁 Hb、正铁 Hb 和其他变性 Hb 等，因此，SaO_2 难以达到 100%，参考值为 95%～99%。

SaO_2 可作为判断机体是否缺氧的一个指标，但是反映缺氧并不敏感，而且有掩盖缺氧的潜在危险。主要原因为氧合血红蛋白解离曲线（ODC）呈“S”形的特征，即 PaO_2 在 60mmHg 以上时曲线平坦，在此段即使 PaO_2 有大幅度变化，SaO_2 增减变化亦很小，即使 PaO_2 降至 60mmHg，SaO_2 仍可接近 90%，只有 PaO_2 在 60mmHg 以下时曲线呈陡直，PaO_2 降低，SaO_2 即明显下降。因此，在轻度的缺氧时，PaO_2 已有明显下降，但 SaO_2 可无明显变化。

3. 动脉血二氧化碳分压（$PaCO_2$）　是动脉血中溶解状态的 CO_2 所产生的压力。组织代谢所产生的 CO_2 由静脉血携带至右心，然后通过肺血管进入肺泡，随呼气排出体外。肺泡气与动脉血 CO_2 的差值可忽略不计，因此，$PaCO_2$ 是反映肺通气功能的可靠指标。参考值为 35～45mmHg，平均约 40mmHg。临床意义如下。

（1）判断呼吸衰竭类型与程度：Ⅰ型呼吸衰竭时 $PaCO_2$ 正常或降低；Ⅱ型呼吸衰竭时 $PaCO_2$ ＞50mmHg。

（2）判断呼吸性酸碱失衡及代谢性酸碱失衡的代偿反应：$PaCO_2$＞45mmHg 提示呼吸性酸中毒或代谢性碱中毒的呼吸代偿；碱中毒抑制呼吸中枢，使呼吸变浅变慢，通气量下降，$PaCO_2$ 升高，但一般不会超过 55mmHg；$PaCO_2$＜35mmHg 提示呼吸性碱中毒或代谢性酸中毒的呼吸代偿。代谢性酸中毒时，经肺脏代偿后 $PaCO_2$ 降低，最大降低极限可达 10mmHg。

4. pH　是血液中 H^+ 浓度的反对数，是反映体液总酸碱度的指标，受呼吸及代谢因素的共同影响。pH 取决于血液中碳酸氢盐缓冲对（HCO_3^-/H_2CO_3），其中碳酸氢根由肾调节，碳酸由肺调节。两者比值为 20∶1 时，血 pH 为 7.40。参考值：动脉血 7.35～7.45；静脉血较动脉血低为 0.03～0.05。临床意义：可作为判断酸碱失调中机体代偿程度的重要指标。pH＜7.35 为失代偿性酸中毒，存在酸血症；pH＞7.45 为失代偿性碱中毒，有碱血症。pH 正常可有三种情况：无酸碱失衡、代偿性酸碱失衡、混合性酸碱失衡。

5. 标准碳酸氢盐（standard bicarbonate，SB）　是指在 37℃，血红蛋白完全饱和，经 $PaCO_2$ 为 40mmHg 的气体平衡后的标准状态下所测得的血浆 HCO_3^- 浓度。参考值 22～28mmol/L，平均 24mmol/L。临床意义：是准确反映代谢性酸碱平衡的指标，一般不受呼吸的影响。

6. 实际碳酸氢盐（actual bicarbonate，AB）　是在实际的 $PaCO_2$ 和血氧饱和度条件下所测得的 HCO_3^- 浓度。参考值为 22～28mmol/L，平均 24mmol/L。临床意义如下。

（1）AB 受呼吸及代谢双重影响。AB 增高见于代谢性碱中毒，亦见于呼吸性酸中毒经肾脏代偿时的反应，慢性呼吸酸中毒时，AB 最大代偿可至 45 mmol/L；AB 降低见于代谢性酸中毒，亦见于呼吸性碱中毒经肾脏代偿的结果。

（2）AB 与 SB 的差值反映呼吸因素对血浆 HCO_3^- 的影响。若 AB↑＞SB↑，见于代碱或呼酸代偿；若 AB↓＜SB↓，见于代酸或呼碱代偿。

7. 缓冲碱（buffer base，BB）　体液中所有缓冲阴离子（碱性物质）的总和，包括 HCO_3^-、血浆蛋白、Hb^- 及 HCO_4^-。HCO_3^- 是 BB 的主要成分。BB 是反映代谢因素的指标。BBp 是指血浆中的缓冲碱，是机体对酸碱平衡失常进行缓冲的重要物质，正常值为 41mmol/L，主要包括 HCO_3^- 和血浆蛋白阴离子两部分，即：$BBp=[HCO_3^-]+[pr^-]$。BBb 是指全血的缓冲碱，除血浆中缓冲碱外，还包括血红蛋白（Hb）阴离子和 HCO_4^- 等的缓冲作用。通过公式 $BBb=BBp+0.42Hb$，可计算得出 BBb。临床意义：BB 增高常见于代谢性碱中毒；BB 降低时多见于代谢性酸中毒，可同时表现出 AB 降低，但如果 AB 正常，则引发 BB 降低的原因并非为代谢性酸中毒，有可能为贫血或血浆蛋白低下。由于 BB 指标不仅受血浆蛋白和 Hb 影响，而且还受呼吸因素及电解质影响，因此，BB 不能确切反映代谢性酸碱失衡情况。

8. 碱剩余（base excess，BE）　指在 37℃，血红蛋白完全饱和，在 $PaCO_2$ 为 40mmHg 的气体平衡的状态下，将血液标本滴定 pH7.40 所需要的酸或碱的量。参考值为 ± 3mmol/L，临床意义：BE 是反映酸碱失衡代谢性因素的指标。BE 正值时表示缓冲碱增加；BE 负值时表示缓冲碱减少。

BE 的临床意义与 SB 相同，在进行酸碱平衡分析时，SB 与 BE 可选其一。

9. 阴离子间隙（anion gap，AG） 是指血浆中未测定的阴离子和未测定阳离子之差。计算公式：$AG=Na^+-(Cl^-+HCO_3^-)$。参考值为 8～16mmol/L，临床意义如下。

（1）高 AG 代谢性酸中毒以产生过多酸为特征，常见于乳酸酸中毒、尿毒症、酮症酸中毒等。

（2）正常 AG 代谢性酸中毒有高氯性酸中毒，可由 HCO_3^-减少引起，如腹泻引起的酸中毒。

（二）酸碱平衡失调类型

1. 代谢性酸中毒 是指以原发性固定酸的增多或 HCO_3^-的原发性减少导致的酸中毒。主要有以下几种情况。

（1）酸性物质产生过多：主要见于缺氧和其他代谢障碍性疾病。缺氧性疾病主要见于各种肺源性（低氧血症）、循环性（休克、低血压）、血液性（贫血）和组织性缺氧（碱中毒），使有氧代谢障碍，乳酸产生增多。代谢性疾病有糖尿病酮症酸中毒、饥饿性酸中毒等，使乙酰乙酸增多。上述情况导致血液中少见的阴离子增多，AG 升高，故称为高 AG 性酸中毒。酸性物质增多，主要由血液缓冲系统中的碳酸氢盐缓冲系统发挥作用，结果 HCO_3^-继发性减少。

（2）酸性物质排出过少：主要见于急慢性肾功能障碍的患者，也为高 AG 性酸中毒。酸性物质在血液中增多，结果 HCO_3^-继发性减少。

（3）碱性物质丢失增多：主要为 HCO_3^-原发性丢失，包括消化道和肾脏丢失。因为除胃液外的消化液多为碱性，故大量丢失表现为细胞外液酸中毒。肾脏丢失增多，多见于肾小管酸中毒。首先是血液中的碳酸氢盐缓冲系统发挥主要作用，随后细胞外 H^+向细胞内转移，细胞内缓冲物质发挥主要作用。血浆中 HCO_3^-降低，Cl^-从红细胞内移出进入血浆，血浆中 Cl^-浓度增高，故习惯上称为高氯性酸中毒。血气改变的特点：AB、SB、BB 下降，pH 接近或达到正常，BE 负值增大，$PaCO_2$下降。机体不能代偿时 $PaCO_2$ 正常或增高，pH 下降。

2. 呼吸性酸中毒 是指因呼吸功能障碍导致原发的血浆 $PaCO_2$ 升高，所致 H^+ 浓度增加、pH 下降的病理生理过程。常见于多种呼吸系统疾病，如慢性阻塞性肺疾病、哮喘、胸廓畸形、呼吸肌麻痹等疾病，均可降低肺泡通气量，导致 CO_2 潴留，产生呼吸性酸中毒。血气改变特点：急性呼吸性酸中毒时，$PaCO_2$ 增高，pH 下降，AB 正常或略升高，BE 基本正常。肾脏代偿时，$PaCO_2$ 每升高 1mmHg，HCO_3^-约可增加 0.07mmol/L。慢性呼吸性酸中毒时，$PaCO_2$ 增高，pH 正常或降低，AB 升高，AB＞SB，BE 正值增大，$PaCO_2$ 每升高 1mmHg，HCO_3^-约可增加 0.3～0.4mmol/L。但是肾脏代偿有一定的限度。急性呼吸性酸中毒时，HCO_3^-不超过 15mmol/L，慢性呼吸性酸中毒时，HCO_3^-不超过 45mmol/L。

3. 代谢性碱中毒 是指各种原因引起的血浆 HCO_3^-浓度增高、血浆 pH 增高，在呼吸功能正常的情况下伴随 $PaCO_2$ 代偿性升高。临床上多分为医源性和非医源性。

（1）H^+丢失过多：多见于呕吐或胃肠减压的情况下自胃液丢失、醛固酮增多症或应用利尿剂自肾脏丢失。

（2）HCO_3^-补充过多：见于两种情况，一是 HCO_3^-输入过多；二是酸中毒的患者，尽管纠正酸中毒时 HCO_3^-的补充量不多，但随着原发病的纠正，血液中显著增加的有机阴离子被代谢产生 HCO_3^-，发生碱中毒，因此，该类患者酸中毒的纠正特别强调适度，即在严重酸中毒（pH＜7.2）时补充碱性药物，也无需将 pH 纠正至正常，一般 pH＞7.3 即可。

（3）电解质紊乱导致的转移性碱中毒：主要是低钾血症和低氯血症。

（4）慢性呼吸衰竭机械通气不当：血气分析时 AB、SB、BB 增高，pH 接近或达到正常，BE 正值增大，$PaCO_2$ 上升。机体不能代偿时 $PaCO_2$ 正常或降低，pH 下降升高。

4. 呼吸性碱中毒 是指由于过度通气使血浆 $PaCO_2$ 下降引起的一系列病理生理过程。各种导致肺泡通气增加，体内 CO_2 排出过多的疾病，如癔症、颅脑损伤、脑炎、发热及机械通气应用不当均可发生呼吸性碱中毒。血气改变特点：$PaCO_2$ 下降，pH 正常或升高，AB 在急性呼吸性碱中毒时正常或略下降，慢性呼吸性碱中毒时下降明显，AB＜SB，BE 负值增大。肾脏代偿效率在急、慢性期不同，急性呼吸性碱中毒时，$PaCO_2$ 每下降 1mmHg，HCO_3^-约可减少 0.2mmol/L；慢性呼吸性碱中毒时，$PaCO_2$ 每下降 1mmHg，HCO_3^-约可下降 0.5mmol/L。

5. 复合型酸碱失衡　各种原因导致呼吸性酸碱失衡与代谢性酸碱失衡合并存在时即为复合型酸碱失衡，由于其原因比较复杂，血气监测结果各异，判断时应综合进行分析。

（1）呼吸性酸中毒合并代谢性酸中毒：是指急、慢性呼吸性酸中毒合并不适当的 HCO_3^-下降，或者是代谢性酸中毒合并不适当的 $PaCO_2$ 增加所致的呼吸性酸中毒。多见于慢性阻塞性肺疾病，CO_2潴留导致呼吸性酸中毒，同时因为机体缺氧，体内乳酸堆积导致代谢性酸中毒。血气改变：$PaCO_2$ 上升、正常或轻度下降，pH 明显降低，AB、SB、BB 减少、正常或轻度升高，BE 负值增大。

（2）呼吸性酸中毒合并代谢性碱中毒：是指急、慢性呼吸性酸中毒合并不适当的 HCO_3^-升高，或者是代谢性碱中毒合并不适当的 $PaCO_2$ 增加。多见于慢性阻塞性肺疾病，CO_2 潴留导致呼吸性酸中毒，同时因为利尿不当、低血钾、低血氯等引起代谢性碱中毒。血气改变：$PaCO_2$ 上升，pH 正常、上升或下降，AB 明显增加，BE 正值增大。

（3）呼吸性碱中毒合并代谢性酸中毒：是指呼吸性碱中毒合并不适当的 HCO_3^-下降，或代谢性酸中毒伴有不适当的 $PaCO_2$ 减少。多见于各种肺泡通气量增加的疾病，同时因肾功能障碍、机体排酸减少而产生代谢性酸中毒。血气特点：$PaCO_2$ 下降，pH 升高或大致正常，AB、SB、BB 减少，BE 负值增大。

（4）呼吸性碱中毒合并代谢性碱中毒：是指血浆 HCO_3^-的增加同时合并 $PaCO_2$ 的减少，可引起严重碱血症，预后差。多见于各种引起肺泡通气量增加的疾病而发生的呼吸性碱中毒，同时因利尿剂使用不当而发生代谢性碱中毒。血气改变特点：$PaCO_2$ 下降、正常或轻度升高，pH 明显上升，AB 增加、正常或轻度下降，BE 正值增大。

（三）酸碱代谢失衡的判断

对酸碱代谢失衡的判断应根据病因、病程、治疗措施、电解质、血气分析结果及临床表现等进行动态综合分析。判断步骤如下。

1. 判断是否存在碱血症或酸血症　如果 pH＜7.35 说明存在酸血症，如果 pH＞7.45 说明存在碱血症，这里所说的酸血症和碱血症通常指的是原发酸碱异常。即使 pH 在正常范围（7.35～7.45），也可能存在酸中毒或碱中毒，需要同时核对 $PaCO_2$、HCO_3^-和 AG。

2. 注意 $PaCO_2$ 与 HCO_3^-浓度（或 BE）　两个指标的变化关系。

当 $PaCO_2$ 与 HCO_3^-浓度（或 BE）呈反向变化，即一个指标值增高、另一个指标值降低时，应诊断为复合型酸碱失衡（相加型）。

当 $PaCO_2$ 与 HCO_3^-（或 BE）呈同向变化，即两个指标同时增高或两个指标同时降低时，可能会有两种情况：一种是单纯性的酸碱失衡，其中一个指标值的变化是原发性改变，而另一指标的变化是继发的代偿性改变，原发的失衡决定了 pH 是偏酸或偏碱；另一种是复合型酸碱失衡（相消型），即两种变化均为原发性改变。究竟是两者中的哪种类型需根据代偿的时间、代偿的限度等进行综合分析。肺的代偿可始于代谢分量发生变化后 30～60 分钟，24 小时可达高峰，其代偿的限度为 15～55mmHg；肾脏的代偿常始于呼吸分量发生变化后的 12～48 小时，5～7 天可达高峰，其代偿限度为 15～40mmol/L。如果一个指标值的变化相对于另一个指标值的变化超过了其代偿的限度或不在代偿的时间范围内，即为复合型酸碱失衡。

3. 在初步判断的基础上结合临床情况进一步分析，验证判断的准确性。必要时应反复多次进行测定或动态持续监测，做出可靠的判断。

（1）低钠血症时，随着 Na^+减少，HCO_3^-也相应减少，从而产生低钠性（代谢性）酸中毒；反之，高钠血症时，随着 Na^+增多，HCO_3^-也相应增加，从而产生高钠性（代谢性）碱中毒。

（2）当 Cl^-增多时，HCO_3^-将相应减少，产生高氯性（代谢性）酸中毒；反之，当 Cl^-减少时，

HCO_3^-将相应增加，产生低氯性（代谢性）碱中毒。

（3）复杂性的酸碱失衡还可利用 AG 来判断。临床上 AG＞16 mmol/L 时被定为 AG 升高，对诊断是否存在代谢性酸中毒及复合型酸碱失衡具有重要意义。AG 升高常可伴有相应的HCO_3^-减少，见于代谢性酸中毒；如果 AG 升高同时HCO_3^-增高，则见于代谢性酸中毒合并呼吸性酸中毒；如果 AG 升高，但HCO_3^-在正常范围，则见于代谢性酸中毒合并代谢性碱中毒。

案例 10-4 分析

判断该患者酸碱代谢失衡情况：

（1）判断是否存在碱血症或酸血症：pH 7.55，大于 7.45，说明存在碱血症。

（2）$PaCO_2$与HCO_3^-浓度（或 BE）两个指标的变化关系：$PaCO_2$（28mmHg）↓与HCO_3^-（30mmol/L）浓度↑呈反向变化，说明为复合型酸碱失衡（代谢性碱中毒合并呼吸性碱中毒）。

（吴冬梅　董丽霞）

第十一章　多器官功能障碍

多器官功能障碍综合征（multiple organ dysfunction syndrome，MODS）是危重患者的严重并发症和重要死亡原因，其发病急骤，进展迅速，病死率高，严重威胁着人类的健康和生命。MODS和它的前驱表现——全身炎症反应综合征和脓毒症已经成为危重症医学所面临的最大挑战。

第一节　全身炎症反应综合征

全身炎症反应综合征（systemic inflammatory response syndrome，SIRS）是机体对致病因子防御性的应激反应过度，最终转变为全身炎症损伤病理过程的临床综合征。表现为播散性的炎性细胞激活、炎症介质失控性释放，引起远隔部位的炎性反应。SIRS 在危重患者中发生率高达 68%～97.6%，是 MODS 发生的基础。

案例 11-1

患者，男，73 岁。因持续性右上腹痛，向腰背部放射，伴恶心、呕吐，发热 2 天，急诊以“胆管结石合并急性胆管炎”入院，给予抗炎支持治疗，2 小时后患者寒战，体温 39.4℃，呼吸 26 次/分，血压 75/50mmHg。

既往糖尿病病史 14 年。

问题：

1. 目前应补充的诊断是什么？诊断的依据是什么？
2. 此时，护士应为患者进行哪些器官功能的评估？
3. 医生急诊为患者行“剖腹探查梗阻解除术”，术后送入 ICU，护士应如何进行器官功能监测和并发症观察？

一、病因与发病机制

（一）病因

1. 感染性因素　细菌、病毒、真菌、寄生虫等感染是引发 SIRS 的常见病因。

2. 非感染性因素　严重创伤、烧伤、胰腺炎、休克、自身免疫疾病、缺血再灌注损伤、免疫介导的器官损伤和外源性炎症介质反应等。

（二）发病机制

各种致病因素导致的炎性细胞激活和炎症介质释放失控，出现炎症反应和抗炎症反应的严重失衡，造成免疫功能的紊乱。

1. 炎性细胞激活　局部损伤或感染等致病因素不仅可以直接造成组织的损伤，而且通过激活单核-巨噬细胞等炎性细胞，导致肿瘤坏死因子（TNF-α）、白介素-1β（IL-1β）等促炎症介质的释放，参与机体的防御反应。

2 炎症介质释放　少量炎症介质释放入血，参与机体的防御反应，但炎症介质过度释放则会加重组织细胞损伤，并诱导细胞产生白介素-6（IL-6）、白介素-8（IL-8）、血小板激活因子（PAF）、一氧化氮（NO）等炎症介质。这类炎性介质可诱导产生下一级炎症介质，同时又反过来刺激单核-

巨噬细胞等炎性细胞进一步产生 TNF-α、IL-1β。炎症介质间的相互作用，导致其数量的不断增加，形成炎症介质网络体系。

3. 免疫功能失调 过度炎症反应诱导代偿性地产生抗炎介质，其结局是造成免疫功能的紊乱，引发自身性损害并导致免疫抑制状态。

4. 病理生理效应 高代谢、高循环动力状态是 SIRS 的病理生理特征。当促炎介质和抗炎介质两者失衡时，可引起血管内皮细胞损害、毛细血管通透性增加、血小板黏附、纤维蛋白沉积、多形核中性粒细胞外逸及脱颗粒、蛋白酶及氧自由基释放等，内环境失去稳定性，造成局部组织及远隔器官的相继损害。

SIRS 的发展过程可分为 5 个阶段：①局部反应期。致病因素刺激炎症介质产生，诱导炎性细胞向局部聚集，促进病原微生物清除和组织修复，使炎症局限。机体为防止损伤性炎症反应，启动抗炎介质的释放。②全身炎症反应始动期。应激反应过度，促炎介质向全身释放，此时促炎介质和抗炎介质相互作用趋于平衡。③严重全身反应期。促炎介质和抗炎介质平衡失调，引起 SIRS 的病理生理变化和临床表现。④过度免疫抑制。促炎介质和抗炎介质严重失衡，导致免疫抑制，即代偿性抗炎反应综合征（compensatory anti-inflammatory response syndrome，CARS），引发持续和严重的全身感染。⑤免疫功能紊乱期。炎症反应失控，使其由防御性反应转变为自身损害性作用，即混合性抗炎反应综合征（mixed antagonist response syndrome，MARS），最终导致 MODS。

二、病 情 评 估

（一）病史

评估患者有无致病因素的存在，如严重的创伤、感染、中毒、窒息、低氧血症、急性胰腺炎等；有无灌注不足、再灌注损伤、缺氧等诱发因素的存在。

（二）临床表现

SIRS 不是单独的疾病，是在原发病的基础上全身应激反应过度的临床状态，临床上符合以下 2 项或 2 项以上即可确诊为 SIRS。

1. 体温＞38℃或＜36℃。

2. 心率＞90 次/分。

3. 呼吸频率＞20 次/分，或 $PaCO_2$＜32mmHg。

4. 白细胞计数＞12×10^9/L 或＜4×10^9/L，或未成熟粒细胞＞10%。

案例 11-1 分析

应补充的诊断：全身性炎症反应综合征（SIRS）

其诊断依据：在原发病的基础上具备 SIRS 诊断标准中的 2 项，即：

（1）体温 39.4℃，＞38℃。

（2）呼吸 26 次/分，＞20 次/分。

（三）器官功能评估

1. 中枢神经系统功能 包括意识状态、瞳孔变化、神经反射等。

2. 呼吸功能 通过呼吸频率、呼吸幅度及节律、辅助呼吸肌的应用、潮气量、肺泡通气量、气道阻力、动脉血氧分压及二氧化碳分压等了解患者通气和换气功能等。

3. 循环功能 监测动脉血压、心输出量、心电图、中心静脉压、肺毛细血管楔压、心脏指数等。

4. 肾功能 监测尿量、尿比重、尿液分析、尿渗透压、血肌酐、血尿素氮、内生肌酐清除率等。

5. 消化功能　通过血清酶学、凝血功能、血清蛋白、血氨、胃肠黏膜内 pH 等评估肝功能及主要脏器的灌注状态。

6. 内环境状态　主要检查血糖、血清离子、pH、HCO_3^-浓度、缓冲碱等指标。

7. 其他　血红蛋白、血细胞比容等指标检测。

三、救治与护理

（一）救治原则

1. 去除诱因　彻底清创、清除感染灶和坏死组织，休克早期充分液体复苏，改善组织缺氧，胃肠道胀气患者应及时胃肠减压处理。

2. 病因治疗　感染患者合理使用抗生素，积极治疗非感染因素所致原发病。

3. 清除拮抗炎症介质和免疫调理　针对炎症介质与内源性炎症连锁反应的免疫调理，如应用各种细胞因子拮抗剂、细胞因子单克隆抗体、抗内毒素抗体、氧自由基清除剂、胸腺素等。

4. 对症治疗　控制体温，合理使用血管活性药物，增加营养支持，维持水、电解质、酸碱平衡和内环境稳定，控制血糖，预防深静脉血栓和应激性溃疡。

5. 中医中药治疗　清热解毒、活血化瘀、扶正养阴等药物。

（二）护理措施

充分认识 SIRS 的病因和诱因，对严重创伤、休克、中毒、急性胰腺炎、窒息、低氧血症的患者做好预见性的护理，避免感染、炎症、坏死组织、组织缺血-再灌注损伤、缺氧等诱发因素的发生。

1. 纠正组织缺氧　维持呼吸道通畅，合理氧疗，纠正组织缺氧状态，必要时进行机械通气。

2. 建立静脉通路　维持血容量，保证输液、输血及药物的输注，必要时行中心静脉置管术。

3. 监测患者生命体征、出入液量　密切观察病情的变化。

4. 控制感染　开放性创口早期清创，保持创口清洁；加强各类引流管和导管护理，预防导管相关性感染和导管打折、脱落和堵塞；加强病房管理，减少探视。

5. 加强营养支持　改善营养状况，提高机体抵抗力。

6. 对症护理　控制体温，对昏迷患者做好防护等。

7. 加强基础护理　做好口腔、皮肤护理，预防压疮，提高生活质量。

8. 监测护理　加强呼吸、循环、消化、肾脏和中枢神经系统的功能监测，严密观察相关的症状和体征，结合实验室检查结果及时发现异常并报告医生，采取积极有效的措施防止病情恶化和并发症的发生。SIRS 最常见的并发症有脓毒症、脓毒症休克和 MODS。

第二节　脓　毒　症

脓毒症（sepsis）是由感染引起的 SIRS，可发展为严重脓毒症和脓毒症性休克。严重脓毒症（severe sepsis）是指脓毒症伴有其导致的器官功能障碍和（或）组织灌注不足。脓毒症休克（septic shock）是指脓毒症伴其所致的组织低灌注，虽经液体治疗仍无法逆转。MODS 与脓毒症关系密切，脓毒症导致的脓毒症性休克和 MODS 是临床急危重症患者的主要死亡因素，病死率达 30%～60%。

脓毒症的特点：①全身炎症反应。②严重感染。③血培养可无细菌生长。④可出现在各种临床危重症疾病的过程中。⑤一旦发生有特别的病理生理过程和发展规律，且与引起脓毒症的原发疾病无关。⑥炎症介质过度释放、内皮细胞及凝血功能障碍，最终导致 MODS。

案例 11-1 分析

患者血压下降、呼吸增快，急诊行“剖腹探查梗阻解除术”，术后送入 ICU，患者处于昏迷状态。

查体：T 39.8℃，P 108 次/分，R 28 次/分，BP 86/60mmHg，尿量 2 小时约 30ml。血常规检查：HB 91g/L，RBC 4.3×10^9/L，WBC 21×10^9/L。

问题：

1. 试分析该患者是否存在脓毒症？依据是什么？
2. 此类患者液体复苏的目标？液体复苏护理要点有哪些？
3. 为及时发现患者的病情变化，应做好哪些方面的病情监测？

一、病因与发病机制

（一）病因

1. 感染性因素 感染是脓毒症发病的主要原因，常见的致病菌是革兰阴性杆菌、凝固酶阴性葡萄球菌、金黄色葡萄球菌、肠球菌及真菌。肠源性感染可能是内源性感染的主要来源。

2. 非感染性因素 严重创伤、烧伤、休克、大手术、恶性肿瘤、糖尿病等可并发脓毒症。

3. 其他 宿主因素、医院环境和诊疗操作等均可促使脓毒症的发生。

（二）发病机制

脓毒症的根本发病机制尚未完全明确，是在机体的炎症反应、免疫功能失控的基础上，涉及凝血功能、神经系统、内分泌系统、组织损伤及宿主个体情况等多个方面，与机体多系统、多器官病理生理改变密切相关。

1. 炎症失衡和免疫功能紊乱 当发生 SIRS 和脓毒症时，机体表现为一种复杂的免疫功能紊乱，一方面促炎介质过度释放导致炎症反应过度；另一方面，具有免疫抑制作用的炎症介质大量释放，出现免疫功能抑制或“麻痹”。抗炎和促炎相互影响，导致机体免疫调节紊乱，甚至是功能下降。

2. 神经-内分泌-免疫网络 脓毒症早期，神经系统将验证信息传递到中枢神经，通过调节内分泌系统、免疫系统或通过神经递质直接影响脓毒症的病理过程。

3. 低血压与氧弥散和氧利用障碍 过度炎症反应状态下：①前列腺素、一氧化氮、组胺、缓激肽等内源性扩血管物质释放，出现低血压甚至是休克。②内皮素-1、血栓素、5-羟色胺等内源性缩血管物质释放，造成舒、缩血管物质分泌紊乱和血管反应低下，一部分组织器官过度灌注而出现“窃血”现象，导致氧供障碍。③氧自由基等损伤造成红细胞变形性下降和内皮细胞水肿，导致氧弥散障碍。④组织水肿造成氧弥散距离增加，导致氧利用障碍。

4. 细菌及内毒素 机体受到严重损伤后的应激反应可造成肠黏膜屏障作用破坏，肠道菌群失调和机体免疫功能下降。肠道是机体最大的细菌及毒素储存库及不明原因感染的“策源地”，此时细菌及内毒素从肠道移位入血，促发炎症反应和免疫功能失控，导致肠源性感染、脓毒症性休克和 MODS。

5. 心肌抑制 炎症介质如 TNF-α、PFA、白三烯等，抑制心肌收缩力，减少冠状动脉血流量，使心脏射血分数和心输出量降低。

6. 内皮细胞受损及血管通透性增加 大多数炎症介质均可导致血管内皮细胞损伤，使血管通透性增加，造成组织和器官水肿。

7. 凝血功能障碍及微血栓形成 脓毒症时可激活凝血系统，并促进炎症发展；炎症反应可引起凝血系统活化，两者相互影响，共同导致病情恶化。

8. 高代谢和营养不良 过度炎症反应导致机体蛋白分解、抑制糖和脂类利用的高代谢反应，大量细胞因子分泌和消耗，机体可在短期内出现重度营养不良，加重组织器官损伤。

9. 受体与信号转导 外界刺激对免疫和炎症等细胞功能的调节与受体及细胞内多条信号转导通路的活化密切相关，引起细胞应激、生长、增殖、分化、凋亡、坏死等生物学效应。

10. 基因多态性 是决定人体对应激打击易感性与耐受性、临床表现多样性及药物治疗反应差异性的重要因素。严重创伤或感染后全身炎症反应失控及器官损害受体内众多基因调控，表现出高度的个体差异，有的人群易于发生脓毒症，有的人群则不发生。

二、病情评估

（一）病史

重点评估患者有无原发病及诱因的存在，如严重原发病基础上的低灌注、再灌注损伤及低氧血症等，以及有无全身炎症反应导致的炎症损伤出现的生物化学指标变化。

（二）临床表现

脓毒症通常表现为一个进行性发展的临床过程，常与基础疾病及感染的症状与体征相重叠，包括多种症状、体征及实验室指标，临床表现也多种多样，个体差异性大。其表现主要为：①原发感染灶的症状和体征。②SIRS 的表现。③脓毒症进展后出现的休克及进行性多器官功能不全表现。

1. 全身表现 发热、寒战、心率加快、呼吸急促。

2. 感染 血清 C 反应蛋白和降钙素原增高、白细胞计数及分类改变。

3. 血流动力学 心输出量增多、全身血管阻力下降、氧摄取率下降。

4. 代谢变化 胰岛素需求量增多，血糖升高。

5. 组织灌注变化 组织灌注不良、尿量减少。

6. 器官功能障碍 尿素氮或肌酐增高、血小板减少、高胆红素血症等。

（三）器官功能评估

1. 中枢神经系统功能 包括意识状态、瞳孔变化、神经反射等，尤其应注意早期的意识模糊、定向力障碍和脑病征象。

2. 呼吸功能 通过呼吸频率、呼吸幅度及节律、辅助呼吸肌的应用、潮气量、肺泡通气量、气道阻力、动脉血氧分压和二氧化碳分压、耗氧量等了解患者通气和换气功能等。

3. 循环功能 监测动脉血压、心输出量、心电图、中心静脉压、肺毛细血管楔压、心脏指数、体循环与肺循环阻力等。

4. 肾功能 监测尿量、尿比重、尿液分析、尿渗透压、血肌酐、血尿素氮、内生肌酐清除率等。

5. 消化功能 通过血清酶学、凝血功能、血清蛋白、血氨、胃肠黏膜内 pH 等评估肝功能及主要脏器的灌注状态。

6. 内环境状态 主要检查血糖、血清离子、pH、HCO_3^-浓度、缓冲碱等指标。

7. 微生物学监测 如痰培养、血培养等。

8. 其他 血红蛋白、血细胞比容等指标检测。

（四）诊断标准

存在明确或可疑的感染，并具备下述某些临床特点：

1. 一般临床特征 ①体温＞38.3℃或＜36.0℃。②心率＞90 次/分，或大于不同年龄正常值的两个标准差。③气促。④精神状态的改变。⑤明显水肿或液体正平衡（24 小时超过 20ml/kg）。⑥高血糖症，血糖＞7.7mmol/L 且无糖尿病史。

2. 炎症反应指标 ①白细胞计数＞12×10^9/L 或＜4×10^9/L，或白细胞正常但幼稚白细胞总数超过 10%。②血浆 C 反应蛋白（CPR）＞正常两个标准差。③血浆降钙素原（PCT）＞正常两个标准差。

3. 血流动力学 表现为低血压，收缩压＜90mmHg，平均动脉压＜70mmHg 或成人收缩压下降超过 40mmHg 或低于年龄段正常值 2 个标准差。

4. 器官功能障碍 ①低氧血症：氧合指数（PaO_2/FiO_2）＜300 mmHg。②急性少尿：即使给予足够的液体复苏，尿量仍＜0.5ml/（kg•h）且至少持续 2 小时以上。③血肌酐＞44.2μmol/L。④凝血功能异常（国际标准化比值＞1.5 或活化部分凝血活酶时间＞60 秒）。⑤肠梗阻：肠鸣音消失。⑥血小板＜100×10^9/L。⑦高胆红素血症：总胆红素＞70mmol/L。

5. 组织灌注指标 ①高乳酸血症：乳酸＞1mmol/L。②毛细血管再灌注能力降低或瘀斑形成。

案例 11-1 分析

判断结果：患者存在脓毒症。

判断依据：

（1）患者为高龄，既往糖尿病病史 14 年（有高危因素）。

（2）在“胆管结石合并急性胆管炎”的基础上行急诊手术治疗，存在有 SIRS。

（3）处于昏迷状态，白细胞明显升高，且有少尿症状。

三、救治与护理

（一）救治原则

1. 液体复苏 对脓毒症导致组织低灌注（经过最初的液体冲击后持续低血压或血乳酸≥4mmol/L）的患者采取早期目标导向的液体复苏。初始复苏的最初 6 小时内，以下目标作为规范化治疗的一部分：①中心静脉压 8～12mmHg。②平均动脉压≥65mmHg。③尿量≥0.5ml/kg·h。④上腔静脉血氧饱和度或混合静脉血氧饱和度≥70%或 65%。复苏液体首选晶体液（生理盐水、乳酸林格液等），其次为胶体液（白蛋白等），不建议使用羟乙基淀粉，应选择使用限氯晶体液复苏。

2. 早期抗感染治疗 早期抗感染非常重要，其重点在于临床可操作性。1 小时内开始有效的静脉抗菌药物治疗，初始经验性的抗感染治疗方案采用覆盖可能致病菌（细菌和/或真菌），且在疑似感染源组织内达到有效浓度的单药或多药联合治疗，一旦明确病原学依据，应考虑降阶梯治疗。

3. 血管活性药物应用 若充分复苏不能改善动脉血压和组织灌注，应首选去甲肾上腺素改善低血压状态，难治性休克患者可使用血管加压素。

4. 器官功能支持 运用机械通气、镇痛镇静、持续性肾脏替代治疗等提供重要脏器功能支持。

5. 中医药治疗 清热解毒、活血化瘀、扶正养阴等药物，以及针灸足三里等穴位。

6. 营养支持治疗 血流动力学稳定的脓毒症患者应尽早开始营养支持（48 小时内），首选肠内营养。

7. 对症治疗 控制体温，维持水、电解质、酸碱平衡和内环境稳定，控制血糖，预防深静脉血栓和应激性溃疡。

（二）护理措施

1. 建立有效静脉通路 必要时行中心静脉置管术，保证输液、输血、药物的输注，维持血容量，确保液体复苏治疗的有效性。合理安排补液顺序，先晶体后胶体，在 30 分钟内给予晶体液 500～1000ml 或胶体液 300～500ml；根据医嘱保证血管活性药物的安全有效使用。

案例 11-1 分析

1. 液体复苏目标 ①中心静脉压 8～12mmHg。②MAP≥65mmHg。③尿量≥0.5ml/（kg·h）。④上腔静脉血氧饱和度或混合静脉血氧饱和度≥70%或 65%。

2. 液体复苏护理要点　建立有效静脉通路，必要时行中心静脉置管术，保证输液、输血、药物的输注，维持血容量，确保液体复苏治疗的有效性。合理安排补液顺序，先晶体后胶体，在 30 分钟内给予晶体液 500～1000ml 或胶体液 300～500ml；根据医嘱保证血管活性药物的安全有效使用。

2. 对症护理　①保持呼吸道通畅，合理氧疗，必要时建立人工气道进行机械通气支持，一般除有禁忌证外，机械通气的患者应维持半卧位，以防止呼吸机相关性肺炎的发生。②监测体温变化，做好高热患者的物理降温和体温过低患者的保暖。③躁动和昏迷患者做好防护和约束，避免非计划性拔管。④做好血管活性药物使用的安全管理。

3. 做好病情监测　①监测患者生命体征、心率、尿量、肢体末梢温度和意识状态等。②动态进行 SvO_2、中心静脉压、超声和液体反应性（被动抬腿试验、脉压变异、每搏变异）的综合评估，反复评估容量状态和液体复苏效果。③监测降钙素原作为脓毒症早期诊断和停用抗菌药物的辅助手段。④监测乳酸和乳酸清除率，作为病情严重程度和判断预后的重要指标。⑤监测呼吸功能、血气分析指标，评价有无应用或停止使用呼吸机的指征。⑥监测意识、瞳孔变化和反射情况，及时发现颅内病变征象。⑦监测心电图、血流动力学指标，评估患者液体复苏和血管活性药物的效果。⑧监测凝血功能、胃肠黏膜 pH、血清酶学指标和肾功能等。

4. 控制感染　各项诊疗和护理操作严格执行无菌技术原则和手卫生；做好口腔、皮肤、会阴等部位的护理，预防感染并使患者舒适；做好各种留置管道的护理，防止血管内导管相关性感染的发生和导管的打折、脱落、堵塞及非计划拔管；对可疑感染部位必要时正确采集标本进行病原学检查，明确有无感染，并选择敏感抗生素；加强病房管理，减少探视，保持室内温、湿度适宜和空气清新。为更有效地培养得到病原微生物，推荐对患者至少采集两处血液标本，即经皮穿刺及留置超过 48 小时的血管内置管处的血液标本。

5. 加强营养支持　对存在营养风险的严重脓毒症患者，早期应避免过度喂养，以 20～25cal/kg 为目标改善营养状况，提高机体抵抗力。

6. 并发症的观察　MODS 是脓毒症和严重脓毒症最常见、最重要的并发症，应做好各器官、系统功能的观察和支持，加强呼吸、循环、消化、肾脏和中枢神经系统的功能监测，严密观察相关的症状和体征，结合实验室检查结果，及时发现异常并报告医生，采取积极有效的措施，防止病情恶化和并发症的发生。

第三节　多器官功能障碍综合征

多器官功能障碍综合征（MODS）是机体受到严重的感染、创伤和休克等损伤后，导致 2 个或 2 个以上器官同时或先后发生功能障碍或衰竭。其强调：①原发致病因素为急性而继发受损器官可在远隔原发损伤部位，不包含慢性疾病器官退化失代偿期。表现为多发的、序贯的器官功能不全，并在时间上有一段间隔（＞24 小时）。③机体原有器官功能基本健康，功能损害是可逆的，一旦发病机制阻断，及时救治器官功能可望恢复。MODS 是危重患者最严重的并发症和死亡原因，是急救医学和重症监护学的重点和难点。

案例 11-2

患者，女，68 岁。因多饮、多食、多尿，水肿半个月，发热 2 天，以慢性肾衰竭、2 型糖尿病、肺部感染入住肾内科病房。予抗感染、改善微循环、纠正贫血、降血压、控制血糖、纠酸等治疗后，仍有反复发热，体温最高达 39.7℃，考虑肺部霉菌感染。1 周后，患者出现咯血、意识障碍、血压下降（84/50mmHg），脉搏 118 次/分，PaO_2 53.4mmHg（吸氧浓度为 3L/min），转入 ICU 治疗。

问题:
1. 该患者是否存在多器官功能障碍综合征? 为什么?
2. 患者转入 ICU 后, 我们应加强哪些方面的病情观察?
3. 对此类患者如何做好安全护理?

一、病因与发病机制

(一) 病因

1. 严重感染 为主要病因, 尤以脓毒症、腹腔脓肿、急性坏死性胰腺炎、肠源性感染和肺部感染等较为常见。

2. 非感染性因素 如严重创伤、休克、大手术、大面积烧伤、心搏骤停、病理产科、急性药物或毒物中毒等。

3. 高危因素 ①原有慢性病的基础上, 遭受急性打击后更易发生 MODS, 常见基础疾病有慢性心、肾、肝功能障碍, COPD、糖尿病等。②诱发 MODS 的高危因素: 高龄、慢性疾病、营养不良、大量输血、诊疗失误、创伤及危重病评分增高等。

(二) 发病机制

MODS 发病机制复杂, 可能与下列学说有关: 组织缺血-再灌注损伤、炎症反应失控、肠道屏障功能破坏、细菌毒素、二次打击或双相预激、基因失控等。各学说相互之间有一定的重叠和联系, 从不同侧面阐述了 MODS 的发病机制, 见图 11-1。

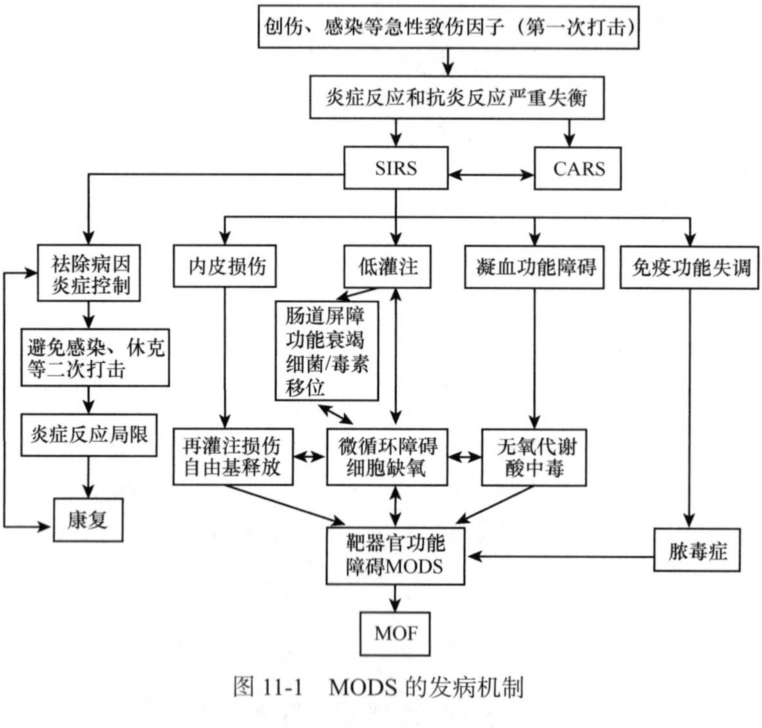

图 11-1 MODS 的发病机制

感染、创伤是机体炎症的促发因素, 激发防御反应, 起到自身保护的作用。若反应过强, 释放大量炎症介质, 损伤细胞组织, 导致器官功能障碍, 诱发 MODS。组织缺血-再灌注和 (或) 全身炎症反应是其共同的病理生理基础, 二次打击所致的炎症反应失控, 最终导致机体自身性的破坏,是 MODS 的根本原因。

二、病情评估

（一）病史

评估患者有无严重的感染、创伤和休克等致病因素，有无诱发 MODS 高危因素的存在。

（二）临床表现

1. 临床分期及表现　MODS 的临床表现很复杂，器官受累的范围及损伤与机体是由一次打击还是由多次打击所致等因素有关。MODS 病程一般为 14～21 天，经历休克、复苏、高分解代谢状态和器官功能衰竭 4 个阶段。各阶段都有其典型的临床特征（表 11-1），且发展速度极快。

表 11-1　MODS 的临床分期和临床表现

临床表现	第 1 阶段	第 2 阶段	第 3 阶段	第 4 阶段
一般状况	正常或轻度烦躁	急性病容，烦躁	一般状况差	濒死感
循环系统	容量需增加	高动力状态，容量依赖	休克，CO 下降，水肿	血管活性药物维持血压，水肿，SvO_2 降低
呼吸系统	轻度呼吸性碱中毒	气促，呼吸性碱中毒，低氧血症	严重低氧血症，ARDS	气压伤，高碳酸血症
肾脏	少尿，利尿剂反应差	肌酐清除率降低，轻度氮质血症	氮质血症，有血液透析指征	少尿，透析时循环不稳定
胃肠道	胃肠胀气	不能耐受食物	肠梗阻，应激性溃疡	腹泻，缺血性肠炎
肝脏	正常或轻度胆汁淤积	高胆红素血症，凝血酶原时间（PT）延长	临床黄疸	转氨酶升高，重度黄疸
代谢	高血糖，胰岛素需要量增加	高分解代谢	代谢性酸中毒，血糖升高	骨骼肌萎缩，乳酸酸中毒
中枢神经系统	意识模糊	嗜睡	昏迷	昏迷
血液系统	正常或轻度异常	血小板减少，白细胞减少或升高	凝血功能异常	不能纠正的凝血障碍

2. 临床分类

（1）原发性 MODS：主要是由致病因素直接损伤机体引起器官功能障碍，多在病程早期（数天内）发生，所占比例较少。

（2）继发性 MODS：并非损伤的直接后果，而是机体异常反应的结果，原发损伤引起 SIRS，进而导致同时或序贯的出现 2 个或 2 个以上的器官功能障碍。继发性 MODS 与原发损伤之间有一定间隔，多并发脓毒症。

（三）器官功能评估

1. 心脏　通过监测循环和呼吸系统功能，严密观察患者有无晕厥、休克、急性肺水肿和心搏骤停等急性心功能不全或衰竭的临床表现。

2. 呼吸　监测患者氧分压、氧合指数、肺毛细血管楔压、双肺影像学检查（浸润性改变）、呼吸窘迫程度等，了解患者有无急性呼吸窘迫综合征的发生。

3. 肝脏　监测黄疸、血生化和肝功能等指标，观察患者有无神志异常，了解肝功能损伤情况和程度。

4. 肾脏　监测尿量、尿比重、肾功能、血离子等指标，了解肾脏的排泄功能。

5. 胃肠道功能　观察患者有无腹痛、消化不良、呕血或黑便等。

6. 凝血功能　监测血小板、凝血酶时间、凝血酶原时间、纤维蛋白原、纤维蛋白降解产物等指标，观察皮肤黏膜出血和瘀斑情况，观察有无呕血或咯血等，了解机体凝血功能。

7. 脑 观察患者有无烦躁不安、反应迟钝、定向力障碍或昏迷，监测瞳孔、神经反射等变化，了解神经系统功能。

（四）诊断标准

国内外尚无统一的 MODS 诊断标准，但强调早期、及时诊断的重要，目前公认为具有严重创伤、感染、休克等诱因，存在 SIRS 或脓毒症，序贯发生 2 个或 2 个以上器官功能障碍应诊断为 MODS。MODS 强调认识早期器官功能不全，避免发展到器官衰竭的晚期阶段，国内多采用参照 Fry 诊断标准的综合修订标准（表 11-2）。

表 11-2 MODS 诊断标准

器官或系统	诊断标准
循环系统	收缩压＜90mmHg，持续 1 小时以上，或循环需要药物支持维持稳定
呼吸系统	急性起病，PaO_2/FiO_2≤200mmHg（已用或未用 PEEP），X 线胸片见双肺浸润，PCWP≤18mmHg，或无左心房压升高的证据
肾脏	血肌酐浓度＞177μmol/L，伴有少尿或多尿，或需要血液透析
肝脏	血清总胆红素＞34.2μmol/L，血清转氨酶在正常值上限的 2 倍以上，或有肝性脑病
胃肠道	上消化道出现，24 小时出血量＞400ml，或不能耐受食物，或消化道坏死或穿孔
血液系统	血小板计数＜$50×10^9$/L，或减少 25%，或出现 DIC
代谢	不能为机体提供所需能量，糖耐量降低，需用胰岛素；或出现骨骼肌萎缩、无力
中枢神经系统	GCS＜7 分

器官功能障碍是一个动态变化的过程，动态评价有利于早诊断、早干预，我们可以运用 Marshall 于 1995 年提出的 MODS 计分系统（表 11-3）进行计分法定量诊断、动态评价 MODS 病理生理变化和疾病程度。

表 11-3 MODS 评分标准

器官或系统	0 分	1 分	2 分	3 分	4 分
呼吸系统（PaO_2/FiO_2，mmHg）	＞300	226～300	151～225	76～150	≤75
肾（血肌酐，μmol/L）	≤100	101～200	201～350	351～500	＞500
肝（血胆红素，μmol/L）	≤20	21～60	61～120	121～240	＞240
心血管（PAR，mmHg）	≤10	10.1～15	15.1～20	20.1～30	＞30
血液（血小板×10^9/L）	＞120	81～120	51～80	21～50	≤20
中枢神经系统（GCS）	15	13～14	10～12	7～9	≤6

注：PAR（压力调整后心率）=心率×[右房压（中心静脉压）/平均动脉压]；GCS：如使用镇静剂或肌松剂，除非存在内在的神经障碍证据，否则应做正常计分。

案例 11-2 分析

判断结果：该患者存在着 MODS。

判断依据：MODS 是机体受到严重的感染、创伤和休克等损伤后，导致 2 个或 2 个以上器官同时或先后发生功能障碍或衰竭。该患者在原发病的基础上，序贯性地出现了咯血、意识障碍、血压下降、脉率增快、氧合指数小于 200，即出现了呼吸、循环、神经系统功能障碍，符合 MODS 的诊断标准。

三、救治与护理

（一）防治原则

MODS 的治疗主要是进行综合治疗和器官功能支持。相对于治疗更重要的是预防发生 MODS 与各种并发症，这是提高危重病患者生存率的重要措施。

1. 积极控制原发病　是 MODS 治疗的关键。应及时有效地处理各类原发病，如术中彻底止血、病灶清除与腹腔引流、血肿清除、烧伤和外伤感染的清创等，减少、阻断炎症介质或毒素的产生和释放，充分液体复苏防治休克和缺血再灌注损伤。

2. 控制感染　是预防 MODS 的重要措施。尤其是肺部感染、院内感染及肠源性感染。危重患者一般需要联合用药，在经验型初始治疗时尽快明确病原菌转为目标治疗，采用降阶梯治疗策略，并注意防止菌群失调和真菌感染。

3. 改善氧代谢，纠正组织缺氧　增强全身氧供，降低全身氧耗，改善组织细胞利用氧的能力。

4. 器官功能支持和保护　重点是及早处理最先发生功能障碍的器官，阻断病理的连锁反应。具体包括：①呼吸功能支持，保持呼吸道通畅，合理氧疗，避免肺部感染。②循环支持，维持有效的循环血量和心脏的泵血功能，正确应用正性肌力药物、利尿剂、血管活性药物等。③肾功能支持，避免肾缺血，保持有效的肾灌注和供氧，避免肾毒性损伤，必要时进行连续性肾脏替代治疗。④肝功能和消化系统支持，维持肝血流量，纠正代谢障碍，应用消化道黏膜保护剂、抗酸剂。

5. 改善全身状况　维持体液、电解质、酸碱度的平衡，维持机体的营养状态等。

6. 中医药治疗　应用具有活血化瘀、清热解毒、扶正养阴功能的中医药。

7. 其他　代谢支持和代谢调理、免疫调节治疗、基因治疗、控制血糖等。

（二）护理措施

1. 及时有效地实施护理技术　根据病情有效实施护理操作技术，如气管插管、呼吸机通气支持、中心静脉插管、心肺复苏等；正确使用监测、诊疗设备和抢救药物等。

2. 加强病情观察

（1）体温：过高（超过 40℃）或过低（低于 35℃）均提示病情恶化。

（2）意识和瞳孔：监测意识、瞳孔变化和反射情况，了解患者的脑功能。

（3）呼吸变化：观察呼吸的频率、节律、深浅度变化，是否伴有发绀、哮鸣音、三凹征、强迫体位及异常呼吸等。

（4）严密监测脉搏、血压、血氧饱和度、心电图变化：出现交替脉、短绌脉、奇脉，血压和血氧饱和度下降均是病情加重的标志，心电图异常变化应及时处理。

（5）中心静脉压（CVP）：是反映血容量的重要指标，根据 CVP 变化调整输液速度，并密切注意心功能的改变。

（6）肺动脉漂浮导管监测：保证导管连接紧密、固定稳妥、防止堵塞，监测各项心功能参数，并进行动态分析。

（7）皮肤：注意皮肤颜色、湿度、弹性、出血点、瘀斑、微血管充盈等情况，并加强皮肤护理，防止发生压疮。

（8）液体出入量：严格控制入量，准确记录液体出入量，尤其是每小时的尿量，并注意观察尿液的颜色、比重、性状等。

（9）用药反应：注意药物的不良反应，如应用洋地黄制剂的毒性反应（黄绿视、恶心呕吐、心电图变化、抗生素的过敏反应（过敏性休克、皮疹）及利尿剂、血管扩张剂用药后患者的反应（低血压）等。

3. 保证营养与热量的摄入　采用多种途径的营养供给方式，充分利于胃肠道功能，保证各类营养素的供应，还应注重补充微量元素。

4. 预防感染 由于 MODS 患者免疫功能低下，抵抗力弱，极易发生感染，如肺部感染、尿路感染、血管内导管相关性感染和皮肤感染等。因此，应加强患者的口腔、气道、导管和皮肤的护理；严格无菌技术操作、手卫生，严格床旁隔离、探视制度等；保证室内空气流通，定时消毒。

5. 器官功能监测和护理 护士应了解 MODS 的发生、发展过程，掌握其常见的诱发因素和各器官功能变化早期的临床表现，做好病情观察，加强呼吸、循环、肝脏、肾脏、凝血和中枢神经系统的功能监测，全面收集资料，结合实验室检查结果，早期识别异常情况并配合医生处理。

6. 安全护理 护士应加强责任心，及时估计和发现潜在的危险因素：预防患者坠床；防止各类导管及插管脱落或自行拔出；防止漂浮导管和输液导管等堵塞或接头松脱；避免各类引流管打折、扭曲或脱出。

7. 心理护理 加强与患者和家属的沟通，建立良好的护患关系，了解患者及家属心理状况和需求，消除其焦虑、抑郁、惊恐、绝望等心理障碍，给予心理支持和有效干预，帮助患者及家属树立战胜疾病的信心。

（王秀清）

第十二章　危重症患者的感染

第一节　概　　述

医院感染（nosocomial infection）是指住院患者在医院内获得的感染，包括在住院期间发生的感染和在医院内获得出院后发生的感染，但不包括入院前已开始或者入院时已处于潜伏期的感染。医院工作人员在医院内获得的感染也属医院感染。ICU 内危重症患者的生存期大大延长的同时，感染却成了降低死亡率的瓶颈。预防与控制医院感染是保障危重症患者安全的主要措施。

案例 12-1

患者，男，87 岁。2016 年 1 月 11 日进食后出现恶心、呕吐、腹泻，伴头晕。13 日外院就诊考虑胃肠炎，给予左氧氟沙星口服，症状未见改善。15 日无明显诱因出现头晕、意识模糊、言语不清，送入医院急诊。查体：T 36.2℃，BP 150/80mmHg，HR 109 次/分。头部 CT：多发腔梗，不除外脑干梗死，收入院治疗。患者经补液、抗凝等治疗后意识逐渐转清醒，20 日患者出现高热，时有咳嗽喘息、咳痰。查体：T 40.2℃，BP 170/90mmHg，HR 139 次/分；血常规：WBC 16.39×10^9/L，中性粒细胞所占百分比 80.1%，淋巴细胞所占百分比 12.9%；凝血功能检查：纤维蛋白原 4.271g/L，D-二聚体 3.5μg/ml。C 反应蛋白 74mg/L。床旁胸片：两肺轻度感染。

问题：

1. 患者出现何种并发症？
2. 什么原因引起的该并发症？

一、危重症患者感染的分类

在综合性 ICU 的危重患者中感染患者占 30%～40%，其中原发病为感染性疾病者的 15%～20%，医院内获得性感染发生率为 20%～30%。在实施人工气道或机械通气的危重患者中，医院内获得性肺炎的发病率显著升高，有报道其发病率高达 25.7%。机械通气患者下呼吸道感染发生率可达 50%以上。

（一）按病原体来源分类

1. 内源性感染　又称自身感染，是指各种原因引起的患者在医院内遭受自身固有病原体侵袭而发生的医院感染。病原体多为寄居在患者体内的正常菌群，通常是不致病的，但当个体的免疫功能受损、健康状况不佳或抵抗力下降时则会成为条件致病菌引发感染。

2. 外源性感染　又称交叉感染，是指各种原因引起的患者在医院内遭受非自身固有的病原体侵袭而发生的感染。病原体来自患者身体以外的个体、环境等，包括从个体到个体的直接传播和通过物品、环境而引起的间接感染。

（二）按感染部位分类

全身各器官、各部位都可能发生医院感染，常见感染包括：

1. 呼吸系统感染　在 ICU 各种感染比例中占 58.01%，常与气管插管、气管切开、机械通气及误吸等相关。

2. 血行性感染 在 ICU 各种感染比例中占 18.26%，多见于局部感染后经血液全身扩散及中心静脉置管引发的血行性感染。

3. 消化道感染 在 ICU 各种感染比例中占 13.59%，多与消化道损伤、菌群失调、黏膜水肿、缺血坏死等情况引发的消化道黏膜保护机制降低相关。

4. 泌尿系感染 在 ICU 各种感染比例中占 5.68%，多与留置尿管相关。

5. 其他 在 ICU 各种感染比例中占 4.46%，如手术部位感染、皮肤软组织医院感染等。

（三）按病原体分类

1. 细菌感染 最常见，且感染呈多源性、散发性。以革兰阴性细菌多见，主要包括铜绿假单胞菌、肺炎克雷伯菌、大肠埃希菌和不动杆菌属。革兰阳性菌在 ICU 获得性感染中的比例在逐步增加，主要包括金黄色葡萄球菌、表皮葡萄球菌和肠球菌。由于新型及广谱抗生素的广泛应用，目前耐药菌和二重感染多见，根据国内细菌耐药性监测网统计，国内医院耐甲氧西林金黄色葡萄球菌（MRSA）占金葡菌感染的 40%～90%，高发区在烧伤病房、外科病房重症监护病房。

知识链接

耐　药　菌

耐药菌指在长期的抗生素选择之后出现的对相应抗生素产生耐受能力的微生物。所谓细菌的耐药性，是指细菌多次与药物接触后，对药物的敏感性减小甚至消失，致使药物对耐药菌的疗效降低甚至无效。多重耐药性（multiple resistance，MDR）系指同时对多种常用抗微生物药物发生的耐药性。

耐药菌的出现增加了感染性疾病治愈的难度，并迫使人类寻找新的对抗微生物感染的方法。目前临床最常见的耐药菌：①耐甲氧西林金黄色葡萄球菌（MRSA）；②超广谱 β-内酰胺酶（ESBLs）；③耐万古霉素的肠球菌（VRE）；④多重耐药鲍曼不动杆菌（MDRAB）；⑤多重耐药铜绿假单胞菌（MDRPA）。

2. 真菌感染呈上升趋势，以白色念珠菌、曲霉菌最常见。

3. 病毒、原虫（如卡氏肺孢子虫）与其他病原微生物感染。

4. 某些特殊感染，如人类免疫缺陷病毒（HIV）感染、结核菌感染。

二、危重症患者感染的原因

1. 患者因素 基础疾病不仅可以降低整个机体对感染侵袭的抵御能力，而且也可能在疾病发生的局部为感染创造必要的条件，因此，患者基础疾病越重，感染发生率往往越高，危害也就越大。多发伤及复合伤的患者直接污染易引发感染，同时合并休克时可导致菌群易位，发生内源性感染。

2. 医源性因素 某些诊疗措施破坏了人体的天然屏障，损伤了机体的免疫功能，为病原微生物的侵入创造了条件，如药物、器官移植、插管等。危重患者给予镇静镇痛药物，可抑制咳嗽反射和纤毛运动，导致呼吸道感染；应用 H_2 受体阻断剂使胃酸分泌减少，易使胃内细菌增殖；抗生素的滥用则可引发菌群失调，耐药菌产生。

3. 环境因素 ICU 滞留时间是危重患者感染的主要危险因素之一，国内研究证明，在 ICU 住院 3～4 天的危重患者受感染的概率比仅住院 1～2 天的患者高 3 倍。ICU 患者来源于院内外，携带不同科室、不同病种和不同污染程度的病菌，集中在 ICU 诊治，易引起交叉感染。ICU 仪器密集、操作频繁、人员流动多，可通过污染环境，助力细菌播散。

第二节　危重症患者常见感染的预防与控制

医院获得性肺炎（hospital acquired pneumonia，HAP）亦称医院内肺炎（nosocomial pneumonia，NP），是指患者入院时不存在、也不处在感染潜伏期，而于入院 48 小时后在医院（包括老年护理院、康复院）内发生的肺炎。国际上多数报道 HAP 发病率为 0.5%～1.0%，在西方国家居医院感染的第 2～4 位，我国 HAP 发病率为 1.3%～3.4%，是第一位的医院内感染（为院内感染 29.5%），ICU 内发病率 15%～20%，其中接受机械通气患者高达 18%～60%，病死率超过 50%。2005 年，美国胸科协会（American thoracic society，ATS）指南进一步扩大并细化了 HAP 的概念，明确提出呼吸机相关性肺炎（ventilator-associated pneumonia，VAP）和医疗机构相关性肺炎（health care associated pneumonia，HCAP）两个概念，并将其归于 HAP。

案例 12-1 分析

1. 并发症　医院内获得性肺炎。
2. 引起原因　由于患者年龄大、抵抗力下降而出现院内感染，合并肺炎。

VAP 指气管插管或气管切开患者在接受机械通气 48 小时后发生的肺炎，也包括撤机、拔管 48 小时内出现的肺炎。目前，VAP 的发病率、病死率均较高，并可导致 ICU 滞留时间与机械通气时间延长，住院费用增加。国外报道，VAP 发病率为 6%～52%，病死率为 14%～50%。在我国，VAP 发病率在 4.7%～55.8%，病死率为 19.4%～51.6%。VAP 导致机械通气时间延长 5.4～14.5 天，ICU 留治时间延长 6.1～17.6 天，住院时间延长 11.0～12.5 天。故本节重点介绍 VAP。

案例 12-1（续）

患者于 1 月 16 日出现血压下降，血氧饱和度降低，血气分析：pH 7.28，$PaCO_2$ 55mmHg，PaO_2 58mmHg，SO_2 85%，考虑Ⅱ型呼吸衰竭，经积极药物治疗效果不明显，患者仍呼吸困难，喉中痰鸣，予气管插管、吸痰后血氧回升，两肺听诊双肺底可闻及湿啰音。于 1 月 18 日收入院 ICU，经头孢哌酮/舒巴坦抗感染，氨溴索化痰，以及纠正休克、营养支持等治疗后，患者血象下降，痰量减少，于 1 月 25 日拔出气管插管，28 日转入呼吸科继续治疗。入科诊断：重症肺炎、Ⅱ型呼吸衰竭、低血容量性休克、急性脑血管病、高血压。转入呼吸科后复查血象再次升高，胸部 CT：两下肺轻度间质纤维化伴肺部感染，两侧少量胸腔积液，胸膜增厚。痰培养回报屎肠球菌（+），四环素、万古霉素敏感，诊断为呼吸机相关性肺炎，给予头孢吡肟联合去甲万古霉素静脉滴注抗感染治疗后，咳嗽、咳痰减轻，痰培养提示为多重耐药鲍曼复合醋酸钙不动杆菌，以莫西沙星口服序贯治疗。

问题：

1. 试分析患者出现呼吸机相关肺炎的原因。
2. 如何对该患者进行护理？

（一）VAP 危险因素

1. 内源性　呼吸道与全身防御机制受损，如人工气道的建立、聚集在气管导管球囊上方的分泌物等。口咽部定植菌误吸入肺，胃、十二指肠细菌逆行和移位，研究证明 88%VAP 患者口咽部和肺部有一样的细菌。细菌生物膜的形成，细菌易在聚氯乙烯材料制成的气管导管表面黏附、增殖，大量分泌胞外多糖，而形成细菌生物被膜，生物膜内的细菌具有极强的抵抗人类免疫系统的能力，能有效地抵抗和干扰机体的防卫机制，同时生物膜也是细菌性感染的病灶，当机体内游走病原细菌被杀死后，生物膜内的细菌会脱离附着释放出来，成为新的游走细菌，引起急性感染，而且生物膜内细菌几乎对所有的抗生素都不敏感。

2. 外源性 引起 VAP 的病原体常可通过医护人员及环境感染患者，21%医护人员手上定植有革兰阴性菌，如肺炎克雷伯菌、鲍曼不动杆菌及阴沟肠杆菌，因此，许多患者之间的交叉感染常通过医护人员的手来实现。呼吸机管道的污染、管道内冷凝水等医疗装置、医护人员未严格执行无菌技术操作、技术操作不当、消毒隔离的感染控制措施落实不到位等很容易导致外源性 VAP。

（二）分期

根据 VAP 发病时间可将 VAP 分为早发 VAP 和晚发 VAP（表 12-1）。

表 12-1 VAP 分期

分期	早发 VAP	晚发 VAP
发病时间	机械通气≤4 天	机械通气≥5 天
致病菌	敏感菌（如甲氧西林敏感的金黄色葡萄球菌、肺炎链球菌等）	多重耐药菌或泛耐药菌（如铜绿假单胞菌、鲍曼不动杆菌、耐甲氧西林金黄色葡萄球菌）
预后	总体预后好	病死率增加

在我国，VAP 致病菌多为铜绿假单胞菌和鲍曼不动杆菌，而部分的早发 VAP 也可由多重耐药的病原菌（如铜绿假单胞菌或 MRSA）引起。

案例 12-1 分析

患者合并 VAP 原因：高龄；有基础疾病；曾入住 ICU 治疗；病情危重；机械通气时间＞7 天；广谱抗生素长期使用。

（三）临床表现

1. 症状 包括发热、呼吸困难、喘息或有浓痰等症状较常见。

2. 体征 重症患者有呼吸频率增快、发绀、病变部位湿啰音等体征。部分患者还可叩诊出有胸腔积液，听诊时有胸膜摩擦音等。

3. 胸部 X 线片 肺部可有浸润阴影，但也有一些危重症患者并没有浸润阴影，尤其是老年人或免疫功能低下者常更不典型。

（四）诊断

VAP 的诊断困难，争议较大。根据现有的研究证据，VAP 的诊断主要依据临床表现、影像学改变和病原学诊断。近年来，一些与感染相关的生物标志物可提高临床对感染的识别，其对 VAP 的诊断意义值得关注。而临床肺部感染评分（CPIS）可行性好，能对 VAP 的诊断量化，有助于临床诊断 VAP。

1. 临床诊断

（1）胸部 X 线影像可见新发生的或进展性的浸润阴影。

（2）如同时满足下述至少 2 项可考虑诊断 VAP：①体温＞38℃或＜36℃。②外周血白细胞计数＞10×10^9/L 或＜4×10^9/L。③气管支气管内出现脓性分泌物。

（3）排除肺水肿、急性呼吸窘迫综合征、肺结核、肺栓塞等疾病。

2. 临床肺部感染评分（clinical pulmonary infection score，CPIS） 见表 12-2。

表 12-2 临床肺部感染评分

参数	分值		
	0	1	2
气道分泌物	很少	大量	大量且脓性
胸片浸润	没有	弥漫性或斑片状	局部融合病灶

续表

参数	分值		
	0	1	2
体温（℃）	36.5～38.4	38.5～38.9	≥39 或≤36
WBC（$\times 10^9$/L）	4～11	11～17	＜4 或＞11
PaO_2/FiO_2（mmHg）	＞240 或 ARDS		≤240 且无 ARDS
肺部浸润	无证据		放射学证实
微生物学检查	阴性		阳性

注：CPIS≥6 分提示存在 VAP（机械通气情况下）。

（五）治疗

VAP 的治疗应以抗生素的使用最为重要，但治疗原发病、防治危险因素、营养支持、免疫治疗均能改善 VAP 的预后。

1. 抗感染治疗　早期正确的抗生素治疗能够使 VAP 患者的病死率显著下降。由于 VAP 的诊断非常困难，因此，在临床高度怀疑 VAP 时，应立即开始正确的经验性抗生素治疗。近年来，随着病原菌的变迁和多重耐药菌株的出现，在 VAP 抗生素的选择上发生了一些新的变化和趋向。临床疑为 VAP 的危重患者往往已接受过抗生素治疗，因此，在获得培养结果之前选用经验性治疗方案时应考虑细菌对先前抗生素耐药的可能。应用联合方案治疗革兰阴性细菌加万古霉素以覆盖耐甲氧西林金黄色葡萄球菌是最佳组合抗生素治疗方案，待病原学培养结果回报后立即改用针对性的、敏感的、相对窄谱的抗生素治疗，一般说最初的超广谱治疗在 24～72 小时后即有可能改用窄谱治疗。

2. 积极治疗原发病　在控制原发病的基础上抗感染治疗才能有效进行。

3. 免疫治疗　虽然抗生素治疗 VAP 是最直接且有效的方法，但是由于当前抗生素应用不规范，导致越来越多的多重耐药菌株出现，促使人们去开辟另外的感染治疗途径。巨噬细胞集落刺激因子和干扰素作为感染治疗的辅助免疫调节剂，已引起了广泛重视。近年来有学者提出了基因治疗，调节宿主的免疫力，优点是直接作用于感染细胞或组织，避免全身应用蛋白质可能引起的副作用。

4. 营养支持　加强营养对于机械通气患者，特别是 VAP 患者十分重要。营养不良患者由于呼吸肌无力，易发生撤机困难，并发 VAP 是难以避免的。营养支持治疗能够起到纠正低蛋白血症，维持水、电解质和酸碱平衡，从而促进患者康复的作用（详见第十三章）。

（六）预防

1. 每天评估呼吸机及气管插管的必要性，尽早脱机及拔管。
2. 无禁忌证者患者头胸部抬高 30°～45°，并应协助患者翻身拍背及震动排痰。
3. 应使用有消毒作用的口腔含漱液进行口腔护理，每 6～8 小时一次。
4. 在进行与气道相关操作时应严格遵守无菌技术操作规程。
5. 宜选择经口气管插管。
6. 应保持气管切开部位的清洁、干燥。
7. 宜使用气囊上方带侧腔的气管插管，及时清除声门下分泌物。
8. 气囊放气或拔出气管插管前应确认气囊上方的分泌物已被清除。
9. 呼吸机管路湿化液应使用无菌水。
10. 呼吸机内外管路应每天清洁 1～2 次。呼吸机外部管路及配件应一人一用一消毒或灭菌，长期使用者应每周更换。呼吸机内部管路的消毒按照厂家说明书进行。
11. 应每天评估镇静药使用的必要性，尽早停用。

二、导尿管相关性尿路感染

导尿管相关性尿路感染（catheter–associated urinary tract infection，CA-UTI）是指患者留置导尿管后，或者拔出导尿管 48 小时内发生的泌尿系感染。导尿管相关尿路感染是医院感染中最常见的感染类型。据全国医院感染监控系统 2000 年资料显示，我国尿路感染仅次于呼吸道感染、消化道感染之后，居医院感染第三位，约占 10.9%。

（一）危险因素

1. 患者方面 包括患者年龄、性别、基础疾病、免疫力和其他健康状况等。

2. 导尿管置入与维护方面 包括导尿管留置时间、导尿管置入方法、导尿管护理质量和抗菌药物临床使用等。

（二）感染源

导尿管相关尿路感染方式主要为逆行性感染。

1. 内源性 多由肠道正常菌群引起，患者常表现无症状菌尿。

2. 外源性 ①10%～20%病原菌来自于集尿系统和尿袋，多发生在 24～48 小时内。②生殖道和外科手术感染经血引起泌尿道感染。③灭菌不严的膀胱镜、导尿盘、冲洗液、消毒液等。④医护人员的手。

（三）临床表现

大多数患者没有明显的临床症状，少数患者表现出尿道刺激症状，即尿频、尿急与尿痛，膀胱区可有不适，尿道口周围可出现红肿或有少量炎性分泌物。患者还可伴有腰痛，低热（一般不超过 38℃），一般无明显的全身感染症状。尿液检查时有白细胞尿，甚至血尿与脓尿。

（四）诊断

1. 临床诊断 患者出现尿频、尿急、尿痛等尿路刺激症状，或者有下腹触痛、肾区叩痛，伴有或不伴有发热，并且尿检白细胞男性≥5 个/高倍视野，女性≥10 个/高倍视野。

2. 病原学诊断 在临床诊断的基础上，符合以下条件之一。

（1）清洁中段尿或者导尿留取尿液（非留置导尿）培养革兰阳性球菌菌落数≥10^4cfu/ml，革兰阴性杆菌菌落数≥10^5cfu/ml。

（2）耻骨联合上膀胱穿刺留取尿液培养的细菌菌落数≥10^3cfu/ml。

（3）新鲜尿液标本经离心应用相差显微镜检查，在每 30 个视野中有半数视野见到细菌。

（4）经手术、病理学或者影像学检查，有尿路感染证据的。

患者虽然没有症状，但在 1 周内有内镜检查或导尿管置入，尿液培养革兰阳性球菌菌落数≥10^4cfu/ml，革兰阴性杆菌菌落数≥10^5cfu/ml，应当诊断为无症状性菌尿症。

（五）预后

大部分导尿管相关性尿路感染病例临床上呈良性经过。通常患者无明显临床症状，在导尿管拔出后即可自然痊愈；在高危患者中持续的感染可导致前列腺炎、附睾炎、膀胱炎、肾盂肾炎和革兰阴性菌血症。

（六）预防

医务人员应当接受关于无菌技术、导尿操作、留置导尿管的维护及导尿管相关尿路感染预防的培训和教育，熟练掌握相关操作规程。

1. 置管前

（1）严格掌握留置导尿管的适应证，避免不必要的留置导尿。

（2）仔细检查无菌导尿包，如导尿包过期、外包装破损或潮湿，不应当使用。

（3）根据患者年龄、性别、尿道等情况选择合适大小、材质等的导尿管，以最大限度降低尿道损伤和尿路感染。

（4）对留置导尿管的患者，应当采用密闭式引流装置。

（5）告知患者留置导尿管的目的、配合要点和置管后的注意事项。

2. 置管时

（1）医务人员要严格按照《医务人员手卫生规范》，认真洗手后，戴无菌手套实施导尿术。

（2）严格遵循无菌操作技术原则留置导尿管，动作要轻柔，避免损伤尿道黏膜。

（3）正确铺无菌巾，避免污染尿道口，保持最大的无菌屏障。

（4）充分消毒尿道口，防止污染。要使用合适的消毒剂棉球消毒尿道口及其周围皮肤黏膜，棉球不能重复使用。男性：先洗净包皮及冠状沟，然后自尿道口、龟头向外旋转擦拭消毒。女性：先按照由上至下，由内向外的原则清洗外阴，然后清洗并消毒尿道口、前庭、两侧大小阴唇，最后会阴、肛门。

（5）导尿管插入深度适宜，插入后向水囊注入 10～15ml 无菌注射用水，轻拉尿管以确认尿管固定稳妥，不会脱出。

（6）置管过程中指导患者放松，协调配合，避免污染，如尿管被污染应当重新更换尿管。

3. 置管后

（1）妥善固定尿管，避免打折、弯曲，保证集尿袋高度低于膀胱水平，避免接触地面，防止逆行感染。

（2）保持尿液引流装置密闭、通畅和完整，活动或搬运时夹闭引流管，防止尿液逆流。

（3）应当使用个人专用的收集容器，及时清空集尿袋中尿液。清空集尿袋中尿液时要遵循无菌操作原则，避免集尿袋的出口触碰到收集容器。

（4）留取小量尿标本进行微生物病原学检测时，应当消毒导尿管后使用无菌注射器抽取标本送检。留取大量尿标本时（此法不能用于普通细菌和真菌学检查）可以从集尿袋中采集，避免打开导尿管和集尿袋的接口。

（5）不应当常规使用含消毒剂或抗菌药物的溶液进行膀胱冲洗或灌注，以预防尿路感染。

（6）保持尿道口清洁，大便失禁的患者清洁后需再次消毒。留置导尿管期间，应当每日清洁或冲洗尿道口。

（7）患者沐浴或擦身时应当注意保护导管，不应当把导管浸入水中。

（8）长期留置导尿管患者宜定期更换，普通导尿管 7～10 天更换，特殊类型导尿管按说明书更换。若导尿管阻塞或不慎脱出，以及留置导尿装置的无菌性和密闭性被破坏时，应当立即更换导尿管。

（9）患者出现尿路感染时应当及时更换导尿管，并留取尿液进行微生物病原学检测。

（10）每天评估留置导尿管的必要性，不需要时尽早拔出导尿管，尽可能缩短留置导尿管时间。

（11）置管时间大于 3 天者，宜持续夹闭，定时开放。

（12）医护人员在维护导尿管时要严格执行手卫生原则。

三、导管相关血流感染

导管相关血流感染（catheter related blood stream infection，CRBSI）是指带有血管内导管或者拔出血管内导管 48 小时内的患者出现菌血症或真菌血症，并伴有发热（>38℃）、寒战或低血压等感染表现，除血管导管外没有其他明确的感染源。实验室微生物学检查显示：外周静脉血培养细菌或真菌阳性；或者从导管段和外周血培养出相同种类、相同药敏结果的致病菌。

（一）CRBSI 危险因素

1. 导管因素

（1）导管材料对于促进血栓和微生物附着非常重要，血栓形成与感染密切相关，导管材料按血栓形成的下降次序为聚苯乙烯、聚氨基甲酸乙酯、硅胶。

（2）导管组织相容性好、光滑柔韧的导管，可减少血管内壁的损伤和感染的发生。

（3）导管的腔道数量与感染率成正比，单腔导管感染率为 2%～5%，双腔导管感染率为 4.9%～22.7%，管腔越多，操作过程越复杂，感染机会也就会随之增加。

（4）导管附加装置可增加污染发生率。

2. 操作因素

穿刺部位：股静脉感染发生率高于颈内静脉，锁骨下静脉感染率最低。

（1）无菌操作规范性：操作人员和患者皮肤上的表皮葡萄球菌是最主要的病原菌来源。维护时消毒不严格可将细菌带入管腔。

（2）置管的熟练程度：与感染发生率成反比。

（二）CRBSI 感染源

1. 腔外途径 皮肤表面的细菌在穿刺时或之后，通过皮下致导管皮内段至导管尖端的细菌定植，随后引起局部或全身感染；其他部位感染灶的微生物通过血行播散到导管，在导管上黏附定植，引起 CRBSI。

2. 腔内途径 微生物污染导管接头和内腔，导致管腔内细菌繁殖，引起感染。

（三）临床表现

1. 插管部位炎症 红肿、硬结或有脓液渗出。

2. 临床感染症状 发热＞38℃，寒战，血压≤90mmHg，尿量＜20ml/h。

3. 导管相关并发症 包括感染性心内膜炎、感染性血栓静脉炎、骨髓炎及其他迁徙性病社。

（四）诊断

具备下述任 1 项，可证明导管为感染来源：

1. 有 1 次半定量导管培养阳性（每导管节段≥15cuf）或定量导管培养阳性（每导管节段≥1000cuf），同时外周静脉血也培养阳性并与导管节段为同一微生物。

2. 从导管和外周静脉同时抽血做定量血培养，两者菌落计数比（导管血：外周血）≥5∶1。

3. 从中心静脉导管和外周静脉同时抽血做定性血培养，中心静脉导管血培养阳性出现时间比外周血培养阳性至少早 2 小时。

4. 外周血和导管出口部位脓液培养均阳性，并为同一株微生物。

（五）预防

医务人员应当接受关于血管内导管的正确置管、维护和 CRBSI 预防与控制措施的培训和教育，操作前评估患者发生 CRBSI 的危险因素，实施预防和控制 CRBSI 的措施。

1. 置管时

（1）严格执行无菌技术操作规程。置管时应当遵守最大限度的无菌屏障要求。置管部位应当铺大无菌单（巾）；置管人员应当戴帽子、口罩、无菌手套，穿无菌手术衣。

（2）严格按照《医务人员手卫生规范》，认真洗手并戴无菌手套后，尽量避免接触穿刺点皮肤。置管过程中手套污染或破损应当立即更换。

（3）置管使用的医疗器械、器具等医疗用品和各种敷料必须达到灭菌水平。

（4）选择合适的静脉置管穿刺点，成人中心静脉置管时应首选锁骨下静脉，置管部位不宜选择股静脉。

（5）宜使用有效含量≥2g/L 氯已定-乙醇溶液局部擦拭 2～3 遍进行皮肤消毒，作用时间遵循产品使用说明书，消毒范围应当符合置管要求。消毒后皮肤穿刺点应避免再次接触。皮肤消毒待干后再进行置管操作。

（6）患疖肿、湿疹等皮肤病或患感冒、流感等呼吸道疾病，以及携带或感染多重耐药菌的医务人员，在未治愈前不应当进行置管操作。

（7）应根据病情尽可能使用腔数较少的导管。

2. 置管后

（1）应当尽量使用无菌透明、透气性好的敷料覆盖穿刺点，对于高热、出汗及穿刺点出血、渗出的患者应当使用无菌纱布覆盖。

（2）应当定期更换置管穿刺点覆盖的敷料。更换间隔时间：无菌纱布为 1 次/2 天，无菌透明敷料为 1～2 次/周，如果纱布或敷料出现潮湿、松动、可见污染时应当立即更换。

（3）医务人员接触置管穿刺点或更换敷料时应当严格执行手卫生规范。

（4）保持导管连接端口的清洁，注射药物前应用 75%乙醇溶液或含碘消毒剂进行消毒，待干后方可注射药物。如有血迹等污染时应当立即更换。

（5）告知置管患者在沐浴或擦身时应注意保护导管，不要把导管淋湿或浸入水中。

（6）在输血、输入血制品、脂肪乳剂后的 24 小时内或停止输液后应及时更换输液管路。外周及中心静脉置管后应用生理盐水或肝素盐水进行常规冲管，预防导管内血栓形成。

（7）严格保证输注液体的无菌。

（8）紧急状态下的置管，若不能保证有效的无菌原则，应当在 48 小时内尽快拔出导管，更换穿刺部位后重新进行置管，并做相应处理。

（9）怀疑患者发生 CRBSI 时，如无禁忌应当及时拔出导管。导管尖端送微生物检测，同时送静脉血进行微生物检测。

（10）医务人员应每天对保留导管的必要性进行评估，不需要时应当尽早拔出导管。

（11）如无感染征象时不宜常规更换导管；不宜定期对穿刺点涂抹送微生物检测。

（胡　静）

第十三章 危重症患者的营养支持与护理

危重症患者由于基础疾病、创伤、手术及感染等因素，引发机体高代谢状态，营养消耗增加，而营养物质摄入不足，更易出现营养不良。营养不良又可增加感染发生率、延迟伤口愈合、损伤脏器功能，进而导致疾病恶化、病程延长、死亡率增高。营养支持（nutritional support，NS）指在患者饮食不能或摄入不足的情况下，通过肠内或肠外途径补充或供给全面的营养素。因此，适时地给予危重症患者营养支持，能够有效减少并发症，提高患者生存质量，改善患者预后。

案例 13-1

患者，男，54 岁。大量饮酒后呕吐、中上腹钝痛，未予以重视，2 小时后腹痛进行性加重，来医院就诊，以“急性重症胰腺炎”收入消化内科。入院查体：T 37.3℃，P 98 次/分，R 32 次/分，BP 158/73mmHg，神志不清，两侧瞳孔等大等圆，对光反射迟钝，两肺未闻及明显干、湿啰音，腹膨隆，感觉腹胀，中上腹压痛明显，无明显反跳痛，腹肌紧张，肠鸣音弱，移动性浊音阴性。辅助检查：血气分析：pH 7.35，$PaCO_2$ 22mmHg，PaO_2 75.8 mmHg，BE 10.8mmol/L，HCO_3^- 13mmol/L。WBC 10.7×10^9/L，血淀粉酶 568U/L，尿淀粉酶 35U/L。入院后立即建立静脉通路，并给予抑酸、抑制胰酶分泌、解痉、抗感染治疗。

问题：

1. 该患者的代谢特点是什么？
2. 如何对该患者进行营养状态评估？

第一节 概 述

一、危重症患者代谢失调表现

（一）糖代谢紊乱

危重症患者多处于应激状态，此时机体儿茶酚胺、甲状腺素、糖皮质激素和胰高血糖素等促分解代谢激素分泌增加，而机体能量供给不足，导致糖异生增加，肝糖原迅速分解消耗。同时，机体胰岛素分泌减少或相对不足，胰岛素受体抑制，可出现胰岛素抵抗表现，引发血糖增高。

（二）脂肪代谢紊乱

危重症患者机体储存的糖原迅速耗竭，导致脂肪动员加速，使血中游离脂肪酸和甘油浓度升高，脂肪分解利用率增加。

（三）蛋白质代谢紊乱

危重症患者处于应激和高分解状态，对葡萄糖不耐受，导致蛋白质分解加速，表现为肌肉群消耗、骨骼肌萎缩；体内肌酐、尿素生成增加，尿氮排除增多。当肝细胞严重受损将抑制糖异生作用，使得蛋白质合成障碍。机体蛋白质分解高于合成，机体处于负氮平衡。

（四）水、电解质代谢改变

危重症患者在严重创伤、感染、MODS、脏器功能不全等病理状态下，极易出现低钾、低镁、低磷等电解质紊乱。另外，由于原发病、高代谢状态等内源因素，以及应用脱水剂、补液不足等外源因素，机体也易发生失水，导致有效循环血量和心输出量降低。血容量降低时，肾素-血管紧张素-醛固酮系统被激活，使醛固酮分泌增加，促进肾小管重吸收水和 Na^+，排出 K^+，进一步加重钠水潴留及低钾血症。

案例 13-1 分析

该患者的代谢特点：急性重症胰腺炎患者因炎症反应、应激反应，引起高分解代谢，早期即可出现负氮平衡和低蛋白血症。由于胰腺组织微循环障碍，造成胰腺水肿、缺血、坏死，影响了胰岛素的分泌和排泄，促进血糖升高。另外，患者还可出现高脂血症、低钙、低镁等代谢紊乱。

二、危重症患者营养支持的目的与原则

（一）目的

对危重症患者开展营养支持的主要目的为供给机体代谢所需能量和营养物质，以维持组织器官的正常结构和功能。同时，营养支持通过改善代谢紊乱，起到增强机体抵抗力、调节内分泌状态、影响疾病的生理病理变化等作用，最终影响患者疾病的发展和转归。

（二）原则

1. 选择适宜的营养支持时机　应根据患者的病情变化来确定营养支持的时机。此外，还需考虑不同原发病、不同阶段的代谢改变与器官功能的特点。各指南一致认为，危重症患者在维持血流动力学稳定的前提下应尽早开展营养支持。

2. 控制应激性高血糖　应激性高血糖是危重症患者的常见并发症，通过使用胰岛素严格控制血糖水平≤8.3mmol/L，可明显改善危重症患者的预后，使 MODS 的发生率及病死率明显降低。

3. 选择适宜的营养支持途径　营养支持途径包括肠内营养（enteral nutrition，EN）和肠外营养（parenteral nutrition，PN）。当患者胃肠道结构与功能完整时，EN 应作为营养支持的首选途径。仅当 EN 不能耐受或不能达到营养支持目标时才考虑添加 PN，或选择完全肠外营养（total parenteral nutrition，TPN）。

4. 合理的能量供给　不同疾病状态、时期及不同个体的能量需求不同，为危重症患者提供符合其需要的能量供给是有效营养支持的保障。此外，营养支持还需考虑患者脏器的耐受能力。应激早期应限制能量和蛋白质的供给量，能量可控制在 20～25kcal/（kg·d），蛋白质控制在 1.2～1.5g/（kg·d）。对于病程较长、合并感染和创伤的患者，待应激与代谢状态稳定后能量供应应适当增加，目标喂养可达 30～35kcal/（kg·d）。

5. 其他　在补充营养底物的同时，重视营养素的药理作用。为改善危重症患者的营养支持效果，在肠外与肠内营养液中可根据需要添加特殊营养素。

三、危重症患者营养评估

（一）膳食调查

膳食调查是为了明确患者在一定时间内的膳食摄入量和营养需要量，为改进饮食结构、合理膳食提供依据。通过了解患者近期饮食种类、频率、量及食欲改变、体重变化或有无进食困难等饮食史，以评估患者前期营养状态、膳食摄入合理性及营养不良原因。但前期膳食情况对患者危重症期间营养支持指导意义有限，应结合其他方法进行全面营养支持评估。

（二）人体测量

人体测量（anthropometry）是应用最广泛的营养状态评估方法，具有简便易行、无创性、结果

客观等优点，测量内容包括体重、皮褶厚度、上臂肌围等。但由于机体脂肪肌肉的储存量在营养状态改变早期无明显变化，故人体测量对危重症患者早期营养状态变化不敏感，其结果更侧重于评估患者营养状况在人群中所处的位置。

1. 体重（body weight，BW） 是最简单、最直接、最常用的营养评估测量指标，能够反映机体能量平衡状态。体重秤应经常校准，以保证测量结果准确。测量时间可选择晨起空腹、排空二便时，测量前除去患者大衣、背包、假肢等负重物品。测量结果还应考虑巨大肿瘤、腹水、水肿等因素的影响。昏迷、制动等卧床患者可使用有称重系统的病床监测体重变化。体重评估常用指标包括：

（1）理想体重（ideal body weight，IBW）：临床常用 Broca 改良公式计算成年人 IBW，即 IBW（kg）=身高（cm）-105。（实际体重－IBW）/IBW×100%的正常值为±10%，±10%～20%为超重或体重减轻，＞20%为肥胖，＜20%为消瘦。

（2）体重改变：体重改变（%）=（平时体重－实际体重）/平时体重×100%。体重改变应结合时间评价，出现以下情况可判定为中度体重丧失：①1 周内减轻 1%～2%。②1 个月内减轻 5%。③3 个月内减轻 7.5%。④6 个月内减轻 10%。如在对应时间内体重减轻大于上述标准则为重度体重丧失。

2. 体质指数（body mass index，BMI） 是反映肥胖及营养不良的可靠指标。计算公式：BMI=体重（kg）/身高 ^{2}（m^2）。中国人评价参考值：＜18.4 为营养不良；18.5～23.9 为正常；24.0～27.9 为超重；≥28.0 为肥胖。

3. 皮褶厚度（skin fold thickness） 能够反映机体皮下脂肪含量和分布情况，以推测脂肪消耗情况，是评价人体能量摄入状况和肥胖程度的有效指标。皮褶厚度采用皮褶厚度测量仪测量，可选择三头肌、肩胛下和脐旁 3 个测量点，取同一部位 3 次测量值的平均值。三头肌皮褶厚度（triceps skin fold，TSF）正常参考值：男性为 11.3～13.7mm，女性为 14.9～18.1mm

4. 上臂肌围（arm muscle circumference，AMC） 是评价总体蛋白储存的较可靠的指标。计算公式：AMC（cm）=上臂中点周长（cm）－3.14×TSF（cm）。参考值男性为 22.8～27.8cm，女性为 20.9～25.5cm。

（三）血清蛋白测定

血清蛋白测定是评价营养状态的常用指标，内容包括血清白蛋白、转铁蛋白及前蛋白等。血清白蛋白正常范围为≥35～50g/L，28～34g/L 为轻度不足，21～27g/L 为中度不足，＜21g/L 为重度不足。由于白蛋白体内储存量大，半衰期较长（约 20 天），故不能反映机体短时间内的营养状态变化，更适用于评价长期营养不良水平。而转铁蛋白、前蛋白测定对了解近期营养变化有临床意义。

（四）免疫学测定

营养不良主要表现为细胞免疫功能受损，导致患者感染率增高，甚至死亡。常用评价指标包括：

1. 总淋巴细胞计数（total lymphocyte count，TLC） TLC=淋巴细胞（%）×周围血白细胞计数。正常值为（2.5～3.0）×10^9/L，轻度营养不良为（1.5～1.8）×10^9/L，中度营养不良为（0.9～1.5）×10^9/L，重度营养不良为＜0.9×10^9/L。

2. 迟发型变态反应试验（delayed hypersensitive testing，DHT） 指在患者前臂屈侧将不同抗原 0.1ml 皮下注射，24～48 小时后测量接种部位硬结直径，正常值为≥5mm。营养不良时，DHT 减弱或无反应。

（五）氮平衡试验

氮平衡（nitrogen balance，NB）是评价体内蛋白质合成和分解的重要指标，通过计算摄入氮与排出氮之差得出，若差值为正是正氮平衡，反之是负氮平衡。计算公式：NB（g/d）=摄入氮（g/d）－[尿氮量（g/d）+3]。氮的主要摄入途径为口、肠道及静脉输入，排出途径 80%为尿氮，其他排出途径包括汗液、粪便、非蛋白氮、体液丢失氮，四者数量总和少而恒定。

（六）判断能量需要

基础能量消耗（basal energy expenditure，BEE）指人体在清醒、安静状态，不受肌肉活动、环境温度、食物及精神紧张等因素影响时的能量代谢率。24 小时 BEE 可使用 Harris Benedict 公式计算，并以此推算患者实际能量消耗（actual energy expenditure，AEE）。

Harris Benedict 计算公式：

男性 BEE（kcal）=$66.5+13.8W+5.0H-6.8A$

女性 BEE（kcal）=$66.5+9.5W+1.8H-4.7A$

AEE（kcal）=BEE×AF×IF×TF

其中，W 为体重（kg），H 为身高（cm），A 为年龄（岁），AF 为活动系数，IF 为应激系数，TF 为体温系数。

（七）综合营养测评

任何单一营养指标难以全面评价患者的营养状况，应结合膳食调查、人体测量、实验室检查等多方面资料进行综合评价。常用综合营养测评方法包括营养不良筛查工具（malnutrition universal screening tool，MUST），主观全面评定（subjective global assessment，SGA）、微型营养评定（MNA）、预后营养指数（prognostic nutritional index，PNI）、营养危险指数（nutritional risk index，NRI）等。

案例 13-1 分析

患者入院后第 3 天行“剖腹探查，胰腺坏死组织清除术、胰周脓肿清除术、空肠造瘘术”后，入 ICU 继续接受治疗。患者入院 1 个月体重较入院时减轻 10%，检查结果显示血清白蛋白为 28g/L。

问题：

1. 该患者应使用何种营养支持途径？
2. 患者实施营养支持时应注意观察哪些并发症？

第二节　肠内营养支持与护理

肠内营养（EN）是指经胃肠道，包括经口腔或喂养管，提供维持人体代谢所需营养素的方法。当患者因为原发疾病或治疗需要而不能经口进食，或摄入量不能满足机体需求时，均应考虑 EN。

一、肠内营养适应证与禁忌证

（一）肠内营养适应证

胃肠道功能完全或部分存在，但不能经口摄入食物的危重症患者，优先考虑 EN。适应证：咀嚼和吞咽困难、意识障碍或昏迷、慢性消耗性疾病及各种原因引起的营养不良等。

（二）肠内营养禁忌证

肠梗阻、肠道缺血时，EN 可能造成肠管过度扩张，进一步阻碍肠道血液循环，甚至导致肠坏死和肠穿孔。严重腹胀或腹腔间室综合征时，EN 导致腹腔内压力增高，增加了反流性肺炎和吸入性肺炎的风险。因此，这些情况下应避免使用 EN。如危重症患者出现难以控制的严重腹胀、腹泻，应暂停使用 EN。

二、肠内营养途径

根据患者的疾病情况、手术方式、预计喂养时间及胃肠功能等选择不同 EN 途径，最常使用的是经鼻胃管和经空肠置管。

1. 经鼻胃管 适用于胃肠功能正常、经短时间管饲即可过渡到经口进食的患者。优点是操作简单、易行、费用低，缺点是可发生反流、误吸、鼻窦炎，并增加上呼吸道感染发生率。

2. 经鼻空肠置管 优点在于喂养管通过幽门进入十二指肠或空肠，使反流与误吸的发生率降低，耐受性增加。开始阶段营养液的渗透压不宜过高。

3. 经皮内镜下胃造瘘（percutaneous endoscopic gastrostomy，PEG） 在纤维胃镜引导下行经皮胃造瘘，将喂养管置入胃腔。其优点是减少了鼻咽与上呼吸道感染，可长期留置，适用于昏迷、食管梗阻等长时间不能进食，而胃肠道功能良好的危重症患者。对于有严重凝血障碍、胃部病变及上消化道梗阻影响置管者不宜使用。

4. 经皮内镜下空肠造瘘（percutaneous endoscopic jejunostomy，PEJ） 在内镜引导下行经皮空肠造瘘，将喂养管置入空肠上段，其优点除可减少鼻咽与上呼吸道感染外，还可减少反流与误吸的风险，在喂养的同时可行胃十二指肠减压，并可长期留置喂养管，尤其适合于不耐受经胃营养、有反流和误吸高风险及需要胃肠减压的危重症患者。

三、肠内营养输注方式

1. 间断推注法 使用 50ml 注射器将营养液缓慢推注入喂养管内，每天 6～8 次，每次不超过 200ml，推注速度不超过 30ml/min。该方法操作简便易行，且不影响患者活动，但易引起腹胀、恶心、呕吐、反流与误吸等并发症。

2. 间歇滴注法 将营养液置于输液瓶或袋中，使用输液器将其与喂养管连接，利用重力使营养液缓慢滴入胃肠道内，每天 4～6 次，每次 200～500ml，滴注速度为 20～30ml/min。该方法临床应用广泛，患者耐受性较好。

3. 肠内营养泵输注 利用肠内营养泵将营养液持续泵入胃肠道的方法，成人每日输注量为 2000～3000ml。开始输注时速度不宜过快、浓度不宜过高，待胃肠道适应后，逐渐过渡到恒定速度与浓度持续输注。该方法营养吸收充分，胃肠道不良反应少，是一种理想的 EN 输注方式。

四、肠内营养并发症与护理

（一）常规护理措施

1. 营养液使用与保存

（1）自配营养液现配现用，配制好的营养液冷藏保存不超过 24 小时。

（2）营养液使用时应调节到适宜温度。患者可耐受时，室温下保存的营养液可直接使用，在冷藏柜中保存的营养液应加热到 38～40℃后再使用。

（3）营养液剂量、喂养次数和输注速度应根据患者病情和耐受情况合理调整，保证每日计划喂养量以满足需要。

2. 营养支持评定与监测

（1）动态评估患者营养状态改善情况，记录患者每日出入量，监测每日能量和蛋白质平衡状况。

（2）及时测量患者胃残留量，若 24 小时胃残留量＜500ml，且没有其他不耐受表现，不需停用肠内营养。

（3）按医嘱正确监测血糖，观察患者有无高血糖或低血糖表现。

（二）并发症的护理

1. 胃肠道并发症

（1）腹泻：是肠内营养最常见的并发症，主要见于小肠吸收力下降、营养液不耐受、营养液温度过低及输注速度过快等。使用肠内营养泵可以有效控制营养液输注速度和温度，降低腹泻发生率。患者发生腹泻时可在继续肠内营养同时评估腹泻的原因，积极采取合适的治疗方法。

（2）恶心、呕吐与腹胀：主要见于营养液输注速度过快、乳糖不耐受、膳食口味不耐受及膳食中脂肪含量过多等。发生上述消化道症状时应针对原因采取相应措施，如减慢输注速度、加入调味剂或更改膳食品种等。

2. 机械性并发症

（1）黏膜损伤：可因喂养管置管操作时或置管后对局部组织的压迫而引起黏膜水肿、糜烂或坏死。因此，应选择直径适宜、质地软而有韧性的喂养管，熟练掌握操作技术，置管时动作应轻柔。经鼻置管者每日清洁鼻腔，并定期更换置管鼻腔。

（2）导管堵塞：最常见的原因是膳食残渣或粉碎不全的药片黏附于管腔壁，或药物与膳食不相溶形成沉淀附着于管壁所致。喂养前后及连续滴注间隔 4 小时均应使用 30～50ml 温开水冲管，可以有效避免导管堵塞。如发生导管堵塞可用温开水低压冲洗，必要时也可借助导丝疏通管腔。

（3）导管脱出：喂养管固定不牢、暴力牵拉、患者躁动不安和严重呕吐等均可导致喂养管脱出，影响肠内营养支持效果。因此，置管后应妥善固定导管、加强护理与观察，严防导管脱出，一旦喂养管脱出应及时重新置管。

3. 代谢性并发症　最常见的代谢性并发症为血糖异常。高血糖常见于高代谢状态患者、接受高碳水化合物喂养者及接受皮质激素治疗的患者；低血糖多发生于长期应用肠内营养而突然停止时。因此，接受肠内营养患者应加强对血糖监测，一旦发现血糖异常及时报告医生，并协助处理。

4. 感染性并发症　营养液误吸导致的吸入性肺炎是肠内营养最常见、最严重的并发症。患者一旦发生误吸应立即停止肠内营养，并立即排出呼吸道内液体和食物残渣。营养液输注过程中患者应保持床头抬高 30°～45°，以减少或防止食物反流。气管插管的患者使用肠内营养时应做好导管气囊管理和声门下分泌物吸引。高误吸风险患者不宜经鼻胃管给予肠内营养。

案例 13-1 分析

1. 该患者营养支持途径　经空肠肠内营养对胰腺外分泌无明显刺激作用，且能够维持肠道结构和黏膜屏障功能，有利于减少感染及控制血糖，故该患者术后应首选经空肠造瘘肠内营养支持。而患者入院 1 个月后，体重较以前降低 10%，血清白蛋白 28.0g/L，提示机体存在营养不良，应考虑调整肠内营养喂养计划，或谨慎增加胃肠外营养。尽管胃肠外营养不会刺激胰腺外分泌，但会增加高血糖和感染的发生率。

2. 患者实施营养支持护理　在进行肠内营养常规护理的同时，尤其应注意观察患者有无高血糖和感染等并发症表现。

第三节　肠外营养支持与护理

肠外营养（PN）是指通过静脉途径提供人体代谢所需的营养素。当肠内营养不能满足患者营养需要或机体不能耐受肠内营养时可以考虑使用胃肠外营养。然而，过于积极添加胃肠外营养可能因抑制胃肠道功能而产生不良影响。

一、肠外营养适应证与禁忌证

（一）肠外营养适应证

1. 胃肠道功能障碍的重症患者。

2. 由于手术或解剖问题，胃肠道禁止使用的患者。

3. 存在尚未控制的腹部情况，如腹腔感染、肠梗阻、肠瘘患者等。

（二）肠外营养禁忌证

1. 早期复苏阶段血流动力学不稳定或存在严重水、电解质与酸碱失衡。

2. 严重肝功能障碍。

3. 急性肾功能障碍时存在严重氮质血症。

4. 严重高血糖尚未控制。

二、肠外营养途径

PN 根据患者原发病、营养需求、预期肠外营养时间、营养剂种类、静脉情况、出凝血功能等，可选择经中心静脉置管（central venous catheter，CVC）或周围静脉置管（peripheral venous catheter，PVC）两种途径。

1. CVC 适用于长期 PN 患者，又分为直接经皮穿刺中心静脉置管和经外周静脉穿刺置入中心静脉置管（peripherally inserted central catheter，PICC）两种方法。前者首选锁骨下静脉置管，后者常选择的穿刺部位有贵要静脉、肘正中静脉、头静脉。

2. PVC 一般适用于患者病情较轻，营养物质输入量较少、浓度不高，预计 PN 时间不超过 2 周的患者。但因其易引起静脉炎、药液外渗等并发症，目前在 ICU 已很少使用。

三、肠外营养并发症与护理

（一）常规护理措施

1. 营养液配制与使用

（1）推荐采用全合一方式输注，即将各种营养制剂按照一定的配制原则充分混合后输注。

（2）进行配制和输注时应遵守严格的无菌操作，并每日更换输注管道，以免引发感染。

（3）营养液应现用现配，暂不使用时应放于 4℃冰箱内保存，取出后应常温下复温 0.5～1 小时再给予患者输注，并保证营养液在 24 小时内输完。

（4）PN 应使用专用静脉通路，避免通过营养输注通路给予药物治疗。

2. 营养支持评定与监测

（1）动态、全面评估患者营养状态改善情况，记录患者每日出入量、每日能量和蛋白质平衡状况。

（2）观察患者有无高血糖或低血糖表现，将患者血糖控制在 7.8～10.0mmol/L。

（3）监测患者血脂、肝功能等变化，及时发现高脂血症、肝功能异常等。

（4）观察患者消化吸收功能，及时发现有无肠萎缩和屏障功能障碍。

（二）并发症的护理

1. 机械性并发症

（1）置管相关并发症：气胸、血胸、皮下气肿、血管与神经损伤等。应熟练掌握操作技术流程与规范，操作过程中应动作轻柔，以减少置管时的机械性损伤。

（2）导管堵塞：营养液输注速度过慢时可能因凝血而堵塞导管。故在 PN 过程中应注意避免管道弯曲、返折、受压引起导管输注不畅，发现输液速度减慢时及时调整。输液结束时可根据患者病情及出凝血功能选择生理盐水或肝素溶液进行正压封管。

（3）空气栓塞：可见于 PN 置管、输液、拔管过程中。CVC 置管时应指导患者保持头低位，并避免咳嗽或深呼吸，必要时给予镇静药。输液过程中加强巡视，发现液体输完及时补充，亦可使用输液泵。空气还可从拔管时产生的隧道进入静脉，因此，拔管动作不宜过快，拔管后延长按压时间并用无菌敷料覆盖。

2. 代谢性并发症

（1）血糖异常：开始输注营养液时速度过快可引起高血糖；而突然停止输注高渗葡萄糖，可致血糖下降，甚至出现低血糖性昏迷。因此，应严密监测接受 PN 患者血糖、尿糖变化，及早发现血糖异常，且严格按照医嘱剂量使用胰岛素，并注意药效观察。

（2）电解质紊乱：常见低钾血症、低镁血症等，应注意观察患者有无肌力下降、心律失常、胃肠道功能减退等电解质紊乱表现，一旦发现异常及时通知医生并协助处理。

3. 感染性并发症　是 PN 最常见、最严重的并发症。详见第十二章第二节。

（杨立威　董丽霞）

第十四章　危重症患者的镇痛与镇静护理

在危重症患者的救治过程中患者始终处于强烈的应激环境下，在离开 ICU 约 50%的患者保有痛苦记忆，70%以上的患者在 ICU 期间存有躁动和焦虑。镇痛与镇静治疗是指应用药物消除患者疼痛、减轻患者焦虑和躁动、催眠并诱导顺行性遗忘的治疗。在抢救生命、治疗疾病的过程中，为使患者痛苦焦虑的情绪不加重病情或影响其接受治疗，镇痛与镇静应作为危重症患者的常规治疗手段。

案例 14-1

患者，男，75 岁。前列腺癌根治术后，既往高血压史 10 年，口服降压药物，血压可控制。既往糖尿病 5 年，每日注射短效胰岛素治疗。今日实验室检查血红蛋白 10g/L，白细胞计数 11×10^9/L，其他实验室检查均正常。由于患者出现躁动，四肢运动较为激烈，为了使患者能够配合呼吸机治疗，对患者进行镇静干预。镇静后患者能被唤醒，但几秒钟后便再次入睡。使用呼吸机辅助呼吸，Spont 模式，PEEP 6cmH_2O。患者使用自控静脉止疼泵，1ml/h。术后第 3 天，上午 9 时为患者翻身，此时患者血压 155/85mmHg，心率 99 次/分，呼吸频率 25 次/分，SpO_2 94%，有呛咳反应，双上肢部分弯曲，表情稍紧张。术后第 4 天，下午 3 时再次对患者疼痛程度进行评估，患者拔出气管插管，面罩吸氧 3L/min，意识清楚，能够正确回答问题，但速度缓慢，自控静脉止疼泵药物已用完，巡视时发现患者表情痛苦，询问患者情况，患者表示伤口疼痛，想睡觉但没有睡着，觉得止痛药物用多了不好，表示可以继续忍受。

问题：

1. 如何评估该患者的躁动情况及镇静水平？
2. 如何评估该患者在两个时间点的疼痛情况？
3. 对该患者进行护理时有哪些注意事项？

第一节　危重症患者的镇痛

一、疼痛概述

（一）疼痛的概念

疼痛（pain）是一种不愉快的情感体验，伴或不伴有实际或潜在的组织损伤。疼痛是机体对有害刺激的一种保护性防御反射。疼痛由痛觉和痛反应构成。痛觉是一种意识现象，是个体的主观感知觉体验，受多种因素影响。危重症患者产生疼痛的因素主要包括各种原发病、仪器监测、治疗手段（显性因素），如外科手术、各种有创操作等，以及治疗性插管（隐匿因素）、长时间卧床等。痛反应是指个体受疼痛刺激后引起的一系列生理、情绪和行为反应，如面色苍白、血压升高、紧张焦虑、躁动不安等。

（二）疼痛对机体的影响

1. 心血管系统　疼痛可兴奋交感神经，引起患者血压升高、心动过速、心律失常及心肌耗氧量增加等。对于有冠心病患者，可能引起心肌缺血，甚至心肌梗死；对心脏功能低下的患者可引起充血性心力衰竭。

2. 呼吸系统　胸腹部术后疼痛可引起肌张力增加及膈肌运动受限，肺顺应性降低，可造成患者缺氧和二氧化碳蓄积。疼痛患者不敢用力咳嗽，使分泌物在肺泡及支气管处积聚，易并发肺炎和肺不张。

3. 消化系统　疼痛可引起恶心、呕吐等胃肠道症状。慢性疼痛常引起消化功能障碍，食欲不振。

4. 泌尿系统　疼痛可引起膀胱或尿道排尿无力，同时由于反射性肾血管收缩，垂体抗利尿激素分泌增加，引起尿量减少。若患者较长时间排尿不畅则易引起尿路感染。

5. 内分泌系统　疼痛会促使多种激素释放增多。如促肾上腺皮质激素、皮质醇释放增加时，可导致高血糖、蛋白质和脂质分解代谢增强，使糖尿病患者的病情加重。

6. 免疫系统　疼痛引起的应激反应可引起淋巴细胞减少、白细胞增多和网状内皮系统受抑制等改变，导致患者对病菌的抵抗力减弱，增加了感染概率和其他并发症的发生率。

7. 凝血功能　疼痛可引起血小板黏附功能增强、纤维蛋白溶解能力降低，使机体处于高凝状态，可增加心、脑血管异常患者脑血栓或心血管意外的发生风险。

8. 其他　疼痛可引起患者精神、情绪的改变。急性疼痛患者可处于兴奋、焦虑状态；慢性疼痛患者可产生抑郁、焦虑甚至绝望，对环境淡漠，反应迟钝。

案例 14-1 分析

评估患者：有高血压、糖尿病病史。在护理过程中应注意监测患者的血压和血糖状况，避免由于疼痛而产生血压升高、血糖变化等不良反应。

二、镇痛机制

（一）抗痛系统调控

在神经系统中不仅存在痛觉信号传递系统，而且存在抗痛系统。神经系统中广泛分布阿片受体，可分为μ、δ、κ、σ四种，且每种受体都有不同亚型。在脊髓背角胶质区、三叉神经脊束尾端核的胶质区存在阿片受体，这些结构是痛觉冲动传入中枢的重要转换站，影响着痛觉冲动的传入，而在丘脑内侧、脑室及导水管周围灰质等处阿片受体密度较高，这些结构与痛觉的整合及调控有关。

内源性阿片肽是神经系统中重要的神经递质，可分为脑啡肽、内啡肽、强啡肽三类。其为阿片受体的激动剂，能够通过与阿片受体结合，发挥镇痛作用。而阿片类药物，如吗啡、芬太尼、瑞芬太尼、哌替啶等，均为外源性阿片肽，与内源性阿片肽同样为阿片受体激动剂，通过激动阿片受体（主要为μ阿片受体），激活脑内抗痛系统，阻断痛觉传导，从而产生中枢性镇痛作用。

（二）致痛物质合成抑制

组织损伤或炎症浸润时局部会合成并释放一系列致痛物质，如前列腺素、缓激肽等，引起疼痛。非甾体抗炎镇痛药的镇痛机制是通过非选择性、竞争性抑制前列腺素合成过程中的环氧化酶，抑制前列腺素合成，从而达到镇痛效果。

三、危重症患者疼痛的评估

在危重症患者中，疼痛应作为除血压、脉搏、呼吸、体温外的第五项生命体征，与各系统评估相结合进行常规评估。常规的疼痛评估每3～4小时一次，评估内容应包括疼痛的部位、程度、性质、持续时间、加重及减轻因素、对机体的影响等。疼痛的评估方法多样，不同的方法适用于不同的条件，临床中最可靠有效的评估指标是患者的主诉。

疼痛的描述可由患者自身讲述，或以人体图片为模板指导患者指出疼痛位置、性质和相应的伴随症状。对于意识模糊或无法用语言描述疼痛主观感受的患者，应结合疼痛相关行为（如运动、面部表情和姿势）与生理指标（如心率、血压和呼吸频率）的变化等综合评估患者的情况。护士需定时仔细观察，并根据患者病情或受伤机制对疼痛做出评估。

疼痛程度的评估

1. 主观评估方法 依照患者的主诉来确定疼痛程度是最有效的评估方式，所以对于危重症患者疼痛程度的评估应优先选择主观评估方法。

（1）视觉模拟法（visual analogue scale，VAS）：用一条水平直线，两端分别定为不痛到最痛。由被测试者在最接近自己疼痛程度的地方画垂线标记，以此量化其疼痛强度。VAS 是各种痛觉评分中最敏感的方法，能有效可靠地评估老年患者急、慢性疼痛（图 14-1）。

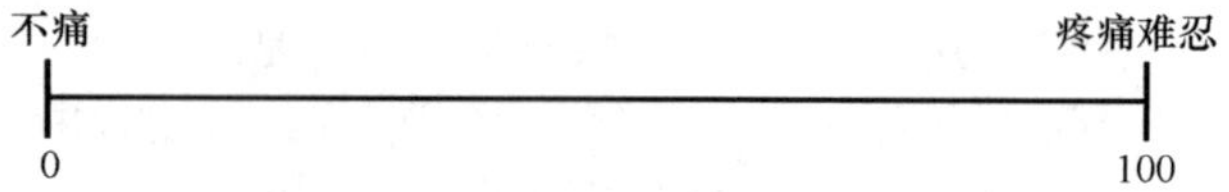

图 14-1 视觉模拟法

（2）数字评分法（numeric rating scale，NRS）：是一个从 0～10 的点状标尺，0 代表不疼，10 代表疼痛难忍，由患者从上面选一个数字描述疼痛。NR 是在 VAS 的基础上发展而来，是应用范围最广的单维度疼痛评估量表（图 14-2）。

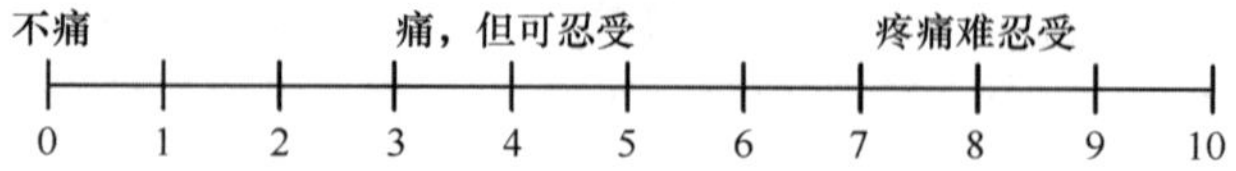

图 14-2 数字评分法

案例 14-1 分析

术后第 4 天下午 3 时，患者拔出气管插管，意识清楚，可描述自身感受，应采用 NRS 量表评估疼痛程度。患者表示睡眠受影响，但可以忍受，NRS 得分为 6～7 分。

（3）语言评分法（verbal rating scale，VRS）：常用的是 5 点口述分级评定法（the 5-point verbal rating scale，VRS-5），顺序由轻微的疼痛至剧烈的疼痛，通过患者口述描绘评分，选择与自身疼痛最接近的关键词。VRS 简单易行，但精确度不够。

（4）面部表情评分法（faces pain scale，FPS）：由 6 种面部表情代表疼痛程度，由不痛至疼痛难忍，由 0～10 分构成。患者选择图像或数字来反映最接近自身疼痛的程度。FPS 与 VAS、NRS 有很好的相关性，可重复性也较好，适合 3 岁及以上人群，容易理解和掌握（图 14-3）。

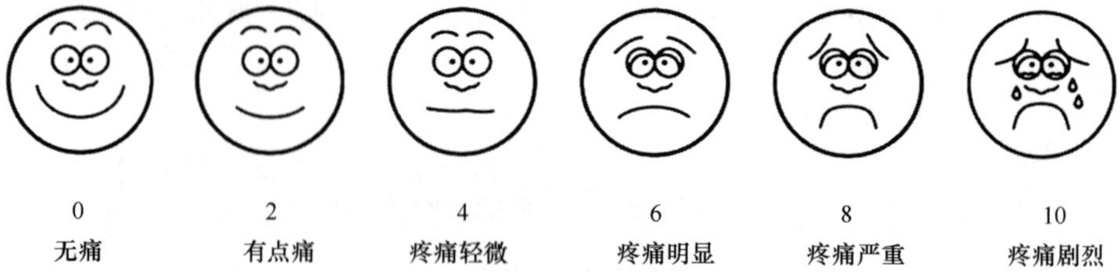

图 14-3 面部表情评分法

2. 客观评估方法 无法和医生护士交流的患者，可以采用有效、客观、程序化的客观评估工具来评估患者的疼痛程度。

（1）行为疼痛量表（behavioral pain scale，BPS）：中文版 BPS 包括 3 个条目，每个条目 1～4 分，总分 3～12 分，分数越高，说明患者的疼痛程度越高。BPS 适宜作为气管插管或非气管插管的 ICU 患者疼痛程度的评估工具（表 14-1）。

表 14-1 中文版行为疼痛量表（BPS）

条目	描述	分值
面部表情	放松	1
	部分紧张	2
	完全紧张	3
	扭曲	4
上肢活动	无活动	1
	部分弯曲	2
	手指、上肢完全弯曲	3
	完全回缩	4
通气依从性（气管插管患者）	完全能耐受	1
	呛咳，大部分时候能耐受	2
	对抗呼吸机	3
	不能控制同期	4
发音（非气管插管患者）	无异常发音	1
	呻吟≤3 次/分且每次持续时间≤3 秒	2
	呻吟>3 次/分且每次持续时间>3 秒	3
	哭泣，或使用“哦”“哎哟”等言语抱怨，或屏住呼吸	4

案例 14-1 分析

术后第 3 天上午 9 时，患者进行机械通气治疗，无法主动描述自身感受，应采用 BPS 量表评估疼痛程度。面部表情稍紧张，评分为 2 分；上肢运动部分弯曲，评分为 2 分；患者仅在翻身等操作时偶有呛咳，评分为 2 分。总分 6 分，为中等疼痛。

（2）重症监护室疼痛观察工具（critical-care pain observation tool，CPOT）：中文版 CPOT 包括 4 个测量条目，分别为面部表情、肢体活动、肌肉紧张度和通气依从性，每个条目分值为 0～2 分，总分为 0～8 分，分数越高说明患者疼痛程度越高。CPOT 对于 ICU 内不能交流的危重患者评估效果较好。

四、危重症患者疼痛的护理

（一）准确评估疼痛程度

1. 患者主诉是疼痛的“黄金标准”，护士应主动询问、耐心倾听患者讲述的疼痛程度、部位及性质。

2. 在评估时护士应根据患者个人情况不同，选择合适的疼痛评分方法，避免评估误差。

（二）恰当选择镇痛措施

1. 去除引起疼痛的诱因 避免环境中的刺激性因素，如噪声、强光等；保持舒适环境，避免不良姿势带来的疼痛。

2. 给予镇痛药物 对于疼痛患者，需根据医嘱给予镇痛药物。口服药物是镇痛的主要方法，但对于危重症不能经口进食或急性疼痛患者，则应采用肌内注射或静脉注射的方法，长期疼痛患者也可采用自控静脉止疼泵。护士应熟练掌握镇痛药物的给药途径，并能够正确处理药物引起的副作用。

3. 物理方法镇痛 除给予镇痛药物外，也可以通过冷、热敷，肌肉放松、理疗等方法缓解患者的疼痛。

（三）心理护理

尊重并接受患者对疼痛的反应，主动与患者进行交流，建立良好的护患关系，了解患者的疼痛情况，关心患者病情，态度诚恳，使患者产生信任。同时护士不能以自己的体验来评判患者的感受，需及时回应患者有关疼痛的各种问题，增加患者的安全感。

（四）健康指导

为患者解释疼痛的原因及控制疼痛的措施，提高患者对疼痛的认知程度，有助于减轻患者焦虑、恐惧等负性情绪，增强患者对疼痛的自控能力。同时对患者家属也进行疼痛的健康宣教，及时解答患者对镇痛药物的疑问，使其配合治疗。

案例 14-1 分析

患者自觉镇痛药物用多了不好，对于镇痛方法存在疑虑。在护理过程中应注意对患者加强健康教育，解释镇痛药物的使用方法、用量及副作用，增强患者对疼痛的自控能力，增进患者舒适程度。

第二节　危重症患者的镇静

危重症患者在治疗过程中存在着各类突出的躯体不适和心理问题，为了给患者提供更有效更舒适的治疗环境，镇静干预治疗就显得尤为重要。可以通过使用药物或非药物的方法进行镇静，理想有效的镇静治疗不仅使患者在精神和躯体上感到舒适，也有利于各类诊疗和护理措施的实施。

（一）镇静的适应证

1. 焦虑 是一种强烈的忧虑、不确定或恐惧感，其特征表现包括机体症状（如心慌、出汗）和紧张感。引起危重症患者出现焦虑的因素：①病房环境中的噪声、灯光刺激，室温过高或过低。②对自身疾病和生命的担忧。③高强度的医源性刺激，如频繁的监测、治疗、被迫更换体位等。④各种疼痛。⑤原发疾病本身的损害。⑥对诊断和治疗措施的不了解与恐惧。⑦对家人、朋友的思念等。

2. 躁动 是一种伴有动作增多的易激惹状态，或是一种伴随着挣扎动作的极度焦虑状态。躁动患者耗氧量增加，可与呼吸机发生对抗，意外拔出各种装置和导管，甚至危及生命。引起焦虑的因素均可以导致躁动。此外，某些药物的不良反应、休克、低氧血症、低血糖、机械通气不同步、戒断反应等也是引起躁动的常见原因。最易引起患者焦虑、躁动的原因依次为：疼痛、失眠、经鼻或经口腔的各类插管、失去支配自身能力的恐惧感及身体其他部位的各种管道限制等。

3. 谵妄 是多种原因引起的一过性的意识混乱状态，以时间内出现意识障碍和认知功能改变为临床特征。患者表现为意识清晰度下降、注意力不集中、情绪波动，伴有或不伴有躁动。危重症患者因焦虑、麻醉、代谢异常、缺氧、循环不稳定或神经系统病变等原因，可出现谵妄，且长时间置身于陌生而嘈杂的 ICU 环境会加重谵妄的临床症状。对谵妄患者进行镇静治疗时需谨慎，有些患者再接受镇静治疗后反而会加重谵妄症状。

4. 睡眠障碍 失眠是一种睡眠质量或数量达不到正常需要的主观感觉体验。患者在 ICU 睡眠的特点是短暂睡眠，速动眼睡眠明显减少，睡眠质量下降。患者可因此出现焦虑、抑郁、恐惧甚至躁动，延缓疾病的恢复。失眠或睡眠被打扰在 ICU 极为常见，原因：①持续噪声（来自仪器的报警，工作人员和设备）。②灯光刺激。③高强度的医源性刺激（频繁的测量生命体征、查体，被迫更换体位）。④疾病本身的损害及患者对自身疾病的担心和不了解。

（二）镇静治疗方法

1. 使用镇静药物　目前危重症患者最常用的镇静药物为苯二氮䓬类药物、丙泊酚及右美托咪定。

（1）苯二氮䓬类药物：是较理想的镇静催眠药物，能够与阿片类药物有协同作用，显著减少阿片类药物的用量。该类药物作用存在较大的个体差异，用药时须按个体化原则进行调整。长期或反复使用苯二氮䓬类药物可导致药物的蓄积、耐受及反常的精神作用。ICU 中常用的苯二氮䓬类药：①咪达唑仑，起效快、持续时间短、清醒相对较快，适用于急性躁动患者，应采用持续缓慢静脉注射。②劳拉西泮，是危重症患者长期镇静治疗的首选药物。但该药起效慢、半衰期长，不适于急性躁动的治疗。劳拉西泮对血压、心率和外周阻力无明显影响，对呼吸无抑制。③安定（地西泮），具有抗焦虑和抗惊厥作用，安定单次给药起效快、苏醒快，可用于急性躁动患者。药效与剂量相关，大剂量可引起一定的呼吸抑制和血压下降，静脉注射可引起注射部位疼痛。

（2）丙泊酚：是一种广泛使用的静脉镇静药物，特点是起效快、作用时间短，撤药后迅速清醒，且镇静深度呈剂量依赖性，镇静深度容易控制。丙泊酚亦可产生遗忘作用和抗惊厥作用。

（3）右美托咪定：是目前唯一兼具良好镇静与镇痛作用的药物，没有明显的心血管抑制、呼吸抑制和停药后反跳等副作用，其半衰期较短，可单独应用，也可与阿片类或苯二氮䓬类药物合用。

2. 心理治疗　包括精神疗法、放松疗法、分散患者注意力等。

3. 物理疗法　包括按摩，超声、激光、电流理疗等方法。

一、危重症患者镇静的评估

定时评估镇静效果有利于调整镇静药物种类及其剂量，以达到预期的镇静目标。理想的镇静评分系统应使各参数易于计算和记录，有助于镇静程度的准确判断，并对治疗有一定的指导作用。目前临床最常用的镇静评分系统为主观评估量表，在主观无法评估时，也可采取客观评估的方法。

（一）镇静的主观评估

1. Richmond 躁动镇静评分（Richmond agitation-sedation scale，RASS）　对患者的镇静评分从−5～+4 共 10 个分值，代表患者从“有攻击性”到“昏迷”镇静程度。白天 RASS 在−2～0 分，夜间在−3～−1 分为理想的镇静水平。RASS 易于掌握，是评估成年危重症患者镇静质量和深度最为可靠有效的工具，为 2013 年 ICU 镇痛镇静指南中推荐的评估量表（表 14-2）。

表 14-2　RASS

分值	定义	描述
+4	有攻击性	有暴力行为
+3	非常躁动	试着拔出呼吸管、胃管或静脉滴管
+2	躁动焦虑	身体激烈移动，无法配合呼吸机
+1	不安焦虑	焦虑紧张但身体只有轻微的移动
0	清醒平静	清醒自然状态
−1	昏昏欲睡	没有完全清醒，但可保持清醒超过 10 秒
−2	轻度镇静	无法维持清醒超过 10 秒
−3	中度镇静	对声音有反应
−4	重度镇静	对身体刺激有反应
−5	昏迷	对声音及身体刺激都无反应

案例 14-1 分析

患者出现躁动、四肢运动较为激烈、无法配合呼吸机治疗，可使用 RASS 对患者进行评估，患者得分为+2 分，躁动焦虑。

对患者进行镇静干预后，患者能被唤醒，但几秒后便再次入睡。使用 RASS 对患者评估，患者得分为–2 分，轻度镇静，镇静效果较为理想。

2. Riker 镇静躁动评分（sedation-agitation scale，SAS）　根据患者 7 项不同的行为对其意识和躁动程度进行评分，SAS 在评估危重症患者中也十分有效可靠（表 14-3）。

表 14-3　SAS

分值	定义	描述
7	危险躁动	拉拽气管内插管，试图拔出各种导管，翻越床栏，攻击医护人员，在床上辗转挣扎
6	非常躁动	需要保护性束缚并反复语言提示劝阻，咬气管插管
5	躁动	焦虑或身体躁动，经言语提示劝阻可安静
4	安静合作	安静，容易唤醒，服从指令
3	镇静	嗜睡，语言刺激或轻轻摇动可唤醒并能服从简单指令，但又迅即入睡
2	非常镇静	对躯体刺激有反应，不能交流及服从指令，有自主运动
1	不能唤醒	对恶性刺激*无或仅有轻微反应，不能交流及服从指令

*恶性刺激：指吸痰或用力按压眼眶、胸骨或甲床 5 秒。

3. 肌肉活动评分（motor activity assessment scale，MAAS）　自 SAS 演化而来，通过 7 项指标来描述患者对刺激的行为反应，对危重症患者也有很好的可靠性和安全性（表 14-4）。

表 14-4　MAAS

分值	定义	描述
6	危险躁动	无外界刺激就有活动，不配合，拉扯气管插管及各种导管，在床上翻来覆去，攻击医务人员，试图翻越床栏，不能按要求安静下来
5	躁动	无外界刺激就有活动，试图坐起或将肢体伸出床沿。不能始终服从指令（如能按要求躺下，但很快又坐起来或将肢体伸出床沿）
4	烦躁但能配合	无外界刺激就有活动，摆弄床单或插管，不能盖好被子，能服从指令
3	安静配合	无外界刺激就有活动，有目的地整理床单或衣服，能服从指令
2	触摸、叫姓名有反应	可睁眼、抬眉、向刺激方向转头，触摸或大声叫名字时有肢体运动
1	仅对恶性刺激有反应	可睁眼、抬眉、向刺激方向转头，恶性刺激时有肢体运动
0	无反应	恶性刺激*时无运动

*恶性刺激：指吸痰或用力按压眼眶、胸骨或甲床 5 秒。

4. Ramsay 镇静评分　是临床上应用广泛的镇静评分方法，共有 6 级，可反映出 3 个层次的清醒状态和 3 个层次的睡眠状态。一般情况下，镇静水平为 2 或 3 级时则达到理想的镇静效果。Ramsay 镇静评分是可靠有效的镇静评分标准，但缺乏特征性的指标来区分不同的镇静水平（表 14-5）。

表 14-5　Ramsay 镇静评分

分值	描述
1	患者焦虑、躁动不安
2	患者配合，有定向力、安静
3	患者对指令有反应
4	嗜睡，对轻叩眉间或大声听觉刺激反应敏捷
5	嗜睡，对轻叩眉间或大声听觉刺激反应迟钝
6	嗜睡，无任何反应

（二）镇静的客观评估

镇静的客观评估是镇静评估的重要组成部分。但现有的客观性镇静评估方法其临床可靠性尚有待进一步验证。目前报道的方法有脑电双频指数（bispectral index，BIS）、心率变异系数及食管下段收缩性等。

二、危重症患者的镇静护理

（一）病情观察

1. 生命体征监测　镇静类药物多对心血管及呼吸系统有抑制作用，对于镇静患者护士应严格观察其生命体征变化，注意有无血压下降、呼吸抑制等状况发生，一旦出现生命体征异常，立即报告医生进行对症处理。

2. 焦虑状况及镇静效果观察　护士应正确、及时评价患者的焦虑情况及镇静效果。ICU 患者理想的镇静水平是既能保证患者安静入睡又容易被唤醒。应在镇静治疗开始时就明确所需的镇静水平，定时、系统地进行评估和记录，必要时应配合医生进行血药浓度监测，随时调整药物剂量，以达到并维持所需镇静水平。

（二）基础护理

1. 引流管护理　各种导管应妥善固定并合理安置，保证引流管引流通畅，防止由牵拉或导管阻塞所致的不适和疼痛。

2. 舒适的护理　对于活动受限患者，首先安置患者舒适体位，应每 2 小时变换 1 次体位。对于局部受压皮肤应经常进行按摩，促进血液循环，防止压力性损伤的发生引起舒适改变。应减少患者视觉刺激，控制灯光强度和噪声，为患者创造一个舒适的环境。

3. 睡眠的护理　尽量帮助患者建立接近正常的睡眠周期，防止患者出现睡眠日夜颠倒的现象。尽量有计划、集中地实施采血、体检等各项诊疗和护理工作，减少对患者睡眠及休息的干扰。

（三）用药护理

1. 镇静药物以小剂量持续静脉泵入方式为主，首先应给予负荷剂量以达到镇静目标；而经肠道给药、肌内注射等方式多用于辅助改善患者睡眠。

2. 对于长期镇静治疗者，应尽可能实施每日唤醒计划。即每日定时暂停所有镇静药物的输注，直至患者清醒并能正确回答至少 3～4 个简单问题，或逐渐表现出不适、躁动，再重新给以镇静至目标镇静水平。

3. 长期持续用药患者如要停止镇静，需缓慢减少剂量，每日按 10%～25%的剂量减少镇静药物，以防止药物撤离时产生戒断反应。

（四）心理护理

危重症患者由于机体处于应激状态、与外界隔离、担心病情恶化等因素，经常产生恐惧、压抑等情绪。当患者清醒时，护士应加强与其沟通交流，向患者解释各类管道、仪器、检查的作用和重要性。介绍患者病情，帮助患者建立战胜疾病的信心，及时处理患者的各项问题，增加患者的安全感。对于清醒的患者，可采取灵活的家属探视制度，加强其与外界的沟通交流，减少患者恐惧、抑郁等情绪，使其积极配合治疗及护理。

案例 14-1 分析

患者在镇静期间进行机械通气辅助治疗，因此，在护理过程中应注意对于气管插管的护理，保持管路通畅、妥善固定管路，以防管路阻塞或牵拉引起患者的不适和疼痛。

（谭诗亮）

第十五章 常用急救技术

第一节 人工气道的建立

广义人工气道是指将通气导管插入呼吸道而建立的气体通道，而狭义的人工气道是指将通气导管经上呼吸道或直接插入气管而建立的气体通道。建立人工气道的主要目的是维持呼吸道通畅，保证充分的通气和气体交换，并对呼吸道进行保护，防止发生误吸及充分引流气道分泌物。尤其是患者自主呼吸微弱或呼吸停止时可通过人工气道进行球囊-面罩或人工呼吸机进行通气。人工气道的建立指征：①上呼吸道梗阻；②气道保护性机制受损；③需要及时清除气道分泌物；④为机械通气提供通道。

案例 15-1

患者，男，26 岁。在池塘钓鱼不慎落入水中，被救上岸后经控水、心肺复苏后恢复心跳与呼吸，被送入医院。患者意识不清，呼吸不畅，鼾式呼吸明显。

问题：

1. 分析呼吸不畅原因是什么？
2. 如何保持呼吸道通畅？

一、口咽通气导管置入

口咽通气导管（oral-pharyngeal airway，OPA）是一种由橡胶或高分子材料制成的扁管形人工气道，呈“J”形或“S”形弯曲状，其弯曲度与舌及软腭相似。口咽通气导管有不同型号，供不同年龄或不同体型的患者选用。口咽通气导管置入是临床解除舌根后坠堵塞气道最常用的方法。

（一）适应证

1. 有自主呼吸，咳嗽或咽反射降低（或缺失）的昏迷者。

2. 舌后坠致呼吸道梗阻的意识障碍者。

3. 癫痫或破伤风等疾病发作时因抽搐可致舌或牙齿损伤的患者。

4. 与经口气管插管同时使用，取代牙垫作用。

（二）禁忌证

口咽通气导管一般不用于清醒患者，防止因其刺激产生恶心和呕吐，甚至喉痉挛，使口咽通气导管移位而阻塞气道。口腔、上下颌骨、门齿有创伤的患者，以及咽反射亢进、喉头水肿、口咽部占位性病变、频繁呕吐者也不宜使用口咽通气导管。

（三）操作准备

1. 物品准备 选择合适的口咽通气导管，所需通气导管长度大约相当于从口角至耳垂或下颌角的距离（从口外测量）。选择原则是宁偏长勿偏短，宁偏大勿偏小。如口咽通气导管过短不能将舌根与口咽后壁分开，将导致无法有效开放气道。

2. 患者准备 协助患者取平卧位，使头后仰，使口、咽、喉三轴线尽量重叠。清除口腔及咽部分泌物，保持呼吸道通畅。

（四）操作步骤

置管方法分为三种：正向插入法、反向插入法与横向插入法。目前更常用的是后两种方法。

1. 正向插入法

（1）使患者口腔张开，放置舌拉钩或压舌板于舌根部，使舌根部与咽后壁分离。

（2）将口咽通气导管的咽弯曲部凹面背向腭部放入口腔，直至其末端突出门齿 1～2cm，此时口咽通气导管的前端将到达咽部后壁。

（3）双手托起下颌，使舌根部离开咽后壁，然后将双手的拇指放置在口咽通气导管两侧的翼缘上，向口内推送 1～2cm，直至口咽通气导管的翼缘到达唇部的上方，此时口咽通气导管的咽弯曲段正好位于舌根后。

（4）放松下颌骨髁部，使其退回颞颌关节。检查口腔，以防舌或唇夹置于牙和口咽通气导管间。

（5）检测人工气道是否通畅。

2. 反向插入法

（1）使患者口腔张开，把口咽通气导管的咽弯曲部凹面朝向腭部插入口腔。

（2）当导管前端接近口咽部后壁时（即已通过悬雍垂），将其旋转 180°，旋转至正位后导管弯曲凹面向下压住舌根，导管的末端距门齿为 1～2cm。

（3）用双手托下颌，使舌根部离开咽后壁，并用双手的拇指向口内推送口咽通气导管 1～2cm，直至导管的翼缘到达唇部的上方。

（4）放松下颌骨髁部，使其退回颞颌关节。检查口腔，以防舌或唇夹置于牙和口咽通气导管间。

（5）检测口咽通气导管是否通畅。

3. 横向插入法

（1）使患者口腔张开，将口咽通气导管弯曲部凹面朝向一侧的面颊横向插入。

（2）导管其前端接近口咽部后壁时（即已通过悬雍垂），将导管弯曲部凹面朝向咽喉方向旋转 90°，旋转至正位后导管弯曲凹面向下压住舌根，导管的末端距门齿为 1～2cm。

（3）用双手托下颌，使舌根部离开咽后壁，并用双手的拇指向口内推送口咽通气导管 1～2cm，直至导管的翼缘到达唇部的上方。

（4）放松下颌骨髁部，使其退回颞颌关节。检查口腔，以防舌或唇夹置于牙和口咽通气导管间。

（5）检测口咽通气导管是否通畅。

（五）注意事项

1. 保持口咽通气导管通畅，及时清理呼吸道分泌物，以防发生误吸。注意密切观察有无导管脱出及阻塞气道的现象。

2. 使用口咽通气导管进行吸氧时应注意吸氧管的固定，避免吸氧管阻塞口咽通气导管而影响通气。

3. 加强呼吸道湿化，口咽通气导管外口可盖一层湿的生理盐水纱布，既湿化气道又防止吸入异物和灰尘。

案例 15-1 分析

1. 呼吸不畅原因　①由于溺水后呼吸道有水及异物残留。②心搏骤停后舌后坠堵塞气道。

2. 保持呼吸道通畅的措施　①充分吸引气道分泌物，防止误吸。②置入口咽通气导管，减轻舌后坠堵塞气道的症状，改善通气。

二、鼻咽通气导管置入

鼻咽通气导管（nasopharyngeal airway，NPA）是从患者鼻腔插入到咽后壁的一个管道。由于其质地相对软，对咽喉部的刺激性较口咽通气导管小，对于清醒、半清醒或浅麻醉患者更易耐受。

（一）适应证

1. 各种原因引起的不完全性呼吸道梗阻，不能使用或耐受口咽通气导管或使用口咽通气导管效果不佳的患者。

2. 牙关紧闭，不能经口吸痰，防止反复经鼻腔吸引致鼻腔黏膜损伤的患者。

（二）禁忌证

1. 颅底骨折合并脑脊液耳鼻漏的患者。

2. 鼻息肉、鼻腔畸形、鼻外伤、鼻腔炎症等患者。

3. 有鼻腔出血或有出血倾向的患者。

（三）操作准备

1. 物品准备　选择合适型号的鼻咽通气导管，从鼻尖至耳垂的距离即为插入导管长度。

2. 患者准备　取仰卧位，检查是否有鼻息肉或明显的鼻中隔偏移等，选择通畅一侧鼻腔进行插管。

（四）操作步骤

1. 清洁并润滑一侧鼻腔与鼻咽通气导管外壁，将鼻咽通气导管的弯曲面对着硬腭自鼻腔插入，随腭骨平面向下推送至硬腭部，直至在鼻咽部后壁遇到阻力。

2. 在鼻咽部，鼻咽通气导管必须弯曲 60°～90°才能向下到达口咽部。

3. 将鼻咽通气导管插入至足够深度，如患者咳嗽或抗拒应将其后退 1～2cm。

4. 检测鼻咽通气导管是否通畅。

5. 固定导管，以防移动或脱出。

（五）注意事项

1. 根据患者情况，插管前可根据医嘱给予血管收缩药，以减少鼻腔出血；或给予少量局部麻醉药，以减轻清醒患者插管时的不适感。

2. 插管动作宜轻柔，避免造成鼻黏膜损伤。

3. 保持鼻咽通气导管通畅，及时清理呼吸道分泌物，防止发生误吸。注意密切观察有无鼻咽通气导管脱出的现象。

4. 防止鼻腔黏膜因导管压迫而破溃，每 1～2 天应更换鼻咽通气导管一次，并于另一侧鼻孔插入。

5. 加强呼吸道湿化，防止鼻黏膜干燥出血或形成痰痂堵塞导管。

三、喉罩置入

喉罩（laryngeal mask airway，LMA）是一种新型维持呼吸道通畅的人工气道装置，置放于声门上，覆盖于喉的入口，可用以进行短时的机械通气。

（一）适应证

1. 短时的外科手术患者。

2. 颈椎活动度差等原因或困难气道估计难以气管内插管的患者。

3. 紧急情况下需建立人工气道进行机械通气的患者。

（二）禁忌证

1. 张口程度不超过 1.5cm 的患者。

2. 咽喉部有病变或组织损伤的患者。

3. 喉部以下气道梗阻者。

4. 肺顺应性下降或气道阻力增高者。

5. 喉罩不能防止胃内容物误吸，存在增加胃内容物反流和呼吸道误吸危险者不宜使用。

（三）操作准备

1. 用物准备 根据患者的年龄和体型状况选择合适型号的喉罩（表 15-1），用注射器检查喉罩的气囊有无漏气。另备手套、固定用胶布或布带、吸引装置等。

表 15-1 LMA 型号与适用对象

应用对象	LMA 型号	套囊容量（ml）
新生儿/低于 5kg 婴儿	1.0	4
5～10kg 婴儿	1.5	7
10～20kg 婴儿/儿童	2.0	10
20～30kg 儿童	2.5	14
30kg 以上儿童及体型较小的成人	3.0	20
一般成人	4.0	30
体型较大的成人	5.0	40

2. 患者准备 操作前患者应禁食，取仰卧位，清除口腔与气道分泌物，保持气道通畅。

（四）操作步骤

1. 操作者戴手套，使患者头部伸展，颈部屈曲，牵引患者下颌，以展宽其口腔间隙，以持笔式握住喉罩，拨开患者嘴唇，从患者口正中或一侧口角将喉罩放入口腔。

2. 操作者将喉罩开口方向朝向下颌，在示指的指引下小心将喉罩尖端沿舌正中线紧贴硬腭、软腭、咽后壁顺序向下置入，直至不能再推进为止。

3. 用另一手固定导管外端，退出示指，充气使喉罩自行密闭，可见导管自行向外退出约 1.5cm。

4. 检查喉罩导管是否通畅。

5. 用胶布或固定带固定导管外端，防止脱管。

（五）注意事项

1. 置入喉罩前患者应禁食，以避免操作过程引发恶心、呕吐和误吸。

2. 置管时动作宜轻柔，避免对喉的刺激引发喉痉挛。

3. 长时间使用喉罩应定时放松气囊，以免产生压力性损伤。

4. 喉罩不适用于长期机械通气者。

5. 拔出喉罩前应将气囊放气再缓慢拔出。

四、环甲膜穿刺

案例 15-2

患儿，男，6 岁。口含糖果玩耍，一不小心摔倒，扶起后不能发声、张口，用手指向咽喉，痛苦表情，继而面色青紫，意识模糊。

问题：

1. 该患儿发生了何种情况？依据是什么？
2. 现场如何对该患儿施救？

环甲膜穿刺（cricothyroid membrane puncture）是紧急情况下迅速提供临时路径进行有效通气的一项急救技术。急救现场施救者可用穿刺针、刀或其他锐器，从环甲膜处刺入，以快速建立新的呼吸通道，解除气道阻塞和（或）窒息。

（一）适应证

急性上呼吸道完全或不完全阻塞，尤其是声门区阻塞，患者出现严重呼吸困难，而又不能即刻气管切开建立人工气道者。

（二）禁忌证

有出血倾向的患者不适宜进行环甲膜穿刺置管。

（三）操作准备

1. 用物准备 环甲膜穿刺针或16号粗针头、无菌手套、T管、吸氧装置、气管切开包、环甲膜穿刺导管（带扩张鞘与引导钢丝）、局麻药等。

2. 患者准备 取平卧或斜坡卧位，头部保持正中，尽可能使颈部后仰。

（四）操作步骤

1. 现场急救 环状软骨与甲状软骨之间正中可触及一凹陷，即环甲膜。常规消毒环甲膜区皮肤，操作者迅速用16号粗针头自环甲膜刺入（无须麻醉），接T管与吸氧装置进行通气，缓解患者呼吸困难症状。

2. 非现场急救

（1）常规消毒环甲膜区皮肤，操作者戴手套。

（2）根据患者情况确定是否在穿刺点周围进行局部麻醉。

（3）用无菌手术刀在穿刺点皮肤处做一小切口，取环甲膜穿刺针刺入气管，取出针芯，将引导钢丝自穿刺针插入气管内，然后退出穿刺针，只留引导钢丝在气管内。

（4）将带扩张鞘的经皮穿刺气管导管顺引导钢丝自环甲膜穿刺点逐步插入气管，当导管全部进入气管后，退出扩张鞘，留导管在气管内。

（5）检查气管导管是否通畅。

（五）注意事项

1. 环甲膜穿刺置管易因感染而致气管塌陷等严重并发症，故应严格掌握适应证，非紧急情况不宜进行穿刺置管。即使穿刺置管，留置时间不宜超过24小时，呼吸困难一旦缓解或危急情况好转后应及时改做气管切开。

2. 严格无菌操作，避免发生感染。

3. 进针不宜过深，避免损伤气管后壁黏膜。

案例 15-2 分析

1. 分析患儿为上呼吸道异物（糖果）梗阻 依据：①有异物吸入的风险（玩耍）。②有异物阻塞后的症状：不能发声及明确地指出不舒适的部位，痛苦表情，以及继而出现的缺氧表现（发绀、意识模糊）。

2. 施救措施 采用Heimlich法排除异物，如异物不能排出则紧急环甲膜穿刺，缓解气道梗阻引发的呼吸困难。

五、气管内插管

气管内插管（tracheal intubation）是指将特制的气管导管经口或经鼻通过声门直接插入气管内的技术。经口气管插管操作简单、快速，可置入较粗的导管，但存在一定的局限性，体现在：①不易固定，易移位、脱出；②清醒患者不易耐受；③不能经口进食；④口腔护理困难；⑤牙垫增加患者不适；⑥可产生牙齿、口咽损伤。经鼻气管插管优点是易于固定，患者耐受性好，易于口腔护理，但局限性体现在：①操作复杂，不易迅速置入；②置管中可能会造成气囊破损；③导管内径偏小，易堵塞，气道管理困难；④压迫鼻腔黏膜，易导致鼻腔出血；⑤可致鼻中隔偏移，阻塞鼻道和中耳的引流，引起鼻窦炎或中耳炎。

（一）适应证

1. 心搏骤停行心肺脑复苏者。

2. 呼吸功能衰竭需进行有创通气者。

3. 呼吸道分泌物不能自行咳出需直接消除或吸出气管内痰液者。

4. 全麻或静脉复合麻醉手术者。

5. 颌面部、颈部大手术，呼吸道难以保持通畅者。

6. 婴幼儿气管切开前需行气管插管定位者。

（二）禁忌证

1. 喉头水肿或黏膜下血肿、急性喉炎、插管创伤引起严重出血等。

2. 颈椎骨折或脱位者。

3. 肿瘤压迫或侵犯气管壁，插管易导致肿瘤破裂者。

4. 面部骨折。

5. 会厌炎。

（三）操作准备

1. 物品准备 经口（或鼻）气管插管、喉镜、气管导管芯、牙垫、注射器、吸痰管、吸引器等。根据患者性别、体重、身高等因素选择适宜型号的气管插管。

2. 患者准备 取仰卧位，头后仰，颈部上抬，使口、咽、气管基本重叠于一条轴线，可在肩背部或颈部垫一小枕。

（四）操作步骤

1. 经口腔气管插管

（1）置入管芯：确保管芯尖端位于离气管导管前端开口 1cm 处，避免因管芯插入过深在置管过程中造成呼吸道黏膜损伤。

（2）置入喉镜：操作者手持喉镜，从患者右口角斜形置入。镜片抵咽喉部后转至正中位，将舌体推向左侧，此时可见悬壅垂，顺舌背将喉镜片深入至舌根，稍稍上提喉镜，可看到会厌的边缘。使喉镜片前端置于会厌与舌根交界处，上提喉镜即可看到声门。

（3）暴露视野：充分吸引视野处分泌物。

（4）置入导管：操作者持气管导管对准声门，在吸气末轻柔地插入导管过声门 1cm 左右，迅速拔出管芯，导管继续旋转深入气管，成人过声门为 4～6cm，小儿为 2～3cm。置管深度自门齿起计算，男性为 22～24cm，女性为 20～22cm。

（5）确认导管在气管内，安置牙垫，拔出喉镜。用长胶布或固定带妥善固定导管和牙垫。

2. 经鼻腔气管插管

（1）检查患者鼻腔，清洁鼻腔，润滑气管插管。

（2）用 1%的丁卡因加麻黄素进行鼻黏膜表面麻醉，自一侧鼻腔插入气管插管至咽后壁。

（3）置入喉镜：操作者手持喉镜，从患者右口角斜形置入。镜片抵咽喉部后转至正中位，将舌体推向左侧，此时可见到悬雍垂及咽后壁的气管插管，顺舌背将喉镜片深入至舌根，稍稍上提喉镜，可看到会厌的边缘。使喉镜片前端置于会厌与舌根交界处，上提喉镜即可看到声门。

（4）暴露视野：充分吸引视野处分泌物。

（5）置入导管：操作者手持长钳在喉镜明视下夹持咽后壁的气管插管前端，在吸气末轻柔地将气管导管插入气管，成人过声门 4～6cm，小儿 2～3cm。置管深度自鼻孔起计算，男性为 24～26cm，女性为 22～24cm。

（6）确认导管在气管内，拔出喉镜。用长胶布或固定带妥善固定导管。

（五）注意事项

1. 经口腔气管插管

（1）插管时尽量使喉部充分暴露，以使视野更加清晰。

（2）插管动作应轻柔，上提喉镜时注意应以手腕为支撑点，而不能以上门齿作为支撑点，以避免门齿受损伤或脱落。

（3）导管插入深度适宜，插入过浅易脱出，插入过深易使导管插入右侧支气管，造成仅单侧肺通气，影响通气效果。

（4）应妥善固定导管，定时观察并记录导管置入深度。

2. 经鼻腔气管插管

（1）插管时应尽量使喉部充分暴露，以使视野更加清晰。

（2）插管动作应轻柔，避免损伤鼻黏膜或使导管气囊破裂。

（3）导管插入深度适宜，插入过深易插入右侧支气管，造成仅单侧肺通气，影响通气效果。

六、气管切开

气管切开（tracheostomy）是指切开颈段气管前壁，插入气管导管，建立新的通道进行呼吸的一种技术。

（一）适应证

1. 喉梗阻患者。

2. 下呼吸道分泌物潴留患者。

3. 需要较长时间行机械通气的患者。

4. 预防性气管切开患者。

5. 其他，不能经口或鼻腔插管的气管内麻醉手术者及呼吸道异物不能由喉取出者等。

（二）禁忌证

1. 严重出血性疾病患者。

2. 气管切开部位以下占位性病变引起的呼吸道梗阻患者。

（三）操作准备

1. 物品准备　气管切开包、不同型号气管导管、吸引器、吸痰管、吸氧装置、局麻药、抢救药品等。

2. 患者准备　取仰卧位，肩部垫高，头后仰并固定于正中位，使下颌、喉结、胸骨切迹在同一直线上，使手术时充分暴露气管。

（四）操作步骤

1. 下颌骨下缘至上胸部皮肤常规消毒　操作者戴无菌手套，铺无菌治疗巾，检查气管切开包内器械及气管导管气囊是否漏气。

2. 局部麻醉　以 1%～2%利多卡因液作切口处局部浸润麻醉。

3. 暴露气管　操作者用左手拇指和示指固定喉部，自甲状软骨下缘至胸骨上窝处，沿颈前正中线切开皮肤和皮下组织（切口长度为 4～5cm），用止血钳自白线处分离两侧胸骨舌骨肌及胸骨甲状肌，并用拉钩将分离的肌肉牵向两侧，暴露气管前壁。在分离过程中切口两侧拉钩的力量应均匀，并经常用手指触摸环状软骨和气管环，以便手术始终沿气管前中线进行。

4. 气管切口 用刀尖挑开第 2、3 或 3、4 气管环，撑开气管切口，吸出气管内分泌物及血液。

5. 置入气管导管 插入大小合适、带有管芯的气管导管外管，立即取出管芯，置入内管。

6. 固定导管 用手固定气管导管，避免因患者用力咳嗽使导管脱出。气管导管插入后将系带固定于颈部，松紧以放入一指为宜。为防脱出可在切口上端缝合 1～2 针加以固定。

7. 用一块剪口纱布垫入伤口和套管之间，再用一块单层的无菌湿纱布盖在气管导管口外。

（五）注意事项

1. 皮肤切口与气管切口均要沿正中线进行，不得高于第 2 气管环或低于第 5 气管环。

2. 气管导管应牢靠固定，过松套管易脱出，过紧影响血液循环。

3. 保持气管导管通畅，观察切口出血情况，随时清除导管内、气管内及口腔内分泌物。

4. 湿化室内空气，防止分泌物干结而堵管。加强气道湿化，稀释痰液，利于咳痰。

5. 防止伤口感染，每日至少消毒伤口并更换局部敷料一次。

（修英菊）

第二节 球囊-面罩通气

球囊-面罩通气是一种常见的简单方便的人工通气方式，具有结构简单、操作迅速方便、易于携带等优点，尤其是病情危急患者，来不及气管插管时可利用此装置直接给氧，使患者得到充分氧气供应，改善组织缺氧状态。

一、原　理

球囊，又称复苏气囊，或称简易呼吸器，主要由弹性呼吸囊、呼吸器、呼吸活瓣、储气袋、面罩或气管插管接口和氧气接口等组成。

1. 当挤压球体时产生正压，将进气阀关闭，内部气体强制性推动鸭嘴阀打开，并堵住出气阀，球体内气体即由鸭嘴阀中心切口送向患者。如连接供氧装置则氧气随球体复原吸气动作暂存于球体内，在挤压球体时直接进入患者体内。

2. 将被挤压的球体松开，鸭嘴阀即刻向上推，并处于闭合状态，以使患者吐出的气体由出气口排出。与此同时，进气阀受到球体松开所产生的负压，将进气阀打开，储气袋内氧气送入球体，直到球体完全回复挤压前的原状。

二、适 应 证

1. 心搏骤停患者的院前急救 院前急救时使用球囊-面罩通气进行心肺复苏与口对口呼吸相比，供氧浓度高，通气效果更好。

2. 需临时使用人工呼吸机替代的患者 急诊需机械通气患者来不及连接或安装呼吸机时可先用球囊-面罩通气。应用呼吸机治疗前为使呼吸机与自主呼吸较好地同步或协调，常采用球囊-面罩进行过渡通气，纠正因缺氧引起的自主呼吸过频、呼吸机与自主呼吸不同步或不协调。此外，危重患者需要做某些特殊检查，又无法脱离呼吸机，或当呼吸机临时出现故障不能正常工作时，可应用球囊-面罩临时替代呼吸机。

三、操 作 步 骤

1. 将患者仰卧，尽量将下颚托起，使气管与口腔成一直线，保持气道通畅。

2. 清除口腔与气道可见污物。

3. 必要时放入口咽通气导管，将患者的嘴打开，防止咬伤。

4. 急救者位于患者头部，将患者头后仰并托住下颚，使其面部朝上，面向急救者，将面罩盖住患者口鼻，用一手拇指与示指呈“C”形按压面罩，中指与无名指放在下颌下缘，小指放于下颌角后，呈“E”形，使面罩紧贴面部并固定，另一手挤压呼吸球囊将气体送入呼吸道。成人频率为10～12 次/分，小儿频率为 14～20 次/分。

四、注 意 事 项

1. 选择型号合适的面罩。

2. 应用氧气储气袋时，为使氧气储气袋充满氧气，应调节氧流量为 8～10L/min。

3. 随时观察应用效果。

（1）注视患者胸廓上升与下降（是否随着压缩球体而起伏）。

（2）经由面罩透明部分观察单向阀是否功能正常及患者嘴唇与面部颜色的变化。

（3）患者呼气时观察面罩内是否呈雾气状。若呈现雾气状代表经过按压球囊使气体进入肺内，并通过呼气带出肺内气体及其他物质。

4. 其中氧气储气阀及氧气储气袋必须与外接氧气装置组合使用，若未接氧气时，应将这两部组件取下。

5. 复苏气囊的清洁与消毒。

（1）如果操作中单向阀受到呕吐物、血液等污染时首先用力挤压球体数次，将污物清除，再将单向阀卸下用水清洗。

（2）操作完成后将简易呼吸器各配件依顺序拆开，置入 1/500 含氯消毒剂中浸泡 30 分钟（储氧袋禁用消毒剂浸泡以避免损坏）。取出后使用清水冲洗所有配件。

（3）特殊感染患者可使用环氧乙烷消毒。

（4）消毒后的部件应完全干燥后检查是否有损坏，将部件依顺序组装，做好测试工作，保证功能完好备用。

（修英菊）

第三节　人工电除颤术

应用人工除颤器使严重心律失常患者恢复窦性心律的方法称为心脏电复律（cardioversion）。按发放的电脉冲是否与心电图 R 波同步，可分为同步电复律和非同步电复律，后者又称电除颤（defibrillation）。

一、原　　理

电除颤器时用较强的脉冲电流在极短的时间内经胸壁或直接经过心脏，全部或大部分心肌细胞在瞬间同时去极化，使自律性最高的窦房结重新主导心脏搏动，从而达到恢复窦性心律。

二、适应证与禁忌证

（一）适应证

心室纤颤、心室扑动及血流动力学不稳定的室性心动过速患者。

（二）禁忌证

病态窦房结综合征患者由于除颤后也不易恢复窦性心律，故不宜除颤。

三、操作准备

1. 操作者准备 评估患者心律情况，判断是否具备除颤的适应证与禁忌证，同时检查前胸部皮肤有无破损，评估患者是否装有起搏器或植入式心律转复除颤器等。如患者心搏骤停，应给予持续的胸外心脏按压。

2. 用物准备 包括人工除颤器、导电糊（或一次性除颤电极）、抢救器械和药品，如氧气、负压吸引器、气管插管用物、心电和血压监测设备等。

3. 患者准备 取仰卧位，左上肢外展，并置于硬板床上。暴露前胸部，去除金属物，心电监测患者应移开胸部电极片，必要时去除电击区域毛发。

四、操作步骤

1. 打开除颤器，选择非同步除颤方式。

2. 选择能量。除颤器一般分为单相波除颤器和双相波除颤器。成人单相波除颤能量首选 360J，双相波除颤能量首选 200J。儿童首次 2J/kg 体重，后续电击的能量为 4J/kg 体重，或考虑更高能量，但上限不超过 10J/kg 体重或成人的最大能量。

3. 使用非一次性电极时应在电极板上倒“U”形或“Z”形涂导电糊，用纱布涂匀。

4. 按下充电按钮，当能量达到预置值时可听到除颤器充电完毕的提示声音。

5. 放置电极板。人工手动除颤的电极板放置一般选择前-侧位，即将“心底”的电极板放置在胸骨右缘第 2、3 肋间；将“心尖”的电极板放置在左腋前线第 5 肋间。对于右胸安有起搏器的患者，应避免将电极板直接放在起搏器上，可采用前-后位，即“心底”的电极板放置在左/右背部肩胛下区；“心尖”的电极板放置在心前区标准位置。所有位置均以电极板中线对齐为准。

6. 将电极板紧贴胸壁，再次确认为需除颤心律，提醒“所有人闪开”，确认所有人员离开病床，双手同时按下“放电”按钮进行放电。

7. 立即进行 5 个周期的 CPR。

8. 评估心脏节律，判断除颤是否有效，遵医嘱决定是否需要再次除颤。

9. 操作后处理

（1）观察患者神志及心律、血压情况。

（2）擦除胸前导电糊，观察皮肤有无灼伤，恢复患者体位。

（3）6 小时内补齐抢救记录，观察患者生命体征变化。

（4）关闭除颤器，清洁电极板，充电备用。

五、注意事项

（一）操作前

1. 针对心搏骤停患者，现场有 2 位或 2 位以上施救者时，应该一位施救者进行 CPR，另一位施救者启动急救反应系统和准备除颤器。一旦除颤器准备就绪应立即进行电除颤。

2. 除颤前应确认患者除颤部位无潮湿、皮肤无破损。

（二）操作中

1. 禁止使用两电极板相互摩擦的方法涂匀导电糊。

2. 充电后手持两电极板不应相互接触，不能面向操作者本人，避免误放电损坏仪器或伤害操作者自身。

3. 对于安装植入式起搏器的患者，应避免将电极板直接放在上述装置上，电极板放置在距离上述装置至少 10cm 以外的位置。

4. 要求电极板紧贴胸壁，并且两电极板之间距离大于 10cm。

5. 放电前必须确保所有人员远离患者与病床。

（三）操作后

1. 电除颤后立即进行 CPR，以减少胸外按压的中断时间。

2. 儿童电除颤时使用儿童专用电极板。

3. 非一次性电极板使用后应充分清洁，并定期对除颤器进行充电和检查性能，以备随时使用。

4. 操作后应完善护理记录。

（修英菊）

第四节　动静脉穿刺置管术

案例 15-3

患者，男，54 岁。因车祸导致肝、脾破裂，休克、昏迷急诊入院，拟在全麻下行剖腹探查术，术中为持续监测患者动脉血压须行动脉穿刺置管术。

问题：

1. 如何为患者进行动脉血压监测？
2. 护士可选择的动脉穿刺点有哪些？如何进行定位？
3. 术中为了解患者呼吸功能状况，需监测血气分析，护士应如何进行操作？

一、动脉穿刺置管术

（一）适应证

1. 麻醉或手术期及危重患者持续监测动脉压。

2. 施行特殊检查或治疗，如反复的血气分析测定、选择性血管造影和治疗、心导管置入、血液透析、经动脉注射抗癌药物、行区域性化疗等。

（二）禁忌证

1. 既往有该部位的手术史，如静脉切开、股动脉手术等。

2. 局部皮肤感染或皮肤损伤（如烧伤）。

3. 有出血倾向或抗凝治疗期间，机体高凝状态。

4. 侧支循环差、严重的动脉粥样硬化、严重的肢体损伤、雷诺综合征、血栓闭塞性脉管炎等。

（三）体位和穿刺点

1. 桡动脉穿刺　以左手桡动脉为首选。患者取舒适体位，前臂外展，掌心向上，腕下放置垫枕。穿刺部位在掌横纹上 1～2cm 动脉搏动明显处（或桡骨茎突 1cm 处）。

2. 肱动脉穿刺　取坐位或平卧位，上肢伸直稍外展，掌心向上，手腕背屈，穿刺点位于肘横纹上方的动脉搏动处。

3. 股动脉穿刺　患者仰卧，下肢伸直略外展，穿刺点位于腹股沟韧带中点下方 1～2cm 股动脉搏动最强处。

案例 15-3 分析

1. 通过动脉穿刺置管操作，为患者进行持续动脉血压监测。具体程序详见操作步骤。

2. 护士可选择的动脉穿刺点 ①桡动脉：掌横纹上 1～2cm 动脉搏动明显处。②肱动脉：肘横纹上方的动脉搏动处。③股动脉：腹股沟韧带中点下方 1～2cm 股动脉搏动最强处。

3. 术中需监测血气分析 护士可通过动脉置管三通开关处进行动脉血的采集。具体方法：①选用专用动脉采血针管或经肝素化处理的无菌注射器，仔细核对医嘱和患者后，需排尽空气，进行动脉血采集。②采血后将针筒直立，排尽气泡，橡皮塞封针尖，揉搓针筒混合肝素和血液，贴标签，注明患者体温、血红蛋白浓度、吸氧浓度等，尽量低温运输送检。

（四）术前准备

1. 物品准备 2ml 注射器、肝素冲洗液（1～2U/ml）、无菌手套、消毒物品、小垫枕、2%利多卡因、0.1%肾上腺素、留置针、一次性动脉穿刺包、透明敷贴等，根据需要准备三通开关、压力换能器及监测仪等。同时检查各物品的消毒状态及有效日期。

2. 患者准备

（1）自我介绍，核对患者信息，解释操作目的、过程、可能存在的风险及操作过程应注意的问题（保持穿刺肢体不动），取得患者合作并签署知情同意书。

（2）根据需要进行皮肤准备。

（3）如选择桡动脉穿刺（通常选用左手），应先进行 Allen 试验。

知识链接

Allen 试验

Allen 试验用于评估尺动脉掌浅弓的侧支血供情况。操作方法：术者用双手同时按压桡动脉和尺动脉，嘱患者反复用力握拳和张开手指 5～7 次直至手掌变白，松开对尺动脉的压迫，继续保持压迫桡动脉，观察手掌转为红色的时间，若超过 7 秒，提示手掌侧支循环不良，应避免选用该侧桡动脉进行穿刺。

3. 手术人员准备

（1）修剪指甲，洗手，戴帽子、口罩。

（2）了解动脉穿刺的并发症及预防与处理措施。

（五）操作步骤

1. 选择穿刺部位，安置舒适体位，触摸动脉搏动最明显处，皮肤消毒，直径为 5～10cm。

2. 打开穿刺包，戴无菌手套，铺洞巾，穿刺点局部浸润麻醉。

3. 穿刺方法

（1）直接穿刺法：两指间隔 0.5～1cm 固定预穿刺的动脉，套管针与皮肤成一定角度进针，当发现针芯有回血时，减小角度再进针少许，刺入动脉，固定针芯并向前推送套管，最后撤出针芯，此时套管尾端向外喷血，穿刺成功。

（2）穿透法：进针方法同上，当见有回血时再向前推进 0.5cm，后撤针芯，将套管缓慢后退，当出现射血时停止退针，并立即将套管向前推进，送入时无阻力并喷血说明穿刺成功。

（3）导丝导入法：采用动脉穿刺针，穿刺方法同上，见动脉血喷出，立即置入导引导丝，退出穿刺针，扩张管扩皮后，经导丝引导置入动脉导管，缓慢拔出导丝。

4. 穿刺成功后，立即连接肝素冲洗液，根据需要进行采血、监测或治疗，并用缝针妥善固定后透明敷贴覆盖（套管针不需缝针固定），标注穿刺名称、穿刺时间和操作者姓名。

5. 整理用物，洗手，书写操作记录。

（六）注意事项

1. 严格无菌操作，以防感染。

2. 穿刺时动作轻柔，穿刺不成功时，应触摸并确定穿刺部位后方可再次穿刺。切勿粗暴地反复穿刺，以防损伤血管。

3. 穿刺过程中出现动脉痉挛时，可造成穿刺及回血困难，且有形成血栓的风险，应稍待片刻或热敷后再行穿刺。

4. 拔针后穿刺点压迫 5～10 分钟，嘱患者不要揉搓穿刺部位。

5. 防治并发症　①血栓形成：这是动脉穿刺置管术最主要的并发症，操作前应用肝素液或生理盐水做好导管、导丝等用品的冲洗，操作中发现凝血块要及时抽出，穿刺成功后做好持续冲管的护理。②局部血肿和出血：避免局部反复穿刺，穿刺后局部按压 3～5 分钟，并做好导管的固定、防止意外脱管。③感染：操作和处置过程中严格执行无菌技术操作，发现局部有炎症应及时拔管，并做好导管相关性感染症状的观察。

二、静脉穿刺置管术

（一）外周静脉穿刺置管术

外周静脉置管（peripheral venous catheters，PVC）是指导管尖端置于外周静脉内的静脉置管。外周静脉导管包括一次性静脉输液钢针和外周静脉留置针。目前国外大多数国家已经取消了一次性静脉输液钢针的使用，我国 2014 年颁布的《静脉治疗护理技术操作规范》规定一次性静脉输液钢针宜用于短期或单次给药，故此处我们重点介绍静脉留置针外周静脉穿刺置管术。

案例 15-4

患儿，女，2 岁。因支气管肺炎入院治疗，现需遵医嘱为患儿进行抗炎、平喘静脉输液治疗。

问题：

1. 为患儿行静脉输液治疗的最佳方法是什么？
2. 若需进行静脉留置针穿刺置管，消毒范围是多少？
3. 行静脉留置针穿刺置管后，留置时间是多少？
4. 不能通过静脉留置针进行输注的液体有哪些？

1. 适应证

（1）宜用于短期静脉输液治疗。

（2）保护患者静脉，减少反复穿刺痛苦。

（3）保持通畅的静脉通路，便于急救和给药。

2. 禁忌证

（1）穿刺部位皮肤有感染、瘢痕、外伤。

（2）有血栓史和血管手术史的静脉不应进行穿刺。

（3）输注腐蚀性药物、肠外营养液、pH＜5 或＞9 的液体或药物，以及渗透压＞600mOsm/L 的液体。

（4）不宜用于常规采血。

3. 体位及穿刺部位　可根据患者的年龄、神志、病情状况、静脉情况、手术部位等为患者安置舒适体位，并选择合适的穿刺部位。常用的穿刺部位有周围浅静脉和头皮静脉（常用于小儿）。

4. 术前准备

（1）物品准备：输液器、静脉留置针 2 个（备用 1 个）、带保护帽的正压接头、无菌贴膜、0.9% 氯化钠溶液 250ml、棉签、消毒用品、弯盘、止血带、输液执行单、治疗巾、剪刀、胶布、速干手消毒剂、锐器盒、输液签字卡等。检查用物的有效期和完好性。

（2）患者准备

1）自我介绍，核对医嘱和患者信息，解释操作目的、方法及注意事项，取得患者及家属配合。

2）评估患者的年龄、性别、病情、意识状态、心理状态、自理能力、合作程度及有无药物过敏史。

3）评估皮肤情况、静脉能见度、静脉壁的弹性、静脉直径和长短、有无静脉瓣及穿刺的难易程度。

（3）操作者准备：修剪指甲，洗手，戴帽子、口罩。

5. 操作步骤

（1）核对医嘱和患者信息，协助取舒适体位，解释说明穿刺目的及注意事项。

（2）选择穿刺静脉，进行皮肤消毒，直径≥8cm。

（3）穿刺点上方扎止血带，再次消毒皮肤，绷紧皮肤穿刺进针，见回血后可再进入少许。

（4）固定针芯，送外套管入静脉，退出针芯，松止血带。

（5）选择透明或纱布类无菌敷料固定穿刺针，敷料外应注明日期、操作者签名。

（6）整理用物，协助患者取舒适体位，整理床单位。

（7）洗手、记录。

案例 15-4 分析

1. 患儿行静脉输液治疗的最佳方法是进行静脉留置针穿刺置管。

2. 进行静脉留置针穿刺置管，消毒范围≥8cm。

3. 行静脉留置针穿刺置管后，留置时间是 72～96 小时。

4. 不能通过静脉留置针进行输注的液体有腐蚀性药物、肠外营养液、pH＜5 或＞9 的液体或药物，以及渗透压＞600mOsm/L 的液体。

6. 注意事项

（1）宜选择上肢静脉作为穿刺部位，避开静脉瓣、关节部位及有瘢痕、炎症、硬结等处的静脉。

（2）成年人不宜选择下肢静脉进行穿刺。

（3）小儿不宜首选头皮静脉。

（4）患者穿刺部位出现肿胀、疼痛等异常不适时，应及时告知医务人员。

（5）输注药物前应通过输入生理盐水确定导管在静脉内。

（6）静脉留置针宜 72～96 小时更换一次。

知识链接

输 液 泵

输液泵是电子输液调速控制装置，通过作用于输液导管，将药液精确、微量、均匀、持续地输入人体内，达到精确控制输液速度的目的。适用于危重症患者、婴幼儿、心肺疾病患者的治疗和抢救。输液泵在遇到阻力、输液管中无药液滴注、断电等情况下会自动报警，一旦发生输液故障，电磁开关可将输液管道紧闭，以保证安全。

（二）中心静脉穿刺置管术（central venous catheter，CVC）

案例 15-5

患者，女，34 岁。停经 2 月余，因下腹部突发剧痛 1 小时，伴休克急诊入院。查体：腹部拒按，压痛、反跳痛明显，轻度肌紧张，宫颈举痛，子宫增大如妊娠 60 天。辅助检查：尿 hCG（+），腹部超声示异位妊娠伴盆腔大量积液。拟在腰硬联合麻醉下行异位妊娠剖腹探查术。

问题：

1. 为快速输血、补液，纠正患者休克，请遵医嘱为患者进行中心静脉穿刺置管，操作前护士应排除哪些禁忌证?

2. 护士若选择颈内静脉作为穿刺点，应如何定位?

3. 此导管可留置多长时间? 护士在执行拔管操作时应注意什么?

1. 适应证

（1）严重创伤、休克及急性循环功能衰竭等危重患者。

（2）需进行大手术，估计可能发生大量液体丧失或失血者。

（3）大量快速输血、补液的患者，监测中心静脉的压力，指导临床液体的输入。

（4）长期补液或需输注高渗性、刺激性药液者，如全胃肠外营养治疗、化疗药物等。

（5）特殊的检查和治疗，如心导管检查、血液透析治疗、安装心脏起搏器等。

2. 禁忌证

（1）穿刺静脉局部感染或血栓形成。

（2）凝血功能障碍。

（3）胸廓畸形或严重的肺部疾病如肺气肿，禁忌锁骨下静脉穿刺。

3. 体位及穿刺部位

（1）颈内静脉：患者去枕仰卧，头低15°～20°，肩背部略垫高，头偏向穿刺的对侧，使颈部伸展。

（2）锁骨下静脉：患者平卧，肩下垫薄枕，头偏向穿刺的对侧，上肢尽量伸向同侧膝盖并略外展。

（3）股静脉：患者取仰卧位，大腿伸直并略外旋和外展。

4. 术前准备

（1）物品准备：中心静脉穿刺包、无菌手套、消毒用品、5ml 注射器、2%利多卡因、透明敷贴、生理盐水、肝素盐水、三通开关、静脉输液装置等。确认备品的有效使用期限和完好性。

（2）患者准备

1）自我介绍，核对医嘱和患者信息，解释操作目的、方法及注意事项，取得患者及家属配合。

2）评估患者病情、年龄、心肺功能、局部皮肤组织及血管情况。了解患者的心理及生理需求。

3）签署知情同意书。

4）根据需要准备皮肤。

（3）操作人员准备：修剪指甲，洗手，戴帽子、口罩。

5. 操作步骤

（1）打开穿刺包，戴无菌手套，局部皮肤消毒，铺孔巾。

（2）穿刺置管

1）颈内静脉穿刺置管术（internal carotid vein intubation）

A. 穿刺针穿刺：以同侧胸锁乳突肌胸骨头、锁骨头及锁骨为底边构成的三角的顶角为穿刺点，用手指触扪颈总动脉，将其推向内侧局麻下穿刺针头接注射器与皮肤成 30°～45°，保持负压回抽状态，沿胸锁乳突肌锁骨头内缘朝同侧乳头方向或锁骨中、内 1/3 交界处穿刺，抽得静脉血即表示刺中颈内静脉。

B. 置入导引导丝：固定穿刺针的位置，嘱患者屏气（防止空气进入），迅速放入导引钢丝约30cm，固定导丝、拔出针头及注射器，用无菌纱布压迫穿刺点。

C. 引入导管：尖刀片扩皮后，用扩张器扩张皮下，在导丝的导引下送入静脉导管，待其到达颈内静脉后，边退导丝边推进导管，成人置管深度为 12～15cm，拔出导引导丝。

D. 验证导管位于静脉内：回抽导管内血液通畅，使用生理盐水冲管，盖好肝素帽或连接输液装置。

E. 固定导管：皮肤缝合一针打结固定导管，局部消毒，透明贴膜固定，并注明置管名称、时间和操作者姓名。

F. 操作完毕后，摄 X 线片确定导管位置及走向，及时发现逆行置管及有无血、气胸等情况。

2）锁骨下静脉穿刺置管术（subclavian vein intubation）：以锁骨中、外 1/3 交点下约 1cm 为穿刺点，局麻下穿刺针与胸壁成 20°～30°角，经锁骨与第 1 肋之间，朝向同侧胸锁关节外侧，边进针边回抽注射器，穿刺成功后其他步骤与颈内静脉穿刺置管术相同。

3）股静脉穿刺置管术（femoral vein intubation）：腹股沟韧带中、内 1/3 交界，股动脉搏动内侧 0.5cm 处为穿刺点，局麻后右手持穿刺针，针尖朝脐侧，斜面向上，针体与皮肤成 30°～45°角（肥胖患者角度宜偏大），沿股静脉走行进针，进针深度为 2～5cm，持续负压回吸，见到回血后再做微调，同时下压针柄 10°～20°，以确保导丝顺利进入，置管深度约 40cm。

（3）整理用物，嘱患者保持局部清洁干燥，不可自行拔管，如有不适及时与医务人员联系。

（4）用物无害化处理，洗手，书写操作记录。

知识链接

植入式静脉输液港

植入式静脉输液港（implantable venous access port，IVAP）又称植入式中央静脉导管系统（central venous port access system，CVPAS），简称输液港，是一种可以完全植入体内的闭合静脉输液系统，需要用手术的方法将输液港埋植于前胸或腹壁皮下，它包括尖端位于上腔静脉的导管系统和埋植于皮下的注射座，可为患者提供长期的静脉血管通道。输液时，将无损伤针经皮刺入注射座，直接将药物输注至上腔静脉。其可用于长期高浓度输注化疗药物、肠外营养液、血制品及血标本的采集等所有的静脉操作和治疗。输液港操作步骤少，维护简单，增加了患者活动的自由度，提高了患者的生活质量。

6. 注意事项

（1）严格无菌技术操作。

（2）应掌握多种穿刺技术，不可在同一部位反复多次穿刺，以免造成局部的严重创伤和血肿。

（3）颈内静脉穿刺进针深度一般为 3.5～4.5cm，以不超过锁骨为度；锁骨下静脉穿刺不当，会发生血胸、气胸、血栓、血肿等并发症，故操作者应熟悉静脉周围解剖及相关并发症的急救处理技术。

（4）穿刺抽出鲜红色动脉血或疑动脉损伤时，应立即退出穿刺针，局部至少压迫 5 分钟，近期同侧不宜再穿刺。

（5）操作过程或导管接头脱落易造成空气栓塞和肺梗死，应注意预防。

（6）穿刺成功后应立即缓慢推注生理盐水，以防血液凝固堵塞血管。

（7）置管一般不宜超过 1 周，发现局部炎症或全身感染征象时，应立即拔出导管，并留置导管顶端做细菌培养。拔管时，用注射器进行抽吸，以防尖端有附着的血栓脱落形成栓塞。

（8）严禁用于高压注射泵注射造影剂（耐高压导管除外）。

案例 15-5 分析

1. 操作前护士应排除患者穿刺静脉局部感染或血栓形成、患者凝血功能障碍；如患者有胸廓畸形或严重的肺部疾病如肺气肿，应禁忌锁骨下静脉穿刺。

2. 护士若选择颈内静脉穿刺时，应以同侧胸锁乳突肌胸骨头、锁骨头及锁骨为底边构成的三角的顶角为穿刺点。

3. 此导管可留置 1 周。护士在执行拔管操作时，应用注射器进行抽吸，以防尖端有附着的血栓脱落形成栓塞。

（三）外周中心静脉置管术

外周中心静脉置管术（peripherally inserted central catheters，PICC）是通过外周静脉穿刺，将导管置入上、下腔静脉内的一种穿刺置管方法。该方法可以有效避免药物对血管壁的损伤，又不限制患者头部活动，留置时间长、创伤小、护理方法简单。

案例 15-6

患者，女，54 岁。因乳腺癌术后化疗需要，须行 PICC。

问题：

1. 护士首选的穿刺部位为哪条静脉？如何为患者安置体位？
2. 护士应如何测量预置导管的长度？
3. 护士应如何为患者进行封管操作？

1. 适应证

（1）为患者提供中、长期的静脉输液治疗。

（2）反复输入刺激性或腐蚀性药物，如化疗药物等。

（3）长期输入高渗透性或黏稠度较高的药物，如高糖、脂肪乳、氨基酸等。

（4）外周血管条件差或缺乏外周静脉通路。

（5）长期需要间歇治疗的患者。

（6）危重症患者或低体重早产儿。

2. 禁忌证

（1）绝对禁忌证

1）上腔静脉压迫综合征（上腔静脉完全梗阻）患者。

2）确诊或疑似导管相关血流感染、菌血症或脓毒血症者。

3）感染性心内膜炎患者。

4）已知或怀疑患者对导管所含成分过敏者。

（2）相对禁忌证

1）凝血机制障碍，免疫抑制者慎用。

2）上腔静脉压迫综合征（上腔静脉部分压迫），乳腺癌根治术后患侧手臂。

3）既住在预定插管部位有放射治疗史、外伤史，血管外科手术史。

4）既往在预定插管部位有静脉炎和静脉血栓形成史。

5）局部组织因素，影响导管稳定性或通畅者。

3. 体位及穿刺部位　去枕平卧，穿刺上肢外展 90°，有严重呼吸困难患者可取半卧位，嘱患者将头部偏向静脉穿刺侧，以防伤及颈外静脉。首选的穿刺部位分别为贵要静脉、正中静脉、头静脉、股静脉。

4. 术前准备

（1）物品准备：PICC 穿刺包、无菌手套、无菌手术衣、消毒用品、透明敷贴、生理盐水、止血带、皮尺等。检查核对物品的完好性及有效使用时间。

（2）患者准备

1）自我介绍，核对医嘱和患者信息，解释操作目的、方法及注意事项，取得患者及家属配合。

2）评估患者病情、局部皮肤组织及血管情况，确认有无禁忌证，了解患者的心理及生理需求。

3）签署知情同意书。

（3）手术人员准备：修剪指甲，洗手，戴帽子、口罩。

5. 操作步骤

（1）安置体位，选择穿刺点，准确测量导管预置长度（上臂外展与躯干成 90°，测量自预穿刺点至右胸锁关节，再下行至第 3 肋间，酌情减 2～5cm 为预定长度），并测上臂围。

（2）皮肤消毒，直径≥20cm，铺巾、建立最大化无菌屏障。

（3）预冲并检查导管、连接器、输液接头、穿刺针等，确认导管完好、通畅。

（4）在穿刺点上方扎止血带，按需要进行穿刺点局部浸润麻醉，实施静脉穿刺，见回血后降低穿刺针角度并进针少许，固定针芯，推进套管鞘，拔出针芯。

（5）送管：一手固定套管鞘，一手缓慢匀速送入导管，PICC 顶端至腋静脉时嘱患者向穿刺侧转头并将下颌贴近肩膀（以防导管误入颈静脉），送管至所需长度，固定好导管，拔出套管鞘，穿刺点压迫止血，缓慢抽出导丝（注意勿带出导管），修剪导管长度，体外保留 5～7cm。

（6）安装连接器。

（7）抽回血，确认导管位于静脉内，冲管后，接肝素帽。

（8）导管固定：先用无菌胶布固定 PICC 导管连接器，穿刺点置无菌纱布，透明无菌敷贴加压粘贴，敷料外应注明置管时间、操作者签名。

（9）整理用物及床单位，协助患者取舒适卧位，嘱患者置管侧上肢避免提重物或做剧烈的运动，如有胸闷、气促、心慌，及时通知医护人员。

（10）记录：穿刺时间，患者姓名、年龄，疾病诊断，导管型号，穿刺位置，置管长度，导管顶端到达位置，上臂臂围，拔管时间。

（11）摄片：导管末端应位于上腔静脉的中上段，即第 4～6 胸椎水平。

（12）测量双侧上臂臂围并与置管前对照。

知识链接

超声引导的 PICC

超声引导下的 PICC 穿刺于 1997 年诞生在华盛顿医学中心。超声显像具有实时、动态的特点，可在穿刺前对血管做初步选择，评估、确定最佳穿刺部位。操作者可以在超声引导下准确地将穿刺针送入血管腔，完成对困难血管或触及不到的血管的穿刺，扩大了 PICC 适用范围，大大提高了一次穿刺置管的成功率，减少了送管困难时对血管内膜的损伤。置管时可以避开肘关节，不影响置管侧手臂的正常活动，减少了皮下出血及静脉炎的发生，提高了患者的生活质量和依从性。置管后通过超声检查，能及时发现导管移位，并及时调整导管位置，避免导管异位的发生。大量医学研究表明，使用微插管鞘穿刺技术和超声引导能极大地提高 PICC 的成功率，已成为专科护士置入 PICC 导管的"金标准"方法。

6. 注意事项

（1）严格遵循无菌技术操作规程。

（2）导管长度测量、置入准确，避免因导管置入过长引起心律失常。

（3）如遇送管困难，表明静脉有阻塞或导管位置有误，不可强行送管。

（4）每周更换无菌透明敷料，并进行正压脉冲式冲管一次，严禁选用 10 ml 以下注射器进行冲管。

（5）PICC 导管不能用于高压注射器泵推注造影剂。

（6）导管露出体外部分应全部固定于透明敷料下。

（7）应避免在置管侧肢体测量血压。

（8）给药前后宜用生理盐水脉冲式冲洗导管，如果遇到阻力或者抽吸无回血，应进一步确定导管的通畅性，不应强行冲洗导管。

（9）输液完毕应用导管容积加延长管容积 2 倍的生理盐水或肝素盐水（肝素浓度 0～10U/ml）正压封管。

（10）PICC 导管留置时间不宜超过 1 年或遵照产品说明书。

（11）PICC 导管型号选择，应在满足治疗需求和输液流速的情况下，尽量选择较细的导管，以减少血栓性静脉炎、静脉血栓形成的风险。

（12）局部若出现渗血、渗液、感染、出血倾向等，应遵医嘱拔出 PICC 导管。

案例 15-6 分析

1. 护士首选的穿刺部位为贵要静脉。为患者取去枕平卧位，穿刺上肢外展 90°，有严重呼吸困难患者可取半卧位，嘱患者将头部偏向静脉穿刺侧，以防伤及颈外静脉。

2. 预置导管长度的测量方法：上臂外展与躯干成 90°，测量自预穿刺点至右胸锁关节，再下行至第 3 肋间，酌情减 2～5cm 为预定长度。

3. 封管操作时，选用 20ml 注射器，抽取导管容积加延长管容积 2 倍的生理盐水或肝素盐水（肝素浓度 0～10U/ml）行脉冲式冲管，力度适中，最后 0.5ml 液体应边推注边推针。

（王秀清）

第五节　外伤止血、包扎、固定、搬运术

案例 15-7

下午 2 时，某小区内一名女子因检修空调外机踩空不慎从 3 楼坠下，被窗台上支出的衣架剐蹭后坠入 2 楼平台。“120”急救车迅速赶到，该女子仰面卧于平台上，神志尚清，呻吟呼救。患者年龄在 40 岁左右，体重约 60kg，右侧小腿处姿势异常，右侧膝关节下 5cm 处肿胀明显且肢体向内偏移。右侧大腿内侧裤子大面积染血，血色鲜红，不断向外流出，患者面色苍白，脉搏细速，手指冰凉，但尚可准确回答问题。救护人员询问其哪里疼痛，患者诉腰背部脊椎有钻心样疼痛感，救护人员迅速为其止血包扎，转移至救护车中并送往医院进行进一步治疗。

问题：

1. 如何判断该患者出血部位并进行有效止血、包扎？
2. 该患者哪些伤情需要固定？
3. 在搬运过程中，有哪些注意事项？

一、止　　血

血液是维持人体生命的重要物质，许多外界因素均可造成血管破裂出血。成人总血量占体重的 7%～8%，即 4000～5000ml。如出血量达到总血量的 20%（800～1000ml）时，就会发生失血性休克，表现为头晕、脉搏细速、血压下降、意识模糊等；如出血量达总血量的 40%（1600～2000ml）时，就会危及生命。因此，一旦遇到外伤引发的出血时，必须立刻采用适当有效的止血措施。

（一）出血部位的判断

外伤出血可分为内出血和外出血，内出血时血液流入体腔或组织间隙，以医院救治为主；外出血时血液自创面流出，是现场急救应用止血术的重点。在确定伤员有外出血后，还需判断出血的部位及血管，以便选取正确有效的止血方法。

1. 动脉出血　血色鲜红，有搏动且大量涌出，呈喷射状，出血速度快。

2. 静脉出血　血色暗红，缓慢流出，出血量呈逐渐增多趋势。

3. 毛细血管出血　血色鲜红，渗出性流出，血液可自行凝固，若创面或伤口较大时，也需及时处理以防失血性休克的发生。

有时受现场的光线等条件的限制，往往难以区分出血性质。急救人员应从皮肤温度、脉搏强弱、呼吸情况及衣物被血液浸湿的情况来判断伤员出血的程度，并迅速止血。

案例 15-7 分析

由该患者“右侧大腿内侧裤子大面积染血，血色鲜红，不断向外流出”可以判断，该患者为右侧大腿股动脉出血。患者出现“面色苍白，脉搏细速，手指冰凉，但尚可准确回答问题”，说明患者出血量在 600～800ml，失血征象明显，但未发生失血性休克。

（二）常用的止血方法

现场止血方法常用的有 5 种，使用时应根据出血部位和现场条件选择最佳方法。可选用一种，也可以将几种止血方法结合起来，以达到安全、快速、有效止血的目的。

1. 指压法 适用于头部和四肢某些部位的大出血。方法为用手指压迫伤口近心端动脉，将动脉压向深部的骨头，阻断血液流通。用手指压迫伤口的近心端动脉，将出血动脉压向深部骨骼表面，阻断血液流通，达到迅速临时止血的目的，适用于头部及四肢的动脉出血。此法是一种不需要任何器械、简便有效的止血方法，但由于止血时间短暂，应及时根据现场情况改用其他止血方法。应用指压法止血时，应正确掌握头部、四肢等处的血管行径和体表标志。

（1）头面部指压动脉止血法：①指压颞浅动脉，一侧头顶或额部出血时，一手的拇指压迫伤侧耳前颧弓根部，另一手固定伤员头部，适用于一侧头顶、额部出血（图 15-1A）。②指压面动脉，一手拇指与示指或中指分别压迫双侧下额角前约 1cm 的凹陷处，适用于颜面部出血，常双侧同时压迫（图 15-1B）。③指压枕动脉，一手的四指压迫耳后与枕骨粗隆之间的凹陷处，另一手固定伤员头部，适用于一侧头后枕骨附近外伤大出血（图 15-1C）。④指压耳后动脉，一手拇指压迫伤侧耳后乳突下凹陷处，另一手固定伤员头部，适用于一侧耳后外伤大出血的伤员（图 15-1D）。

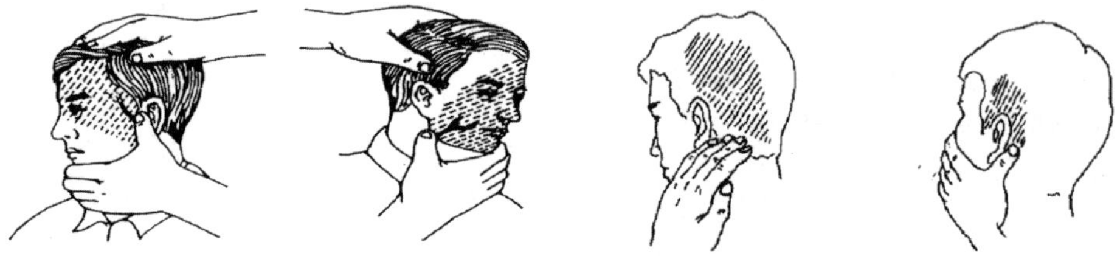

A B C D

图 15-1 头面部指压动脉止血法

A. 指压颞浅动脉；B. 指压面动脉；C. 指压枕动脉；D. 指压耳后动脉

（2）颈肩部指压动脉止血法：①指压颈总动脉，一侧颈动脉出血时，一手拇指或其他四指压迫伤侧气管外两横指处，禁止双侧同时压迫，否则可引起脑缺氧（图 15-2A）。②指压锁骨下动脉，一侧肩、腋部出血时，一手拇指向下压迫伤侧锁骨上窝中部（图 15-2B）。

（3）四肢指压动脉止血法：①指压肱动脉，一侧肘关节以下部位出血时，一手拇指压迫上臂中段内侧的肱动脉，另一手固定伤员手臂（图 15-3A）。②指压桡、尺动脉，一侧手部出血时，两手拇指和示指分别压迫伤侧手腕两侧的桡动脉和尺动脉（图 15-3B）。③指压股动脉，一侧下肢出血时，两手拇指用力压迫伤肢腹股沟中点稍下方的股动脉，阻断股动脉血流（图 15-3C）。④指压腘动脉，一侧小腿出血时，一手拇指于腘窝中部压迫腘动脉。⑤指压胫前、后动脉，一侧足部出血时，两手拇指和示指分别压迫伤侧足背中部搏动的胫前动脉及足跟与内踝之间的胫后动脉（图 15-3D）。

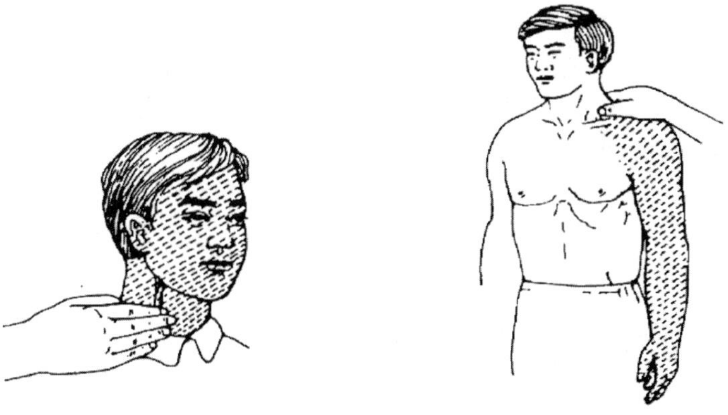

图 15-2　颈肩部指压动脉止血法

A. 指压颈总动脉；B. 指压锁骨下动脉

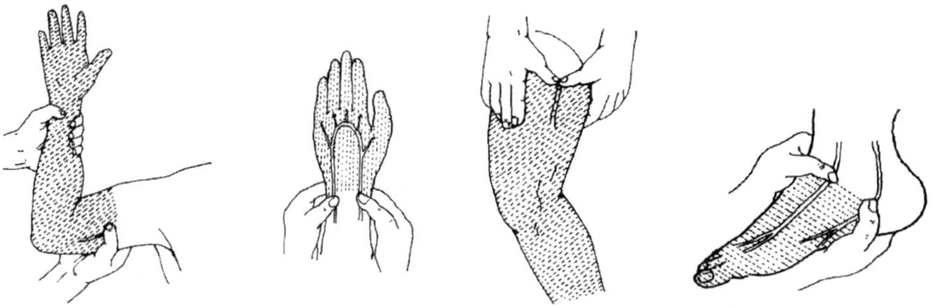

图 15-3　四肢指压动脉止血法

A. 指压肱动脉；B. 指压桡、尺动脉；C. 指压股动脉；D. 指压胫前、后动脉

2. 加压包扎止血法　通过用无菌纱布或清洁敷料覆盖伤口后加压包扎，可同时抬高肢体，达到暂时止血的目的，适用于头颈、躯干及四肢等体表血管出血。包扎时纱布、敷料要垫厚，压力适当，包扎范围要大；对于较深较大的伤口，可先用敷料填充，再用绷带加压包扎。包扎后可通过抬高患肢避免静脉回流受阻而增加出血(图 15-4)。

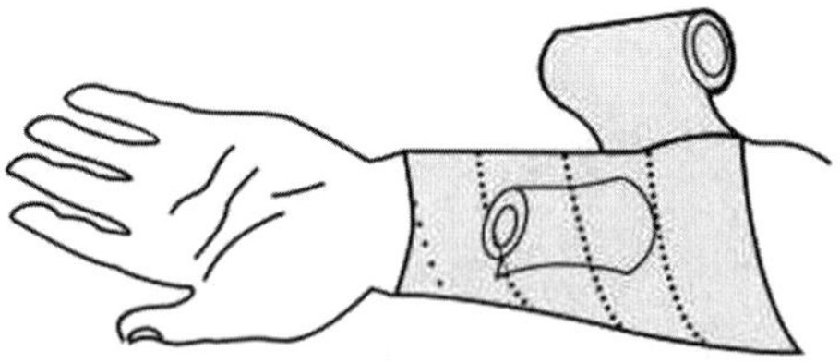

图 15-4　加压包扎止血法

3. 填塞止血法　将无菌纱布填入伤口内压紧，外加敷料，再用绷带包扎固定，达到止血的目的，适用于颈部、臀部、大腿根部或其他部位较深且难以加压包扎的伤口，或实质性脏器广泛渗血等。此方法应用范围较局限，处理不当可引起感染及再出血，一般术后 3～5 日开始逐步取出填塞纱布，并做好处理再次出血的准备。

4. 止血带止血法　当采用加压包扎或者其他方法不能有效止血而情况又危及生命时，可采用此方法，适用于四肢较大动脉的出血，是外伤患者常用的紧急止血方法。此法使用得当可挽救一些大出血伤员的生命，但此措施存在一定危险性，使用不当可带来严重并发症，止血带扎得过松起不到止血效果，而扎得过紧、时间过长可能压迫神经或软组织引起肢体坏死、肾衰竭，甚至死亡。按止血带种类不同，可分为以下三种。

（1）棉布类止血带止血法：在伤口近心端，用绷带、带状条布或叠成带状的三角巾，勒紧并环扎两道止血。第一道作为衬垫，第二道在衬垫基础上适当用力勒紧（图 15-5）。此法常作为外伤时的现场紧急处理。

（2）橡胶止血带止血法：在肢体伤口上方近心端止血带部位，用纱布、毛巾或伤者衣服做衬垫，以左手拇指、示指、中指持止血带一端，另一手扭紧止血带绕肢体两圈，将止血带另一端放入左手示指、中指间拉回固定，打成一个活结。（图 15-6）。橡胶血带具有弹性好、止血效果好、方便携带使用等特点，适用于事故现场。

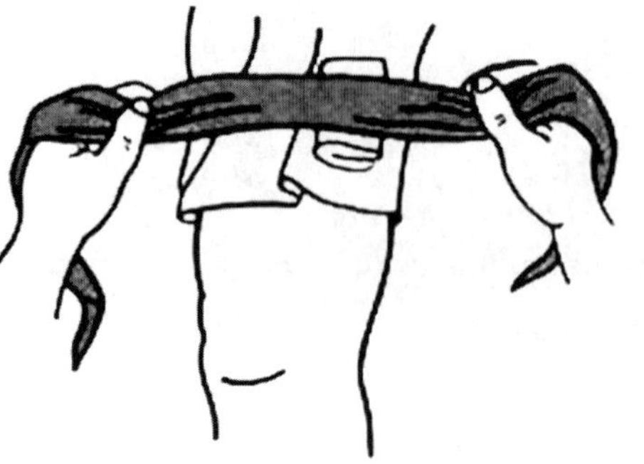

图 15-5　棉布类止血带止血法

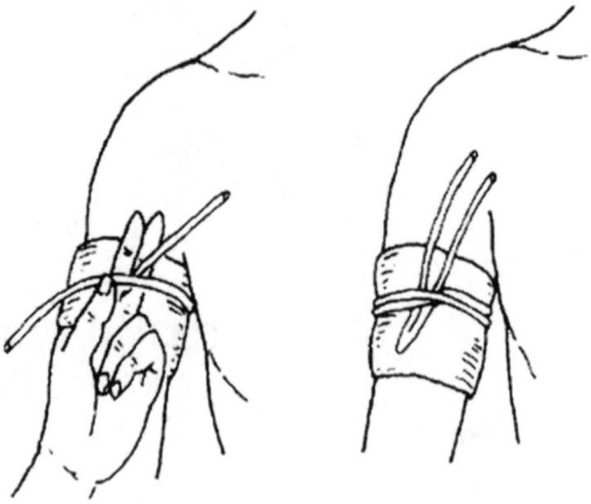

图 15-6　止血带止血法

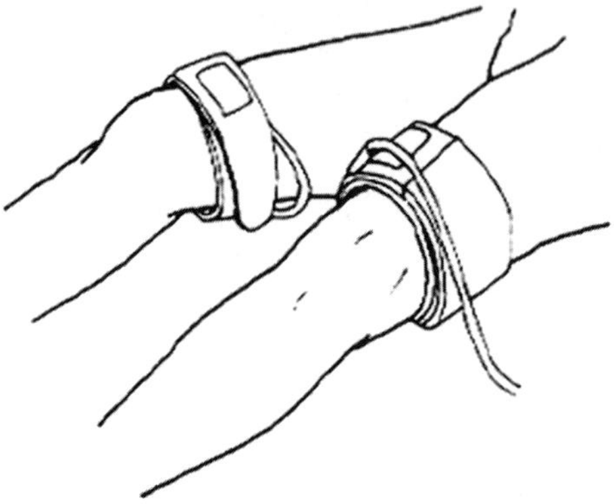

图 15-7　充气止血带止血法

（3）充气止血带止血法：在伤口近心端绑扎气压止血带（类似血压计的袖带）并加一周绷带固定，绑扎稳妥后适当抬高肢体用驱血带由远端至近端加压缠绕，缠绕驱血带后给气压止血袋充气，调定至所需压力后松开驱血带。充气止血带具有压力均匀可调节的特点，但不易携带（图 15-7）。

5. 钳夹止血法　是在情况允许时，用止血钳夹住伤口内出血的大血管断端，连同止血钳一起包扎在伤口内，直接达到止血的目的。注意在钳夹时不可盲目，定位需准确，最好一次成功，以免损伤邻近神经或正常血管。

（三）止血的注意事项

指压法由于直接用手压迫，易造成伤口感染，需在现场情况较为紧急时使用。使用止血带时需手法适当，避免造成组织神经肌肉损伤，在使用时应注意以下几点。

1. 部位准确　止血带应扎在伤口近心端靠近伤口的部位，上肢大出血应扎在上臂上 1/3 处，下肢大出血扎在大腿中上段处，手指出血则扎在指根部。

2. 压力适当　止血带的标准压力，上肢为 250～300mmHg，下肢为 400～500mmHg，不可过大，无压力表时，以刚达到远端动脉搏动消失、阻断动脉出血为宜。

3. 衬垫平整　扎止血带前需在皮肤上平整地垫好衬垫，避免止血带直接扎在皮肤上造成局部损伤。

4. 定时放松　扎止血带时间不宜过久，并要记录开始时间，一般 1～1.5 小时放松一次，使血液流通 5～10 分钟。

5. 标志明显　使用止血带伤员必须做出显著标志，注明止血带开始使用时间，便于护理人员后续处理。

二、包　扎

伤口包扎是创伤急救中的重要环节。包扎可以保护伤口及伤口周围内脏、血管、神经等重要解剖部位，减少感染机会，同时也可以固定敷料和骨折部位，起到压迫止血及减轻疼痛的作用。临床常用三角巾或绷带进行包扎。

（一）三角巾包扎

三角巾具有制作简单、使用方便、容易掌握和包扎面积大等优点，因此，是外伤急救包扎的重要工具。三角巾不仅是较好的包扎材料，还可用于固定、止血等。三角巾两底角打结时应为外科结，比较牢固，解开时可将一侧边和其底角拉直，便可迅速地解开。还可将三角巾叠成带状、燕尾状或连成双燕尾状和蝴蝶状等（图 15-8），用于肩部、胸部、腹股沟部和臀部等处的包扎。

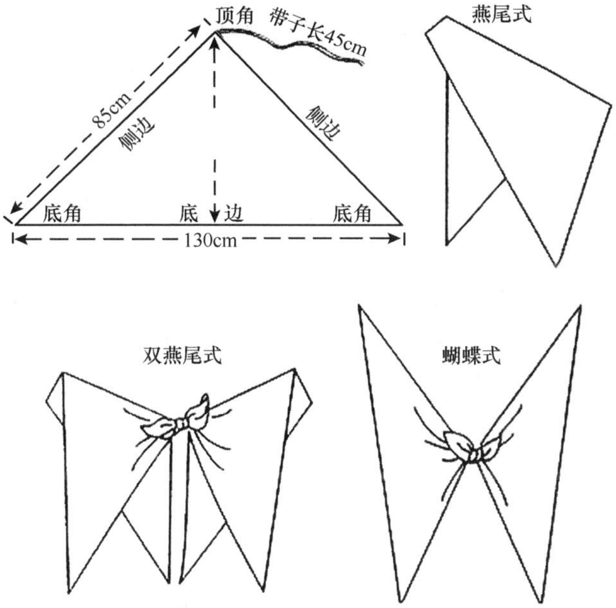

图 15-8　三角巾规格及常用方法

1. 头、面部包扎法

（1）头巾式包扎法：将三角巾底边反折，中点放在伤员眉间上部，顶角经头顶垂向枕后，再将两底边经左右耳上向后拉紧，压住垂下的顶角，在枕部交叉绕耳上到额部拉紧打结。最后将顶角向上反掖在底边内，或用安全针或胶布固定（图 15-9）。

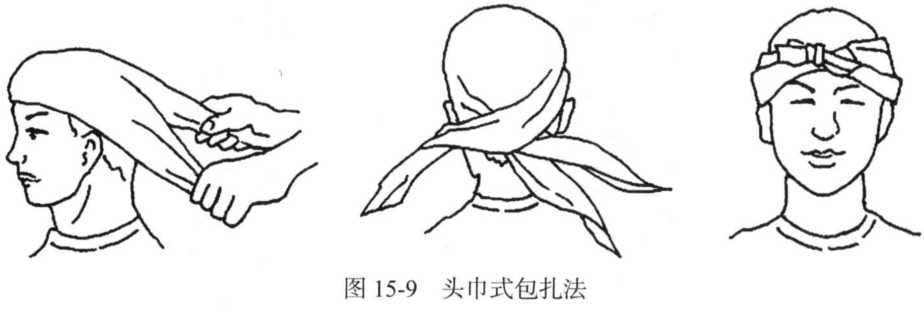

图 15-9　头巾式包扎法

（2）风帽式包扎法：三角巾顶角和底边中点各打一结，顶角结放在额前、底边结放在枕部包住头部，然后将两底边拉紧向外反折数道，绕向前面在下颌部交叉，最后再绕至枕部打结（图 15-10）。

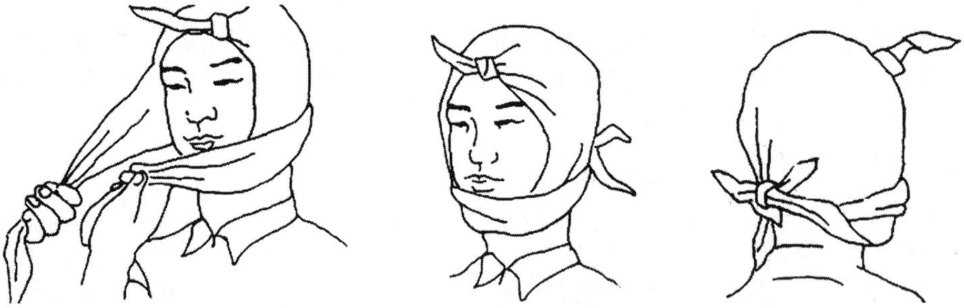

图 15-10　风帽式包扎法

（3）面具式包扎法：将三角巾的顶部打结后套在下颌部，罩住面部及头部拉到枕后，将底边两端交叉拉紧后到额部打结，然后在口、鼻、眼部剪孔、开窗用于广泛的面部损伤或烧伤的伤员（图 15-11）。

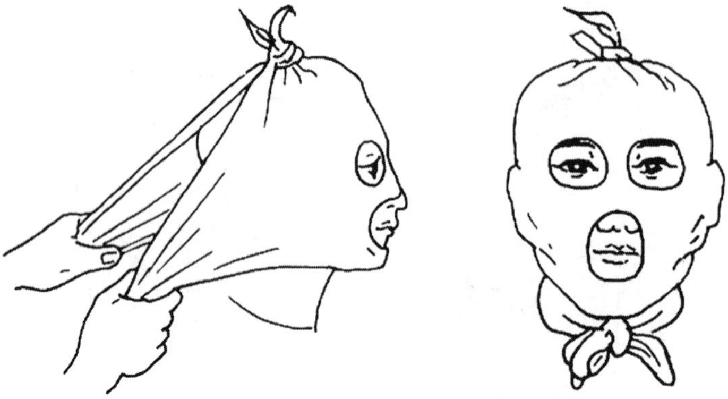

图 15-11　面具式包扎法

（4）额部包扎法：将三角巾折成 3～4 指宽的带状，将带状巾中段放在敷料处，然后环扎头部打结。打结位置以不影响睡眠和不压住伤口为宜。

（5）眼部包扎法：①单眼包扎法，将三角巾折成 4 指宽的带状，斜放在眼部，带状巾下侧较长端经耳后、枕后绕至额前压住上侧较短端，再绕头部一圈至健侧颞部，与上侧较短端打结（图 15-12）。②双眼包扎法，4 指宽的带巾中间部先盖住一侧伤眼，下端同单眼包扎法一样压住上端后，将上端反折斜向下盖住另一伤眼，再绕同侧耳下与另一端在对侧耳上打结。

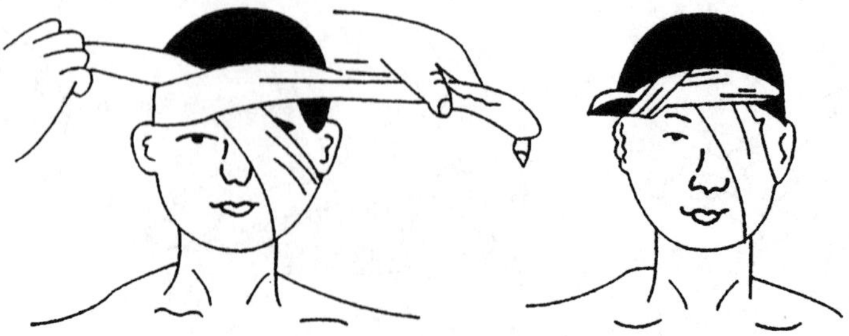

图 15-12　单眼包扎法

（6）下颌部包扎法：三角巾折成 3～4 指宽的带状，留出顶角系带。取带状巾中间部处放在枕部，两端经耳下向前，一端托住下颌，绕至对侧耳前与短端交叉，经耳前向上至头顶，另一端绕下颌在对侧耳后向上至头顶，两端及顶角系带于头顶打结。此法多作为下颌骨骨折的临时固定（图15-13）。

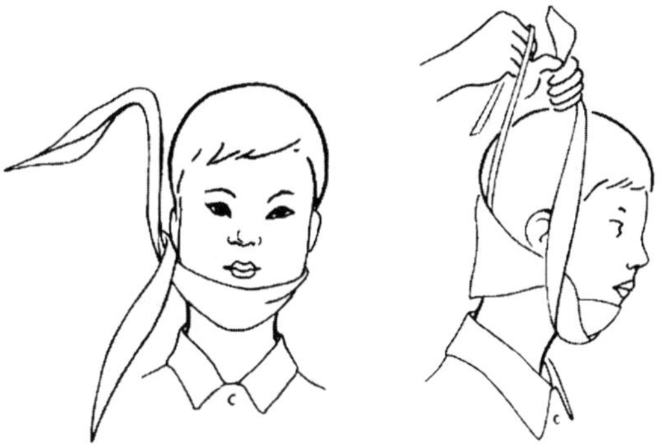

图 15-13　下颌部包扎法

2. 肩、胸（背）部包扎法

（1）燕尾式单肩包扎法：三角巾折成燕尾式，夹角（约 60°）朝上放于伤侧肩上，底边环绕上臂在腋下打结，后角在上、前角在下，分别经背部和胸部于对侧腋下打结（图 15-14）。

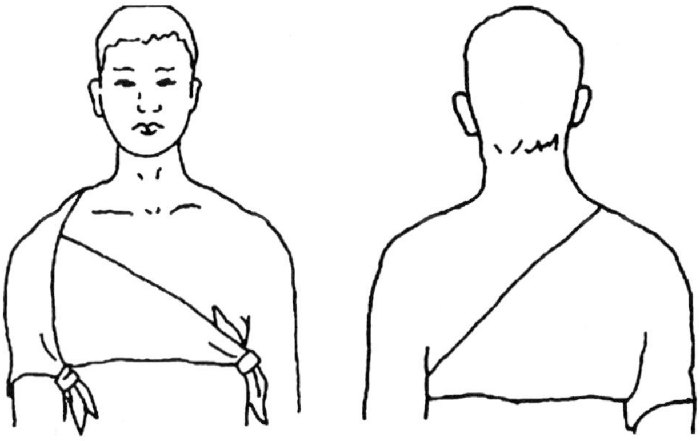

图 15-14　燕尾式单肩包扎法

（2）燕尾式双肩包扎法：三角巾折成燕尾式放于颈背部，夹角（约 110°）朝上对准项部，两燕尾展开，与两燕尾底角经上臂分别于左、右腋下打结（图 15-15）。

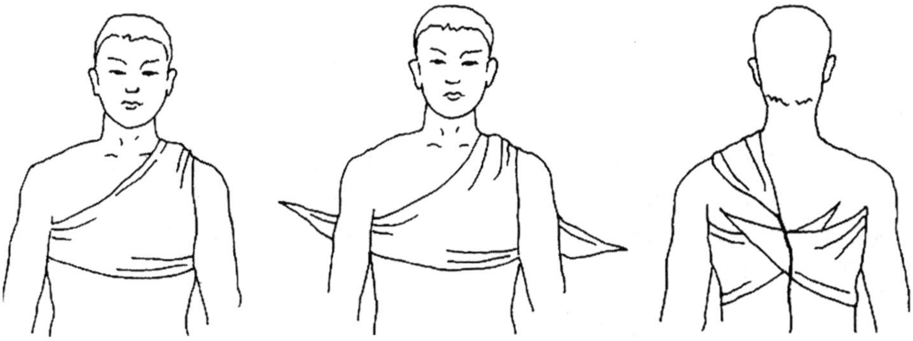

图 15-15　燕尾式双肩包扎法

（3）展开式胸部包扎法：三角巾底边中间放于伤部下侧，底边两角环绕躯干至背部，顶角越过伤侧肩部，用顶角系带将顶角和两底角系在一起。背部包扎与胸部包扎方法相同，但方向相反。

（4）燕尾式胸部包扎法：三角巾折成燕尾式，边部反折一道横放于胸部，夹角（约 100°）向上，分别从两肩拉至颈后打结，再用顶角系带绕至对侧腋下与底角于背部打结（图 15-16）。背部包扎与胸部包扎方法相同，但方向相反。

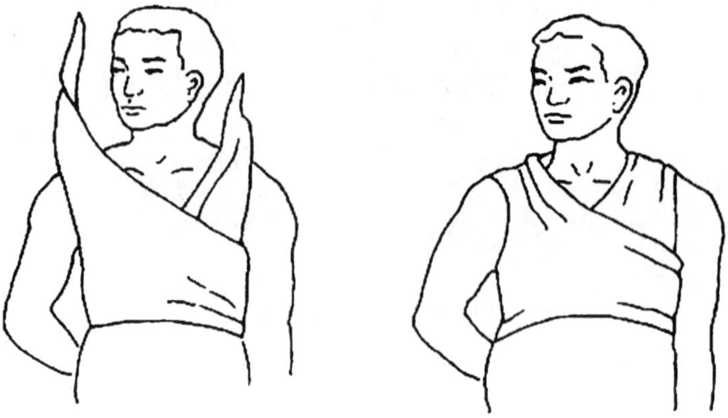

图 15-16　燕尾式双肩包扎法

3. 腹、臀部包扎法

（1）腹部包扎法：三角巾底边拉直横放于胸腹部交界处，顶角置于会阴部，两底角拉紧绕至伤员腰部打结，最后顶角系带穿过会阴与两底角打结。用此法也可包扎臀部创伤。

（2）蝴蝶式双臀包扎法：两块三角巾连接成蝴蝶式，将结部放在腰骶处，底边两上端绕至腹部打结，下端从大腿后方绕至前，与其底边打结（图 15-17）。

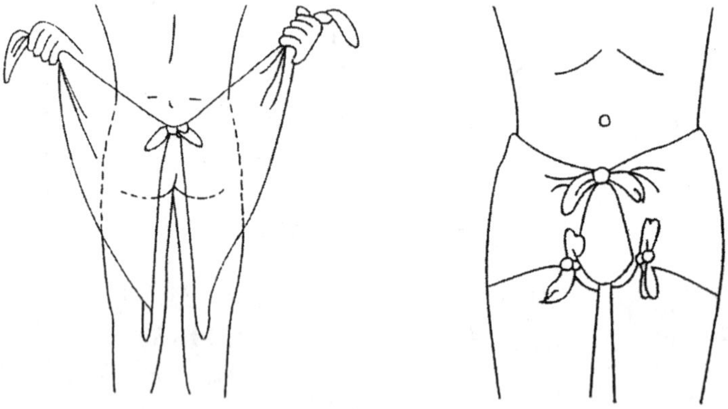

图 15-17　蝴蝶式双臀包扎法

4. 四肢包扎法

（1）上肢悬吊包扎法：将三角巾放于健侧胸部，顶角朝向伤侧，底边和躯干平行，一底角越过肩部，伤臂屈肘约 80°放在三角巾上，另一底角绕过伤臂反折越过伤侧肩部，两角在颈后或侧方打结，再将顶角折回，用安全别针固定（大悬臂带）（图 15-18）。也可将三角巾折成带状，悬吊伤肢后两端在颈后打结（小悬臂带）。

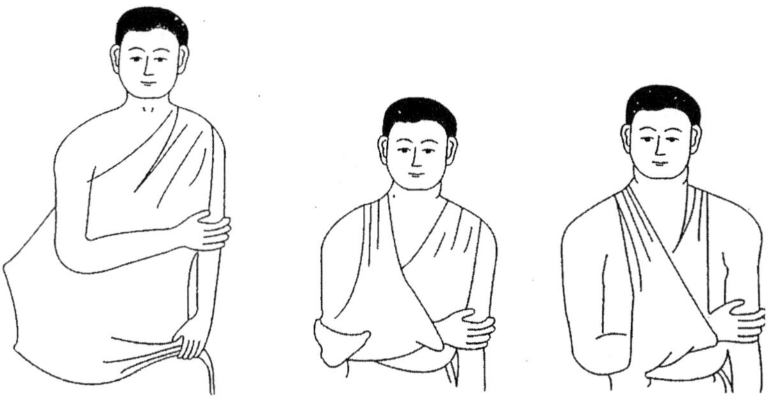

图 15-18　上肢悬吊包扎法

（2）上肢三角巾包扎法：三角巾一底角打一结（余头留长备用）套住伤侧手，另一底角沿伤侧手臂向后斜拉至对侧肩，顶角包裹固定伤肢，然后伤侧手臂屈曲拉紧，两底角于对侧胸前打结（图 15-19）。

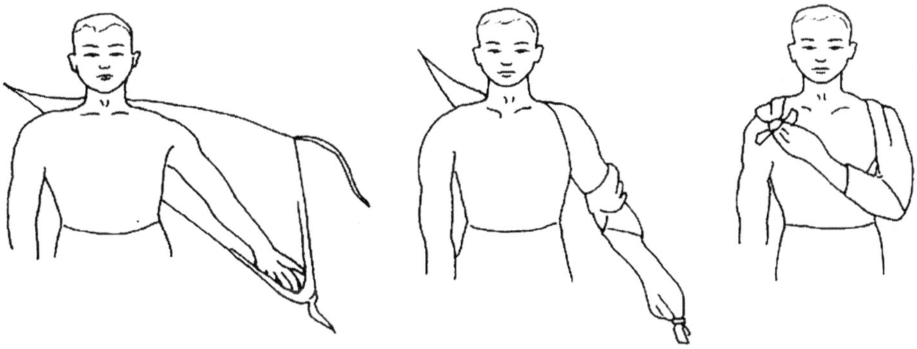

图 15-19　上肢三角巾包扎法

（3）手（足）包扎法：三角巾平铺，手（脚）心朝下放于中间部，指（趾）尖方向与三角巾顶角方向相同，将顶角反折覆盖手（足）背部，按照手（足）外形折叠两侧的三角巾后将两底角于腕（踝）部打结（图 15-20）。

（4）足与小腿包扎法：三角巾平铺，脚掌放于三角巾一端，趾尖朝向底边，提起顶角，并用较长底角包绕下肢，然后与顶角于膝下打结，另一底角包绕足部，在足踝处打结固定（图 15-21）。

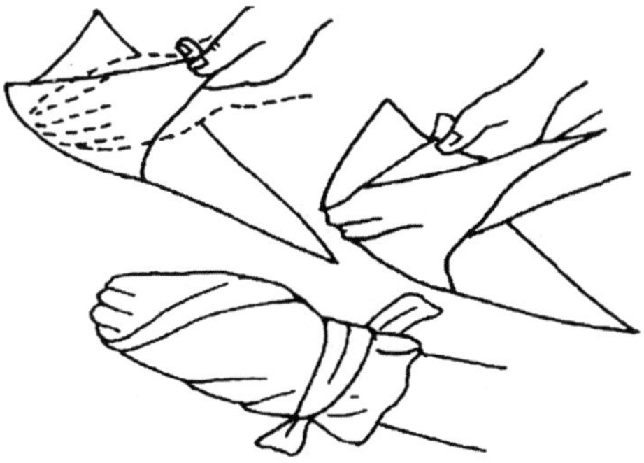

图 15-20　手（足）包扎法

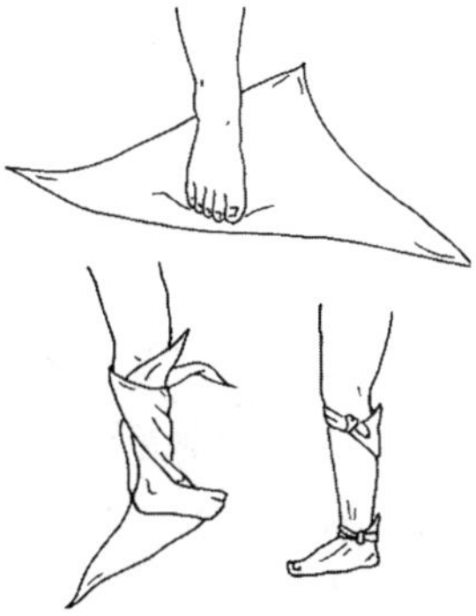

图 15-21　足与小腿包扎法

（二）绷带包扎

绷带是传统实用的包扎工具，可随部位的不同变换不同的包扎方法，具有保护伤口、压迫止血、固定敷料和夹板等功能，适用于头颈部及四肢等处的包扎。绷带包扎是包扎技术的基础，常用绷带有棉布、纱布、弹力及石膏绷带等多种类型且宽窄长度规格多样。

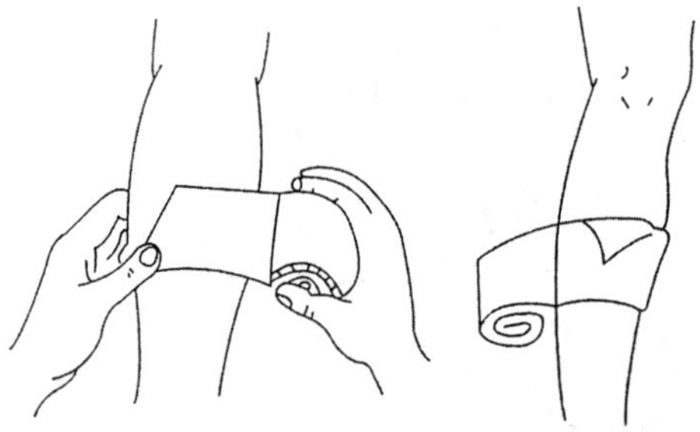

图 15-22　绷带包扎起始方法

1. 绷带包扎基本方法　开始包扎时，一手持绷带的头端将其展平，另一手握住绷带卷，由肢体远端向近端缠绕包扎；先环绕 2 圈，并将绷带头端折回一角，第二圈时将其压住（图 15-22），以防绷带在活动中松动滑脱；缠绕绷带时，用力均匀，每一圈的松紧度应保持一致；包扎完毕后，在同一平面缠绕 2～3 圈，将绷带末端剪成或撕成两股并打结，也可用胶布固定。

2. 常见绷带包扎方法及适应范围

（1）环形包扎法：绷带做环形缠绕。适用于各类型包扎的起始、结束及粗细相等部位如额、颈、腕及腰部等处的包扎（图 15-23A）。

（2）蛇形包扎法：环形缠绕数圈后，以绷带宽度为间隔，斜行缠绕，各圈相互之间不遮盖。适用于夹板固定，或在紧急情况下做简单固定时使用（图 15-23B）。

（3）螺旋形包扎法：环形缠绕数圈后，倾斜呈螺旋状向上缠绕，每圈遮盖上一圈的 1/3～1/2。适用于直径基本相同部位的包扎，如手指、上臂、躯干等（图 15-23C）。

（4）螺旋反折包扎法：环形缠绕数圈后，螺旋向上缠绕，但每圈缠绕时均将绷带斜向下反折，遮盖上一圈的 1/3～1/2，于同一部位进行反折，使之成为一直线，不可在伤口或骨隆突处反折。适用于直径不等的部位，如前臂、小腿等（图 15-23D）。

（5）"8"字形包扎法：环形缠绕数圈后，绷带自下而上，再自上而下于伤处重复做"8"字形缠绕，每圈遮盖上一圈的 1/3～1/2。适用于直径不等部位或屈曲关节处，如肘、髋、膝等（图 15-23E）。

（6）回返式包扎法：环形缠绕数圈后，在后部（也可在前部）固定绷带，将绷带反折，由后向前（在前部固定绷带则由前向后）覆盖肢体顶端或截肢残端，再反折向后，每次来回遮盖前次的 1/3～1/2，如此反复循环，直至包住整个伤处，最后将绷带环形缠绕数圈后压住反折处（图 15-23F）。适用于顶端部位的包扎，如头部、指端或截肢断端。

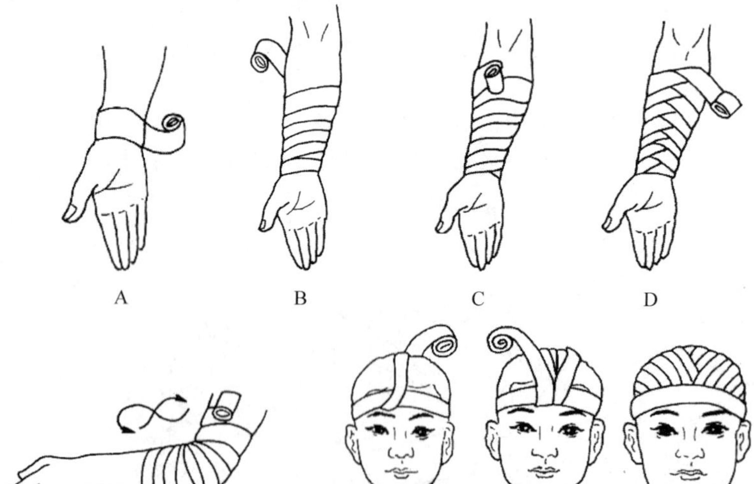

图 15-23　常见绷带包扎方法

A. 环行包扎法；B. 蛇形包扎法；C. 螺旋形包扎法；D. 螺旋反折包扎法；E. "8"字形包扎法；F. 四返式包扎法

案例 15-7 分析

该患者右侧股动脉出血，在准备止血前救护人员可戴无菌手套，用两手拇指用力压迫右侧腹股沟中点稍下方的股动脉，阻断股动脉血流。后用无菌纱布覆盖出血伤口，用绷带在伤口下端环行包扎几圈，再螺旋形向上包扎，每圈加压适当、一致，包扎至伤口上端再环行包扎几圈后将绷带剪成两条打结。

注意该患者右侧小腿骨折，出血伤口止血包扎时压力不宜过大，以免影响骨折处伤口血流供应。

（三）包扎的注意事项

1. 包扎伤口前，先简单清创，伤口必须覆盖上无菌纱布或消毒敷料再进行包扎。

2. 包扎伤口时，伤员取舒适体位，皮肤褶皱、骨隆突处应加衬垫保护；抬高肢体时，应给予适当持托物；包扎的伤肢须处于功能位。

3. 包扎方向是从远心端至近心端，以促进静脉血液回流；包扎四肢时，注意将指（趾）端露出，便于观察血液循环情况。

4. 包扎时要松紧适宜，以免影响局部血液循环或导致敷料移动脱落；同时要小心谨慎，以免造成疼痛加剧或伤口出血感染。

5. 使用绷带包扎时，一般将结打在肢体外侧，不可在伤口、骨隆突或易于受压处打结。

6. 解除绷带包扎时，先解开固定结、取下安全别针或胶布，然后再用两手相互传递绷带松解。若绷带被伤口分泌物浸透干涸时，可用剪刀剪开。

三、固　定

固定术是针对骨折的有效急救措施，在创伤伤员的急救中具有重要意义。所有四肢骨折均应及时进行固定，脊柱损伤、盆骨骨折及广泛的四肢软组织创伤也需相应固定。固定的目的是防止骨折处移位，减轻疼痛，便于伤员的搬运，同时可以有效避免神经、血管、骨骼及断端周围的软组织再损伤，预防休克等严重并发症的发生。

（一）固定材料

1. 夹板　是固定时最理想的选择，最常使用的是木制夹板，也有塑料、金属、树脂、充气塑料等类型的夹板。

2. 颈托　专门用于固定颈椎，外伤后怀疑颈椎受损时必须先用颈托固定。在材料不足的情况下，可用硬纸板、衣物等物品代替颈托，达到临时固定的目的。

3. 其他材料　在紧急且无准备情况下，可就地取材，选用竹板、树枝、木棒等作为夹板替代物，还可利用伤员的健侧肢体或躯干做临时固定。固定时注意还需准备纱布、绷带、三角巾或毛巾、衣服等。

（二）常见骨折的固定方法

1. 锁骨骨折固定　先用棉垫、敷料或毛巾垫于两腋下稍前位置，将三角巾叠成带状，两端分别绕两肩，在背部呈“8”字形，拉紧三角巾的两头打结，尽量使两肩向后张开（图 15-24）。此外，也可在背部放“T”字形夹板，然后于两肩及腰部用绷带包扎固定。一侧锁骨骨折时，可用三角巾将患侧手臂悬兜在胸前，限制上肢活动。

2. 上臂骨折固定　伤员手臂肘关节屈曲 90°，保持前臂中立位。如有两块夹板时，取长夹板置于上臂的后外侧，短夹板置于前内侧；如仅有一块夹板时，则将夹板放在上臂外侧。放置夹板后，用绷带或带状物在骨折部缠绕固定，再用三角巾或绷带将伤肢悬吊固定于胸前。

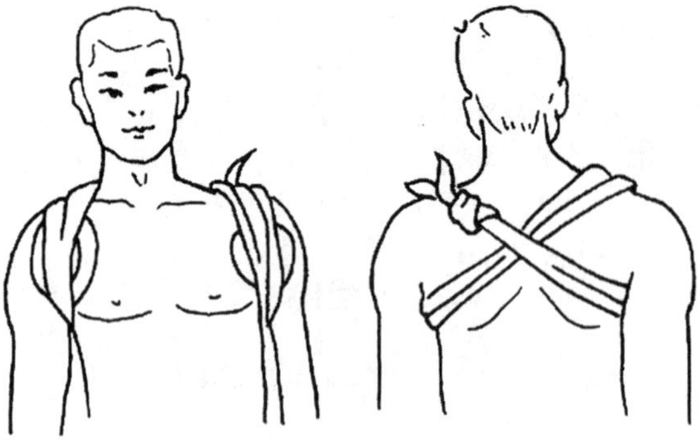

图 15-24 锁骨骨折固定

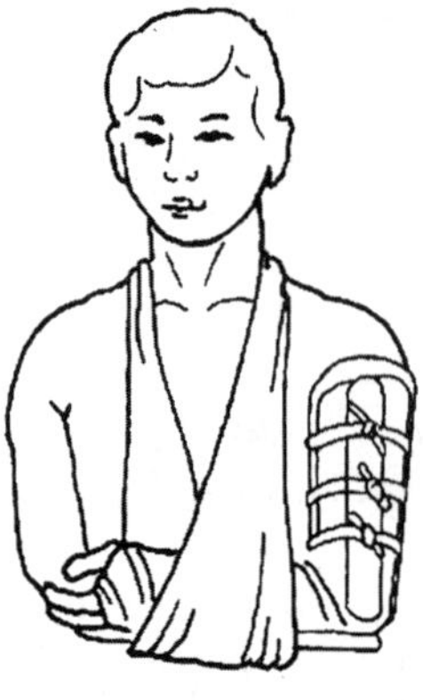

图 15-25 上臂骨折固定

若无夹板，可先用一块三角巾，将伤肢呈 90°悬吊于胸前，取一块三角巾叠成带状，环绕上臂包扎并固定在体侧（图 15-25）。

3. 前臂骨折固定 协助伤员将伤肢屈肘 90°，拇指向上。如有两块夹板时，将两夹板分别置于前臂内、外侧；如仅有一块夹板时，可置于前臂外侧。夹板固定后，用绷带或带状三角巾在骨折上下端、手掌部位缠绕固定，再用绷带或三角巾将前臂悬吊于胸前，置于功能位。若无夹板，也可依照上臂无夹板固定的方法进行固定，或在三角巾上放一本书或杂志，把受伤前臂置于书本上，再悬吊伤肢。

4. 大腿骨折固定 如有两块夹板时，用与身高 2/3 相似长度的夹板放置在伤侧大腿外侧（从腋下到踝部），取另一短夹板放置在伤侧大腿内侧（从大腿根至踝部）；如仅有一块夹板时，固定于伤侧大腿外侧。固定后，在关节与空隙、骨隆突部位加衬垫，用绷带、带状三角巾在胸廓和臀部环形缠绑，使躯干与夹板紧密相贴，再将膝部及踝部环形缠绑，使下肢与夹板紧密固定，伤侧足部采用“8”字形绑定，使足部与小腿成直角（图 15-26）。若无夹板，也可将伤员两下肢并紧，将健侧与伤侧肢体分段用绷带或三角巾固定在一起，注意在两腿缝隙及关节处加衬垫，防止包扎后骨折部位弯曲。

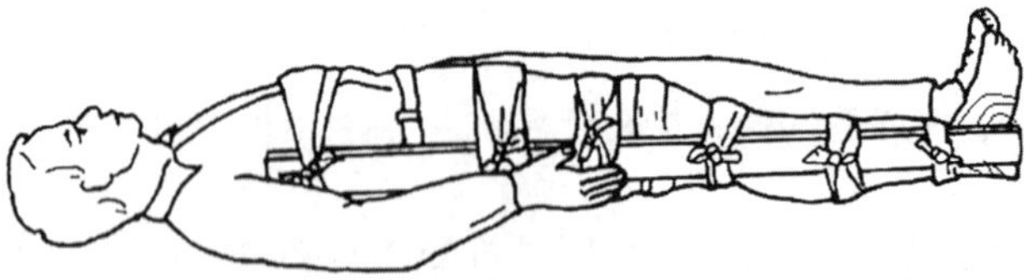

图 15-26 大腿骨折固定

5. 小腿骨折固定 将伤员伤腿伸直，用两块长度上过膝关节、下过足跟部的夹板分别放置在伤侧小腿的内、外两侧。固定后，在关节与空隙、骨隆突部位加衬垫，再用绷带或带状三角巾固定。若无夹板，也可参照大腿无夹板固定方式进行固定。

案例 15-7 分析

该患者“右侧小腿处姿势异常，右侧膝关节下 5cm 处肿胀明显且肢体向内偏移”，说明其为右侧小腿骨折。固定时应将其右侧小腿伸直，用两块夹板固定伤腿的内、外两侧，并在关节、空隙、骨隆突处用纱布或毛巾做衬垫，后用绷带以蛇形包扎法固定几次。

6. 脊椎损伤固定 协助伤员仰卧于硬质担架或硬板上。对于颈部损伤的伤员，在肩背部可放少许衬垫，使头略后仰，头颈处不放枕头，但伤员头部两侧可放置一些中等硬度的物品（如枕头、衣服、毛巾等）对头颈进行临时固定，有条件时，可使用颈托。对于胸腰部损伤的伤员，可在骨折部位放置扁平低枕或薄棉织物，使骨折部位略呈伸展位，将沙袋、衣服等物品放在胸腰部两侧，再用绷带或布条将伤员与担架固定在一起，防止身体移动。

（三）固定的注意事项

1. 注意伤员受伤情况和全身状况，若有开放性伤口应先止血、包扎，然后再进行固定；如出现呼吸暂停、心搏骤停甚至休克者，应立即抢救生命。

2. 对于开放性骨折，局部清创处理后，严禁将暴露在外的骨折断端纳回伤口内，以免造成感染或再次刺伤伤口周围血管神经。

3. 若怀疑伤员出现大、小腿骨折或脊椎损伤，应就地固定，不得随意移动伤员。

4. 夹板固定时力求牢固，其长度必须超过固定两端的上、下两个关节。固定时除骨折部位上、下两端外，还需绑扎上、下两个关节，应先绑扎骨折部位的上端，再绑下端。上肢固定时，肢体要做屈肘状；下肢固定时，肢体要做伸直状。

5. 夹板或其替代物不可直接与皮肤接触，需用棉垫、毛巾或其他软物衬垫于两者之间，尤其在夹板两端、骨隆突处及空隙较大部位要加厚衬垫，以免局部组织受压坏死或皮肤磨损。

6. 固定、绑扎要松紧适度，过松无法达到固定的目的，过紧则影响伤处血液循环。四肢固定时，要将伤肢指（趾）端露出，以便随时观察血液循环情况。一旦发现指（趾）端苍白、发冷、麻木、疼痛、肿胀或甲床青紫，说明血液循环不畅，应立即松开，检查后重新包扎固定。

7. 固定后避免不必要的搬动，断离肢体如有再植可能，注意保存，随伤员送入医院。

四、搬　　运

伤员搬运是创伤急救中的重要手段之一，对于转移活动受限的伤员需在处理伤口后即刻进行搬运。搬运原则是应及时、安全、迅速地将伤员转移至安全地带，以使伤员迅速脱离危险环境，防止再次损伤。现场搬运时应根据周围环境、人力物力选定适当的搬运方法。

（一）搬运工具

担架为搬运伤员的专用工具。但紧急情况下，如难以获得担架或担架替代物时，应实行徒手搬运，不可因寻找搬运工具而错过搬运时机。

（二）常用搬运方法

1. 担架搬运法　为最常用的搬运方法，方便节力，适用于病情较重、转运路途较长的伤员。

（1）担架种类：①四轮担架，可从现场平稳地将伤员送至救护车、飞机舱或用于医院内伤员转接；②铲式担架，适用于脊柱损伤等不宜随意搬运的伤员；③帆布担架，适用于一般伤员的搬运，不可用于脊柱损伤者的搬运。

（2）担架搬运方法：由3～4人组成一组，将伤员水平托起移至担架。注意伤员头部向后，足部向前，位于头部处搬运者应随时观察伤员的情况，如病情变化应立即抢救，放担架时先放脚、后放头。搬运者行动一致，平稳前进，向高处抬时（如上台阶），前面的搬运者要放低，后面的搬运者要抬高，保持伤员的水平状态，向低处抬时（如下台阶）则相反。

2. 徒手搬运法　无担架时采用徒手搬运，适用于转运路程近、伤情较轻的伤员。

（1）单人搬运法：①扶行法。搬运者与伤员并排站立，伤员一只手臂搭住搬运者头颈及肩膀，搬运者贴近伤员，一手牵住伤员搭在其肩部的手腕，另一手扶持伤员腰背部，扶其行走。此法适用于伤情较轻且能站立行走的伤员。②抱行法。搬运者一手托伤员背部，另一手托其大腿，抱起伤员，若伤员存有知觉可双臂环抱或单臂搭住搬运者的颈肩部（图 15-27A）。③背负法。对于一般伤员，搬运者可一手抓紧伤员的手腕，一手抱腿部，上伤员不要左右摇晃。对于意识模糊的伤员，搬运者交叉双臂紧握伤员手腕，使伤员紧贴救护者，或可将伤者扛于肩上，搬运者一手环绕伤员双腿握住伤员手腕，另一手臂用于伤员攀附。背负法不适用于脊柱骨折、股骨干骨折和胸部损伤的伤员（图 15-27B）。④拖行法：

可将伤员放置于油布或雨衣上，把油布对角或雨衣两袖在伤员身前绑扎固定，搬运者可用绳子牵拉前行。⑤爬行法。伤员伤侧向上，搬运者将伤员腰部置于自身大腿部位，使伤员躯干紧靠胸前，保持伤员头部及上肢不与地面接触，搬运者拖带伤员向前爬行，受伤环境狭窄或布满烟雾时，可行此法。

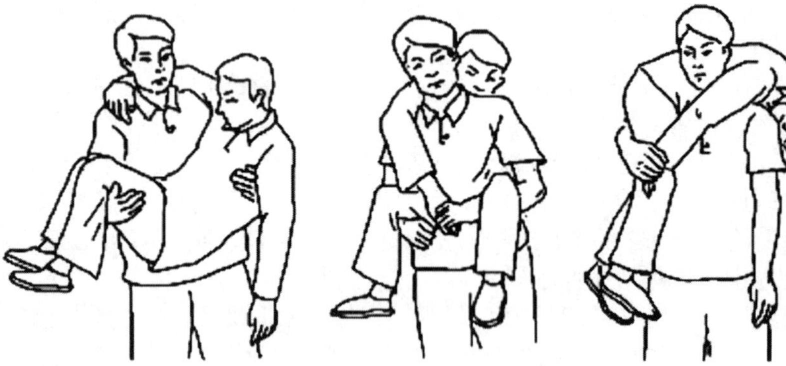

A　　　　B

图 15-27

A. 抱行法；B. 背负法

（2）双人搬运法：①轿扛式搬运法。搬运者面对面，用右手握住自己的左手腕，再用左手握住对方右手腕，然后蹲下，伤员将两上肢分别搭在两人颈肩部，再坐到两人手上。搬运者同时站起，行走时步调一致（图 15-28）。②拉车式搬运法。一名搬运者站在伤员头部，两臂从伤员腋下穿过至其胸前，将伤员抱在怀里，另一人面朝伤员足部站于两腿之间，抬起伤员腿部，两人同向前进，步调一致（图 15-29）。

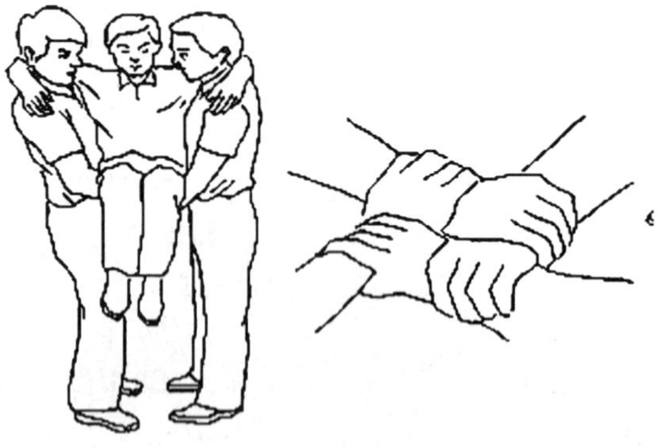

图 15-28　轿扛式搬运法

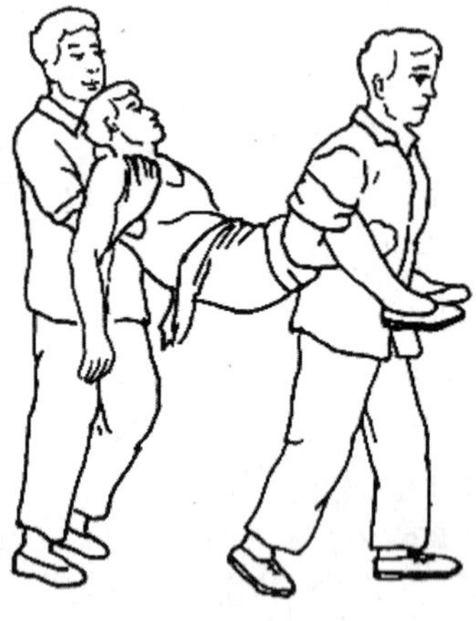

图 15-29　拉车式搬运法

（3）多人搬运法：三人可并排单膝跪地，分别抱住伤员肩、背、臀、膝部后同时站起，步调一致前进；六人则可面对面蹲下，将伤员平抱起进行搬运（图 15-30）。

（三）特殊伤员的搬运方法

1. 腹部损伤的伤员　伤员仰卧，腹肌放松，下肢屈曲，防止内脏脱出。如内脏已脱出，严禁纳回腹腔，以免加重感染。对于脱出脏器，可用厚敷料或纱布加以保护，或用干净的碗扣住或皮带环住已脱出的脏器，然后再用绷带或三角巾包扎，注意腹部的保湿保暖（图 15-31）。

2. 昏迷伤员　伤员取侧卧或俯卧位，头偏向一侧，防止呕吐窒息，有利于呼吸道分泌物的引流。

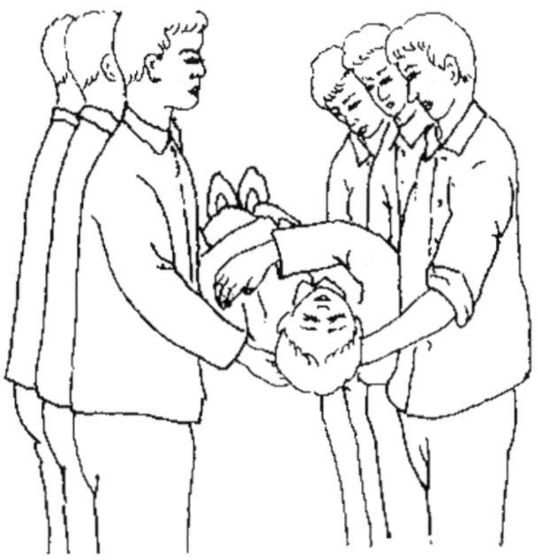

图 15-30 六人搬运法

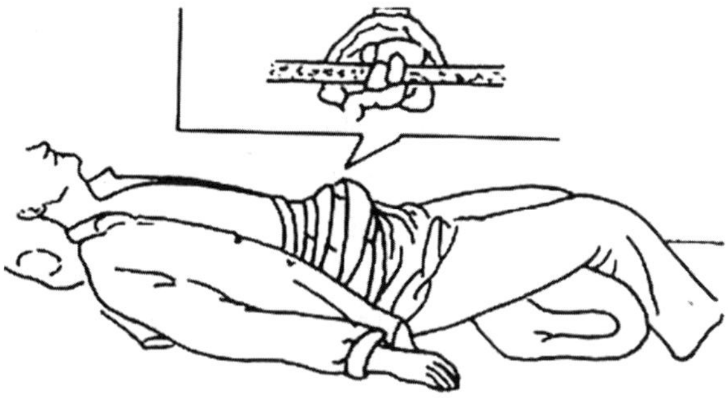

图 15-31 腹部损伤的搬运

3. 颅脑损伤的伤员 搬运时伤员取半仰卧位或侧卧位，以呼吸道保持通畅，保护暴露的脑组织，同时注意保护其颈椎，用衣物将伤员头部垫好，以防震动。

4. 开放性气胸的伤员 伤员取半坐位，以轿扛式搬运法或单人抱行法为宜。

5. 脊椎损伤的伤员 怀疑有脊椎损伤的伤员，不可随意搬运或扭曲其脊柱。应有 3～4 人共同将其平行搬运。如颈椎损伤，则 1 人负责头颈部固定，其余人员站在伤员同一侧，托住其腰、臀和双下肢，移送至硬质担架或硬板床上（图 15-32）。胸、腰椎损伤者不需固定头颈部，其余方法与颈椎损伤搬运方法相同，将伤员移至担架后，应在腰部垫一软枕保持脊柱的生理弯曲。搬运此类伤员时，应使脊椎保持伸直，严防颈部与躯干前屈或扭转。

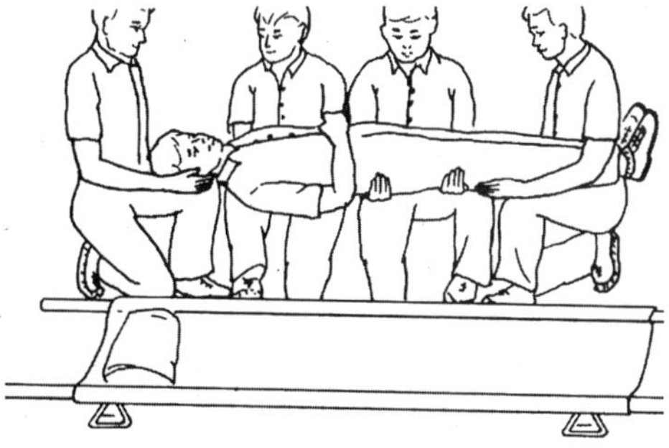

图 15-32 颈椎损伤的搬运

6. 有刺入物的伤员 根据伤员受伤部位妥善包扎固定好刺入物后搬运。搬运时要平稳，避免震动、挤压、碰撞，防止刺入物脱出或深入。

（四）搬运的注意事项

1. 在搬运伤员前，先做好伤员的检查并完成初步的急救处理，搬运途中也必须随时观察伤员的生命体征，保持呼吸道通畅并注意保暖。

2. 要根据受伤部位和伤情轻重选择适当的搬运方法。

3. 搬运行进中，动作要轻，脚步要轻，步调要一致，避免摇晃和振动。

案例 15-7 分析

该患者主诉“腰背部脊椎有钻心样疼痛感”，有可能出现胸腰部的脊椎损伤，救护人员在搬运该名伤员时应注意不可随意移动伤员躯体，多人平行搬运，将患者放在硬质担架上，在腰部垫一软枕或衣物以维持生理弯曲，然后再用绳子将伤员与担架缠绑在一起以防搬运途中躯体发生移动。搬运时要注意随时观察伤员生命体征，如出血不止，出现意识模糊应即刻抢救，以防失血性休克的发生。

（谭诗亮）

第十六章　体外膜肺氧合技术

体外膜肺氧合（extracorporeal membrane oxygenation，ECMO）又称体外生命支持（extracorporeal life support，ECLS）。ECMO 是以体外循环系统为其基本设备，采用体外循环技术进行操作和管理的一种辅助治疗手段。ECMO 能使心脏和肺脏得到充分休息，有效地改善低氧血症，避免了长期高氧吸入所致的氧中毒，避免了机械通气所致的气道损伤，心脏功能得到暂时的辅助支持，增加心输出量，改善全身循环灌注，保证了循环的稳定，为心功能、肺功能的恢复赢得了时间。

案例 16-1

患者，男，22 岁。于 2014 年 2 月 12 日因口腔外伤致牙龈出血、牙痛，并伴有间断发热，口服甲硝唑 3 天后未见好转，最高 39.5℃。同时出现呼吸困难症状，急诊入当地医院呼吸科治疗，2 天后因呼吸衰竭入 ICU 行气管插管，机械通气、氧合后持续恶化，请院重症医学科会诊，会诊后转入对应科室治疗。T 37.2℃～37.5℃，P 100～110 次/分，R 22～26 次/分，BP 90/55mmHg。既往史：出生 3 个月时行腹部错构瘤切除术，5 个月时因肠梗阻行小肠部分切除术，2012 年 3 月因耳鸣行咽鼓管切除、扁桃体切除术。

查体：镇痛镇静中，机械通气，模式：A/C，VT 400 ml，PEEP 6 cmH_2O，FiO_2 100%。双肺可闻及细湿啰音，右锁中心第 2 肋间胸腔闭式引流通畅，左腋中线第 8 肋间引流管通畅，3 小时引流淡黄色液体约 800ml。尿量＜0.3 ml/（kg · h），持续 CRRT。未见其他阳性体征。WBC 12.2×10^9/L，N% 88%，PLT 87×10^9/L。血 BUN 20.16mmol/L，Cr 196μmol/L。

动脉血气分析：PaO_2 持续小于 60mmHg（$FiO_2$100%），$PaCO_2$ 持续大于 40mmHg，Lac 持续大于 4 mmol/L。

肺 CT：双肺弥漫性渗出性病变，右侧气胸，左侧胸腔积液。

心脏彩超：未见明显异常。

治疗药物：比阿培南 600mg Q12h，利奈唑胺 600mg Q12h 等。

问题：

1. 该患者诊断是什么？诊断依据有哪些？
2. 怎样针对该患者的病情进行下一步治疗？
3. 该患者的护理要点是什么？

第一节　概　　述

ECMO 是抢救垂危患者生命的一项新兴技术。患者对常规药物治疗、机械通气及主动脉内球囊反搏术反应不良，需要 ECMO 机械辅助呼吸、循环功能时往往已处于濒危状态。ECMO 的适应证因其强大的心肺替代功能并且操作简单而非常广泛。由于 ECMO 的建立越来越迅速，ECMO 辅助支持的效果越来越确切，ECMO 适应证在不断扩展。

一、ECMO 的工作原理

ECMO 是将血液从体内引到体外，经氧合器（即膜肺）气体交换，使静脉血氧合为动脉血，再用泵将血液灌入体内，可进行长时间心肺支持，ECMO 原理见图 16-1。ECMO 治疗期间，心脏和肺得到充分休息，全身氧供和血流动力学处在相对稳定的状态。此时膜式氧合器可进行有效的二氧化碳排出和氧的摄取，驱动泵使血液周而复始地在机体内流动，为肺功能和心功能的恢复赢得宝贵时间。

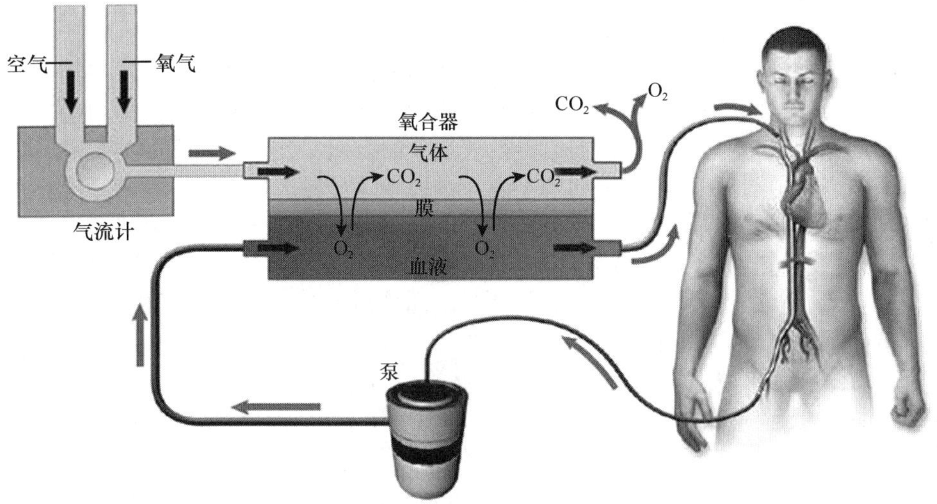

图 16-1　ECMO 的工作原理

二、ECMO 的应用指征

目前，比较公认的 ECMO 适应证已经扩展为：无论因何种原因导致发生威胁患者生命的呼吸和（或）心脏功能不全时，为紧急支持患者生命均可实施 ECMO 辅助，从而为进一步诊治赢得宝贵时间。ECMO 主要适用于：

（一）循环支持

1. 心脏移植前的过渡桥梁。

2. 心脏手术后低心输出量。

3. 急性心肌炎，暴发性心肌炎。

4. 急性心肌梗死，心源性休克。

（二）呼吸支持

1. 肺移植。

2. 重症肺炎。

3. 急性呼吸窘迫综合征（ARDS）。

4. 新生儿的呼吸疾病，如新生儿肺动脉高压等。

5. H1N1～H7N9 流感重症。

三、ECMO 的工作模式

体外生命支持（ECLS）是对危重患者最后的治疗手段，必须对患者的呼吸系统、血流动力学、肾脏功能和凝血系统的病理生理有一个全面的了解。ECMO 的实施包括静脉血引流，经过氧合器合并排出二氧化碳，使静脉血变成动脉血，最终进入人体静脉或动脉系统。

（一）静脉-动脉（VA）模式

对患者的心脏和肺都有支持作用，在主动脉内机械灌注血流和左心室射出的血流混合，因此，患者动脉血的氧含量和二氧化碳含量是两种来源的血流混合的结果。

ECMO之前，由于内源性和外源性儿茶酚胺的作用，机体 VO_2高，同时伴有全身缺氧，动脉氧饱和度为85%，而静脉氧饱和度为50%。VA模式一旦建立，动脉和静脉饱和度可以很快恢复到正常水平。外源性儿茶酚胺输入剂量降低、呼吸机参数降低时，VO_2也回落到正常代谢水平。ECMO血流足够，可通过监测体外循环的混合静脉氧饱和度来判断。一般流量为维持静脉氧饱和度在75%左右。在出现寒战或者癫痫发作等现象时，尽管体外循环血流无明显变化，但肌肉运动增强，氧耗量增加，静脉氧饱和度降低。出血可导致静脉回流减少，循环容量降低，血红蛋白降低，造成全身氧供降低，表现为静脉氧饱和度下降。输血、输液过多而VA体外循环血流量不变时，增多的血容量导致经肺循环血流量增加，如存在肺功能不全，也会导致全身缺氧，使得静脉氧饱和下降，这种情况可通过提高体外循环血流代偿。这种容量与血流量的关系始终是一种循环影响的关系。随着氧合器功能逐渐下降，动脉氧饱和度下降，静脉氧饱和度也随之下降。而体外循环撤离的前提是在相对固定的氧耗状态下，逐渐降低血流时，能够维持正常动脉和静脉的血氧饱和度。

（二）静脉-静脉（VV）模式

VV模式仅对患者的肺有支持作用，经氧合器氧合后的动脉血泵入患者静脉系统，与体外循环回流的静脉血混合，提高右心房血液的氧分压，降低二氧化碳分压。有一部分混合后的血液又进入右心室，经过肺进入体循环。因为静脉血流的血流量与进入静脉系统的血液量相等，故对中心静脉压、左右心室充盈度和血流动力学没有影响。患者动脉血的氧含量和二氧化碳含量是右心室血液经过存在一部分功能的肺气体交换后的结果。体循环灌注血流是心脏自身的输出量，与体外循环的血流没有关系。

进行VV模式后静脉和动脉氧饱和度均有改善，都达到了约85%。可以降低呼吸机参数，使得全身氧耗量逐渐恢复正常。肌肉运动如寒战或癫痫发作导致氧耗量增加，随之动脉和静脉的氧饱和度都下降。出血导致静脉回流减少，也可导致右心房的血液氧合不全，从而引起动脉和静脉的氧饱和度降低。氧合器失效可导致动脉和静脉氧饱和度降低，而体外循环撤离表现与VA模式相同。

（三）动脉-静脉（AV）模式

近年来AV模式逐步在临床上使用，采用动静脉压力差来驱动血液流经氧合器，完成气体交换，使肺得到充分的休息。主要用于呼吸支持，患者需要能耐受动静脉分流和心输出量的增加，AV模式使血流经过氧合器，可以增加二氧化碳的排出，降低机械通气条件。人工肺落成于人工心脏和通气辅助装置之后，不是因为没有认识到对肺的需求，而是因为没有解决动力问题和独特的材料需求问题。这也是多年来人工肺局限于体外循环和ECMO的原因。随着技术的进步，氧合器阻力的降低，生物相容性的提高，依靠自身动静脉压差进行通气的人工肺已逐步应用于临床，成为治疗ARDS的重要手段之一。AV-ECMO由于不使用驱动装置，因此，其所需装置相对简单，包括动静脉插管、氧合器、循环管道及接头。只要患者的血流动力学稳定或在正性肌力药物作用下能维持稳定的血流动力学的呼吸衰竭患者均可采用。此装置由动静脉压力梯度驱动而非血泵驱动，血细胞损伤、出血、血栓形成等并发症明显下降，这样可以长时间进行体外膜肺支持，为肺功能的恢复赢得时间。AV-ECMO能快速改善血液动脉氧分压和有效地移除体内 CO_2。在分流量占心输出量（cardiac output，CO）的20%～25%时不会引起心率、心输出量、平均动脉压、肺动脉压力的变化。ARDS患者应用AV-ECMO可以使生存率提高。实施过程中如果出现心功能不全、血流动力学在药物作用下不稳定，可以通过加用驱动泵，将其改装成VA-ECMO。

不同模式ECMO的主要差异是在VA模式下，动脉灌注压和体外循环阻力要维持相当高，如果使用颈动脉插管，动脉人工灌注血流可直接冲击主动脉弓甚至主动脉瓣，可能导致左心室排空困难，并由于左心室心肌不能充分松弛，使得冠脉血流减少。Cornish等仔细研究了这个现象，单纯长时间VA模式中可以避免，当然前提是心功能足以维持全身灌注。

第二节　ECMO 的实施与护理

一、ECMO 的准备

为了缩短 ECMO 系统准备的时间，快速有效地建立心肺辅助支持，有必要常规准备 ECMO 备机，一方面减少应急情况下 ECMO 准备的失误，另一方面为抢救患者争取更多的时间。根据目前我国国情，推荐常规准备成人及儿童 ECMO 系统各一套，处于“干备”状态，同时确保电源、气源、插管到位。一旦有患者紧急需要，可直接开始预充排气，减轻医师在 ECMO 准备过程中的压力和负担，减少不必要的差错，加快 ECMO 建立的速度。

（一）环境

请无关人员回避，关闭门窗，调节室温，采取适当遮挡。

（二）床单位

设备综合带在满足呼吸机气源的同时另备出空气和氧气气源接口；准备出足够的空间与足够的电源连接装置；床单位先合理铺垫是很重要的，如在头、背、臀和脚等易压易损部位放置防压力性损伤脂肪垫进行提前防护准备。

（三）人员

床旁 ECMO 安装多属于临床急救治疗手段，信息的通畅、相关人员和物品的迅速到位是抢救成功的重要保证。监护人员的相对固定可使监护工作具有连续性，避免不必要的疏漏。

（四）物品与药品

抢救物品、药品固定放置，定时检查有效期、是否完好无损坏、是否齐全。

（五）培训

ECMO 是近几年开展并越来越多地应用于临床急性心肺功能衰竭的抢救中，各种经验教训正处于积累摸索阶段，对 ECMO 的认知和监护需要受过培训的专业人员参与，这是使 ECMO 工作顺利开展的重要保证。ECMO 护理人员必须经过专门的培训，对 ECMO 有基本的了解和认识，患者进行 ECMO 治疗期间护理人员是 ECMO 团队成员之一。

二、ECMO 的运行

动静脉插管与动静脉管道连接完成后，台上、台下分别检查核对管道，确保无误后，先打开静脉管道钳，启动 ECMO 泵，旋转流量开关，调转数达到 1500r/min 以上，再打开动脉管道钳，ECMO 开始运转。观察血流方向和流量读数，打开气体流量仪，观察动静脉血颜色及动静脉氧饱和度读数，观察静脉引流情况，注意患者血流动力学变化；体外循环过渡至 ECMO 要注意其流量的平衡；中心插管患者要注意右心房的密封状态，以免管道负压进气（图 16-2）。

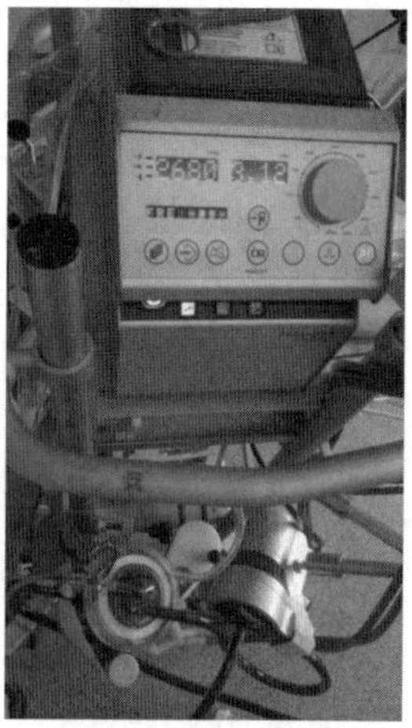

图 16-2　ECMO 的运行

三、ECMO 的监测与护理

ECMO 治疗期间护理工作主要有三个方面：基础护理、监测护理及管道护理。

（一）基础护理

1. 为患者选择舒适的体位、安静清洁的环境，以减轻患者疼痛和焦虑，防止躁动，确保患者休息良好。空气流通，定时空气消毒，并常规使用含氯消毒剂擦拭治疗单元内物品，以预防感染。

2. 对患者与家属的情感支持，对于 ECMO 的患者，气管插管时要充分镇痛、镇静，防止因患者躁动使血管插管部位渗血，并向家属做好解释。对于清醒状态的患者，应采取各种干预措施，减轻患者的心理压力。可采取音乐疗法，舒缓患者的心理压力，重度焦虑和抑郁的患者可考虑给予安定类药物。适当向患者交代病情，增强其自信心。病情稳定后家属可探视患者或与其交流，以增加患者及家属的治疗信心。

3. 防止并发症，尤其是出血、感染、压力性损伤等。

4. 呼吸系统护理定期清除呼吸道分泌物，定期口腔护理，维护呼吸道安全。

5. 在护理 ECMO 患者有较大动作如变动体位，擦身、换衣、拍背时需有 2 位以上护理人员合作，注意保护插管及管道，防止管道打折或患者躁动拉脱管道。

6. 由于肝素化，避免建立新的静脉通路，避免行皮下，肌内注射。

7. 皮肤护理 ①变动患者体位（3～4 小时 1 次），尤其保护枕部、肘部、足跟和骶尾部皮肤，减轻受压部位水肿，促进末梢循环。②静脉通路穿刺处敷料保持清洁，避免新的静脉通路。③动静脉插管部位表面定期检查、消毒，避免感染，减少出血。④口腔护理、气道吸痰，肠内营养过程要尽量动作轻柔，避免损伤口腔、呼吸道、食管黏膜。

（二）监测护理

1. 定期记录与 ECMO 有关的重要指标及参数，如流转时间、尿量及颜色、体温、脉搏血氧饱和度、血流动力学参数、股动静脉插管侧的下肢血流情况、肢体末梢皮肤颜色及温度，防止下肢缺血坏死。

2. 定期监测激活全血凝固时间（activated clotting time of whole blood，ACT）和活化部分凝血活酶时间（activated partial thromboplastin time，APTT）、血细胞比容（red blood cell specific volume，HCT）、血小板计数、动脉血气、电解质，并及时报告医生，必要时随时检查。

3. 简单的 ECMO 设备观察，如膜肺的血浆渗漏、循环管道颜色的变化、管道的异常抖动、机器的报警、无氧的报警等。

4. 发现异常情况及时向病房主管医师及值班医师报告。

5. 准确观察并记录相关数据，明确影响患者生命和术后效果的一些危险因素，为 ECMO 应用过程中的效果评价提供可靠的信息。

（三）管道护理

1. ECMO 管道的管理可由护士、呼吸治疗师、医师负责，可专职管理，也可交叉管理。

2. 固定 ECMO 管道位置，密切观察及保护动静脉插管及管道，避免牵拉、打折、移位，因管路较重，管道过长时不要拖地，可用血管钳将管路妥善固定在床单上，防止意外脱出，确保 ECMO 正常运转。

3. 注意穿刺位置出血情况。

4. 严密检查管路各衔接处及侧支，防止漏血或空气进入。

5. 不在 ECMO 系统中注药或抽血。

四、ECMO 的撤离

案例 16-1 分析

患者经 ECMO 治疗 8 日后，意识清醒，循环稳定，痰量中等，黄色黏稠，气道峰压下降，肺顺应性改善，复查肺 CT 显示浸润阴影较前范围明显缩小并变淡，血气结果：pH 7.46，$PaCO_2$ 37mmHg，PaO_2 90mmHg，SaO_2 98%，HCO_3^- 26.3mmol/L，BE 2.5mmol/L。血 GLU 8.9mmol/L，Na^+ 142mmol/L，K^+ 4.1mmol/L，Ca^{2+} 1.12mmol/L。

问题：

1. 该患者是否可以考虑撤离 ECMO，参考指征有哪些？
2. 简述 ECMO 撤机过程中的注意事项。

（一）撤离指征

经过一段时间的 ECMO 支持后，患者各项指标符合下列情况可考虑停止 ECMO：①心电图恢复正常；②动脉和混合静脉血氧饱和度恢复正常；③血流动力学参数恢复正常；④气道峰压下降，肺顺应性改善；⑤胸部 X 线片改善；⑥血气和水、电解质正常。如 ECMO 支持一周后出现不可逆的脑或肺的损伤、其他重要器官功能的衰竭或顽固性出血，应终止 ECMO。

1. VA-ECMO 停机指征　ECMO 辅助期间血流动力学平稳，当机械通气达到 FiO_2＜50%，PIP＜30cmH$_2$O，PEEP＜8cmH$_2$O，血气指标满意，可逐渐降低膜肺氧浓度，并逐渐降低辅助流量（＜1 L/min），观察患者生命体征，当流量降至正常血流量的 10%～25%后，仍能维持血流动力学稳定，血气指标满意，可考虑停机。

2. VV-ECMO 停机指征　ECMO 撤机前可以通过降低流量[最小流量 40 ml/（kg·min）或 200ml/min]和降低膜肺氧浓度的方法评价患者自体肺功能。加大通气氧浓度到 100%，观察患者 PaO_2，如果患者随 FiO_2 的提高 PaO_2 也迅速增高，证明患者肺功能良好。调节通气参数到预计停止 ECMO 后可接受的状态，低流量下血气指标较好，可以关闭膜肺气源，封闭膜肺气体进出口，观察 1～2 小时再查血气，如果血气指标可以接受，可考虑停止 ECMO。

（二）撤除步骤

在停机指征符合的情况下，与外科医师、ICU 医师决定撤除 ECMO。ECMO 终止后应该继续观察患者情况 1～3 小时，病情稳定则拔出插管，修复血管缝合切口，撤离机器。

1. VA-ECMO 撤机步骤　夹闭动静脉管道停机，并保持动静脉连桥开放，以备再次辅助。如患者较为紧张，可给予镇静剂。给予肌肉松弛剂，防止拔管时空气吸入静脉插管。拔管前需要静脉注入肝素 1mg/kg，严格消毒铺单。一般先拔出静脉插管，再拔出动脉插管和下肢灌注插管，认真清创，仔细修复血管，新生儿可直接结扎动静脉，缝合皮肤伤口，覆盖无菌敷料。术后肝素可以不用中和，也可给予鱼精蛋白中和。

2. VV-ECMO 撤机步骤　相对于 VA 模式较为简单，停机后在无菌条件下拔出静脉管，认真清理创口，拔出插管后压迫止血，新生儿不需修复血管直接结扎即可，体内也不需要使用鱼精蛋白中和。

（温韬雪）

第十七章　人工呼吸机的临床应用

第一节　概　　述

人工呼吸机是抢救危重患者不可缺少的设备，它是用机械的方法维持和辅助患者呼吸的一种装置，临床使用人工呼吸器比较普遍，常用于各种病因所致的呼吸停止或呼吸衰竭的抢救及麻醉期间呼吸管理

一、人工呼吸机的种类与工作原理

呼吸器的种类繁多，且每年都有新产品问世。不同种类和型号的呼吸器安装使用方法不同，但一般可分为以下两大类。

（一）定压型

潮气量气道阻力及肺顺应性的影响较大，适用于气道阻力小，肺顺应性好的患者。有同步装置，有无自主呼吸均可应用。

（二）定容型

潮气量比较恒定，多用于气道阻力大、肺顺应性差的患者，无同步装置，常用于无自主呼吸或自主呼吸微弱需长期机械换气者。

目前临床常用人工呼吸机多为正压呼吸机，不管是何种类型的呼吸机，其基本结构是相似的，应包括：①气源；②供气和驱动装置；③空氧混合器；④控制部分；⑤呼气部分；⑥监测报警系统；⑦呼吸回路；⑧湿化和雾化装置。

正压呼吸机的主要作用是按照预设的模式和参数设置，将高压空氧混合气体进行减压和调节成一定送气形式后送入患者肺内，再通过患者的胸肺弹性回缩力和呼吸机对呼气末压力的调节，实现呼气过程，将肺内气体呼出。目前临床上正压呼吸机种类较多，内部结构也有较大差别，但其气路流程大致相似，具体为：高压气源输出高压空气和氧气→空氧混合气（按预设氧浓度混合）→吸气阀→吸气管道→加温湿化装置→经气道进入患者肺内→呼气管道→经呼气阀呼出。模式和参数输入呼吸机控制系统，调节吸气阀和呼气阀，吸气阀开放，呼气阀关闭，实现吸气过程，吸气阀关闭，呼气阀开放，实现呼气过程，从而完成一个呼吸周期。

案例 17-1

患者，男，39 岁。主因咳嗽、咳痰 3 天，呼吸困难 2 小时入院。

现病史：患者于 3 天前无明显诱因后出现咳嗽、咳痰，痰为黄色，症状呈持续性。伴有发热、寒战，最高温度为 39℃，口服退烧药物可降至正常，维持约 2 小时，体温再次升高，于 2 小时前患者突然出现呼吸困难症状，呼吸困难与体位无关，无胸痛，无咯血。门诊以“呼吸困难待查”收入院。T 37.9～38.8℃，P 100～110 次/分，R 30～36 次/分，BP 124/78mmHg。

既往史：无传染病史，无外伤及手术史，无药物或食物过敏史，无输血史，无既往疾病。

查体：急性面容，意识模糊，查体合作。口唇有发绀，胸廓对称，触诊语音震颤减弱，叩诊清音；听诊双肺呼吸音减弱，可闻及湿啰音。未见其他阳性体征。

动脉血气分析：PaO_2 60mmHg（面罩吸氧 3L/min），$PaCO_2$ 51mmHg。

肺部 CT：双肺炎症，双侧胸腔积液，双侧胸膜肥厚，肝脏弥漫性病变。

问题：

1. 医护人员应立即采取何种措施以挽救患者生命？
2. 该患者的主要护理问题是什么？

二、人工呼吸机的应用指征

机械通气只是一种脏器功能的支持手段，其临床价值在于为诊治导致呼吸衰竭的原发病争取时间，对原发病本身并无直接治疗作用。对于不可治疗的导致呼吸衰竭（respiratory failure）的原发病或终末期患者（如晚期肿瘤，严重多脏器衰竭等），即使接受机械通气治疗，其预后也很差，加之机械通气本身具有相当的副作用和需要高昂的医疗费用，故在决定给患者应用机械通气前应全面考虑。

（一）适应证

各种原因导致出现严重呼吸功能障碍，引起严重缺氧或二氧化碳潴留，均可能适于机械通气治疗，包括：

1. 各种原因所致的心搏、呼吸停止，需行心肺复苏，紧急建立人工气道进行机械通气。

2. COPD 急性发作、重症哮喘、连枷胸、淹溺等所致的严重通气不足。

3. 严重肺部感染、ARDS 等所致的严重换气功能障碍。

4. 脑外伤、脑出血、中毒等所致的中枢性呼吸功能障碍。

5. 重症肌无力、多发性神经根炎、脊髓灰质炎、高位截瘫等所致呼吸功能障碍等。

（二）禁忌证

机械通气的禁忌证是相对的，在出现致命性通气和氧合障碍时，应积极处理原发病（如尽快行胸腔闭式引流，积极补充血容量等），同时不失时机地应用机械通气。对于肺破裂引起的气胸，需行胸腔闭式引流后再行机械通气。对于胸壁外伤所致气胸，可在机械通气的同时行胸腔闭式引流。一般相对禁忌证为：

1. 肺大泡和肺囊肿。

2. 低血容量性休克未补充血容量。

3. 严重肺出血。

4. 气管-食管瘘等。

三、人工呼吸机的连接方式

（一）简易人工气道

通过口（鼻）咽通气导管、喉罩与人工呼吸机连接。

（二）经口气管内插管

经口气管内插管是常用的人工呼吸机连接方式之一，与经鼻气管插管相比，插入迅速，管腔较粗，但患者较难耐受，不易做口腔护理。气管-食管联合导管连接人工呼吸机快捷方便，更适于抢救操作。

（三）经鼻气管内插管

与经口气管插管比较，它能放置较长时间，患者容易耐受，固定方便并牢靠，但是鼻黏膜容易损伤且易引起鼻窦感染。

（四）气管切开置管

气管切开置管是常用的人工呼吸机连接方式之一，患者容易耐受，容易固定，吸痰方便，对气流的阻力小，患者可进食，放置时间长，但并发症较多。

第二节 人工呼吸机的使用方法

一、机械通气的准备

（一）无创机械通气

1. 患者准备

（1）明确患者的基本情况，包括年龄、性别、身高、体重、诊断、病情、既往病史和对呼吸机支持的特殊要求等。

（2）向清醒患者解释使用无创呼吸机的目的、注意事项等。

（3）清洁面部皮肤，面罩受压位置给予敷贴保护。

（4）选择舒适的体位，一般采取平卧或仰卧位，若无禁忌建议床头抬高 30°以上。

2. 呼吸机准备

（1）根据患者基本情况选择合适的呼吸机、呼吸机管道、过滤器和湿化装置等。

（2）连接呼吸回路、电源和气源。

（3）设置呼吸机支持模式、参数和报警限。

（4）测试呼吸机是否能正常工作或机器自检各功能部件有无故障。

（5）检测呼吸机正常工作、各功能部件无故障后关机备用于床旁，在呼吸机醒目处标记“备用”。

3. 面罩的选择

（1）面罩种类常用鼻罩和口鼻面罩，两者的差别在于鼻罩更舒适，但容易出现经口漏气。当患者有张口呼吸或采用鼻罩经口漏气明显时，宜选用口鼻面罩。

（2）面罩大小应根据患者脸型准备合适型号的面罩。面罩过大或与患者的面型匹配不好，容易造成漏气量增大，进一步导致患者不易触发或终止呼吸机送气，影响治疗效果。

（二）有创呼吸机

1. 患者准备

（1）明确患者的基本情况，包括年龄、性别、身高、体重、诊断、病情、既往病史和对呼吸机支持的特殊要求等。

（2）向清醒患者解释使用呼吸机的目的、注意事项等。

（3）有创机械通气患者需建立人工气道。

（4）选择舒适的体位，一般采取平卧或仰卧位，若无禁忌建议床头抬高 30°～45°。

2. 呼吸机准备

（1）根据患者基本情况选择合适的呼吸机、呼吸机管道、过滤器和湿化装置等。

（2）连接呼吸回路、电源和气源。

（3）设置呼吸机支持模式、参数和报警限。

（4）用模拟肺测试呼吸机能否正常工作或机器自检各功能部件有无故障。

（5）检测呼吸机正常工作、各功能部件无故障后关机备用于床旁，在呼吸机醒目处标记“备用”。

二、常用参数的设置与调节

（一）潮气量

在容量控制通气模式下，潮气量（VT）的选择应保证足够的气体交换及患者的舒适性，通常依据理想体重选择 5～12ml/kg，并结合呼吸系统的顺应性、阻力进行调整，避免气道平台压超过30～35cmH_2O。在压力控制通气模式时，潮气量主要由预设的压力、吸气时间、呼吸系统的阻力及顺应性决定。最终应根据动脉血气分析进行调整。

（二）吸气压力

使用压力控制模式时，在满足所需潮气量的前提下，吸气压力主要由呼吸系统的阻力及顺应性决定。一般成人先预设 15～20cmH_2O，小儿 12～15cmH_2O，然后根据潮气量进行调整。原则上以最低的吸气压力获得满意的潮气量，避免出现气压伤和影响循环功能。

（三）呼吸频率

呼吸频率的选择根据每分通气量、目标 $PaCO_2$ 水平进行，一般成人通常设定为 12～20 次/分。

（四）峰值流速

理想的峰值流速应能满足患者吸气峰流速的需要，成人常用的流速设置在 40～60L/min，根据每分通气量和呼吸系统的阻力和肺的顺应性调整，流速波形在临床常用减速波或方波。

（五）吸呼比

吸呼比（I∶E）的选择是基于患者的自主呼吸水平、氧合状态及血流动力学，适当地设置能保持良好的人机同步性，机械通气患者通常设置吸气时间为 0.8～1.2 秒或吸呼比为 1∶（1.5～2）。对于控制通气者，为抬高平均气道压（mean airway pressure，MAP）改善氧合，可适当延长吸气时间及吸呼比，但应注意患者的舒适度、监测内源性 PEEP 及对心血管系统的影响。

（六）触发灵敏度

一般情况下，压力触发常为−1.5～−0.5cmH_2O，流速触发常为 2～5L/min。若触发敏感度过高，会引起与患者用力无关的误触发，若设置触发敏感度过低，将显著增加患者的吸气负荷，消耗额外呼吸功。

（七）吸入氧浓度

机械通气初始阶段，可给予高浓度的氧（甚至是纯氧）以迅速纠正严重缺氧，之后依据目标 PaO_2、PEEP、MAP 水平和血流动力学状态，酌情降低吸入氧浓度（FiO_2）至 50%以下，并设法维持 SpO_2＞90%，若不能达到上述目标，即可加用 PEEP、增加 MAP，应用镇静剂或肌松剂。若适当 PEEP 和 MAP 可以使 SpO_2＞90%，应保持最低的 FiO_2。

（八）呼吸末正压

设置呼吸末正压（PEEP）的作用是使萎陷的肺泡复张，增加功能残气量，提高肺顺应性，改善通气和换气功能，PEEP 常应用于 ARDS 为代表的 I 型呼吸衰竭，一般初设在 5cmH_2O，然后根据氧饱和度进行调整，直至获得满意的氧饱和度。PEEP 可增加胸膜腔内压，设置过高易出现气压伤和低血压等表现。

（九）报警限

设置呼吸机高压报警限具有报警和切换功能，一般设置为气道峰值压力（PAP）+10cmH_2O。

三、常见报警原因与处理

报警功能是呼吸机必备的功能之一，引起呼吸机报警的原因有很多，有的报警需要立即处理，否则会危及患者生命，如高压报警、窒息报警等。呼吸机报警按警示级别分为一、二、三级和机械故障四种类型。常以报警声音、屏幕显示警报信息及用红色或黄色指示灯闪烁的方式，提示患者呼吸、人工气道及循环管路或呼吸机出现问题。一级警报是指一些不会危及患者生命但可能会对患者有害的问题；二级警报是可能危及患者生命安全的问题，需要去处理；三级报警是指正在发生威胁到患者生命安全的问题，属于红色警报，要求立即处理；机械故障是指呼吸机不能正常工作，需要工程师技术支持。

处理原则：以保障患者的生命安全为原则，同时查明报警原因。若报警问题能立即解决，应先处理报警原因，后恢复报警信息；报警问题不能立即解决时，应立即脱离呼吸机，改用简易呼吸器接氧气给患者辅助通气，或更换呼吸机。若同时出现多个报警，应查找根本原因。呼吸机常见报警及处理方法见表 17-1。

表 17-1　呼吸机常见报警原因及处理

报警内容	原因	处理
电源报警	停电；电源插头脱落；电源掉闸；蓄电池电量低	将呼吸机与患者断开并行人工通气支持；同时修复电源
气源报警	压缩氧气或空气压力低；气源接头未插到位；氧浓度分析错误	将呼吸机与患者断开；给患者行人工通气支持；同时调整或更换气源，或校对 FiO_2 分析仪，必要时更换氧电池
潮气量过高	呼吸道方面： 额外增加气流	适当上调报警线
	患者方面： 患者呼吸肌力量较强，见于 SIMV、PSV 等模式时过度通气；原发病控制，呼吸系统顺应性恢复等	降低支持力度，适时脱机
	呼吸机方面： 参数设置不当、监测失灵等	做好呼吸机的保养及维护，合理设置报警参数
潮气量过低	呼吸道方面： 管道系统密封不严漏气，常见于导管气囊密封不严、破裂漏气，管道漏气，湿化罐漏气，导管脱出等	更换导管、呼吸管道回路；保持循环管道密闭；检查气囊压力
	患者方面： 患者呼吸肌力量弱，呼吸减弱，见于 SIMV、PSV 等模式时；气道痉挛；呼吸系统顺应性减低等	加大支持力度，解除气道痉挛，治疗原发病
	呼吸机方面： 呼吸机活瓣漏气、监测失灵，呼出流量传感器监测错误、参数设置不当等	做好呼吸机的保养及维护，监测校正呼出流量传感器，合理设置报警参数
每分通气量过高	呼吸道方面： 额外增加气流如气动雾化，呼吸频率浅快等	适当上调调整报警线，加大支持，控制呼吸频率等
	患者方面： 患者呼吸肌力量较强，见于 SIMV、A/C 等模式时，通气过度；呼吸系统顺应性恢复；控制通气时，呼吸频率设置较高等	降低支持力度，适时脱机
	呼吸机方面： 参数设置不当等	合理设置报警参数
每分通气量过低	呼吸道方面： 管道系统密封不严漏气，常见于导管气囊密封不严、破裂漏气，管道漏气，湿化灌漏气，导管脱出等	更换导管、呼吸管道回路；保持循环管道密闭
	患者方面： 患者呼吸肌力量弱，见于 SIMV、A/C 等模式时；气道痉挛；呼吸系统顺应性减低、控制通气时，呼吸频率设置较低等	加大支持力度，解除气道痉挛，治疗原发病，合理设置参数
	呼吸机方面： 呼吸机活瓣漏气、参数设置不当等	做好呼吸机的保养及维护，合理设置报警参数

续表

报警内容	原因	处理
气道高压	呼吸道方面： 分泌物堵塞气道，管道积水，管道扭曲打折、气管导管紧贴呼吸道内壁，气管导管置入过深，气管导管脱出气囊堵塞气道，设置过低；导管移位等 患者方面： 咳嗽，气道痉挛，人机不协调对抗，气胸，胸腔内活动性出血，呼吸系统顺应性减低（肺水肿、支气管痉挛、肺纤维化等），患者兴奋、激动、想交谈等 呼吸机方面： 参数（高压报警限）设置不当、活瓣故障等	吸痰；清理呼吸道分泌物、积水，理顺管路，调整固定导管位置 听诊，及时清理呼吸道分泌物；安抚患者；使用药物镇静；闭式引流、止血；治疗原发病 合理设置压力报警参数；机械故障时更换呼吸机
气道低压	呼吸道方面： 管道脱落、管道漏气（常见于气囊充气不足、气囊破裂、喉罩时密封不严时）等 患者方面： 支气管胸膜瘘后经胸腔导管漏气、气管食管瘘经食管漏气等 呼吸机方面： 呼吸机驱动力不足（气源压力低于呼吸机工作压力下限）等	加强监管，保持循环管道密闭；更换气管导管；调整喉罩位置 治疗原发病 调整气源压力或更换动力装置
呼吸频率过高	患者方面： 呼吸中枢疾病如浅快呼吸；药物对呼吸的兴奋；代谢需要增加；缺氧；高碳酸血症；酸中毒；疼痛；焦虑；害怕等 呼吸机方面： 参数设置不当，如设置触发灵敏度过高、支持力度偏小；自主呼吸恢复等	监测动脉血气；纠正缺氧和酸中毒；镇静；镇痛；安抚患者；积极治疗原发病，合理用药 合理设置报警参数，改换通气模式
呼吸频率过低	患者方面： 呼吸中枢疾病，神经肌肉接头性疾病，药物对呼吸的抑制等 呼吸机方面： 参数设置不当，如设置呼吸频率过低、触发灵敏度过低等	积极治疗原发病，合理用药 合理设置报警参数
人机对抗	患者不配合；自主呼吸增强；高热、抽搐、疼痛、体位不适；心肺功能改变、缺氧加重；人工气道不通畅、移位、固定不好或受牵拉刺激患者；呼吸机同步性能差或触发灵敏度调节不当，或其他参数设置不当	取得患者理解与配合；改变卧位；积极治疗原发病；保持呼吸道通畅；调整呼吸模式和参数；合理固定气管导管和呼吸机管道；必要时进行镇静、镇痛

四、呼吸机的撤离

当导致呼吸衰竭的病因好转后应尽快开始呼吸机撤离（discontinuation of mechanical ventilation）。延迟撤机将增加机械通气的并发症和医疗费用。过早撤离呼吸机又可导致撤机失败，增加再插管率和病死率。呼吸机撤离失败患者，呼吸机相关性肺炎（VAP）发生率是脱机、拔管成功患者的 8 倍，病死率是其 6～12 倍。因此，如何将呼吸机撤离的时机掌握得恰到好处，正确掌握呼吸机撤离时机，最大限度地使患者既利用呼吸机度过严重失代偿性呼吸衰竭的难关，又避免了不必要的长时间应用呼吸机带来的不便和痛苦，最大限度地发挥呼吸机治疗的利，降低呼吸机治疗的弊，是呼吸机临床应用的主要环节。

（一）撤机指征

机械通气患者由于疾病的个体化差异，撤机指征也具有一定差异性。根据中华医学会重症医学分会机械通气临床应用指南（2006 年），患者达到以下条件可考虑撤机，包括：

1. 导致机械通气的病因好转或祛除。

2. 氧合指数 PaO_2/FiO_2＞150～200mmHg，PEEP≤5～8cmH_2O，FiO_2＜40%。

3. 血流动力学稳定，没有心肌缺血动态变化，临床上没有显著的低血压[不需要血管活性药的治疗或只需要小剂量的血管活性药物，如多巴胺或多巴酚丁胺＜5～10μg/（kg·min]。

4. 有自主呼吸能力和较强的咳嗽能力。

（二）撤机准备

1. 加强呼吸道管理，保持呼吸道通畅。

2. 去除上机诱因，积极控制原发病。

3. 调整营养状态，纠正离子紊乱。

4. 减少糖类物质摄入，较少呼吸负荷。

5. 呼吸肌功能锻炼，提高肌力。

6. 给予告知，让患者有心理准备。

（三）撤机方法

1. 直接撤机 适用于心肺功能好，支持时间短的患者，如部分全麻术后患者，若患者自主呼吸良好，且不耐受气管插管，可直接撤离呼吸机，让其自主呼吸。

2. 呼吸模式过渡 适用于原心肺功能较差，支持时间较长的患者，通过改变呼吸支持模式和参数降低呼吸机支持水平逐步过渡撤机，如使用 SIMV、PSV 等模式过渡。

3. 间接撤机 在脱机间隙使用射流给氧，T 管给氧等间接支持，逐渐延长脱机时间，宜在白天进行。

（四）实施撤机

选择充分休息后的上午进行撤机，此时患者状态较好，医护人员较多，能保证抢救及时有效，撤机后严密观察患者病情，包括呼吸状况、SpO_2、心率、血压等，及时发现不耐受撤机指征并进行相应处理。

1. 与患者沟通，讲解脱机时可能出现的不适及如何应对。如可能出现憋气，可让患者做深呼吸、缩唇呼吸等。

2. 暂停管饲，准备氧疗装置，准备再次插管的用物。

3. 清理呼吸道及气囊上滞留物。

4. 协助取平卧位头偏向一侧或半卧位。

5. 给予足够的氧储备。

6. 脱机拔管。

（五）不能耐受撤机的指征

患者出现以下变化应立即恢复机械通气：

1. 呼吸频率＞30 次/分。

2. 血压升高或降低超过 20mmHg，心率增加或减慢超过 20 次/分。

3. PaO_2＜60mmHg，$PaCO_2$＞55mmHg。出现烦躁、出汗及尿量进行性减少。

（六）呼吸机依赖及护理

呼吸机依赖是指机械通气患者使用呼吸机通气支持的实际时间超过根据患者病情所预期的通气支持时间的一种状况，患者至少有一次撤机失败。呼吸机依赖的原因包括生理和心理因素两方面：生理因素包括气体交换降低、通气负荷增加、通气需求增加、通气驱动力降低和呼吸肌疲劳等；心理因素包括不能控制呼吸模式、缺乏动机和信心及精神错乱等。

部分机械通气患者从生理指标看可以脱机，但由于怀疑自己的呼吸能力、缺乏信心等原因，担心脱机后出现呼吸困难和窒息等，因而不愿意脱机。对呼吸机心理依赖的患者，应确切告知其生理指标已达到脱机标准，鼓励患者尝试脱机，脱机时做好安全保障措施，床旁严密观察患者，及时向患者反馈其各项生命体征稳定的信息，增强患者对脱机的信心。

（七）脱机拔管后患者的护理

1. 体位　为患者取舒适体位，条件允许可采取半卧位，为患者保暖、保护隐私。

2. 加强呼吸道管理　加强患者气道温湿化，保持呼吸道通畅，指导并协助患者咳痰，必要时可经口咽通气道吸引。

3. 观察生命特征　如患者有无大汗淋漓、心率血压明显增高等，尤其是呼吸形式，如出现呼吸频率加快（成人＞35 次/分）、辅助呼吸肌做功、反常呼吸等。

4. 血气分析　观察酸、碱、氧合指数。

5. 脱机　4～6 小时内禁止饮水，以防呛咳误吸。

第三节　应用人工呼吸机患者的护理

一、人工气道的护理

（一）气道温湿化技术

生理状态下，鼻、咽喉部黏膜血供丰富，并有黏液分泌，使吸入气体到达气管隆嵴时，温度能达到 37℃，饱和湿度为 100%，绝对湿度为 44mg/L。温暖、湿润的气体进入肺泡，利于纤毛的运动，使异物易于排出。学者实验证明，随着进入肺泡的气体温湿度逐渐降低，纤毛运动减弱直至消失，肺部感染增加。因此，只有气道内保持一定（绝对湿度至少达到 30mg/L）的温湿度，才能维持呼吸道黏液-纤毛系统正常的生理功能和防御功能，有效防止相关并发症的发生。人工气道（气管插管、气管切开）建立后，吸入气体失去了鼻、咽喉部位的加温加湿，干燥气体的长时间吸入，使呼吸道黏液-纤毛系统正常的生理功能不能维持，导致分泌物黏稠、结痂不易排出，进而发生呼吸道阻塞、肺不张和继发感染等。

1. 主动加温湿化技术　利用加热湿化器对吸入气体进行干预，其原理是将无菌湿化液进行加热，产生水蒸气，与吸入气体混合，从而达到对吸入气体加温加湿的目的。影响气体湿化效果的因素较多，如吸入气体的量、气体与湿化液接触面积、气体与湿化液接触时间、湿化液的温度、环境等。常见的加热湿化器如图 17-1 所示，设置多个档位。为达到理想的温湿化效果，若患者通气流量大时，可调高湿化器温度，使蒸发量增加，必要时采用双加温湿化器（图 17-2）并连通气，增加气体与湿化液的接触面积；若室温较低，易出现冷凝水而降低湿化效果，可采用提高室温、缩短管道长度、呼吸管道内加入加热导丝来保持吸入气体温度，设置“Y”形口处温度 40℃（图 17-3），还有自动反馈调节湿化器（图 17-4）。

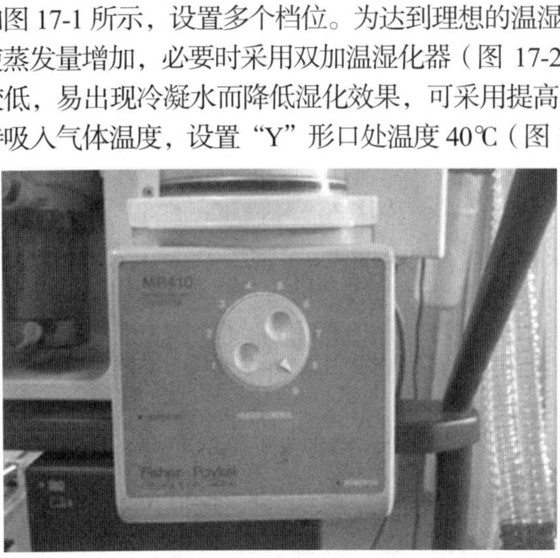

图 17-1　加温湿化器

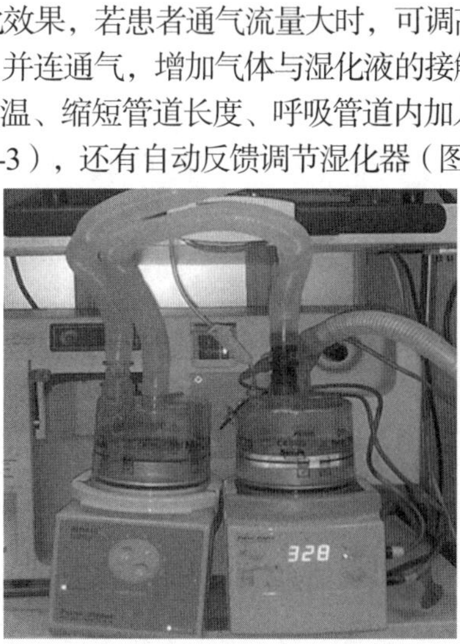

图 17-2　双加温湿化器

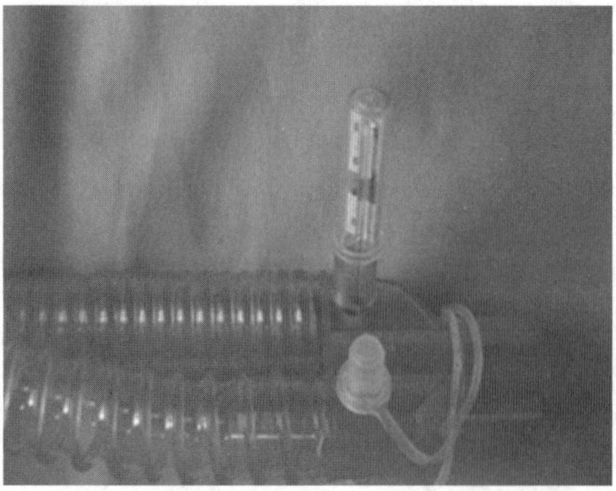

图 17-3 “Y”形接口

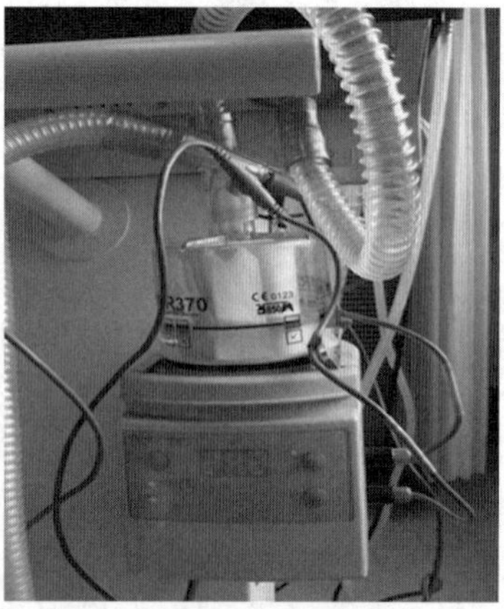

图 17-4 自动反馈调节湿化器

2. 被动温湿化技术 湿热交换器也称人工鼻，由数层吸水和亲水材料制成，工作原理为随呼吸的变化其携水能力有连续性变化。呼气时将呼出的水分和热量截留在人工鼻中；吸气时将人工鼻中的水分和热量补充到吸入气体中。该装置放置在“Y”形管与气管导管之间。

（1）优点：保证黏液-纤毛系统运动正常；减少热量丧失；操作简单，可根据污染情况更换。

（2）缺点：不能提供较好的温度和湿度，气道分泌物较黏稠；存在无效腔。不适用于高热脱水、痰稠及通气量较大或较小（小儿）的患者。

3. 其他温湿化技术

（1）雾化吸入加湿技术：即在呼吸管道吸气支加入雾化吸入器，通过射流原理将湿化液撞击成微小气溶胶，悬浮在吸入气体的气流中输入呼吸道。湿化效率高低与气溶胶颗粒的密度、直径有关。该湿化方法没有加温功能，较低温度的湿化液进入呼吸道易刺激小气道痉挛。该方法仅用于间断药物雾化治疗。

（2）气管内直接滴注：湿化液直接滴入气管内可引起患者咳嗽，甚至缺氧等并发症，同时根据气道的解剖特点，湿化液极易进入右肺，造成湿化不均。故该方法仅推荐必要时使用。

（二）气囊的管理

1. 气囊压力监测与控制 使用气囊的目的是封闭气道，完成机械通气。气囊高压力可引起明显的气管黏膜损伤，低压力又不能保证气道的密封，所以应控制合理的气囊压，临床常用的方法有两种。

（1）气囊充气最小闭合技术法：根据气囊充气封闭气道的原理，即患者机械通气后，若气囊内充气过少，患者在吸气时，喉部可闻及漏气声。具体操作：将听诊器置于患者颈部的气管处，然后用 5ml 注射器向气囊内注气直到听不到漏气声停止；随后开始向外抽出少量（0.5ml）气体，直至能闻及少量漏气声；再次少量（0.5ml）向气囊内注气，直至吸气时听不到漏气声为止。

注意事项：听诊部位选在胸骨上窝与甲状软骨下区域；听诊器膜片勿用力按压气管，以免患者出现咳嗽影响听诊。此法防止气囊上的滞留物进入下呼吸道的能力较差。

（2）测压表充气技术法：气囊内注气量的多少直接影响气囊的作用效果，而且气囊压力对周围组织也有着重要影响。有研究显示，气管的毛细血管压力在 20～30mmHg，当压力达 22mmHg 时可见对气管血流具有损伤作用，压力在 37mmHg 时可完全阻断血流。为最大限度减少气囊对气道黏膜的压力损伤，使之发挥有效功能，机械通气指南专家推荐，以 20～25mmHg 作为安全范围，30mmHg 为可接受的最高气囊压。

气囊漏气的判断：①反复充气后患者喉部有喉鸣或发声。②常规通气过程中呼吸机低气道压报警。③患者口鼻有气泡溢出。大多数情况下需更换导管。

2. 气囊上滞留物的清除技术

（1）声门下滞留物吸引（SSD）导管吸引法：目前多项 VAP 预防指南推荐机械通气时间超过 72 小时者选用 SSD。

注意事项：持续采用 SSD 导管易出现气道黏膜损伤，吸引时压力一般以小于 0.01kPa 为宜，或使用间断吸引。SSD 导管的引流管径较细，容易发生堵塞。

（2）正压气流冲击法：利用呼吸力学的原理，患者吸气（被动呼吸者随机选择）时利用简易呼吸器轻挤皮囊，使患者肺部充分扩张达到饱满，于患者吸气末呼气初，在给予大潮气量的同时松开气囊，借助肺与胸廓的弹性回缩力使两股气体（患者呼气潮气量和第二次送入的大潮气量）同时由气管插管与气管内壁之间的腔隙冲出。将积潴于气囊上方的滞留物吹至咽部，立即封闭气囊防止滞留物逆流至肺内。尽快用吸痰管将口咽滞留物吸出，此方法可重复操作。

1）适应证：患者若无禁忌证，经口气管插管或带气囊的气管切开均可，应每 4～6 小时清除气囊上滞留物一次。

2）禁忌证：肺大泡、气胸、ARDS（高 PEEP）及生命特征不平稳患者。

3）操作步骤：①操作前暂停鼻饲 30 分钟；②协助患者取平卧位；③充分吸引气道、口、鼻腔内分泌物；④需 2 人配合操作，一人将简易呼吸器与气管插管连接常规通气，待简易呼吸器与患者呼吸同步后，于患者第二次吸气末呼气初用力挤压简易呼吸器（以患者潮气量的 2～3 倍送气）：同时另一人用 10ml 注射器将气囊内气体完全放出，于简易呼吸器送气末将气囊充满；⑤吸净气囊冲出的口咽腔内分泌物；⑥如此反复操作 2～3 次，直到完全清除气囊上的分泌物为止；⑦恢复之前体位、鼻饲等，测量气囊压力、导管位置。

注意事项：①清醒患者，给予解释取得配合，避免因患者不适、对抗影响效果。②操作前确定气管插管的固定情况及插管深度。③操作者两人应密切配合，避免放气不同步，过大潮气量造成气压伤或放气过早影响冲击效果。

（三）气道内分泌物清理

重症患者由于咳嗽无力、人工气道的建立等原因，机械性吸痰十分常见。机械吸引按材料分为经吸痰管吸引法和经支气管镜吸引法两种。下面着重介绍建立人工气道患者的吸痰法。

1. 经吸痰管吸引注意事项

（1）评估：患者是否存在吸痰指征，了解患者病情、意识状态，查看影像结果；是否采取了分泌物松动技术；血氧饱和度有无下降；患者有无呛咳；听诊大气道是否存在痰鸣音；呼吸机监测的气道峰压有无上升的变化。

（2）用物准备：合适的吸痰管、负压吸引器；吸痰盐水；无菌物品等；检查吸痰器负压，压力大小合适（0.02～0.04kPa）。

（3）吸痰前给予氧储备。

（4）遵守无菌技术原则。

（5）吸痰动作轻柔，切勿暴力，吸引过程中要旋转退出，不可来回提插吸引。

（6）在吸痰过程中应当密切观察患者的病情变化，如有心率、血氧饱和度明显下降时应当立即停止吸痰。

（7）听诊判断吸痰效果，发现异常情况及时处理。

（8）做好记录，包括痰的颜色、性质和量等。

2. 经支气管镜吸引注意事项

（1）支气管镜的消毒与控制。

（2）评估患者是否存在支气管镜吸痰指征，原则是当利大于弊时采用。

（3）协助术者固定好人工气道，预防人工气道在操作过程中发生位置变化。

（4）支气管镜吸痰的医护配合默契，缩短操作时间。

（5）操作过程中根据生命体征调整机械通气参数。

（6）操作过程中患者应处于镇静状态，减少应激。

（7）操作过程中应当密切观察患者的病情变化，如有心率、血氧饱和度明显改变时应当立即停止吸痰。

（8）根据肺部情况可给予0.45%氯化钠溶液灌洗。

（9）做好记录，包括痰的颜色、性质和量等。

二、常见并发症的处理

使用机械通气得当可改善患者氧合，缓解低氧血症，减少呼吸做功，防止呼吸肌疲劳。使用不当会带来一些并发症，甚至危及患者生命。

（一）人工气道相关并发症

1. 脱管 常与导管固定不佳和牵拉等有关，表现为呼吸机低潮气量报警、喉部发声和窒息等。出现脱管应紧急处理，保持气道通畅，应用简易呼吸器通气和供氧，必要时重新气管内插管。

2. 气道堵塞 由痰栓、异物、导管扭曲、气囊脱出嵌顿导管口、导管远端开口嵌顿于气管隆嵴、脱管等引起，表现为不同程度的呼吸困难，严重时出现窒息。出现气道堵塞应针对原因及时处理，如调整人工气道位置、抽出气囊气体、试验性插入吸痰管等。如气道梗阻仍不缓解，则应立即拔出气管导管，重新建立人工气道。

3. 气道损伤 与插管时机械性损伤、气道内吸痰、导管压迫气道和气囊压迫气管黏膜有关，表现为出血、肉芽增生、气管-食管瘘等。为避免气道损伤，插管前应选择合适的导管，插管时动作轻柔，带管过程中保持导管中立位，合理吸痰，做好气囊护理等。

（二）机械通气本身引起的并发症

1. 呼吸机相关肺损伤（ventilator-induced lung injury，VILI） 通气对正常肺组织造成的损伤或使已损伤的肺组织进一步加重，包括气压伤、容积伤、萎陷伤和生物伤，临床表现为肺间质气肿、皮下气肿、纵隔气肿、心包积气、气胸和肺水肿等。为了避免和减少呼吸机相关肺损伤的发生，机械通气应避免高潮气量和高平台压，吸气末平台压不超过30～35cmH$_2$O，以避免气压伤、容积伤，同时设定合适PEEP，以预防萎陷伤。出现张力性气胸应立即行胸腔闭式引流。

2. 呼吸机相关性肺炎（ventilator-associated pneumonia，VAP） 机械通气48小时后发生的院内获得性肺炎。VAP与口咽部分泌物和胃肠内容物反流误吸密切相关，高危因素包括高龄、APACHEⅡ评分高、急慢性肺部疾病、GCS＜9分、长时间机械通气、过度镇静、平卧位等。预防措施主要包括：①半卧位，床头抬高30°～45°。②避免镇静时间过长和程度过深。③避免口咽部和胃内容物反流入口腔误吸。④进行持续声门下吸引。⑤规范使用呼吸机管道，不同患者之间必须更换呼吸机管道，长期带机患者按需更换。⑥做好口腔护理。⑦尽早撤机等。

三、病情观察

患者在机械辅助通气期间，应注意评估机械通气效果，及时发现相关并发症的出现，提高机械通气的安全性。机械通气患者病情观察重点如下。

（一）呼吸功能

观察呼吸节律、呼吸深度，评估有无呼吸困难、人机对抗等。机械通气患者缺氧时可出现脉搏、呼吸增快，需严密观察。注意气道压力、呼出潮气量、SpO$_2$，评估通气和氧合状况。观察患者皮肤黏膜、口唇和甲床。二氧化碳潴留时可出现皮肤潮红、多汗和浅表静脉充盈。口唇和甲床青紫提示低氧血症。当患者病情严重必须给予高浓度氧时，应避免长时间吸入，氧浓度尽量不超过60%，同时密切观察有无氧中毒所致肺损伤出现。加强营养支持可以增强或改善呼吸肌功能。

（二）循环功能

机械通气可使胸腔内压升高，静脉回流减少，心脏前负荷降低和后负荷增加，出现心输出量降低，组织器官灌注不足，表现出低血压、心律失常、末梢循环灌注不良、尿量减少等。

（三）意识

缺氧和（或）二氧化碳潴留所致意识障碍患者，若呼吸机支持适当，患者意识状态应逐渐好转。若意识障碍程度加重应考虑呼吸机支持是否适当或是否患者病情发生变化。因此，应严密观察患者意识状况，出现异常及时通知医生处理。

（四）血气分析

机械通气 30 分钟后应做动脉血气分析，以评估机械通气的效果及是否需要调整呼吸机模式和参数。若治疗有效，患者血气分析结果应趋于正常；若治疗无效，血气分析结果显示无改善或继续恶化。在机械通气治疗过程中，需根据患者病情严密监测动脉血气状况。

（五）体温

患者出现呼吸机相关性肺炎和原有肺部感染恶化时，可出现体温异常改变，应严密监测，观察气道分泌物量、色、性状和味，评估肺部感染变化情况，及时报告医生。

（六）其他

机械通气的患者上消化道出血发生率为 6%～30%。如果原发病为 ARDS 或 MOF，则发生率更高。应注意观察应激性溃疡所致消化道出血和有无腹胀。

机械通气的患者应有专人护理，密切观察病情变化，综合患者的临床表现及通气指标判断机械通气的效果（表 17-2）。

表 17-2　机械通气效果的观察

指标	通气好转	通气不足
神志	逐渐好转	烦躁或意识障碍程度加重
末梢循环	面色红润、循环良好	发绀或面部过度潮红
血压、脉搏	稳定	波动明显
胸廓起伏	平稳起伏	不明显或呼吸困难
血气分析	正常	$PaCO_2\uparrow$、$PaO_2\downarrow$、$pH\downarrow$
潮气量或每分通气量	正常	降低
人机协调	协调	对抗

四、心理护理

（一）焦虑与恐惧

机械通气患者常见的心理反应是焦虑与恐惧，主要与对机械通气的不理解、沟通交流障碍和撤机等有关。为缓解患者焦虑与恐惧心理，对于清醒患者，在机械通气前应向患者充分解释机械通气的目的、实施方法、患者可能会出现的感受和配合的注意事项等。机械通气患者由于气管插管或切开，影响患者正常的语言沟通，因此，必须与患者建立有效的沟通方式，如通过姿势、手势、面部表情和眼神等，也可通过写字板、卡片等与患者交流，增加视觉信息传递。对有书写能力的患者，可鼓励其把自己的感受和要求写出来，以供医护人员参考。撤机前做好患者心理护理，向患者解释撤机目的、方法、注意事项和撤机过程中、撤机后可能出现的反应及应对措施，消除患者顾虑。

（二）缺乏安全感

引起机械通气患者不安全感的因素主要有：①担心呼吸机出现故障。②担心痰液堵塞气道。③担心医护人员不能及时发现病情变化。④担心管道脱落等。为增加患者安全感，在准备呼吸机时，应保证呼吸机性能良好并告知患者；按需要及时吸痰和清除呼吸机管道积水，保持气道通畅；加强床旁监护，让医护人员身影时刻都在患者视线内；关心、体贴患者，加强与患者沟通，及时发现患者不适并予以相应处理等。

五、呼吸机的维护与消毒

（一）呼吸机消毒

为了减少和避免患者的交叉感染，保证救治的成功率，延长呼吸机的使用寿命，必须对呼吸机进行严格、规范的清洁和消毒。呼吸机有的部分只需要清洁，不能消毒；有的部分一定要严格进行消毒。呼吸机的消毒方法有药物浸泡法、气体熏蒸法、高压蒸汽法。消毒时应选用最有效但又不影响物品使用寿命的消毒或灭菌方法，若为硅胶管路消毒，禁止使用含有甲醛或苯的消毒剂，否则会缩短管路的使用寿命。在整个消毒过程中避免物品再次污染。一般同一患者每使用 1 周则拆下湿化器、呼出端过滤器、吸入端过滤器或细菌过滤器进行消毒或高压灭菌，同时更换消毒好备用的部件继续工作；每个患者撤机后，要对呼吸机进行彻底的清洁与消毒。

1. 呼吸机表面 包括界面、万向臂架、电源线、高压气源管路、压缩泵表面等，应用拧干的清洁软布擦拭（每日 1 次），做到一机一巾，污染严重时可用氯己定或新洁尔灭消毒，但严禁消毒液或水滴入机器内部。

2. 气源过滤网 包括空气压缩泵、主机侧面和后面散热风扇的过滤网。这些部件在气路的进气端，如不及时清洗或定期更换，过滤网被灰尘堵塞易引起主机内部温度过高、报警及空压机负载加大，严重时会造成呼吸机停机。清洗时，将过滤网从机器上拆下，用流水冲洗或吸尘器吸净灰尘，干燥后重新安装。压缩泵和主机侧面的过滤网一般 48 小时清洁 1 次，主机后散热风扇过滤网一般 1 个月清洁 1 次。久不使用的呼吸机视情况而定。

3. 湿化器 电器加热部分和温控传感器探头的金属部分可用清洁的软湿布擦净，不可用消毒液浸泡，否则会影响传感器的准确性。

4. 呼吸机内部电子元件 呼吸机内部电子元件的清洁是去湿、除尘。定期用小功率吸尘器或专用吸球除尘，也可用干净的毛刷轻轻扫除，电子元件不能用消毒液浸泡，也不能接触水和油，在雨季或湿度大的天气每天都要开机运行，以便达到除湿效果。

5. 流量、压力等各种传感器 传感器为呼吸机敏感电子部件，不能用急流水冲洗或消毒液浸泡，以免损坏其性能，应严格按照使用说明书进行清洁消毒。

6. 气体管路 包括螺纹管、“Y”形接头、集水杯、管路弯头、湿化器等，最常用的是药物浸泡消毒法，此法无须特殊设备，适用于金属、橡胶、塑料类物品的消毒。先用清洗剂去除物品上的污物、血迹、痰痂和其他残留物，再将物品浸入配好的消毒液中，根据消毒剂的使用说明浸泡，消毒时各连接部件都要断开，不能拉或折管道，管腔壁上不能留有气泡，以便充分消毒，浸泡足够时间后取出，用无菌蒸馏水冲洗干净，阴凉处晾干，装进清洁袋内干燥保存备用。但临床现多用一次性呼吸机管路，做到专人专用，按需更换。

7. 呼出端过滤器、吸入端过滤器 这些过滤器（有些呼吸机配有细菌过滤器）接触的是患者呼出和吸入的气体，极易受病菌污染，一般建议用高压蒸汽消毒法。该类过滤器内均为过滤纸，禁止用水冲洗、浸泡，不建议用气体熏蒸法，以免增加气流阻力，降低过滤效果。现临床多采用一次性过滤器，可按需更换。

（二）呼吸机的维护

为了使呼吸机保持良好的性能，在使用时可及时、安全、高效地用于抢救患者，呼吸机应由专人负责管理。专业管理人员应经过培训，了解和熟悉呼吸机的结构、性能、参数的意义，熟练各部件的拆装，掌握呼吸机的操作规程、消毒及自检的原则、方法和步骤，并做好登记工作。临床这部分工作现多由呼吸治疗师承担。

1. 呼吸机的日常维护

（1）严格按呼吸机清洁、消毒要求进行操作，保证各种管路、附件消毒后备用，确保呼吸机处于相对洁净状态。

（2）定期检查，及时更换空气过滤网、氧电池、呼出端过滤器、吸入端过滤器、流量传感器、细菌过滤器等易耗部件。每种易耗品均有使用寿命，超期使用将无法保证性能，氧电池通常寿命为6～12个月。

（3）定期通电自检，一般每周通电1次，并综合检查其呼吸机功能。

（4）呼吸机的维护保养要做好四防：防热、防潮、防震、防腐蚀。呼吸机做好清洁、消毒、调试、校准后，悬挂标有“清洁备用”字样的标牌，放置在干净、干燥、通风的房间内。

（5）严格执行登记制度，呼吸机随机带卡，卡的内容包括清洁、消毒及功能监测的日期、结果；做好使用记录，记录更换易耗部件的名称、数量、时间，对维修部件、更换配件、校正等详细备案，以便核查。

2. 呼吸机使用时的维护

（1）清洁备用的呼吸机在使用前将各管路连接好（成人、儿童患者应使用不同类型湿化器、管路），注意集水杯要低于患者的肺，低于湿化器，一般位于患者回路的最低位置，以防患者管路积水；“Y”形接口连到患者处一定要处于最高位置，防止水气流入患者肺，引起感染；检查湿化器中是否有内衬过滤纸及适量的无菌蒸馏水。

（2）连接电源和气源，开机通过自检，根据患者的血气、胸片、理想千克体重等综合因素来选择通气方式和设定参数，连接膜肺，运行5分钟，检查仪器是否正常运行，运行正常时连接患者。

（3）使用过程中，要确保呼吸回路管路或集水杯内无积水，有积水要及时倒掉；保证气源滤水杯内无水，以免水进入阀门造成故障；湿化器要注意检查调温器性能，应每天更换湿化器的内衬过滤纸、湿化液，以减少细菌繁殖，湿化液只能用无菌蒸馏水，以避免液体形成结晶物，影响和损坏湿化器的电热蒸发面。

（4）呼吸机关机时先关主机电源，再关闭气源。

（5）患者脱机后对呼吸机进行彻底的清洁、消毒。

随着呼吸机的普及，对呼吸机管理有了更高要求，呼吸机的清洁、消毒及维护、保养应及时到位，对预防院内交叉感染、减少故障率、节约成本有重大意义。

（温韬雪）

第十八章　连续性血液净化治疗

连续性血液净化（continuous blood purification，CBP）是指连续、缓慢清除水分和溶质，对脏器功能起支持作用的各种血液净化技术的总称。主要目的是清除血液中有害物质及过多的水分。目前，这一技术在ICU普遍得到应用，临床疗效评价日益肯定。

案例 18-1

患儿，男，6岁。因马蜂蜇伤3天，全身水肿，无尿2天入院ICU治疗，查体：T 38.3℃，P 105次/分，R 30次/分，BP 120/90mmHg，生化检验：WBC 30.97×10^9/L；总胆红素325.8μmol/L，谷丙转氨酶2496U/L，谷草转氨酶252 U/L，尿素氮50.5mmol/L，血肌酐576.8μmol/L，乳酸脱氢酶7988 U/L，肌酸激酶60 854U/L。入院诊断：马蜂蜇伤，多器官功能衰竭，溶血尿毒综合征。

问题：

1. 该患儿应该选用何种治疗方式，该治疗方式的原理是什么？
2. 在治疗过程中如何保持液体平衡？

第一节　概　　述

1995年，第一届国际连续性肾脏替代治疗（continuous renal replacement therapy，CRRT）会议在美国加利福尼亚州圣地亚哥举行，对相关CRRT技术进行统一命名，会议将CRRT定义为每天连续24小时或接近24小时的一种连续性血液净化技术，以替代肾脏功能。我国从20世纪80年代开展CRRT，目前，该技术临床应用范围正在日益扩大，已经从最初单纯肾脏替代治疗的手段，扩张到各种临床危重病例的救治，尤其是脓毒血症伴急性肾损伤、重症急性胰腺炎、严重电解质紊乱等。因此，在2000年黎磊石等将CRRT重新命名为连续性血液净化（continuous blood purification，CBP），更符合临床实际内容。

一、连续性血液净化的基本原理

CBP 清除溶质的主要方式有三种：弥散、对流及吸附。不同治疗模式，清除的机制不同，血液透析以弥散清除为主，血液滤过是以对流及部分吸附清除为主，免疫吸附及血液灌流则以吸附为主要清除方式。不同物质的清除方式也不相同，弥散清除小分子物质效果好，对流及吸附清除中大分子物质效果好。

（一）弥散

弥散（diffusion）是溶质透过半透膜的一种方式，主要驱动力是浓度差，分子由高浓度的一侧向低浓度一侧转运。这种方式的清除率与分子大小、膜孔通透性及通透膜两侧的物质浓度差有关。弥散对血液中小分子溶质如肌酐、尿素氮、尿酸等清除效果好，对大分子溶质如细胞因子的清除效果差。

（二）对流

对流（convection）是溶质通过半透膜的另外一种方式。在跨膜压（TMP）的作用下，液体从压力高的一侧通过半透膜向压力低的一侧移动（超滤），液体中的溶质也随之通过半透膜，这种方法即为对流。体内的溶质多种多样，但溶剂均为血浆。人的肾小球以对流方式清除溶质和水分，因此，清除水分是肾脏替代治疗的一个重要目标，主要通过超滤进行。

（三）吸附

吸附（adsorption）为溶质吸附在滤器膜的表面或滤器中的活性炭及吸附树脂上，从而达到清除的效果。吸附只对某些溶质起作用，且与溶质浓度关系不大，而是受溶质与膜的化学亲和力及膜吸附面积的影响。吸附过程主要在透析膜的小孔中进行，合成膜吸附能力强，特别是对多肽、毒素、细胞因子。不同的治疗模式清除原理不同：血液透析以弥散清除为主；血液滤过以对流为主，而免疫吸附及血液灌流等模式则以吸附清除为主。

二、连续性血液净化的应用范围

连续性血液净化由于有间歇性血液透析（hemodialysis，HD）不具备的一系列优越性，应用范畴已超过肾脏病领域，扩展到非肾脏病领域。

（一）复杂性急性肾损伤

急性肾衰竭是危重症患者常见的并发症，在住院患者中的发生率为 5%～7%，在 ICU 发生率为 25%。急性肾衰竭按疾病严重程度分为：单纯性急性肾衰和复杂性急性肾衰竭。单纯性急性肾衰竭患者可在ICU外治疗，而复杂性急性肾衰竭大多是ICU中MODS的一部分，死亡率可达40%～50%。CBP 治疗复杂性急性肾衰竭的目的是维持水、电解质、酸碱平衡和内环境稳定；防止肾脏进一步损伤；促进肾脏功能恢复；为其他支持疗法创造条件。

（二）全身性炎症反应综合征

对于全身性炎症反应综合征（SIRS）的治疗不但要实现内环境平衡，还要彻底纠正代谢紊乱，维持血流动力学、电解质及体液平衡，以及清除炎性介质。CBP 通过对流和吸附方式清除炎性介质，可迅速降低高热，纠正水、电解质和酸碱平衡紊乱，保护心、肺、脑、肾功能。

（三）脓毒症和 MODS

脓毒症和 MODS 患者病死率高。CBP 可以从循环中清除致病介质，如炎性介质和细胞因子，改善机体免疫功能和内皮细胞功能障碍，重建机体免疫内稳态，调控体液及电解质平衡，纠正机体高代谢状态、氮质血症、酸中毒，保持血流动力学稳定，改善脏器的血液灌注和功能，防止器官功能衰竭，从而为患者进一步治疗创造条件和争取时间。

（四）重症急性胰腺炎

重症急性胰腺炎是外科常见的急腹症，病情凶险，多伴有明显腹膜炎、腹胀等体征和器官功能障碍，胰腺及胰周多有坏死，死亡率可达 22.4%～53.3%。CBP 治疗重症胰腺炎的机制：调控炎性介质、改善内皮细胞功能、清除胰酶、维持内环境稳态、减轻全身症状、缓解并发症及营养支持治疗。

（五）急性呼吸窘迫综合征

急性呼吸窘迫综合征（ARDS）是指严重感染、创伤、休克等肺内外袭击后出现的以肺泡毛细血管损伤为主要表现的临床综合征，其临床特征为呼吸频速和窘迫、进行性低氧血症，X 线呈现弥漫性肺泡浸润。CBP 治疗可清除肺间质水肿，改善微循环和组织的氧利用；调节水、电解质及酸碱平衡；清除炎性介质；降低氧耗。

（六）其他

在酸碱平衡紊乱、急性中毒、肝衰竭、脑水肿、心脏手术中、顽固性心力衰竭、重度急性低钠血症、挤压综合征、热射病、肾移植围术期、乳酸中毒等疾病治疗中也广泛应用。

三、常见的连续性血液净化技术

连续性血液净化技术包括：连续性动静脉血液滤过（CAVH）、连续性静脉-静脉血液滤过（CVVH）、连续性动静脉血液透析（CAVHD）和连续性静脉-静脉血液透析（CVVHD）、连续性动静脉血液透析滤过（CAVHDF）和连续性静脉-静脉血液透析滤过（CVVHDF）、缓慢连续性超滤（SCUF）、脉冲式血液滤过（PHVHF）、连续性高通量透析（CHFD）、高容量血液滤过（HVHF）、连续性血浆滤过吸附（CPFA）、血浆滤过吸附透析（PFAD）、内毒素吸附。20 世纪 80 年代末，连续性血液净化从动脉-静脉模式发展到静脉-静脉模式，CAVH 已经很少使用。临床普遍应用 CVVH 或 CVVHDF。

（一）连续性动静脉血液滤过

CAVH 是利用人体动静脉之间压力差作为体外循环的驱动力，通过超滤清除水分，以对流的原理清除大、中、小分子溶质。但 CAVH 在低血压、血流动力学不稳定者中应用受到限制，另外，CAVH 必须进行股动脉、股静脉置管，股动脉置管不良反应发生率高。

（二）连续性静脉-静脉血液滤过

CVVH 清除溶质原理与 CAVH 相同，但不同之处是采用中心静脉留置单针双腔导管建立血管通路，采用泵驱动进行体外循环。因此，有人称之为血泵辅助的 CVVH。目前 CVVH 已逐渐取代 CAVH，成为标准的治疗模式，其操作步骤标准化，且中心静脉留置导管可避免动脉穿刺的各种不良反应。

（三）连续性动静脉血液透析和连续性静脉-静脉血液透析

CAVHD 也是利用人体动静脉之间压力差驱动血液循环。溶质转运主要为弥散，也有少量对流。CVVHD 采用静脉 - 静脉血管通路，溶质转运机制与 CAVHD 相同。CAVHD 与 CVVHD 的优点：能更多清除小分子物质，维持血尿素氮在 25mmol/L 以下；每小时平衡液量减少；不需要补充置换液。

（四）连续性动静脉血液透析滤过和连续性静脉-静脉血液透析滤过

CAVHDF 也是在 CAVH 基础上发展而来的，加做透析以弥补 CAVH 对氮质清除不足的缺点。CAVHDF 溶质转运机制已不是单纯对流，而是对流加弥散，不仅增加了小分子物质清除率，还可有效清除大分子物质，溶质清除率提高 40%。CVVHDF 不同之处是采用静脉 - 静脉建立血管通路，应用血泵驱动血液循环。

（五）缓慢连续性超滤

SCUF 主要原理是以对流的方式清除溶质，它是 CBP 的一种类型，不同点是不需要补充置换液，也不用透析液，但对溶质的清除不理想，也不能将尿素氮及肌酐控制在理想水平，有时需要加用透析治疗。现临床上主要用于水肿、难治性心力衰竭，特别是心脏直视手术、创伤或大手术复苏后伴有细胞外液容量负荷过重者。

（六）脉冲式血液滤过

PHVHF 也称为间歇性高容量血液滤过，是 Ratanarat 等在 2006 年提出的，用于治疗脓毒症休克患者。

（七）血浆滤过吸附透析

PFAD 是综合了滤过、吸附及透析三种血液净化模式的全新血液净化技术，可治疗多种疾病。

案例 18-1 分析

该患儿可选择连续性血液净化治疗。

模式：连续性静脉-静脉血液滤过（CVVH）。

CVVH 原理：以对流为主，少量弥散。

第二节　连续性血液净化技术的实施

一、血液净化的准备

（一）设备准备

透析器是物质交换的场所，最常用的是中空纤维型透析器。中空纤维是由人工合成的半透膜，空芯腔内供血液通过，外为透析液。血液透析机可控制透析液的流量及温度、脱水量、血液的流量等，并具有体外循环的各种监护系统。护士应熟练掌握透析机的操作，且注意在开机后各项指标达到稳定后才能开始进行透析。透析设备准备还包括透析供水系统、透析管道和穿刺针、透析液的准备。透析液可分为乙酸盐和碳酸氢盐两类，首先配制成浓缩 35 倍的透析液，经机器稀释后流入透析器。

（二）药品准备

血液净化用药（生理盐水、肝素、5%碳酸氢钠溶液）、急救用药、高渗葡萄糖注射液、10%葡萄糖酸钙、地塞米松及透析液等。

（三）患者准备

1. 向患者及家属介绍和解释血液净化的必要性、方法及注意事项，血液净化前应尽量消除患者的恐惧和紧张心理。

2. 评估患者的一般情况，包括生命体征、有无水肿、体重增长情况、全身健康状况、有无出血倾向。评估患者的干体重，干体重指患者没有水钠潴留也没有脱水时的体重。

3. 了解患者的血液净化方法、次数、血液净化时间及抗凝剂应用情况。检查患者的血管通路是否通畅，局部有无感染、渗血、渗液等，以及中心静脉留置导管患者的导管是否固定完好。

4. 透析前取血标本送检。

二、血管通路的建立

血管通路又称血液通路，指将血液从人体内引出至血液净化器，进行血液净化后再返回到体内的通路，是进行性血液净化的必要条件。CBP 的血管通路有静脉-静脉血管通路及动脉 - 静脉血管通路两种。

（一）静脉-静脉血管通路

静脉-静脉血管通路是 CBP 最常用的血管通路。常选择锁骨下静脉、颈内静脉、股静脉，目前多采用单针双腔静脉导管作为 CBP 的血管通路，标准导管是静脉腔开口于导管前端，用于血液回流至患者体内，动脉端开口由数个侧孔构成，依靠血泵将血液泵入血液滤过器进行滤过。

（二）动脉 - 静脉血管通路

动脉-静脉血管通路是将血液滤过器置入动静脉环路，依靠动脉-静脉压差，使血流经过滤器进行滤过。临床采用较少。

三、血液净化的操作

（一）血管通路的建立

根据患者病情的需要及 CBP 方式不同，血管通路可选择动静脉直接穿刺或中心静脉置管。近年来随着血泵的应用，多采用颈内静脉或股静脉置管。其他的血管通路还包括内瘘、人工血管、肘正中静脉等。

（二）血液滤过器

多采用空心纤维型滤过器，滤过膜的滤过功能接近肾小球基底膜。滤过膜要求：有较好的生物相容性、无毒；截流分子量明确，即中、小分子量物质能顺利通过，而蛋白质等大分子量的物质不能通过；高通量、高滤过率及抗高压性的物理性能；滤器内容积较小为 40～60ml。目前常用聚酰胺膜、聚砜膜、聚甲基丙烯酸甲酯膜。

（三）置换液

滤过液中的溶质浓度几乎与血浆相等，超滤率增加后（10～20ml/min），为保证液体平衡，需补充置换液。原则上置换液内的电解质成分应接近人体细胞外液成分，根据需要调节碱基和钠的成分。多器官功能衰竭及脓毒症伴乳酸中毒或合并肝功能障碍的患者，不宜用乳酸盐，目前临床常用碳酸氢盐作缓冲碱。置换液的输入途径可分为前稀释（从滤器前动脉管输入）和后稀释（从滤器后静脉管输入）两种方法。目前多采用前稀释。

（四）抗凝剂

在进行血液滤过过程中，适宜的抗凝是保证治疗顺利进行的先决条件。CBP 抗凝有两个主要目标：一是减轻血滤器的膜和血路对凝血系统的激活作用，长时间维持血滤器和血管通路的有效性；二是减少全身出血的发生率，即抗凝作用局限在体外循环的血滤器和血管通路内。临床常用的抗凝方法有全身肝素抗凝法、局部肝素化法、局部枸橼酸盐抗凝法、无肝素抗凝法及前列腺素抗凝法。

（五）液体平衡管理

CBP 是需要大量置换液和透析液，如果液体配制不严格、容量平衡失控，则可导致严重的不良反应。CBP 治疗期间应准确记录每小时患者液体的平衡，液体平衡量＝同期入量（置换液量＋静脉输液量＋口服量）－同期出量（同期超滤液量＋尿量＋引流量＋其他液体丢失量）。平衡量由医生根据治疗目的和患者的循环情况调整。

案例 18-1 分析

在治疗过程中保持液体平衡的措施：准确记录每小时的出入液量，计算液体的平衡量，平衡量=同期入量（置换液量+静脉输液量+口服量）–同期出量（同期超滤液量+尿量+引流量+其他液体丢失量）。

第三节 连续性血液净化的监测与护理

一、体外循环的监测与护理

CBP 治疗患者病情多危重，不良反应多，病情变化快，往往伴有神志改变，因此，监护尤为重要。

（一）CBP 仪器的监测

1. 压力监测 现代化 CBP 仪器均采用保护罩连接体外循环回路与机器压力探测器，将回路的压力传导至探测器，可很好地传导压力，且与管路完整连接。通过这些压力的动态变化，可反映体外循环的运行状况，因此，CBP 治疗护理监测工作中连续观察和记录压力值的变化是具有一定意义的。一般直接监测的压力包括动脉压、滤器前压、静脉压、超滤液侧压、跨膜压等。通过直接测量的压力值计算的压力参数包括跨膜压、滤器压力降。

（1）动脉压（PA）：又称输入压力，为血泵前的压力，由血泵转动后抽吸产生，通常为负压。主要反映血管通路所能提供的血流量与血泵转速的关系，血流量不足时负压值增大，正常值为 –150～–50mmHg。

（2）滤器前压（PBF）：是体外循环压力最高处。与血泵流量、滤器阻力及血管通路静脉端阻力相关，血流量过大，滤器凝血及空心纤维堵塞，回路静脉端阻塞均可导致压力大。正常值：100～250mmHg。该值不仅是压力指标，还是安全性监测指标。各种原因导致的 PBF 极度升高，均可造成循环管路接头处崩裂、失血及导致滤器破膜。

（3）静脉压（PV）：是血液流回体内的压力，反映静脉入口通畅与否的良好指标，正常值：50～150mmHg。

（4）超滤液侧压（PF）：又称废液压。此压力由两部分组成：一是滤器中血流的小部分压力通过超滤液传导而产生，为正压；另一部分为超滤液泵产生，为负压。正常值：–150～50mmHg。

（5）跨膜压（TMP）：反映滤器要完成目前设定超滤率所需的压力，为血泵对血流的挤压作用及超滤液泵的抽吸作用之和。正常值：0～300mmHg。该值过大，不但可反映滤器凝血，也可反映设定的超滤率过大。

2. 安全性监测　保证体外循环安全的重要方面是压力监测，一方面可防止体外循环出现压力过高，避免由此导致的管路连接处崩开及脱落；另一方面当体外循环压力过低，如管路破裂、连接处崩开时，报警可引起血泵停止从而避免进一步失血。除了压力监测外，CBP 机器主要有三个安全性监测，即空气监测、漏血监测及容量平衡监测。

（1）空气监测：常采用超声方法探测血液中的气泡。由于体外循环不是完全封闭，尤其是置换液在加热过程中可产生气体，因此，体外循环中本身存在较多空气，血液在回到体内时必须经空气捕获器消除空气，同时还经过空气探测器，保证血液中不含空气才可回到体内。

（2）漏血监测：滤器是由多个空心纤维组成，只要有一根纤维破裂，血细胞就可持续进入超滤液中，导致机体失血。CBP 机器在超滤液回路上设有探测器，可监测超滤液中的血细胞的含量，探测器通过测定超滤液的透明度或颜色而实现漏血监测。

（3）容量平衡监测：自动容量平衡系统采用两级控制，即泵和精确的电子秤系统来控制容量的平衡。

（4）其他监测：还包括温度监测和漏电保护装置。

（二）CBP 治疗中的护理

1. 血管通路的护理

（1）CBP 治疗时注意无菌原则，戴无菌手套，每次严格消毒插管处的皮肤及双腔管管口。

（2）治疗前抽取回血，只有抽、推通畅才能上机。

（3）治疗期间妥善固定，注意血管通路连接的安全，防止导管及穿刺针脱落而造成出血；遵医嘱给予定时盐水冲洗管道，并观察滤器和静脉有无凝血；给予适当的血流速 150～250ml/min，过低容易引起凝血；依患者出凝血情况选择合适的肝素浓度妥善封管。

（4）对凝血机制障碍、穿刺部位有渗血的患者，及时调节抗凝方式及补充凝血因子等，延长压迫止血的时间。

（5）每日消毒导管口，用无菌敷料覆盖，胶布固定，防止扭曲、污染、渗血。保持导管的局部清洁干燥，减少感染机会。

2. 液体平衡的管理　保持液体出入平衡在 CBP 治疗中至关重要。为了维持液体平衡应准确记录出入液量，出入液量应包括口入量、尿量、引流量、非显性失水量及 CBP 治疗后液体排出量等，并要根据患者心、肺、肾的功能状态制订相应的计划，正确地设置血流量、每小时脱水量、置换液速率等。每小时计算出入总量，根据病情、血流动力学监测指标的变化及时调节各流速，达到良好的治疗效果。

3. 严密观察生命体征 心电监护仪持续监测患者的血压、心率、呼吸、血氧饱和度，密切观察患者神志的变化。

（1）在 CBP 治疗过程中体温的监测不容忽视。CBP 在非肾脏疾病治疗时，主要为了清除炎性介质，由于大量置换液的输入及体外循环热量的丢失均可造成体温降低，但对于一些体温不升或体温正常的患者常可导致寒战或畏寒，尤其在低温环境中，应给予患者加盖棉被保暖，保持室温在22～25℃，使用输液加温器，可把温度设置高于体温，使体温恢复正常。

（2）在 CBP 治疗一开始时可出现血压下降，这主要是由于血液被引出体外、体内血容量减少引起，给予从外周加快补液，使血压稳定；个别患者可在治疗 3～5 小时后出现血压下降，因此，在 CBP 治疗时应每 5～10 分钟观察血压情况，必要时给予有创血压监测，以便及时准确了解患者循环情况。

4. 血电解质和血气的监测 严密监测患者生化、血气等指标，以确保所有泵入液体按正确的与置换液相匹配的速度输入，在使用枸橼酸钠置换液抗凝时，可通过体内血清钙及活化凝血时间等指标来评价抗凝效果和安全监测。对于病情稍平稳的患者在开始 4 小时内必须监测一次，如果无明显异常，可适当延长监测时间。

5. 出血的预防和监测 抗凝剂的应用可增加出血危险。因此，应密切观察患者的各种引流液、伤口渗血等情况，定期监测凝血参数，如活化凝血时间（ACT）、部分凝血活酶时间（APTT）等，及早发现出血，及时调整抗凝剂的用量或改用其他抗凝方法，对避免严重出血十分重要。

6. 预防感染 体外循环中的血液可成为细菌的感染源，管路、滤器的连接、测压管等均是细菌入侵的部位。不断更换的置换液也是引起感染的重要途径，因此，处理这些接口应严格执行无菌操作。同时要加强留置导管的护理，保持导管出口处敷料的清洁、干燥，污染或潮湿时及时更换敷料。用 0.5%碘伏以导管出口处为中心进行环形消毒，直径≥10cm，可防止细菌沿导管旁隧道侵入机体。

7. 心理护理 病情危重的清醒患者，除本身疾病影响外还有大量血液被引出体外，又住在无陪护的 ICU，易感到紧张及恐惧，容易对疾病治疗失去信心。因此，护理中对清醒患者要进行耐心的解释，告之 CBP 治疗的目的和需要配合的事项，同时介绍接受 CBP 治疗已治愈的病例，帮助患者树立战胜疾病的信心和消除恐惧情绪。

8. 其他 加强患者的基础护理及生活护理，预防压力性损伤的发生。

二、并发症的监测与护理

CBP 作为一种有创性治疗，不可避免地会出现一些并发症，包括技术并发症及临床并发症，这两种并发症在临床实践中常常同时存在。

（一）技术性并发症

1. 血管通路不畅及连接不良 血管通路不畅是一种严重的并发症，可导致体外循环中的血流量下降。精确地监测循环压力，及时采取措施恢复正常的血管通路功能可以克服这一缺陷。体外循环中血流量高达 50～350ml/min，血管通路中任何部位突发连接不良（如在血泵作用下因压力变化管路破裂），都可危及生命（尤其是在无报警和监测条件下），因此，整个血管通路必须在可视范围内，确保整个血管通路连接密闭完好。

2. 滤器凝血 应用 CBP 时抗凝持续时间长，治疗过程中可能会出现血小板滞留，同时行 CBP

治疗的患者大多数血流动力学不稳定，常合并低血压和（或）出血倾向，通常需要低血流量、无肝素或小剂量肝素抗凝，因此，凝血发生率比较高。此外血管通路内径减少或扭曲，也会使血流停止，导致体外循环凝血。血泵的应用可使此类并发症减少。

3. 空气栓塞　当静脉通路连接不良时，吸气相负压可将气体吸入静脉系统形成空气栓塞。使用血泵辅助的CBP，由于有特殊的监测和报警系统，可以预防空气栓塞的发生。

4. 水、电解质平衡障碍　容量负荷突然增多（减少）、电解质紊乱是CBP的另一并发症。目前，血液净化机器一般都有液体0平衡系统，可精确调控容量负荷，此并发症的发生率正在逐渐降低。配制大量置换液时要避免出现差错而导致的容量和电解质失衡。

（二）临床并发症

1. 出血　置管可导致出血，甚至静脉穿孔，尤其是局部血管粥样硬化时。因此，怀疑局部血管有粥样硬化时需选择其他部位置管。在CBP过程中抗凝剂的使用剂量应使其能立即达到最大体外抗凝的效果，而对循环系统无作用或作用较小；对于有出血倾向的重症患者，可采取特殊疗法（如低分子量肝素、枸橼盐、前稀释等）以维持体外循环中的抗凝作用，减少出血的风险。

2. 血栓　动脉局部血栓发生率约为3%，特别是动脉硬化患者更易发生局部血栓，有时可影响腿部的血液灌注。在CVVH时也可出现局部静脉血栓，有可能扩展至腔静脉，因此，要常规应用多普勒超声监测血管灌注情况，持续监测体外循环中静脉压力，有助于早期发现血栓。

3. 感染　局部感染（血肿感染）是严重的并发症，ICU患者由于免疫抑制，更易于感染。体外循环可成为细菌的感染源，管道连接、取样处和管道外露部分成为细菌入侵的途径。因此，要严格无菌技术，避免打开管道留取血标本，避免出血和血肿。

4. 低温　超滤时由于大量液体交换可导致体温下降，置换液加温可避免体温下降。HVHF过程中置换液必须有加温装置，以保证患者体温不低于35℃。

5. 过敏反应　血液长期与人工膜及塑料导管接触、塑料颗粒碎裂、残存消毒液及血、膜反应可激活多种细胞因子和补体引起过敏反应。使用生物相容性好的生物膜可最大限度地避免这种并发症的发生。

6. 其他　液体管理不良、营养物质丢失、血液净化不充分、生物相容性不良相关并发症等。

（胡　静）

《急危重症护理学》课程实践教学指导

一、院前急救管理

【参考学时】 4学时

【学习目标】

掌握：

1. 院前急救半径与急救反应时间的要求、院前急救的原则。
2. 院前急救的重要性与特点、院前急救的任务。
3. 急救医疗服务体系、急救绿色通道概念。

熟悉：

1. 院前急救的流程。
2. 院前急救服务系统的设置与管理。
3. 院前急救伤病员的现场评估、救护、转运与途中监护。
4. 院前急救与院内急诊的有效衔接。
5. 拨打或接听“120”急救电话时要汇报或收集的信息。

了解：

1. 院前急救护理的特点及人员资质要求。
2. 我国院前急救的组织形式。
3. 转运途中的注意事项。
4. 急救绿色通道的范围。
5. 院前急救组织必须具备的标准。

【教学内容】

1. 急救医疗服务体系。
2. 院前急救的组织标准、任务及特点。
3. 紧急呼救和现场评估。
4. 现场患者的分类和急救标志。
5. 现场救护的基本措施。
6. 脱去患者衣服的技巧。
7. 转运及途中监护。

【教学方式】

1. 组织学生急救站、急诊科、急救中心课间见习。
2. 实训室模拟训练。

【教学评价】

1. 采用现场提问方式评价学生对院前急救任务的理解及对院前急救流程的熟悉程度。
2. 通过反思日记或分小组汇报等方式评价学生对院前急救管理要求的掌握程度。
3. 采用现场提问方式评价学生对院前急救原则的理解及对紧急呼救的应用程度。
4. 通过情景案例剧展示评价学生对院前急救护理的掌握程度。
5. 通过撰写实训报告方式评价学生对院前急救的任务及院前急救特点的掌握程度。

（崔巧玲）

二、医院急诊科救护管理

【参考学时】 4学时

【学习目标】

掌握：

1. 急诊护理工作流程。
2. 急诊护理处理。
3. 急诊护理应急预案。
4. 急诊护理工作具体目标及措施。

熟悉：

1. 急诊科的一般布局与设置要求。
2. 急救绿色通道的范围。
3. 急救绿色通道的管理。
4. 急诊护理工作质量管理。
5. 急诊护理人员的素质要求。

了解：

1. 急诊科的主要任务。
2. 预检分诊处和抢救室的设置和要求。

【教学内容】

1. 急诊护理工作流程。
2. 急诊护理处理。
3. 急诊护理应急预案。
4. 急诊护理工作具体目标及措施。
5. 急诊科的一般布局与设置要求。
6. 急救绿色通道的管理。
7. 急诊护理工作质量管理。
8. 急诊护理人员的素质要求。

【教学方式】

1. 组织学生急救（分）中心或急救站课间见习。
2. 实验室模拟训练。

【教学评价】

1. 采用现场提问方式评价学生对医院急诊科救护管理的熟悉程度。
2. 通过反思日记或分小组汇报等方式评价学生对医院急诊科救护管理的掌握情况。
3. 通过情景案例剧展示评价学生对医院急诊科救护管理的掌握情况。
4. 通过撰写实训报告方式评价学生对医院急诊科救护管理的掌握情况。

（崔巧玲）

三、重症监护管理

【参考学时】 4学时

【学习目标】

掌握：

1. 仪器设备设置。
2. 院内感染管理。

熟悉：

1. ICU 的布局与设置。
2. ICU 护士基本要求。

了解：

1. 组织领导。
2. 管理制度。

【教学内容】

1. ICU 总体布局和区域布局。
2. ICU 护士基本要求。
3. ICU 病室设置。
4. ICU 仪器设备设置。
5. ICU 管理制度。
6. ICU 院内感染管理。

【教学方式】

1. 组织学生 ICU 见习。
2. 实验室模拟训练。

【教学评价】

1. 采用现场提问方式评价学生对重症监护管理的熟悉程度。
2. 通过反思日记或分小组汇报等方式评价学生对重症监护管理的掌握程度。
3. 通过情景案例剧展示评价学生对重症监护管理的掌握程度。
4. 通过撰写实训报告方式评价学生对重症监护管理的掌握程度。

（崔巧玲）

四、重症监护技术

【参考学时】 4 学时

【学习目标】

掌握：

1. 体温测量方法。
2. 心率监测方法。
3. 血压测量方法。
4. 中心静脉压测量方法。
5. 心电主要观察指标和注意事项。
6. 颅内压监测方法及临床意义。

熟悉：

1. 中心静脉压测量时注意事项和临床意义。
2. 心电监护仪的种类及监护仪的基本组成。
3. 常见的异常呼吸类型和呼吸功能的测定。
4. 动脉血气分析临床意义。

了解：

1. 体温监测的临床意义。
2. 心率监测的临床意义。
3. 血压测量的临床意义。
4. 肾功能监测。
5. 脑电图监测。

6. 脑血流图监测。

【教学内容】

1. 体温监测。
2. 心率监测。
3. 血压监测。
4. 中心静脉压监测。
5. 心电监护。
6. 呼吸功能监护。
7. 动脉血气分析。
8. 肾功能监测。
9. 脑功能监测。

【教学方式】

1. 组织学生在急救中心、急救科、ICU 课间见习。
2. 实训室模拟训练。

【教学评价】

1. 采用现场提问方式评价学生对重症监护技术的熟悉程度。
2. 通过反思日记或分小组汇报等方式评价学生对重症监护技术的掌握程度。
3. 通过情景案例剧展示评价学生对重症监护技术的掌握程度。
4. 通过撰写实训报告方式评价学生对重症监护技术的掌握程度。

（崔巧玲）

五、心肺复苏

【参考学时】 4 学时

【学习目标】

掌握：

1. 单人施救成年人 CPR 操作。
2. 双人施救成年人 CPR 操作。

熟悉：

1. 自动体外除颤器（AED）的正确使用
2. 单人施救儿童 CPR 操作。
3. 双人施救儿童 CPR 操作。

了解：

1. 单人施救新生儿 CPR 操作。
2. 双人施救新生儿 CPR 操作。

【教学内容】

1. 识别和判断心搏骤停。
2. 判断大动脉搏动。
3. 胸外按压。
4. 开放气道。
5. 人工呼吸。
6. 除颤。

【教学方式】

1. 实训室模拟训练。
2. 情景案例导入。

【教学评价】

1. 通过实施 CPR 技术评价学生的团队合作意识。
2. 通过小组汇报评价学生对 CPR 的掌握情况。
3. 实施高质量的 CPR。
4. 通过情景案例剧展示评价学生对 CPR 的掌握程度。
5. 通过撰写实训报告方式评价学生对 CPR 注意事项的掌握程度。

（王明弘）

六、除颤术

【参考学时】 4 学时

【学习目标】

掌握：

1. 全自动体外除颤与人工除颤的指征，以及需除颤患者的异常心电图识别。
2. 除颤前的评估与准备。
3. 除颤电极的置放位置。
4. 全自动体外除颤的操作方法。
5. 人工除颤的程序。

熟悉：

1. 全自动体外除颤仪与人工除颤仪的功能特点。
2. 人工除颤时除颤方式（同步或非同步）与除颤能量的选择。
3. 全自动体外除颤与人工除颤的注意事项。
4. 除颤后对患者的病情观察与抢救要点。

了解：

1. 双相波除颤与单相波除颤的原理。
2. 电除颤与电复律的区别。

【教学内容】

1. 全自动体外除颤仪的使用

（1）全自动体外除颤仪的性能与特点。

（2）全自动体外除颤仪应用的指征与原则。

（3）一次性电极的置放位置与方法。

（4）全自动体外除颤仪的操作方法。

（5）除颤的效果评价。

2. 人工除颤仪的使用

（1）人工除颤仪的性能与特点。

（2）人工除颤仪应用的指征与原则。

（3）除颤电极导电糊或生理盐水的应用方法。

（4）人工除颤的操作步骤。

（5）人工除颤的医护配合。

【教学方式】

1. 组织学生在临床医院急诊科或 ICU 等科室课间见习。

2. 在实验室基于急救模型人开展除颤模拟训练，或基于虚拟的急救情境开展仿真性的除颤操作，亦可基于急救病例开展抢救流程训练。

【教学评价】

1. 采用现场提问及模拟操作来评价学生对全自动体外除颤与人工除颤流程的熟悉程度及除颤

操作的标准化程度。

2. 通过案例分析与小组讨论评价学生对除颤术的掌握情况及临床应用能力。

（修英菊）

七、人工气道建立与护理

【参考学时】 4学时

【学习目标】

掌握：

1. 口咽通气管与鼻咽通气管的操作方法。
2. 经口气管插管的准备及医护配合要点。
3. 气管切开的术前准备。
4. 环甲膜穿刺的部位与方法。
5. 人工气道护理。

熟悉：

1. 喉罩的使用方法。
2. 气管切开术的适应证与禁忌证。

了解：

1. 经鼻气管插管的操作方法。
2. 环甲膜切开与气管切开的操作方法。
3. ETC导管的使用方法。

【教学内容】

1. 口咽通气管的使用

（1）口咽通气管的结构与型号。

（2）口咽通气导管的应用指征、操作方法与注意事项。

（3）置管后的护理。

2. 鼻咽通气管的使用

（1）鼻咽通气管的结构与型号。

（2）鼻咽通气导管的应用指征、操作方法与注意事项。

（3）置管后的护理。

3. 喉罩的使用

（1）喉罩的结构与型号。

（2）喉罩的应用指征、操作方法与注意事项。

（3）置管后的护理。

4. 经口气管插管

（1）经口气管插管导管的结构与型号。

（2）经口气管插管的应用指征、操作前准备、医护配合与注意事项。

（3）气管插管后的护理。

5. 气管切开插管

（1）气管切开导管的结构与型号。

（2）气管切开的指征、操作前准备、医护配合与注意事项。

（3）气管切开后的护理。

6. 环甲膜穿刺/切开

（1）环甲膜穿刺/切开的部位。

（2）环甲膜穿刺指征及急救处理原则。
（3）环甲膜切开的指征、操作前准备、医护配合与注意事项。
（4）环甲膜穿刺/切开护理。

【教学方式】

1. 组织学生在临床医院急诊科或ICU等科室课间见习。
2. 在实验室基于急救模型人开展人工气道建立训练，或基于虚拟的急救情境开展仿真性的人工气道建立与护理。

【教学评价】

1. 采用现场提问方式评价学生对人工气道建立与护理原则的掌握程度，通过模拟操作评价学生对人工气道建立流程及急救护理的熟悉程度。
2. 通过案例分析与小组讨论评价学生对人工气道建立与护理的综合应用能力及急救应变能力。

（修英菊）

八、机械通气

【参考学时】 4学时

【学习目标】

掌握：

1. 机械通气的准备。
2. 常用参数的设置与调节。
3. 人工气道的护理。

熟悉：

1. 人工呼吸机的适应证及禁忌证。
2. 呼吸机撤离的准备、方法及撤离后的护理。
3. 常见报警原因与处理。
4. 人工气道常见并发症及处理。
5. 机械通气患者的病情观察及心理护理。

了解：

1. 人工呼吸机的种类与工作原理。
2. 人工呼吸机的连接方式。
3. 呼吸机的撤离指征。
4. 呼吸机的维护与消毒。

【教学内容】

1. 人工呼吸机的概述。
2. 人工呼吸机的使用方法。
3. 应用人工呼吸机患者的护理。
4. 呼吸机的维护与消毒。

【教学方式】

1. 组织学生重症医学科课间见习。
2. 实验室模拟训练。

【教学评价】

1. 采用现场提问方式评价学生对危重患者使用人工呼吸机的理解及人工气道护理的熟悉程度。
2. 模拟训练，综合评价对呼吸机上机前准备及护理过程中的问题。

3. 通过反思日记或分小组汇报等方式评价学生对人工呼吸机使用要求的掌握情况。

（温韬雪）

九、动静脉穿刺置管术

【参考学时】 6学时

【学习目标】

掌握：

1. 动静脉穿刺置管术的适应证和禁忌证。
2. 动脉穿刺置管、静脉留置针置管、中心静脉穿刺置管、外周中心静脉置管术的操作方法。
3. 动静脉穿刺置管术操作的注意事项。

熟悉：

1. 动静脉穿刺置管术的并发症。
2. 动脉穿刺置管术三种不同的穿刺方法。

了解：

1. 输液泵、植入式静脉输液港的临床应用。
2. 超声引导下的外周中心静脉置管术的优点。

【教学内容】

1. 动脉穿刺置管术。
2. 静脉留置针置管术。
3. 中心静脉穿刺置管术。
4. 外周中心静脉置管术。

【教学方式】

1. 观看操作视频。
2. 实验室模拟训练。教师演示讲解、学生分组模拟练习、教师指导纠正。

【教学评价】

1. 采用现场操作考核，学生自评、学生互评、教师总结评价相结合。
2. 采用提问方式评价学生对动静脉置管术适应证、禁忌证和注意事项等问题的理解和掌握程度。

（王秀清）

十、创伤急救护理技术

【参考学时】 4学时

【学习目标】

掌握：

1. 体表主要动脉位置、止血带止血法及其注意事项。
2. 绷带的基本包扎方法及三角巾上肢悬吊包扎法。
3. 四肢骨折及脊椎损伤的固定方法。
4. 脊椎损伤的搬运方法。

熟悉：

1. 指压止血法及加压包扎止血法。
2. 三角巾头面部包扎法、肩胸（背）部包扎法及四肢包扎法。
3. 包扎及固定的注意事项。
4. 锁骨骨折的固定方法。

5. 单人搬运法、双人搬运法及多人搬运法。

了解：

1. 止血钳止血法。
2. 特殊伤员的搬运方法。

【教学内容】

1. 常用的止血方法。
2. 常用的三角巾及绷带包扎方法。
3. 常见部位骨折的固定方法。
4. 常见的搬运方法及特殊伤员的搬运方法。

【教学方式】

1. 实训室模拟训练。
2. 组织学生在急救站、急诊科、急救中心课间见习。

【教学评价】

1. 采用现场演示方式评价学生对止血、包扎、固定及搬运方法的熟悉程度。
2. 通过情景案例剧展示评价学生对止血、包扎、固定及搬运方法的掌握程度。
3. 通过撰写实训报告方式评价学生对止血、包扎、固定及搬运方法的掌握程度。

（谭诗亮）

十一、连续性血液净化技术

【参考学时】 4学时

【学习目标】

掌握：

1. 连续性血液净化的概念。
2. 连续性血液净化前患者准备。
3. 连续性血液净化中的血管通路的护理及液体平衡管理。

熟悉：

1. 不同的血液净化治疗模式溶质清除原理。
2. 常见的连续性血液净化技术。
3. 血液净化治疗前设备、药品的准备。
4. 血管通路的种类。
5. 血液净化治疗中体外循环的监测。
6. 血液净化治疗并发症的监测与护理。

了解：

1. 连续性血液净化的应用范围。
2. 血液净化的操作。

【教学内容】

1. 连续性血液净化溶质清除的主要方式。
2. 连续性血液净化临床应用范围。
3. 常见的连续性血液净化技术。
4. 血液净化的准备。
5. 血管通路的建立。
6. 血液净化的操作。
7. 体外循环的监测与护理。

8. 血液净化并发症的监测与护理。

【教学方式】

1. 组织学生血液净化中心课间见习。
2. 实验室情景讲解。

【教学评价】

1. 采用现场提问方式评价学生对连续性血液净化概念，血液净化治疗中的护理内容掌握情况。

2. 分小组汇报及线上沟通等方式评价学生对连续性血液净化的原理、血液净化治疗并发症及护理熟悉情况。

（胡　静）

十二、急症与意外救护

【参考学时】 6学时

【学习目标】

掌握：

1. 常见急症的临床表现与护理要点。
2. 中暑、淹溺、电击伤的临床表现及院前救护措施。

熟悉：

1. 常见急症的概念及救护措施。
2. 中暑、淹溺、电击伤的院内救护。

了解：

1. 常见急症的病因、发病机制、辅助检查。
2. 中暑、淹溺、电击伤的病因及发病机制。

【教学内容】

1. 呼吸困难与窒息。
2. 急性胸痛。
3. 急性腹痛。
4. 危险性心律失常。
5. 突发意识障碍。
6. 高血糖症。
7. 低血糖症。
8. 中暑。
9. 淹溺。
10. 电击伤。

【教学方式】

1. 组织学生到医院急诊科、心内科及ICU等相关科室课间见习。

2. 在护理模拟实验室中利用软件设置常见急症及意外情况案例，按照小组方式进行综合案例分析及情景模拟，同学分工合作，学习中暑、淹溺、电击伤的院前救护技术及根据不同急症综合运用已学习的常用急救技术。

【教学评价】

1. 采用电脑设置案例、情景模拟方式评价学生对常见急症及意外情况实施常用急救技术的掌握情况。

2. 通过提问、小组报告等方式评价学生对常见急症及意外情况能否有效判断的情况。

（袁　娟）

索　　引

H

J

K

L

M

N

P

Q

R

S

T

W

X

Y

Z

其他